ROLAND LIEBSCHER-BRACHT | DR. MED. PETRA BRACHT

RÜCKENSCHMERZEN

mosaik

ROLAND LIEBSCHER-BRACHT | DR. MED. PETRA BRACHT

RÜCKEN SCHMERZEN

VERSTEHEN UND SICH SELBST DAVON BEFREIEN

NEUAUSGABE

Das große Selbsthilfe-Buch nach der Liebscher & Bracht-Methode

mosaik

Alle Ratschläge in diesem Buch wurden von den Autoren und vom Verlag sorgfältig erwogen und geprüft. Eine Garantie kann dennoch nicht übernommen werden. Bücher und Techniken ersetzen keinen Arztbesuch. Eine Haftung der Autoren beziehungsweise des Verlags und seiner Beauftragten für Personen-, Sach- und Vermögensschäden ist daher ausgeschlossen.

Dieses Buch ist bereits unter dem Titel »Deutschland hat Rücken« im Mosaik Verlag erschienen und wurde für die vorliegende Ausgabe komplett überarbeitet und aktualisiert.

MIX
Papier | Fördert gute Waldnutzung
FSC® C010328

Penguin Random House Verlagsgruppe FSC® N001967

2. Auflage
Aktualisierte und überarbeitete Neuausgabe Juli 2024

Neumarkter Str. 28, 81673 München
Illustrationen: Jana Mechmershausen
Fotos: Fabian Sprey und Simon Pieren, Liebscher & Bracht
Mit Ausnahme von: Fasziengeflecht (S. 75): shutterstock/Matusciac Alexandru; Faszienfäden (S. 75): EndovivoProductions/Jean-Claude Guimberteau; Muskel mit Faszien (S. 77): Science Photo Library/Oeggerli Martin; Rollator (S. 195): mauritius images/Westend61/Wolfgang Weinhäupl; Himmel (S. 385): shutterstock/PhilipYb Studio
Umschlag: Sabine Kwauka, nach einem Entwurf von Liebscher & Bracht
Umschlagmotiv: © gettyimages / OJO Images
Autorenfotos: © Liebscher & Bracht
Redaktion: Annette Gillich-Beltz
Layout: OH, JA!, München
Satz: Satzwerk Huber, Germering
Druck und Bindung: Alföldi, Debrecen
Printed in Hungary
KW · CB
ISBN 978-3-442-39427-2

www.mosaik-verlag.de

Dieses Buch ist unseren Söhnen Raoul und Julien gewidmet – und ihrer Großmutter Ruth Liebscher.

Ruth war bis ins höchste Alter völlig frei von Schmerzen – auch von Rückenschmerzen. Sie zeigt Ihnen im Buch einige unserer Übungen. Und im für Sie als Leser kostenlosen Übungsbereich in der Liebscher & Bracht App führt sie Ihnen sogar einige dieser Übungen vor. Sie hat bewiesen, dass Menschen sich ein ganzes Leben lang mit unseren Übungen schmerzfrei und beweglich halten können.

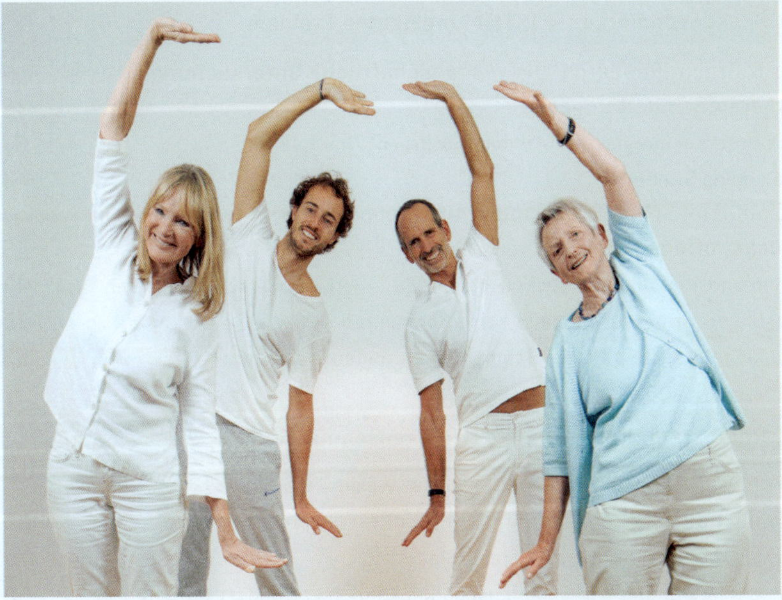

Petra Bracht, Raoul Bracht, Roland Liebscher-Bracht und Ruth Liebscher. Drei Generationen, die Ihnen zeigen möchten, dass ein schmerzfreies und gesundes Leben in jedem Alter möglich ist.

Inhalt

Vorwort

Rückenschmerzen müssen kein Schicksal sein!

»Deutschland hat Rücken« – das gilt sechs Jahre nach der ersten Auflage unseres Buches unter diesem Originaltitel leider mehr denn je. Gleichzeitig wird immer klarer: Rückenschmerzen müssen kein unausweichliches Schicksal sein, dem Sie hilflos ausgeliefert sind. Ganz im Gegenteil. Sie selbst haben viel mehr in der eigenen Hand, als Sie jetzt vielleicht noch glauben.

Was kann Ihnen Mut machen? Neben der mehr als 35-jährigen Erfahrung mit unseren eigenen Patienten und den unzähligen positiven Kommentaren auf unseren Social-Media-Kanälen vor allem neuere Forschungsergebnisse. Jüngere Studien und medizinische Empfehlungen für Ärzte und Patienten bestätigen, was wir in der Praxis seit über drei Jahrzehnten erleben: Bewegungsübungen zur Dehnung und Kräftigung können insbesondere chronische Rückenschmerzen deutlich lindern, oft auch ganz beseitigen. Hingegen scheinen neun von zehn schmerzbedingten Operationen an der Wirbelsäule überflüssig zu sein. Auch der zeitlich begrenzte Nutzen von Schmerzmitteln zeichnet sich immer deutlicher ab.

Doch welche Übungen helfen besonders gut? Offenbar solche, die regelmäßig gemacht werden – weil sie leicht durchzuführen sind, wenig Zeit beanspruchen und jeder ihren Sinn und Zweck logisch nachvollziehen kann. Unsere Liebscher & Bracht Übungen®, die Sie in diesem Buch kennenlernen, sind genau darauf ausgelegt. Erste eigene Studien deuten auf eine hohe Wirksamkeit dieser Übungen hin, auch bei Rückenschmerzen.

Natürlich erklären wir Ihnen auch, warum Sie mit diesen Übungen so gute Chancen haben, die meisten Rückenschmerzen dauerhaft in den Griff zu bekommen. Denn je besser Sie die Hintergründe verstehen, desto sicherer können Sie sich beim Üben fühlen. Dies ist nämlich der nächste und wichtigste Schritt: unsere Übungen selbst ausprobieren und ihre Wirkung am eigenen Körper spüren. Jede Menge Tipps zum Start und wie Sie motiviert dranbleiben, bekommen Sie hier von uns.

Wie alles begann

Seit Mitte der 1980er-Jahre erlebte Roland Liebscher-Bracht immer öfter, dass bei vielen Teilnehmern seiner Kampfkunstkurse, die schon länger an unterschiedlichsten Schmerzen litten, diese durch das Training abnahmen oder ganz verschwanden. Selbst wenn die Schmerzen nach damaliger medizinischer Auffassung nicht hätten reduzierbar sein dürfen. Zu dieser Zeit hatte Roland damit begonnen, Wing Tsun zu unterrichten, einen chinesischen Stil, bei dem eine sehr anspruchsvolle feinmotorische Muskelansteuerung trainiert wird.

Weder Ärzte und Physiotherapeuten, die bei ihm trainierten, noch Petra, mit der er damals frisch verheiratet war, konnten diese Effekte schlüssig erklären. Daher begeisterte Roland sich immer mehr für dieses Thema. Auch Dr. Petra Bracht als Ärztin spürte, dass die beiden einer damals übersehenen und bis heute unterschätzten Ursache für die meisten Schmerzen, vor allem am Bewegungsapparat, auf der Spur waren: zu hohe Spannungen von Muskeln und Faszien, die vor allem deshalb entstehen, weil wir uns im Alltag zu wenig oder zu einseitig bewegen. Im Theorieteil dieses Buches können Sie nachvollziehen, was genau dahintersteckt und vor allem was Sie selbst dagegen tun können.

Wir helfen Ihnen, sich selbst zu helfen.

Die Entwicklung unserer Therapie dauerte 20 Jahre, von 1987 bis 2007. Dann waren wir so weit, dass Roland 72 Punkte an den Knochen des Menschen systematisiert hatte, an denen man Schmerzen durch manuellen Druck in den meisten Fällen »abstellen« kann. Hinzu kamen 27 Körperübungen, mit denen sich fast jeder bei Schmerzen von Kopf bis Fuß selbst helfen kann. Petra lieferte den (ernährungs)medizinischen Unterbau der Liebscher & Bracht Schmerztherapie. Diese – unsere – Schmerztherapie, die wir bis heute regelmäßig optimieren, zeigt in der Praxis eine extrem hohe Wirksamkeit. 2007 begannen wir daher, sie an Ärzte, Heilpraktiker, Physio- und andere Therapeuten weiterzugeben. Inzwischen stellt ein Netzwerk aus mehreren Tausend zertifizierten Liebscher & Bracht-Therapeuten die regionale Versorgung mit unserer Schmerztherapie sicher. Einen nach uns ausgebildeten Arzt, Physiotherapeuten oder Heilpraktiker finden Sie unter *www.liebscher-bracht.com/schmerztherapeuten-finden*, das von Petra und Roland geleitete Liebscher & Bracht Gesundheitszentrum in Bad Homburg unter *https://gesundheitszentrum-bad-homburg.de*

Unsere Vision: Was wir mit diesem Buch erreichen möchten

Ihre Unabhängigkeit soll größer werden.

Was uns antreibt, hat sich in all der Zeit nicht verändert: Es ist das Ziel, allen Menschen, die dies möchten, zu einem schmerzfreien Leben zu verhelfen – was dieses Buch angeht, insbesondere zu einem rückenschmerzfreien. Grundsätzlich möchten wir dabei erreichen, dass Sie sich *selbst* helfen können. Wir möchten Ihr lebenslanger Ansprechpartner sein, der dafür Sorge trägt, dass Sie immer dann, wenn Schmerzen auftauchen, wieder schmerzfrei werden.

Wenn Sie zwischendurch Unterstützung brauchen, sind wir selbst oder ist einer der vielen von uns ausgebildeten Ärzte oder Therapeuten für Sie da. Doch unser Bestreben ist, dass Ihre Unabhängigkeit immer größer wird. Gerade bei Rückenschmerzen ist das von unschätzbarem Wert, weil es hier eine enorme Schieflage zwischen Theorie und Praxis gibt. Anders ausgedrückt: Die Medizin weiß, wie gut Bewegung und die passenden Übungen gegen die allermeisten Rückenschmerzen helfen können – doch dieses Wissen kommt viel zu selten bei den Betroffenen an. Der herkömmliche Weg eines Rückenschmerzpatienten führt daher nicht selten in die Sackgasse.

Wir möchten, dass Ihnen das nicht passiert, indem wir Sie wissen lassen, wie Sie sich bestmöglich selbst helfen können. Neben den bebilderten Übungsbeschreibungen in diesem Buch finden Sie auf liebscher-bracht.com/dhr deshalb exklusiv einen kostenfreien Online-Bereich mit Übungsvideos aus unserer Liebscher & Bracht App. Darin leitet Sie Roland persönlich bei allen Übungen aus diesem Buch an – Schritt für Schritt und in Mitmachlänge.

Nun wünschen wir Ihnen viel Spaß, viele neue Erkenntnisse und viele Anregungen beim Lesen dieses Buches, beim Ausprobieren und Anwenden unserer Übungen.

Und natürlich wünschen wir Ihnen ein langes, schmerzfreies und gesundes Leben!

Ihre
Petra Bracht · Roland Liebscher-Bracht · Raoul Bracht

PS: Eine persönliche Bitte hätten wir noch: Wenn Ihnen unser Buch und unsere Methode gefällt, empfehlen Sie uns gerne weiter – im Familienkreis, bei Freunden und Kollegen, bei Therapeuten oder Ärzten. Dadurch tragen Sie dazu bei, dass noch viel mehr Menschen davon erfahren, wie Sie sich bei Schmerzen selbst helfen können.

Rückenschmerzen: Das Wichtigste zum Start

In der Medizin und Gesundheitspolitik wird immer mehr gegen Rückenschmerzen unternommen, doch die Zahl der Menschen mit Rückenschmerzen steigt. Analysen der Kassenärztlichen Bundesvereinigung (KBV) zeigen auch für die jüngste Vergangenheit unter den Mitgliedern der gesetzlichen Krankenversicherungen (GKV) einen Anstieg der Diagnosen aus dem Bereich Rückenschmerzen von fast 10 Prozent.[1] Etwa vier von fünf Deutschen leiden mindestens einmal in ihrem Leben darunter.[2] Rückenschmerzen sind und bleiben damit Volkskrankheit Nummer eins. Dazu noch einige Zahlen:

- In Deutschland geben über 60 Prozent der Befragten an, binnen eines Jahres an Rückenschmerzen gelitten zu haben.[3]
- Laut einem Bericht der DAK leiden 75 Prozent der Arbeitnehmer regelmäßig an Kreuzschmerzen, jeder siebte davon sogar chronisch. Da ist es nicht verwunderlich, dass Rückenschmerzen auf Platz 2 der häufigsten Gründe für Arbeitsunfähigkeitstage stehen.[4]
- Auch bei den häufigsten Diagnosen im Rahmen der ambulanten Versorgung stehen Rückenschmerzen laut Robert-Koch-Institut auf Platz 3: 23,67 Prozent aller Deutschen bekamen zum Beispiel im Jahr 2020 mindestens einmal die Diagnose Rückenschmerzen gestellt.[5]
- Die Folgen von Rückenschmerzen zeigen sich nicht nur als einer der häufigsten Gründe für Arbeitsausfälle, sondern auch in Form steigender Behandlungskosten.[6]
- Prinzipiell treten Rückenschmerzen in allen Altersgruppen auf,[7] doch bereits etwa 40 Prozent der 9- bis 18-Jährigen geben an, schon einmal Rückenbeschwerden gehabt zu haben.[8]

Rückenschmerzen sind eine weltweite »Epidemie«.

Das Erschreckende an diesen Zahlen liegt darin, dass ein Ende dieser Entwicklung nicht in Sicht ist und dass Rückenschmerzen weltweit ein scheinbar ungelöstes Problem mit steigender Dringlichkeit darstellen.[9] Auf globaler Ebene sind sie der häufigste Grund für Erwerbsunfähigkeit,[10] in Europa die häufigste Ursache für Frühverrentungen.[11] Im Vorwort der Ausgabe von Juni 2023 ist in *The Lancet*, eine der ältesten und renommiertesten medizinischen Fachzeitschriften der Welt, von einer »globalen Epidemie« der Rückenschmerzen die Rede – Tendenz steigend. So waren im Jahr 2020 weltweit 619 Millionen Menschen davon betroffen (fast 10 Prozent der Weltbevölkerung), und bis 2050 wird diese Zahl voraussichtlich auf 843 Millionen ansteigen. Die Autoren begründen dies mit einem Mangel an nachweislich wirksamen Behandlungen und verweisen darauf, dass mehr vom Gleichen keine Lösung sein kann.[12]

Schmerzmedikamente und herkömmliche Ansätze der Physiotherapie greifen also offenbar zu kurz, wenn es darum geht, Betroffenen wirklich dauerhaft zu helfen. Die vielfältigen Angebote der Krankenkassen wie Rückenschulen und Wirbelsäulengymnastik bringen keinen Erfolg – sie »erreichen« sogar eher eine leichte Verschlechterung.[13] Bei bis zu 90 Prozent der Rückenschmerzen[14] wird außerdem keine genaue Ursache gefunden, die gezielt behandelt werden könnte – »unspezifisch« nennt man diese Form der Rückenschmerzen.

Sind die Schmerzen längst chronisch geworden, ist der Leidensdruck hoch und konnten konservative Therapien keine dauerhafte Besserung erzielen, scheint häufig eine Operation der letzte Ausweg. Doch genau wie bei bildgebenden Verfahren (Röntgen, MRT etc.) und stärksten Schmerzmitteln (Opioiden) ist ihr Einsatz unverhältnismäßig hoch,[15] wie wir später noch sehen werden.

An dieser Stelle nur so viel: Aktuelle Zahlen legen nahe, dass von neun von zehn Operationen an der Wirbelsäule unnötig sind – wenn vorrangig aufgrund der Schmerzen operiert wird.[16] Zudem geht jeder Eingriff mit erheblichen Risiken und auch immer mit einer massiven Veränderung der Statik der Wirbelsäule einher. Wenn bei Ihnen eine Operation im Raum steht, aber kein medizinischer Notfall vorliegt, empfehlen wir Ihnen daher: Probieren Sie zunächst, ob unsere Therapie oder Übungen Ihnen helfen. Besprechen Sie alles in Ruhe mit Ihrem Arzt, bestenfalls einem, der sich in unserer Therapie weitergebildet hat, oder einem anderen der vielen zertifizierten Liebscher & Bracht-Therapeuten und geben Sie Ihrem Körper einige Wochen Zeit.

Es geht um viel

Schmerzfreiheit ist Lebensqualität.

Schön, dass Sie dieses Buch in Ihren Händen halten – und wichtig für Ihr persönliches Wohlbefinden. Denn in diesem Buch geht es darum, dass Sie Ihr Leben genießen können, weil es möglichst wenig von Rückenschmerzen beeinflusst wird. Was ist die Grundlage jedes Wohlfühlens? Dass wir gesund sind. Und dass wir frei von Schmerzen sind. Denn Schmerzen können einen verrückt machen. Sie können Energie rauben, uns unfähig machen, unseren Beruf auszuüben, erst recht das Hobby oder den Sport. Sie können das Zusammenleben so stören, dass Familien und Partnerschaften zerbrechen. Schmerzen können das Leben so belasten, dass sich Menschen vor lauter Verzweiflung eher umbringen, als weiterhin diese Qualen zu erleiden. In den USA hat man dazu Zahlen erhoben: Zwischen 2006 und 2008 begingen etwa 3000 Menschen Suizid wegen anhaltender Schmerzen, die nicht in den Griff zu bekommen waren, besonders Rückenschmerzen schienen hierbei von großer Bedeutung zu sein.[17]

Rückenschmerzen – die Nummer eins bei Schmerzen

Die meisten Menschen mit Rückenschmerzen leiden unnötig.

Natürlich handelt es sich dabei um extreme Fälle. Aber unsere Erfahrungen aus den letzten 35 Jahren lassen bei uns keinen Zweifel: Die Mehrzahl der Menschen mit Rückenschmerzen leidet unnötig. Und zwar viel zu lange. Grund dafür ist eine Über- oder Fehlversorgung von Rückenschmerzpatienten im Gesundheitssystem, die in der Fachliteratur wiederholt beschrieben wurde. Im Klartext heißt das: Bei den Betroffenen kommt entweder gar keine Hilfe in Form wirksamer Therapien an – oder die eingesetzten Behandlungen zielen auf lange Sicht ins Leere.

Woran liegt das? Folgt man dem Schmerzmodell von Liebscher & Bracht, könnte der Grund schnell gefunden sein: Die häufigste Ursache von Rückenschmerzen wird übersehen oder zumindest vernachlässigt. Und was nicht auf dem Radar ist, kann auch nicht gezielt behoben werden.

Zur Erinnerung: Obwohl viele Faktoren mit der Entstehung von Rückenschmerzen in Verbindung gebracht werden, sind die zugrundeliegenden Mechanismen dahinter nur unzureichend bekannt.[18] Eher selten liegt es an Verletzungen oder gefährlichen Ursachen. Der Anteil an Fällen von Rückenschmerzen mit klarer Diagnose ist deshalb gering: Die Medizin geht seit Jahren davon aus, dass ein Anteil von bis zu 90 Prozent der Rückenschmerzen unspezifisch ist.[19] Das heißt: Der Arzt findet bei der körperlichen Untersuchung keine Hinweise auf eine konkrete Ursache, auch die Bildgebung zeigt keine großen Auffälligkeiten.

Immer mehr setzt sich deshalb die Erkenntnis durch, dass die meisten Fälle unspezifischer Rückenschmerzen auf zu hohe Spannungen der Muskeln und Faszien zurückzuführen sind[20] – eine Ursache, die auf den MRT- oder Röntgenbildern aber nicht zu sehen ist und daher in der Behandlung weiterhin ein Schattendasein fristet.

Ein Hoch auf Muskeln und Faszien

Gehören Sie zu den 85 bis 90 Prozent, bei denen bisher keine genaue Ursache für die Rückenschmerzen gefunden wurde? Oder haben Sie von Ihrem Arzt eine Diagnose erhalten, die Ihre Schmerzen erklären soll? Wir haben eine gute Nachricht für Sie: Ihre Rückenschmerzen können Sie mit unseren Übungen meist in beiden Fällen lindern oder sogar ganz beseitigen. Weiter unten in Kapitel 1 kommen wir noch genauer darauf zu sprechen.

Bewegung gilt als Schlüssel für einen schmerzfreien Rücken.

An dieser Stelle möchten wir Ihnen aber bereits Mut machen: Handelt es sich bei Ihnen um sogenannte unspezifische Rückenschmerzen, stehen Ihre Erfolgschancen mit Bewegungsübungen erfahrungsgemäß sehr gut. Neben unserer jahrzehntelangen Erfahrung und den Ergebnissen unserer ersten eigenen

Rückenstudie[21] spricht dafür nicht zuletzt die aktuelle Forschungslage.[22] Viele klinische Praxisleitlinien empfehlen heute ähnliche Ansätze für die Bewertung und Behandlung von unspezifischen Rückenschmerzen.

- Die deutsche Versorgungsleitlinie betont: Die wichtigste Maßnahme gegen unspezifische Rückenschmerzen, vor allem chronischer Natur, ist Bewegung. Den wichtigsten Beitrag zur Behandlung und auch Vorbeugung dieser Schmerzen leistet der Patient selbst, indem er aktiv bleibt oder wird.[23]
- Auch in verschiedenen internationalen Leitlinien werden übereinstimmend angeleitete Übungen empfohlen.[24]

Wie auch bei uns beinhalten viele dieser empfohlenen Übungsprogramme Elemente des Dehnens.

- Dehnen kann bei Rückenschmerzen einen schmerzlindernden Effekt haben.[25]
- Rückenschmerzen hängen unter anderem mit der Dehnfähigkeit der Muskulatur zusammen.[26]

Ob aber beispielsweise Yoga besser ist als Muskeltraining oder andere Arten der Bewegungstherapie, lässt sich mit den vorliegenden Studien noch nicht sagen. Daher sollten Patienten eine Trainingsform auswählen, die sie mit Freude machen – und genau das wollen wir mit unseren Übungen erreichen.

Regelmäßig üben ist das Wichtigste

Forscher empfehlen Betroffenen, die Übungen zu wählen, die sie am leichtesten regelmäßig durchführen können. Die Regelmäßigkeit sei demnach wichtiger als die genaue Form der Übung.[27] Außerdem gibt es erhebliche Indizien dafür, dass bei chronischen Rückenschmerzen das Gefühl individueller Kontrolle für die Schmerzempfindung eine äußerst wichtige Rolle spielt.[28] Mit unseren Übungen können Sie sich dieses Gefühl Stück für Stück zurückholen – jeden Tag ein wenig mehr.

Unsere Übungen sind bei fast allen Arten von Rückenschmerzen anwendbar.

Das gilt übrigens nicht nur bei unspezifischen Rückenschmerzen. Sind Schäden an der Wirbelsäule nachgewiesen – Bandscheibenvorfälle, Facettengelenksarthrose oder Spinalkanalstenose –, so muss diese Schädigung nicht der alleinige Grund für Ihre Schmerzen sein. Weiter unten erklären wir das genauer. Wichtig ist hier: Wir glauben, dass es in vielen Fällen einen hohen muskulär-faszialen Anteil gibt, den Sie mit den Liebscher & Bracht Übungen gezielt ansprechen können. Dabei ist umso wichtiger, dass Sie sich beim Üben langsam bewegen und den Dehnungsschmerz wirklich noch gut ertragen können. Die Übungen können Ihre Rückenschmerzen und eventuell sogar auch Symptome wie Kribbeln, Beinschmerzen oder auch Muskelschwächen lindern. Gerade bei solchen Symptomen und einer bestehenden Diagnose ist es aber wichtig, dass Sie sich vor dem Üben mit Ihrem Arzt besprechen und Ihre Symptome gut beobachten.

Wann zum Arzt?

An dieser Stelle bereits ein wichtiger Hinweis: Wenn sich nach einigen Tagen oder wenigen Wochen regelmäßigen Trainings mit unseren Übungen keine Verbesserung einstellen sollte, lassen Sie bitte die Ursache für Ihre Rückenschmerzen ärztlich abklären. Bei Verletzungen, Entzündungen oder Bandscheibenvorfällen sollten Sie sehr vorsichtig und langsam üben. Sobald Sie stechende oder pulsierende Schmerzen verspüren, reduzieren Sie bitte sofort die Dehnungsintensität oder brechen das Training erst mal ab. Wir empfehlen vor allem nach Verletzungen und Operationen, dass Sie medizinisch abklären lassen, ob Ihr Körper schon bereit ist für diese Übungen.

Unbedingt im Blick haben sollten Sie auch sogenannte Red-Flag-Symptome. Das sind Beschwerden, die auf eine ernste Ursache von Rückenschmerzen hinweisen könnten. Dazu zählen:

- Schmerzen nach starker Belastung oder nach einem Unfall
- Fieber, Nachtschweiß, Gewichtsverlust
- konstante Verschlechterung der Schmerzen
- Auftreten von Lähmungserscheinungen sowie akuten Funktionsstörungen von Harnblase und Darm

Bemerken Sie eines oder mehrere dieser Symptome an sich? Dann können Ihnen unsere Übungen möglicherweise nicht helfen, und Sie sollten zur Abklärung einen Arzt kontaktieren.

Das bieten wir Ihnen

Um auf Ihrem Weg in ein (rücken)schmerzfreies Leben bestmöglich an Ihrer Seite zu stehen, haben wir viele unterstützende Maßnahmen und Hilfsmittel für Sie entwickelt.

Lesen Sie dieses Buch und probieren Sie die Liebscher & Bracht Übungen für Ihre von Schmerzen betroffenen Rückenbereiche aus. Mittlerweile können wir Ihnen zahlreiche Hilfsmittel anbieten, die das Üben noch einfacher, zeitsparender und damit effizienter machen. Übungsschlaufe, Faszien-Set und Schmerzfrei-Drücker-Set legen wir Ihnen für optimale Ergebnisse bei den Übungen zum Dehnen, Rollen und Drücken ans Herz, die wir Ihnen in diesem Buch zeigen. Darüber hinaus können unser Rückenretter und unser ISG-Ischias-Retter Ihnen die so wichtigen Grundübungen bei Schmerzen im oberen und unteren Rücken sowie bei Ischiasschmerzen enorm erleichtern. Für entspannteren Schlaf und eine sanfte Muskeldehnung in der Nacht wartet außerdem unsere Matratze darauf, von Ihnen entdeckt zu werden. Und mit unserem MSM-Wärmeroller bereiten Sie Ihre Muskeln besonders angenehm auf die Übungen vor oder fördern danach die Regeneration. Alle Hilfsmittel und Produkte finden Sie auf: *https://shop.liebscher-bracht.com/*

Probieren Sie die Ernährungsempfehlungen, die wir in diesem Buch für Sie zusammengestellt haben und die indirekt dazu beitragen können, dass Sie Ihre Schmerzen dauerhaft in den Griff bekommen.

Übungsvideos, Hilfsmittel und App machen das Üben leicht.

Besuchen Sie unseren YouTube-Kanal »Die Schmerzspezialisten«, in dem Sie weit über 1000 Videos mit einfachen Liebscher & Bracht Übungen sowie viele Antworten rund um Ihre Rückengesundheit finden. Meist können Sie direkt loslegen, weil wir die Übungen für Sie in Mitmachlänge aufgenommen haben.

Für noch mehr Motivation und Genauigkeit bei den Liebscher & Bracht Übungen legen wir Ihnen unsere App ans Herz. Roland leitet Sie dort persönlich an, damit Sie so einfach wie möglich in Ihre eigene Übungsroutine kommen. Gerade wenn Sie neben dem Rücken noch weitere Schmerzbereiche haben oder sich nicht selbstständig ein eigenes Übungsprogramm »basteln« möchten, nimmt Ihnen unsere App die Arbeit ab. Für eine kostenfreie Probezeit von dreißig Tagen können Sie die App mit all ihren Funktionen testen. So können Sie alles in Ruhe ausprobieren und selbst beurteilen, ob sie Ihnen hilft, Ihre Rückenschmerzen zuverlässig in den Griff zu bekommen: *https://lie-br.com/app*

Drei große Ziele sind mit unseren Angeboten verbunden. Sie orientieren sich an den Empfehlungen und Leitlinien internationaler Gesundheitsorganisationen und Fachgesellschaften wie der Weltgesundheitsorganisation (WHO), der American Chronic Pain Association (ACPA) und der National Academy of Medicine (NAM):

1. Wir möchten Sie in Bewegung bringen – denn regelmäßige Bewegung gilt als einer der entscheidenden Faktoren für Gesundheit und einen schmerzfreien Körper.[29]
2. Wir bieten Ihnen als Rückenschmerzpatient Hilfe zur Selbsthilfe – denn Hilflosigkeit ist ein Gefühl, das viele Betroffene kennen. Erschwerend kommt hinzu: Oftmals gelingt es Therapeuten nicht, ihre Patienten dafür zu begeistern, empfohlene Bewegungsübungen regelmäßig durchzuführen. Unsere Videos und die in diesem Buch gezeigten Rückenübungen bieten dafür eine Lösung. Sie motivieren, regelmäßig aktiv zu werden. Insbesondere diese selbstständige Aktivität von Schmerzpatienten beim Haltungs- und Bewegungstraining, das aktive Üben im gewohnten Umfeld, kann für den Erfolg nicht hoch genug eingeschätzt werden.[30]
3. Wir möchten Ihnen den Zugang zu Gesundheitsinformationen vereinfachen – denn das nötige Wissen muss leicht angeeignet und direkt angewendet werden können. Fest steht: Wer sich bei Schmerzen selbst helfen möchte, sollte zunächst verstehen, woher sie kommen. Leicht verständliche Informationen und ein niedrigschwelliger Zugang zu Gesundheitswissen sind daher das oberste Gebot. Dieses Buch, unsere Videos und alle Inhalte auf unseren Websites und Plattformen verpflichten sich diesem Anspruch.[31]

Unser Ziel: Einfache Selbsthilfe bei Rückenschmerzen

Rückenschmerzen sind eine Volkskrankheit, die sehr viele Menschen quält. Wir haben dieses Buch geschrieben, um dieses meist unnötige Leiden für so viele Menschen wie möglich zu lindern oder gar zu beenden. Blickt man auf die oben genannten Zahlen und die vorhergesagten Entwicklungen, müssen dringend nachhaltige und systematische Lösungen gefunden werden. Heute leiden mehr Menschen an Rückenschmerzen als je zuvor.[32] Das bedeutet offensichtlich, dass es für dieses Problem noch keine Lösung gibt. Die Ursachen für Rückenschmerzen können auf den ersten Blick verwirrend sein. In vielen Fällen scheint es nicht nachvollziehbar, wie diese Schmerzen genau entstehen. Als Ergebnis sind – je nach Studie – 80 bis 99 Prozent der Rückenschmerzen »unspezifisch«.[33] Eine genaue Ursache wird nicht gefunden. Insbesondere für diese Schmerzen fehlen Strategien, wie sie zielstrebig und nachhaltig zu beseitigen sind. Ebenso wenig gibt es sichere Empfehlungen, wie man sie präventiv vermeiden kann. Doch was läuft falsch?

Der typische Weg mit Rückenschmerzen – raus aus der Sackgasse

Wenn wir uns den typischen Weg eines Patienten mit Rückenschmerzen anschauen, sind Erklärungsansätze erkennbar. Wir sehen dann die Sackgasse, in die viele Menschen mit Rückenschmerzen abbiegen und aus der sie so schnell nicht herauskommen. Grund dafür ist: Viele wissenschaftlich gestützte ärztliche Empfehlungen kommen nicht bei den Betroffenen an. Die Behandlung läuft anders, als sie laut Leitlinien verlaufen sollte.

Wie es laut ärztlichen Versorgungsleitlinien sein sollte

Wer Rückenschmerzen bekommt, versucht meist, sich selbst zu helfen. Das ist instinktiv richtig. Der Betroffene vermeidet bestimmte Bewegungen, probiert Wärmetherapien und Bewegungsübungen aus oder nimmt Schmerzmittel.[34] All das kann helfen, führt oft aber nur zu einer kurzfristigen Linderung der Schmerzen. Also wird ein Termin beim Hausarzt vereinbart.

Der Arzt führt eine Anamnese durch. Er befragt den Betroffenen und untersucht ihn. Dabei kann es vereinfacht gesagt zwei Ergebnisse geben:

- Besteht aufgrund der Anamnese kein Verdacht auf eine konkrete oder gefährliche Ursache, geht man von »unspezifischen« Rückenschmerzen« aus.
- Zeigt die Person einige der oben genannten Red-Flag-Symptome wie Fieber, Taubheitsgefühle oder Gangstörungen, könnten spezifische Rückenschmerzen vorliegen. Dann erfolgt in der Regel die Überweisung an einen Facharzt.

Aktiv bleiben ist oft die wichtigste Maßnahme bei Rückenschmerzen.

Gehen wir vom häufigsten Fall aus: Der Hausarzt kann keine Hinweise auf eine genaue Ursache finden. Laut den Leitlinien müsste er den Patienten nun dazu ermuntern, körperlich aktiv zu werden oder zu bleiben.[35] Sport oder Bewegungsübungen wären die Mittel der Wahl, denn in den meisten Fällen bedürfen unspezifische Rückenschmerzen nur einer sehr begrenzten symptomatischen medizinischen Behandlung.[36] Auch nicht medikamentöse Begleittherapien wie Physiotherapie können in diesem Fall sinnvoll sein. Bessern sich die Schmerzen nach zwei bis vier Wochen nicht, können auch psychosoziale Faktoren in Betracht gezogen und gegebenenfalls behandelt werden: Liegt eine Depression vor? Haben die Schmerzen etwas mit der Umgebung am Arbeitsplatz zu tun? Nur bei spezifischen Rückenschmerzen sollten zunächst bildgebende Verfahren wie Röntgen oder MRT durchgeführt werden, um eine mögliche anatomische Ursache zu ermitteln. Welche Therapie dann infrage kommt, wird in Rücksprache mit Orthopäden, Neurologen oder Rheumatologen festgelegt.

Wie es in der Praxis tatsächlich oft abläuft

Bei unserem fiktiven Patienten werden nach einer ärztlichen Untersuchung also unspezifische Rückenschmerzen vermutet. Dennoch wird er für ein MRT oder eine Röntgenaufnahme zu einem Facharzt oder ins Krankenhaus überwiesen, um sicherheitshalber eine Schädigung auszuschließen und eventuell doch eine spezifische Ursache zu finden. Dieser Schritt ist nachvollziehbar, schließlich herrschen Kosten- und Leistungsdruck im Gesundheitssystem. Außerdem möchte der Arzt seinen Patienten bestmöglich helfen. Und natürlich drängen auch Betroffene selbst auf eine weiterführende Diagnostik, um »handfeste« Erklärungen für ihr Leiden zu erhalten.

Studien zeigen jedoch, dass es bereits an diesem Punkt zu einer eklatanten Fehl- und Überversorgung kommt: Zwischen 2007 und 2015 stiegen die Krankenhausaufenthalte bei Rückenschmerzen um 73 Prozent an,[37] weil Ärzte viel häufiger als nötig für bildgebende Verfahren in Kliniken überweisen.

Wie geht es nun typischerweise weiter? Nicht selten werden auf den Röntgen- oder MRT-Bildern kleinere anatomische Abweichungen von der Norm festgestellt. Jetzt ist gewissermaßen ein »Strohhalm« gefunden, an den sich Ärzte und Patient bei der weiteren Behandlung klammern können. Häufig erhalten Betroffene daraufhin immer wieder Episoden passiver physiotherapeutischer Maßnahmen, die keine dauerhafte Linderung bringen. Dabei ist außerdem Geduld gefragt, denn im Durchschnitt warten Patienten mindestens vier Wochen auf einen Termin.[38] Das System ist so überlastet, dass Hausbesuche inzwischen kaum noch möglich sind.

Röntgen, MRT und Operationen werden zu oft eingesetzt.

Es folgen oft mehrere Arztwechsel und frustrierende Therapieversuche. Die Schmerzen können sich im Laufe der Zeit so verschlechtern, dass sich Betroffene auf ärztlichen Rat für eine Operation entscheiden. Zwischen 2007 und 2015 stiegen die operativen Eingriffe am Rücken um 71 Prozent an[39] – unter anderem aufgrund der zu häufig durchgeführten bildgebenden Verfahren, auf denen sich Normabweichungen entdecken lassen. Untersuchungen zeigen, dass eine Vielzahl dieser Operationen aus medizinischer Sicht nicht notwendig ist.[40]

Die Schmerzursache wird oft falsch eingeschätzt

Das Grundproblem sehen wir in folgendem Zusammenhang: Viele herkömmliche Behandlungen, auch viele Operationen, setzen an den radiologischen Befunden an. Sobald etwas gefunden wurde, konzentrieren sie sich auf den offensichtlichen Verschleiß oder die nachgewiesenen Schädigungen, beispielsweise von Bandscheiben oder Wirbelgelenken. Es ist jedoch völlig unklar, ob die jeweilige anatomische Normabweichung wirklich etwas mit den Schmerzen zu tun hat und wie stark dies der Fall ist.

Studien lassen vermuten, dass solche Auffälligkeiten häufig nicht der Grund für die Beschwerden sind, denn Menschen ohne Rückenschmerzen zeigen auf Bildern zum Teil dieselben degenerativen Veränderungen. Sprich: Der Rücken von Schmerzpatienten sieht oft genauso aus wie der Rücken von Personen, die keine Rückenschmerzen haben. Das nimmt mit dem Alter der Untersuchten zu: Fast 90 Prozent der über 60-Jährigen haben verschleißbedingte Veränderungen an der Wirbelsäule, doch längst nicht alle berichten von Rückenschmerzen.[41]

Weitere Forschungsergebnisse lassen aufhorchen:

- MRT-Befunde haben keinen großen Einfluss darauf, wie erfolgversprechend bestimmte Therapien gegen Rückenschmerzen sein werden.[42]
- Eine frühe Bildgebung bei älteren Patienten mit Rückenschmerzen verbessert nicht die Therapieergebnisse nach einem Jahr.[43]
- Bei einem Bandscheibenvorfall steigt die Erfolgsquote einer Operation nicht dadurch, dass man auf den Bildern eine klare Auffälligkeit sieht.[44]

Obwohl dies bekannt ist, wird Bildgebung bei Rückenschmerzpatienten immer noch zu häufig eingesetzt, vor allem auch als Entscheidungsgrundlage zur Behandlung und damit letztlich auch für Operationen.[45] Eine leichtere Verfügbarkeit von MRT-Untersuchungen trägt nachweislich zu einer häufigeren Anwendung des MRT und zu häufigeren operativen Eingriffen an der Lendenwirbelsäule bei.[46] Schlimmstenfalls bleiben die Schmerzen also auch nach einer Operation bestehen oder kommen irgendwann zurück, weil das, was operiert wurde, nicht die eigentliche Schmerzursache war.

Zurück bleiben Patienten, die sich wie in unserem Beispiel unnötig lange mit ihren Schmerzen quälen und nun – von der Gesundheitsversorgung enttäuscht – keine wirkungsvolle Therapie mehr erwarten können.

Wege aus der Sackgasse

Fassen wir zusammen: Die Rolle der muskulär-faszialen Struktur bei der Schmerzentstehung scheint oft unterschätzt zu werden. Radiologische Befunde begünstigen dies tendenziell. Erhöhte Muskelspannungen kommen in der bildgebenden Diagnostik nicht zur Darstellung. Sie werden somit auch in den Befunden tendenziell vernachlässigt und als wesentlicher auslösender Faktor von Schmerzen in vielen Fällen nicht in Betracht gezogen. Wie kann für Sie der Weg aus dieser so oft beschrittenen Sackgasse der Rückenschmerzen aussehen?

Ganz sicher nicht dadurch, dass Quantität die fehlende Qualität in der Behandlung ersetzt. Aus unserer Sicht besteht diese Gefahr in der Anwendung des sogenannten multimodalen Modells. Es gilt seit einigen Jahren als Goldstandard für die Behandlung von chronischen Schmerzen. Auch bei Rückenschmerzen wird es angewendet. Die multimodale integrative Schmerztherapie basiert auf der Erkenntnis, dass neben körperlichen auch psychische und soziale Faktoren einen Einfluss auf Schmerzen haben können. Man spricht daher auch vom »bio-psycho-sozialen Schmerz«.[47]

Das multimodale Modell ist wichtig, greift jedoch zu kurz.

Im Rahmen der multimodalen Therapie sollen Schmerzen von Experten aus unterschiedlichen Fachrichtungen behandelt werden, die sich regelmäßig austauschen und ihre Arbeit aufeinander abstimmen: Psychosomatiker, Sportwissenschaftler, Ergotherapeuten, Psychotherapeuten, Ernährungsberater, Neurologen, Psychiater, Orthopäden, Unfallchirurgen, Orthopädietechniker sowie Sozialarbeiter. Die Wirksamkeit eines solchen Vorgehens wurde inzwischen nachgewiesen, vorrangig bei Rückenschmerzen.[48]

Genau wie unsere Methode orientiert sich auch die multimodale Schmerztherapie am Prinzip der Hilfe zur Selbsthilfe. Betroffene erlernen Strategien, mit deren Hilfe sie ihren Alltag besser bewältigen können. Dazu zählen die Vermeidung von Schonverhalten, Entspannung, Achtsamkeit, eine angepasste Ernährung und Krafttraining. Unserer Auffassung nach können all diese Empfehlungen helfen, Rückenschmerzen besser in den Griff zu bekommen. Sie greifen aber zu kurz.

Wir plädieren deshalb dafür, die Liebscher & Bracht-Therapie im multimodalen Modell zu verankern. Eine Schmerzbehandlung der Zukunft könnte dann so aussehen: Jeder Mensch, der seine Schmerzen am Bewegungsapparat loswerden möchte, wendet neben den Empfehlungen des multimodalen Modells zunächst vor allem unsere Übungen als spezielle Form der Selbsthilfe an.

Sollte die schmerzlindernde Wirkung dadurch nicht ausreichend sein, lassen sich die Betroffenen in bis zu drei Sitzungen bei einem Zertifizierten Liebscher & Bracht-Therapeuten behandeln. Wenn weder die Übungen noch die therapeutisch angewendete Osteopressur die Schmerzen deutlich verbessern können, spricht viel dafür, dass die Schmerzursache nicht oder nur zum Teil in zu hohen Spannungen der Muskeln und Faszien liegt. Dann können und müssen alle etablierten Verfahren der Medizin zum Einsatz kommen.

Ihr neues Wissen bestmöglich und zeitnah umsetzen

Wir geben Ihnen jetzt einen kurzen Überblick über das, was Sie in diesem Buch erwartet.

Zunächst beschreiben wir Ihnen die aufgrund vieler Irrtümer in die Sackgasse gefahrene Situation der Therapie von Rückenschmerzen und wie wir Sie befähigen möchten, sich bei Rückenschmerzen selbst helfen zu können. Einige Themen, die wir oben schon kurz angesprochen haben, werden dabei und auch im weiteren Verlauf aufgegriffen und vertieft.

Ab **Seite 36** geht es um das Thema Studien. Sie erfahren von unseren eigenen Forschungsbemühungen, die wir seit 2022 im Bereich Liebscher & Bracht Research verfolgen. Wir stellen Ihnen einige unserer früheren Untersuchungen vor und fassen die wichtigsten Ergebnisse unserer ersten eigenen Studie zu Rückenschmerzen zusammen. Dabei ordnen wir auch ein, worauf die darin gewonnenen Erkenntnisse hinweisen und wo noch offene Fragen sind.

Ab **Seite 46** machen wir eine Bestandsaufnahme und legen die Ungereimtheiten gängiger medizinischer Erklärungen für Rückenschmerzen offen. Das ist deshalb wichtig, weil unser Schmerzmodell dazu beitragen kann, viele dieser Widersprüchlichkeiten zu einem großen Teil aufzuklären.

Ab **Seite 60** geht es darum, wie unser Rücken, also unsere Wirbelsäule, eigentlich funktioniert. So können Sie verstehen, was sich darin abspielt. Auf dieser Grundlage erfahren Sie, wie Sie meist selbst dafür sorgen können, dass keine Schmerzen oder Schädigungen an der Wirbelsäule entstehen. Sie werden sehen: Die Biomechanik des Rückens ist ein äußerst spannendes Feld.

Ab **Seite 70** erweitern wir den Blick und betrachten zwei wichtige Grundprinzipien, nach denen unser Körper funktioniert und die alles beeinflussen, was sich in uns abspielt. Es sind fest in unseren Körper eingebaute Grundmechanismen, die eigentlich bekannt sind. Sie werden aber im Zusammenhang mit Rückenschmerzen oft vernachlässigt.

Ab **Seite 81** vermitteln wir Ihnen, wie unsere Bewegung und unsere Lebensgewohnheiten unseren Rücken formen. Dies hat viel damit zu tun, dass wir im Alltag unaufhörlich sitzen und laufen und dass diese einseitigen Bewegungen in der Regel nicht ausgeglichen werden. Das Kapitel liefert Ihnen die Grundlage dafür, zu verstehen, dass die meisten Rückenschmerzen unwissentlich selbst »antrainiert« sind.

Ab **Seite 90** kommt unsere Erklärung, weshalb Schmerzen am Bewegungsapparat entstehen. Sie erfahren, warum hinter fast jedem Schmerz eine bestimmte Funktion steckt, was Überlastungsschmerzen und Alarmschmerzen sind und wie wir das Problem chronischer Schmerzen beurteilen.

Ab **Seite 107** erfahren Sie, wie und warum nach unserem Modell Bandscheibenvorfälle, Gleitwirbel, Spinalkanalstenosen und Facettengelenksentzündungen entstehen und was es mit dem langsamen »Sterben« der Bandscheiben auf sich hat.

Ab **Seite 120** sprechen wir über die weitverbreiteten Sensibilitätsstörungen, die nach unserer Erfahrung meist nicht im Bereich der Nervenwurzeln entstehen. Wir sprechen über flexible Schläuche – Blut- und Lymphgefäße sowie Nerven – und wie sie (komprimiert) abgedrückt werden können. Wir erklären, warum bestimmte Arten von Entzündungen prinzipiell etwas Gutes sind und wie sie unserer Überzeugung nach sinnvoll behandelt werden.

Ab **Seite 132** führen wir Sie in das Erklärungsbild des Schmerzsees ein. Anhand dieses Modells sortieren wir die Einflüsse, die in unserem Rücken Schmerzen auslösen können. Denn neben unserer Bewegung, die sich direkt auf die muskulär-faszialen Spannungen auswirkt, gibt es in unserem Modell noch drei weitere indirekte Einflüsse auf Schmerzen.

Ab **Seite 156** gehen wir auf Basis der vorherigen Kapitel die schmerztherapeutischen Verfahren durch, die häufig bei Rückenschmerzen angewendet werden. Wir untersuchen eins nach dem anderen und schildern Ihnen die jeweiligen Vor- und Nachteile entsprechend unserer Einschätzung. So können Sie die Möglichkeiten und Grenzen der einzelnen Verfahren selbst beurteilen.

Ab **Seite 171** untersuchen wir, welchen Sinn Operationen am Rücken ergeben, was man sich davon erwarten kann, was sich oft nicht erfüllt und welche Gefahren lauern.

Ab **Seite 186** ordnen wir eine der bekanntesten Empfehlungen der Rückenschmerztherapie neu ein: Es ist die weitverbreitete Auffassung, dass ein kräftiger Rücken keinen Schmerz kenne.

Ab **Seite 202** kümmern wir uns um Ihren guten Schlaf. Dazu kommen wir auf die Vor- und Nachteile unterschiedlicher Schlafpositionen bei Rückenschmerzen zu sprechen. Auch die richtige Matratze wird Thema sein.

Ab **Seite 212** sind wir so weit, Erklärungsangebote für die Ungereimtheiten und Fragen anzubieten, die viele Ärzte, Therapeuten und Rückenschmerzpatienten umtreiben. Mit den Erkenntnissen, die in unser Schmerzerklärungsmodell eingeflossen sind, ist das in weiten Teilen möglich.

Ab **Seite 219** fassen wir die wichtigsten Erkenntnisse aus dem Theorieteil noch einmal zusammen, damit wir vor dem Beginn des Praxisteils wissen, warum wir wie vorgehen, um Rückenschmerzen zu lindern oder ganz zu beseitigen.

Ab **Seite 225** beginnen wir mit dem praktischen Teil und geben Ihnen zunächst einen Überblick darüber, was Sie nun ganz konkret als Maßnahme nutzen können, um sich bei Rückenschmerzen selbst zu helfen. Sie können sich darauf freuen, dass wir exklusiv für Sie alle Übungen des praktischen Teils inklusive aller Varianten in allen Schritten und in der Original-Mitmachlänge aufgenommen haben. Üben können Sie in einem kostenfreien Bereich unserer Liebscher & Bracht App unter der Anleitung von Roland.

Ab **Seite 252** finden Sie die Beschreibungen unserer sechs besten Übungen, die dafür sorgen sollen, dass die Engpässe der Muskeln und Faszien beseitigt werden – die Grundvoraussetzung dafür, dass Sie Ihre Schmerzen dauerhaft in den Griff bekommen können. Zusätzlich zu den Grundübungen finden Sie Varianten, damit Sie Ihre Übungen auch bei starken Bewegungseinschränkungen oder einem schlechten körperlichen Zustand so ausführen können, dass sie ihre Wirkung entfalten. Schon allein mit diesen Übungen haben Sie gute Chancen, sich schon bald besser zu fühlen.

Ab **Seite 312** erweitern wir Ihre Möglichkeiten der Selbsthilfe, indem wir Ihnen eine To-do-Liste aus dem Bereich der drei indirekten Faktoren liefern. Die Optimierung Ihrer Lebensführung kann noch verstärkend dazu beitragen, dass Ihre Rückenschmerzen verschwinden. Hier geht es darum, wie Sie Ihre Schmerzen mit Ihrer Ernährung ungewollt verstärken oder eben bewusst mindern können.

Zwei Bonusteile am Ende des Buches bieten Ihnen weitere Übungen für eine noch effektivere Selbsthilfe. Im ersten Bonusteil lernen Sie eine vereinfachte Form der Osteopressur für zuhause. Dabei handelt es sich um eine Technik, bei der Druckpunkte eingesetzt werden, um die Schmerzen zu lindern oder gar ganz zu beseitigen. Von uns ausgebildete Ärzte und Therapeuten behandeln ihre Patienten mit einer professionellen Variante der Osteopressur. Im zweiten Bonusteil lernen Sie die spezielle Faszien-Rollmassage kennen, die Sie überall am Rücken und bei vielen verschiedenen Schmerzen ergänzend zu den Übungen und dem Drücken anwenden können.

Noch ein Extra für Sie als Leser dieses Buches

Die Mitmachvideos in Originallänge zu allen Übungen und ihren verschiedenen Varianten, zu Druckpunkttechniken der Osteopressur und den verschiedenen Abläufen der Faszien-Rollmassage finden Sie als kostenfreien Bereich unserer App exklusiv auf der Website: *www.liebscher-bracht.com/dhr*

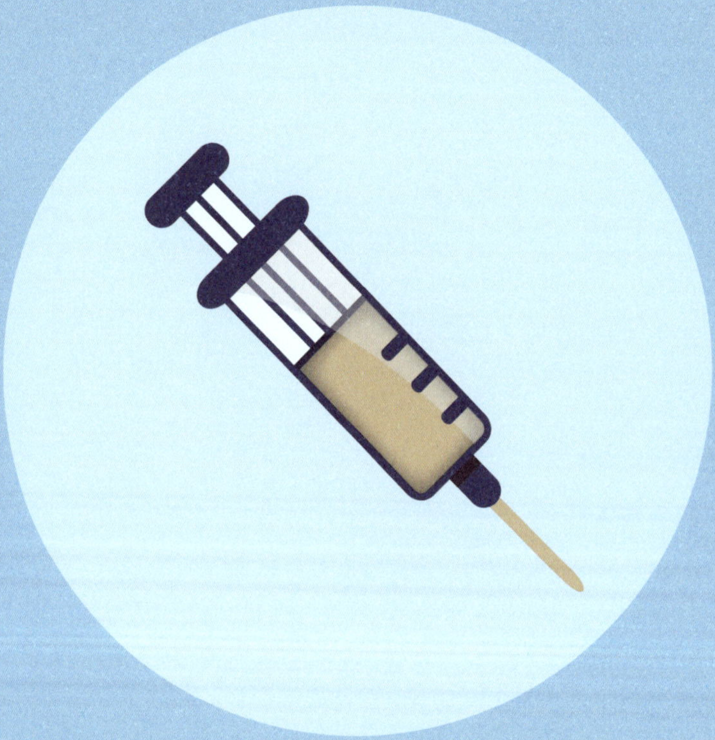

Kapitel 1

Rücken-schmerzen – (k)ein ungelöstes Problem

Liebscher & Bracht Research: Die wissenschaftliche Untersuchung unserer Therapie und Übungen

Gemäß unserer Vision, so vielen Menschen wie möglich ein schmerzfreies Leben zu ermöglichen, sehen wir es weiterhin als unsere größte und wichtigste Aufgabe an, unser Wissen zu verbreiten, um Menschen zu befähigen, sich bei Schmerzen selbst zu helfen. Deswegen stellen wir dieses Wissen auf YouTube, anderen Social-Media-Kanälen oder in unserem Online-Schmerzlexikon kostenfrei zur Verfügung. Diejenigen, die unsere Übungen probieren, machen selbst ihre Erfahrung damit – sie spüren, was mit ihren Schmerzen passiert. Den meisten geht es besser, wenn sie regelmäßig unsere Übungen ausführen, einen bewussteren Umgang mit ihrem Körper erlernen und ihre Gesundheit wieder selbstbestimmter in die eigenen Hände nehmen. Jeden Tag melden sich Menschen bei uns, die durch unsere Hilfe ihre Schmerzen lindern oder sogar ganz loswerden konnten. Viele haben eine lange Leidenszeit hinter sich, die von Schmerzen, unzähligen Arztbesuchen, erfolglosen Therapien und oft auch Operationen geprägt war.

Klar ist aber auch: Kommentare auf Social Media und persönliche Erfahrungsberichte sind keine wissenschaftlichen Belege. Sie zeigen an, dass in unserer Therapie das Potenzial steckt, vielen Schmerzpatienten neue Lebensqualität zu schenken – aber sie reichen nicht aus.

Aus diesem Grund bemühen wir uns seit vielen Jahren darum, wichtige Annahmen unseres Schmerzmodells und unsere Therapie wissenschaftlich zu untermauern. Frühere Untersuchungen gaben dafür den Startschuss.

Frühere Untersuchungen der Liebscher & Bracht-Therapie

Wirksamkeitsstudie an der Sporthochschule Köln

Eine erste kleine Untersuchung fand gemeinsam mit Professor Dr. Ingo Froböse an der Sporthochschule Köln statt.[49] Bei dieser Wirksamkeitsstudie aus dem Jahr 2010 ging es darum, Hinweise zu finden, dass Schmerzen unabhängig von vorliegenden Schädigungen abnehmen, wenn die Spannungen der Muskeln durch unsere Osteopressur normalisiert werden. An der Untersuchung nahmen 15 Probanden teil, deren Schmerzzustände vor und nach der Behandlung mit Hilfe der Hamburger Schmerz-Adjektiv-Liste (HSAL) erfasst wurden. Die Teilnehmer hatten unterschiedliche Schmerzzustände und verschiedene Schädigungen am Bewegungsapparat.

Eine erste Untersuchung fand bereits 2010 statt.

Bereits nach einer Behandlung reduzierten sich die Schmerzzustände durchschnittlich um 61,4 Prozent. Zudem untersuchte die Studie, ob die Behandlung zu einer veränderten Muskelaktivität führt. Die Liebscher & Bracht-Therapie beruht auf der Annahme, dass sich durch das Drücken bestimmter Knochenpunkte ein überhöhter Muskeltonus herabsenken lässt. Um diese These zu überprüfen, wurden myoelektrische Signale mittels Elektromyografie (EMG) mit nicht invasivem Charakter aufgezeichnet. Aufgrund der geringen Probandenzahl ließ sich allerdings keine statistisch einheitliche Reaktion der Muskelaktivität feststellen.

Biometrischer Bericht zur Liebscher & Bracht Schmerztherapie

Eine Variante der Ausbildung zum Liebscher & Bracht-Therapeuten besteht im ersten Schritt aus einem viertägigen Intensivkurs. Darin erlernen die Teilnehmenden nicht nur, wie sie Schmerzen mit unserer Methode behandeln können – sie spüren die Wirkung der Therapie auch am eigenen Körper. Die meisten Ausbildungsteilnehmer kommen mit eigenen Schmerzen zur Ausbildung und beobachten, wie sich diese Schmerzen durch unsere Übungen, ergänzt durch Osteopressur und Faszien-Rollmassage, positiv verändern.

In einem biometrischen Zwischenbericht von 2011 wurde die Schmerzentwicklung in über 3000 Fällen ausgewertet.[50] Der Schmerz, den ein Teilnehmer zu Ausbildungsbeginn verspürte, lag per Definition bei 100 Prozent. Die Schmerzentwicklung wurde über die vier Ausbildungstage beobachtet. Ergebnis: 94,5 Prozent der Teilnehmenden gaben nach Ausbildungsschluss einen Restschmerz von weniger als 30 Prozent an, über 70 Prozent waren sogar schmerzfrei.

Unsere Dokumentation von Schmerzzuständen

Die Wirksamkeit unserer Therapie ermitteln wir im Rahmen der Ausbildung auch fortlaufend selbst. An unserer ersten Ausbildung im Herbst 2007 nahmen 25 Heilberufler teil, die gewissermaßen 48 Schmerzzustände »mitbrachten«. Inzwischen (Stand 2022) haben rund 12 800 Schmerzexperten an unseren Ausbildungen teilgenommen. Dazu zählen Experten aller heute bekannten und bei Patienten eingesetzten Therapien: Ärzte, Heilpraktikerinnen, Physiotherapeuten, Manualtherapeutinnen, Osteopathen aller Ausrichtungen, Chiropraktikerinnen, Akupunkteure und viele weitere. Sie litten zusammengenommen unter rund 17 000 einzelnen Schmerzzuständen, die wir vollständig dokumentiert haben. Es waren dieselben, mit denen auch ihre Patienten am häufigsten zu ihnen in die Praxis kamen, denn Schmerz macht auch vor Profis keinen Halt. Die Schmerzintensität war unterschiedlich hoch, zum Teil waren die Heilberufler viele Male erfolglos operiert worden und litten seit Jahrzehnten unter chronischen Schmerzen oder Fibromyalgie. Einige galten als austherapierte »hoffnungslose« Fälle. Die Ergebnisse unserer Dokumentation: Nach den viertägigen Ausbildungen waren rund 97 Prozent der Schmerzzustände ganz beseitigt oder aber nur noch wenig spürbar. Konkret heißt das: Lag die Schmerzintensität zu Beginn der Ausbildung definitionsgemäß bei 100 Prozent, gaben die Teilnehmer am Ende nur noch einen Restschmerz von maximal 30 Prozent an. 82 Prozent der Schmerzen waren sogar völlig verschwunden.

Die Liebscher & Bracht-Therapie bei Sportlern

Eine dritte Untersuchung fand 2013 unter der Leitung von Professor Dr. med. Oliver Tobolski statt.[51] Er hatte mit unserer Schmerztherapie vor allem bei Leistungssportlern so gute Erfahrungen gemacht, dass er eine kleine Anwendungsstudie durchführte, die diese Ergebnisse auch unter wissenschaftlichen Bedingungen bestätigen konnte. Es handelte sich dabei um eine kontrollierte, nicht randomisierte Anwendungsbeobachtung an zehn Leistungssportlern.

Auch bei sportlich aktiven Menschen scheint unsere Therapie gut zu funktionieren.

Untersucht wurden folgende Zielparameter: die Geometrie des Beckens und der Wirbelsäule, gemessen mittels digitaler 3D-Rekonstruktion; die Knorpeldicke, gemessen mittels Ultraschall; die Schmerzintensität, gemessen mittels VAS (visuelle Analogskala); die körperliche Leistungsfähigkeit, gemessen mittels Ein-Bein-Sprungtest (»one leg hop«). Die Messungen wurden jeweils vor und nach einer Behandlung mit unserer Therapie durchgeführt.

- Es zeigten sich signifikante Verbesserungen der Becken- und Wirbelsäulenpositionierung sowie
- deutliche Schmerzreduzierungen von durchschnittlich VAS 5,02 auf VAS 1,94, also auf einen Restwert von 38,65 Prozent nach der Behandlung vom Ausgangswert 100 Prozent vor der Behandlung.
- Außerdem war die körperliche Leistungsfähigkeit beim Ein-Bein-Sprungtest um durchschnittlich 9,5 Prozent gestiegen, und der retropatellare Gelenkraum (Gelenkspalt zwischen Kniescheibe und Oberschenkelknochen) im 90-Grad-Winkel des Knies war im Durchschnitt um 2 Millimeter vergrößert.

Wie sind diese früheren Untersuchungen unserer Therapie einzuordnen? Einerseits ist ihre Aussagekraft begrenzt, weil einige wichtige Kriterien hochwertiger klinischer Forschung noch nicht erfüllt werden konnten. Andererseits waren bereits diese ersten Ergebnisse vielversprechend. Das Potenzial unserer Therapie und der Übungen wurde bereits in dieser frühen Forschungsphase deutlich sichtbar: Sowohl Schmerzen als auch Beweglichkeit und körperliche Leistungsfähigkeit schienen sich durch unsere Methode zuverlässig zu verbessern. Mit der Forschungsabteilung Liebscher & Bracht Research haben wir deshalb ein neues Kapitel aufgeschlagen, um diese früheren wissenschaftlichen Hinweise zur Wirkung unserer Therapie aufzugreifen, umfangreicher zu untersuchen und sie damit weiter zu untermauern.

Neuere eigene Studien

Wirknachweise für Übungen und Bewegungstherapien zu erbringen, ist schwierig. Die Forschung im medizinischen Bereich gestaltet sich kompliziert, da man es mit individuell verschiedenen Patienten zu tun hat. Für das Ergebnis spielen viele, auch persönliche Faktoren eine Rolle. Es ist deshalb herausfordernd, eine ganz bestimmte Wirkung genau einer bestimmten Behandlung oder Übung zuzuordnen. Das verhält sich bei unserer Schmerztherapie und unseren Übungen nicht anders als bei den meisten Methoden der etablierten Physiotherapie, für die größtenteils kein klarer Wirksamkeitsnachweis vorliegt.

Jede neue Erkenntnis aus der Forschung fließt in unsere Therapie ein.

Im Umkehrschluss heißt das natürlich nicht, dass man in der Medizin allgemein ohne erforschte Grundlagen behandeln würde. So wie viele andere Anbieter von bewegungsorientierten Therapien geben wir unser Bestes, Patienten die optimale Behandlung beziehungsweise das wirksamste Übungsprogramm zu bieten – und die Erkenntnisse aus der Forschung zu nutzen, um die Übungseffekte und damit den Nutzen stetig weiter zu erhöhen. Mit jeder neuen Erkenntnis kann man sich dann einer besseren Behandlungsweise annähern.

Um das zu erreichen, haben wir einen eigenen Forschungsbereich gegründet, der unsere Übungen in fortlaufenden Studien untersucht: Liebscher & Bracht Research. Experten sollen die Übungen und die Schmerztherapie wissenschaftlich untersuchen und analysieren – und sie auf diese Weise systematisch optimieren. Außerdem erhoffen wir uns viele zusätzliche Erkenntnisse darüber, wie die Therapie bestmöglich angewendet wird und wie sie wirkt.

Natürlich handelt es sich bei Schmerzen um ein komplexes Thema und einfache Lösungen kann es oft nicht geben. Bei bestimmten Beschwerdebildern können Medikamente oder Operationen sinnvoll und richtig sein. Diese müssen meist zusätzlich durch eine längerfristige Begleitung mit weiteren Maßnahmen unterstützt werden. Es gibt jedoch auch komplexere Fälle, meist in Form von Beschwerdebildern, bei denen der Wirkungserfolg einer Operation nicht eindeutig ist – wie Sie unten noch sehen werden, zählen Rückenschmerzen definitiv dazu.

Hier liegt für uns ein wichtiges Potenzial der Liebscher & Bracht-Therapie im Behandlungsspektrum. Die Therapie füllt in unseren Augen eine Lücke, die insgesamt über die letzten Jahre glücklicherweise langsam in den Fokus der Behandlung gerückt ist.

Unsere Therapie kann eine Lücke füllen, die erst langsam in den Fokus gerät.

Auch deswegen haben wir uns entschieden, den beobachteten Erfolgen auf den Grund zu gehen. Wir möchten die subjektiven Erfahrungen der vielen Menschen, die sich mit unserem Übungs- und Therapiekonzept selbst gegen ihre Schmerzen helfen konnten, in objektive nachvollziehbare Erkenntnisse überführen. Über all unseren Bemühungen steht das Ziel, Ihnen bei Schmerzen die beste individuelle Hilfe ermöglichen zu können. Wir sind überzeugt, dass unser Ansatz an einem besonders fruchtbaren Punkt der Schmerzbehandlung ansetzt, der es lohnt, genauer erforscht und betrachtet zu werden

Die Arbeit trägt erste Früchte

In einer Kniestudie am Unfallkrankenhaus Salzburg erbrachte die Arbeit von Liebscher & Bracht Research erste Ergebnisse. Knieschmerzen, die in nur sechs Wochen um über 80 Prozent reduziert werden – das ist das zentrale Ergebnis unserer Pilotstudie, die im Dezember 2021 in den *Schmerz Nachrichten*, dem wichtigsten

Springer-Fachmagazin zum Thema Schmerz in Österreich, veröffentlicht wurde.[52]

Bis heute (Stand Januar 2024) sind vier kleinere Studien hinzugekommen, die erste Hinweise auf die positive Wirkung unserer Übungen bei unterschiedlichen Schmerzen liefern – unter anderem bei Schmerzen im unteren Rücken.

Studie zu Rückenschmerzen und Beweglichkeit im Rücken

Im Jahr 2023 untersuchte Liebscher & Bracht Research die kurzfristige Wirkung der Liebscher & Bracht Übungen bei Schmerzen im unteren Rücken.[53] Dafür absolvierten 16 Teilnehmer mit Schmerzen im unteren Rücken an insgesamt sieben Tagen die Übungen mit Hilfe einer Videoanleitung. Untersucht wurde, wie sich die Übungen auf die Schmerzen sowie die Beweglichkeit der Probanden auswirken. Erfasst wurden die Ergebnisse anhand einer numerischen Ratingskala von 1 bis 10. 1 bedeutete »sehr schwache Schmerzen«, 10 stellte den höchsten Schmerzwert dar.

Ergebnisse

Bei 88 % hatten sich die Schmerzen im unteren Rücken verbessert.

Ausgehend von dieser Skala waren die Schmerzen im unteren Rücken nach mindestens sieben Übungstagen im Schnitt um 1,4 Punkte gesunken. Der Mittelwert der Ausgangsschmerzen lag bei 5,0 und sank im Schnitt auf 3,6.

Bei 88 Prozent der Teilnehmenden hatten sich die Schmerzen im unteren Rücken nach dem Untersuchungszeitraum verbessert.

Die Mehrheit der Teilnehmer gab an, dass sich auch ihre Beweglichkeit durch die Übungen spürbar verbessert hatte.

Schlussfolgerungen

Einige der Übungen aus der Studie finden Sie genau angeleitet im Praxisteil dieses Buches. Doch können auch Sie Ihre Rückenschmerzen mit diesen Übungen lindern? Die Studie liefert zumindest erste Hinweise auf die positiven Auswirkungen unserer Übungen bei unspezifischen Rückenbeschwerden. Bemerkenswert ist, dass in dieser Untersuchung ein schmerzreduzierender Effekt bereits nach sieben Übungstagen beobachtet werden konnte.

Der schmerzlindernde Effekt setzt bereits nach 7 Tagen ein.

Wie gut die Wirkung wirklich ist, müsste in einer größer angelegten Studie mit mehr Teilnehmern und einer Kontrollgruppe untersucht werden. Dennoch sind diese Ergebnisse vielversprechend und decken sich mit den zahlreichen Erfahrungsberichten von Menschen, die unsere Übungen bei Schmerzen am unteren Rücken ausprobieren. So gilt für unsere erste Rückenstudie dasselbe wie für unsere Forschungsarbeit insgesamt: Die Aussagekraft unserer bisherigen Untersuchungen mag begrenzt sein. Die Studien wurden ohne Kontrollgruppe durchgeführt und sind daher nur als erster Schritt in der Erforschung unserer Übungen anzusehen. Doch ihre Ergebnisse sind so positiv, dass sie uns motivieren, noch tiefer zu forschen und dabei noch hochwertigere Studiendesigns anzulegen – auch wenn das einige Zeit in Anspruch nimmt.

Unsere bisherigen Studien sind vorläufig und ebnen den Weg für weitere Forschung.

Wir führen weitere Studien durch – und sind dabei offen für Kooperationen

Unsere Erfahrung zeigt: Die Erstellung einer guten, unabhängigen Studie kennt viele Herausforderungen. Möchten Sie dabei helfen, die Wirksamkeit der Liebscher & Bracht-Therapie zu überprüfen? Dann freuen wir uns sehr über Ihr Interesse an einer Zusammenarbeit und Ihre Unterstützung bei der Durchführung von Studien. Wenn Sie also in einem entsprechenden Fachbereich tätig sind (oder Menschen kennen, auf die das zutrifft) und Lust haben, sich zum Beispiel im Rahmen einer Doktorarbeit mit unseren Übungen und Techniken zu beschäftigen, freuen wir uns, wenn Sie sich melden. Im Anhang finden Sie Möglichkeiten, wie Sie uns kontaktieren können.

Literaturstudie zu unseren Übungen

Wenn Sie uns schon kennen oder weiter in diesem Buch stöbern, dann wissen Sie: Bei uns dreht sich alles um Muskeln und Faszien, wenn wir die Ursache vieler Schmerzen erklären und natürliche Wege der Selbsthilfe aufzeigen. Doch was passiert da eigentlich im Körper? Was hat das alles mit unseren alltäglichen Bewegungen zu tun? Weshalb kommt es zu Schmerzen, und warum können unsere Übungen dagegen helfen? In unserer Literaturstudie[54] wollten wir es ganz genau wissen.

Im Kern verdeutlichen die Ergebnisse: Viele Grundannahmen von Liebscher & Bracht, die wir Ihnen weiter unten noch genau erklären, lassen sich inzwischen wissenschaftlich begründen. Die Literaturstudie stützt sich dafür auf die neuesten Erkenntnisse der Schmerzforschung. Sie hebt die Bedeutung von Bewegung, Dehnung und Kräftigung für die Schmerzbehandlung hervor – zentrale Ansätze der Schmerztherapie nach Liebscher & Bracht. So zeigt die Literaturstudie erstmals,

- auf welch breiten Forschungsergebnissen und -tendenzen die Grundannahmen hinter den Liebscher & Bracht Übungen stehen und
- welche Fortschritte die internationale Faszienforschung gemacht hat, wenn es darum geht, die Wirkungsweise von Übungen auf Muskel- und Fasziengewebe bei Schmerzen zu beleuchten.

Sollten Sie diese spannenden Zusammenhänge ein Stück weit selbst erkunden und tiefer einsteigen wollen, laden wir Sie unter *https://lie-br.com/literaturstudie* herzlich dazu ein. Zu entdecken gibt es für Sie eine ganze Menge. Denn auch wenn vieles noch nicht 100-prozentig klar ist und die Faszienforschung ständig neue Erkenntnisse liefert, steht doch fest: Wie wir uns tagtäglich bewegen, bestimmt maßgeblich, wie es unseren Muskeln und Faszien geht. Sie müssen auf das reagieren, was wir ihnen mit unseren Bewegungen vorgeben.

Dehnung und Kräftigung können bei Schmerzen helfen.

Ob daraus Rückenschmerzen entstehen oder ob wir bis ins hohe Alter schmerzfrei und beweglich bleiben, das hat jeder zu großen

Teilen selbst in der Hand. Darin liegt vielleicht die wichtigste Erkenntnis dieser Literaturstudie. Konkret heißt das: Dehnung und Kräftigung, die beiden zentralen Ziele unserer Übungen, können bei Schmerzen am Bewegungsapparat helfen. Richtig ausgeführt, in der geeigneten Intensität und optimalen Dauer, wirken sie äußerst positiv auf Muskeln und Faszien. Meist sind Dehnung und Kräftigung dann dazu in der Lage, unser muskulär-fasziales System so zu trainieren, dass kein Schmerz mehr ausgelöst wird. Ist das nicht eine wirklich großartige Nachricht?

* * *

Resümee

Im nächsten Abschnitt widmen wir uns den Ungereimtheiten, die es bei vielen Erklärungen für die Entstehung von Rückenschmerzen gibt. Wir erläutern, warum gängige Theorien meist zu kurz greifen, welche Faktoren sie überbewerten und welche sie häufig übersehen. Auf dieser Grundlage versuchen wir in den nachfolgenden Kapiteln, mit unserem Schmerzmodell einige dieser Widersprüchlichkeiten aufzulösen und offene Fragen zu beantworten.

Die herkömmliche Schmerztherapie – Ungereimtheiten, Widersprüche, offene Fragen

Lassen Sie uns anschauen, wie sich die Verfahrensweisen bei Rückenschmerzen im Laufe der Zeit geändert haben. Allein dies zeigt schon deutlich, dass es in der Medizin bis heute zwar Empfehlungen, aber wenig gesicherte Vorgehensweisen gibt – weder bei spezifischen noch bei unspezifischen Rückenschmerzen. Spezifische Rückenschmerzen sind diejenigen, bei denen eine Schädigung der Wirbelsäule gefunden wird, die herkömmlich als klare Ursache für die Rückenschmerzen gilt, und zwar meist über bildgebende Verfahren. Wir sehen das nicht so eindeutig, wie wir Ihnen in Kapitel 3 erläutern werden. Bei den unspezifischen Rückenschmerzen wird keine genaue körperliche Ursache in Form einer Schädigung oder sonstigen Veränderung gefunden. Sie machen je nach Studie zwischen 80 und 99 Prozent aller Rückenschmerzen aus.[55] Unserer Erfahrung nach sind sie vor allem muskulär-faszial bedingt und fallen damit in die Domäne unserer Schmerztherapie.

Ursachen und Therapie von Rückenschmerzen – herkömmliche Sichtweisen

Vor einigen Jahrzehnten war die Welt der Schmerztherapie noch klar gegliedert: Weh tut etwas, das kaputt ist. Wenn möglich, wird es repariert, also strukturell wiederhergestellt. Ansonsten wird es entfernt, sodass es nicht mehr wehtun kann. Zu dieser Zeit waren die Orthopäden die unumstrittenen Fachleute für Rückenschmerzen und Schmerzen am Bewegungsapparat allgemein. Vor allem für den Bereich der Wirbelsäule entstanden sehr viele Operationstechniken. Technische Hilfsmittel und Ersatzteile wurden entwickelt, mit denen man meinte, den geschädigten Körper reparieren zu können. Chirurgen spezialisierten sich, orthopädische Chirurgen und Neurochirurgen schienen das Optimum an Wissen und Können zu vereinen. Indem die Orthopädie und Chirurgie zum orthopädischen Chirurgen zusammengelegt wurde, nahmen die konservativen Behandlungsinhalte der Orthopädie zunehmend eine untergeordnete Rolle ein.

Menschen, die täglich mit Rückenschmerztherapie zu tun haben, wissen, dass es große Widersprüche gibt.

Allen Menschen, die etwas mit Rückenschmerzen zu tun haben, seien es Ärzte, Physiotherapeuten oder betroffene Patienten, ist eines gemein: Aufgrund ihrer Erfahrungen, die sie tagtäglich mit Rückenschmerzen und deren Therapie machen, können sie sehr gut nachvollziehen, dass es in diesem Bereich jede Menge Ungereimtheiten und Widersprüche gibt. Dass es Fragen gibt, die noch immer unbeantwortet sind, obwohl ständig neue Studien zu den Ursachen, der Diagnostik und der Therapie von Rückenschmerzen veröffentlicht werden.

Kurz gesagt: Patienten und auch Ärzte oder andere Therapeuten kennen jede Menge reale Zusammenhänge, die nicht ins Bild der lange vorherrschenden Erklärungen passen. Fangen wir mit der Frage nach den Ursachen für Rückenschmerzen an. Dazu gab es in der Vergangenheit und gibt es heute noch verschiedene Theorien. Angesichts der Komplexität des Themas ist das nicht überraschend. Wir versuchen daher, uns hier auf die großen Linien zu beschränken und die blinden Stellen der jeweiligen Erklärungen offenzulegen. Neben den Genen, dem Alter und dem Übergewicht gelten auch Rauchen[56], ein generell schlechterer Gesundheitszustand[57], psychische Probleme[58], bestehende Schmerzen in anderen Körperbereichen[59] und wenig körperliche Aktivität[60] als Risikofaktoren für das Auftreten von Rückenschmerzen.

Sind die Gene verantwortlich für Rückenschmerzen?

Obwohl sich der Zusammenhang eigentlich aufdrängt, dass Rückenschmerzen etwas mit Bewegung zu tun haben könnten, wurde deren Einfluss kaum beachtet. Hingegen schienen die Erbanlagen und das Alter die logischen Erklärungen dafür zu sein, warum die einen sehr massiv mit Rückenschmerzen zu tun haben, die anderen weniger. Damit war klar: Die Erbanlagen oder das Alter oder sogar beide sind schuld. Aber stimmt das wirklich? Wir selbst fragen bei unseren Rückenschmerzpatienten immer wieder, ob ihre Eltern ähnliche Probleme hatten oder nicht. Mal lautet die Antwort »Ja!«, mal »Nein!«. Die Realität, die sich dadurch immer mehr abzeichnet, scheint folgende: Genetik kann eine Rolle spielen, aber der Einfluss ist nicht klar. Ob wir Rückenschmerzen entwickeln, liegt mehr in unserer Hand als in den Genen.

Eine systematische Übersichtsarbeit zu sieben Zwillingsstudien mit insgesamt 35 547 Teilnehmern ergab, dass der genetische Einfluss auf die Wahrscheinlichkeit, Kreuzschmerzen zu entwickeln, zwischen 21 Prozent und 67 Prozent liegt.[61] Auch eine umfassende Analyse von 15 328 dänischen Zwillingen (44 Prozent eineiige und 56 Prozent zweieiige) fand Hinweise auf eine gemeinsame genetische Grundlage für einen hohen Anteil von Wirbelsäulenschmerzen.[62]

Der Lebensstil scheint bei Rückenschmerzen wichtiger zu sein als die Gene.

Grundsätzlich weiß jedoch der wissenschaftliche Forschungszweig der Epigenetik inzwischen, dass die genetische Veranlagung der Eltern viel weniger für Krankheiten der Kinder verantwortlich gemacht werden kann, als früher angenommen wurde. Ging man vor einigen Jahren noch von etwa 20 Prozent Wahrscheinlichkeit aus, so ist man heute, je nach Erkrankung und Studie, teilweise bei nur noch 5 Prozent angekommen.[63] Es ist mittlerweile klar, dass die Lebensführung einen enorm starken Einfluss hat. Sie ist offensichtlich dazu in der Lage, bestimmte Gene bis zu einem gewissen Grad an- und abschalten zu können.

Welche Rolle spielt das Alter bei Rückenschmerzen?

Vielleicht haben Sie es als älterer oder alter Mensch sogar schon selbst erlebt: Wenn man Ihre Rückenschmerzen trotz unterschiedlicher Therapien jahrelang nicht in den Griff bekommt, Sie aber keine handfeste Diagnose haben, wird Ihr fortgeschrittenes Alter dafür verantwortlich gemacht. »Ja, in Ihrem Alter ist das doch normal.« »Damit müssen Sie leben.« Kommen Ihnen diese Aussagen bekannt vor?

Immer mehr Kinder und Jugendliche haben Rückenschmerzen.

Im Grunde kann das Argument mit dem Alter heute nicht mehr ins Feld geführt werden, weil wir wissen, dass es immer mehr jüngere Rückenschmerzpatienten gibt. Jugendliche und sogar Kinder sind zunehmend betroffen.[64] Die Zahlen sind erschreckend und lassen aufhorchen: Bereits etwa 40 Prozent der 9- bis 18-Jährigen geben an, schon einmal unter Schmerzen im unteren Rücken gelitten zu haben.[65] Wir alle haben es gehört oder gelesen oder haben solche Fälle in unserer Familie oder im Bekanntenkreis. Und wir alle kennen ältere Menschen, die keine Rückenschmerzen haben und vielleicht noch nie welche hatten. Also kann auch hier etwas nicht stimmen. Offensichtlich greift der Verweis auf das Alter als alleiniger Grund für Rückenschmerzen ebenso zu kurz wie die Suche nach einer genetischen Vorbelastung des Betroffenen. So ähnlich ist es auch beim nächsten Risikofaktor, dem Übergewicht.

Ist Übergewicht schuld an Rückenschmerzen?

Übergewichtige Rückenschmerzpatienten bekommen häufig gesagt, sie müssten abnehmen, um ihre Schmerzen loszuwerden. Das klingt zunächst nachvollziehbar. Denn wenn die Last auf dem Rücken nicht mehr so schwer ist, tut er weniger weh und die Freude an Bewegung kann zunehmen. Wir sind zwar auch dafür, dass Menschen mit Gewichtsproblemen etwas für sich tun, um die überflüssigen Kilos langsam und stetig abzubauen. Aber wir empfehlen das Abnehmen vorrangig aus gesundheitlichen Gründen und nicht allein wegen der Rückenschmerzen. Wir haben nämlich die Erfahrung gemacht, dass auch übergewichtige Menschen ihre Rückenschmerzen lindern oder ganz beseitigen können. Es gibt jede Menge übergewichtige Menschen ohne Rückenschmerzen, und auch sehr dünne Menschen können Rückenschmerzen bekommen. Offenbar gilt also auch in diesem Fall: Übergewicht ist nachgewiesenermaßen ein Risikofaktor für die Entstehung von Rückenschmerzen,[66] reicht aber für sich genommen nicht aus, um die immer höher werdenden Fallzahlen zu erklären.

Trotz immer besserer OP-Techniken: Rückenschmerzen nehmen zu

Kommen wir zurück zur Therapie von Rückenschmerzen. Die Operationstechniken wurden immer ausgefeilter, die Ersatzteile immer ausgeklügelter. Es wurde immer minimalinvasiver gearbeitet, clever konstruierte künstliche Bandscheiben wurden entwickelt. Aber die Schmerzen und Schädigungen nahmen weiter zu.[67] Es kamen immer neue hinzu, und auch nach Operationen waren längst nicht alle Patienten von ihren Schmerzen befreit. Andere Lösungen konnten sich aber lange nicht durchsetzen, sodass die Zahl an Rückenoperationen weiter zunahm. Vor allem bei den sogenannten spezifischen Rückenbeschwerden, wo also scheinbar eine strukturelle Ursache gefunden wird, die es zu operieren lohnt. Um es klar zu sagen: Natürlich gibt es Fälle, bei denen operiert werden muss. Die meisten Rückenoperationen könnten jedoch vermieden werden – insbesondere dann, wenn die Operation vorrangig wegen der Schmerzen erfolgt.[68]

Schädigungen verursachen meist keine Schmerzen

Wo entstehen Schmerzen?

Es gibt viele Menschen, die keinerlei Schmerzen haben, dafür aber jede Menge Veränderungen an der Wirbelsäule.[69] Hätten diese Menschen Schmerzen, würde man diese Veränderungen sehr wahrscheinlich als Ursache in Betracht ziehen und entsprechend therapieren. Die Frage aber lautet: Verursachen Bandscheibenvorfälle, Vorwölbungen, Spinalkanalstenosen und Ähnliches zwingend Schmerzen oder nicht?

Und was ist mit denen, die Schmerzen und solche Schädigungen haben? Ist eine Operation in diesen Fällen der einzige Weg?

Zahlreiche Studienergebnisse sprechen dagegen: Es gibt keinen eindeutigen Zusammenhang zwischen Befunden der Bildgebung einerseits und der Stärke von beziehungsweise überhaupt dem Auftreten von Schmerzen im unteren Rücken andererseits.[70] Versuche von Forschern, die Schmerzquelle bei Rückenschmerzen eindeutig zu bestimmen, waren bislang nicht von Erfolg gekrönt:[71]

- Bis heute konnte keine Untersuchung den Zusammenhang zwischen einem Bandscheibenproblem und Schmerzen eindeutig identifizieren.[72]
- Eine aufschlussreiche Studie fand keinen Zusammenhang zwischen radiologisch nachgewiesener Arthrose der Facettengelenke und dem Vorhandensein von Rückenschmerzen.[73] Facettengelenke sind kleine Gelenke, die jeweils zwei Wirbelkörper miteinander verbinden.

Wenn also nicht klar ist, dass die Schmerzen von der Schädigung kommen – warum sollte dann eine Operation dazu in der Lage sein, diese Schmerzen ein für alle Mal zu beseitigen?

Die gleichbleibende Ursache tut mal mehr und mal weniger weh

Wenn die Medizin uneindeutig ist.

Weiter geht es mit der Tatsache, dass die meisten Rückenschmerzen in der Intensität wechseln. Aber wie kann das sein, wenn der Grund für den Schmerz einzig und allein der Bandscheibenvorfall oder die Vorwölbung ist, die sich nicht täglich verändert? Aber am Montag ist der Schmerz mäßig, am Dienstag schlimm, am Mittwoch wieder weniger, am Donnerstag fast ganz verschwunden. Das passt nicht schlüssig zusammen. Und wenn eine bestimmte Bewegung, eine unruhige Nacht oder Stress den Schmerz auslösen, dann ist das ein deutliches Zeichen dafür, dass die Muskeln und Faszien beteiligt sind. Warum das so ist, erfahren Sie in den Kapiteln 3 und 4.

Ebenfalls interessant ist, dass viele Rückenschmerzen nach einer Weile auf genauso geheimnisvolle Weise wieder verschwinden, wie sie gekommen sind.[74] Das gilt für unspezifische genau wie für spezifische Schmerzen. Der Zustand der Schädigung ist noch vorhanden, und der Schmerz ist plötzlich weg. Spannend, oder? Auch der umgekehrte Fall kommt vor: Bandscheibenvorfälle bilden sich oft zurück oder verschwinden im Laufe der Zeit, unabhängig vom Verschwinden der Schmerzen.[75]

Die »Ursache« wird wegoperiert, und trotzdem wieder Schmerzen?

Der folgende Fall ist vielen von Ihnen bestimmt bekannt: Bei einem Freund oder Familienmitglied traten Rückenschmerzen auf, die auch mit Schmerzmitteln nicht dauerhaft weggingen. Dann wurden beim Arzt Aufnahmen gemacht, bei denen ein Bandscheibenvorfall entdeckt werden konnte. In den wenigsten Fällen denkt man darüber nach, wie alt der Bandscheibenvorfall eigentlich ist. Dann kam es zur Operation, weil der Leidensdruck zu hoch war und die herkömmliche konservative Therapie nichts ausrichten konnte. Nach der Operation ist der Schmerz vielleicht etwas gedämpft oder genauso stark wie vorher oder sogar schlimmer. Oder er ist erst mal einige Tage, Wochen oder Monate weg, und dann kommt er wieder zurück, und alles ist wie vor der Operation. Oder er bleibt dauerhaft weg. Das kann aber auch andere Gründe haben als die Operation, wie Sie in Kapitel 5 lesen. Meist taucht der Schmerz nach zwei bis vier Wochen wieder auf oder nach sechs bis neun Monaten.[76] Aber wie kann das sein, wenn die »Ursache« doch bei der Operation beseitigt wurde?

Erfolglose Rücken-OPs haben einen eigenen Namen erhalten.

Noch nachdenklicher machen die Erfahrungen mit Versteifungen, beispielsweise bei Gleitwirbeln.[77] Auch werden häufig künstliche Bandscheiben eingesetzt, weil die originalen zurückgegangen oder verschwunden sind. In vielen Fällen haben die Menschen hinterher noch Schmerzen und werden sie teilweise nie wieder los. Anscheinend haben inzwischen so viele Patienten auch nach Rückenoperationen anhaltende Schmerzen, dass man dem Phänomen sogar einen eigenen Namen gegeben hat: »Failed Back Surgery Syndrome«. Es bedeutet sinngemäß: »Die Rückenoperation war erfolglos, weil chronische und anhaltende Schmerzen weiter bestehen.«[78]

Grenzen der Diagnose

Bei der Diagnose können sich die Geister scheiden. Denn wie wahrnehmbar sollten Veränderungen, die im Bild zu sehen sind, überhaupt sein, damit die herkömmliche Medizin einen Ansatzpunkt für eine Operation sieht? Bei Versteifungen ist das zum Beispiel umstritten: Es ist unklar, welche Patienten profitieren, weil es keine anerkannten Kriterien gibt, die die Wahrscheinlichkeit einer erfolgreichen OP erhöhen.[79] Wie unterschiedlich die medizinischen Einschätzungen ausfallen, belegt eine Studie der Bertelsmann-Stiftung, die herausfand, dass in bestimmten Regionen bis zu 13-mal häufiger an der Wirbelsäule operiert wird als in anderen.[80]

Schmerzen nach Operationen können sich besonders dann entwickeln, wenn mehrfach operiert werden musste. Bei einer zweiten, dritten oder vierten Operation aufgrund der Schmerzen sinken die Erfolgschancen auf 30, 15 und schließlich 5 Prozent.[81] Fragen Sie als Patient nach, warum das denn alles nichts gebracht hat, bekommen Sie manchmal gesagt, so schnell ginge das nicht. Wenn Sie nach einem Jahr immer noch Schmerzen haben, kann oft keine befriedigende Begründung gegeben werden. Diese Patienten landen dann nicht selten in Gruppen, in denen sie lernen sollen, mit dem Schmerz zu leben.

Es sind keine Ursachen für die Schmerzen zu finden – was nun?

»Unspezifische« Rückenschmerzen

Befassen wir uns mit denjenigen Menschen, die Schmerzen haben, bei denen aber keine Schädigungen zu finden sind. Es geht also um Menschen, die unter sogenannten unspezifischen Rückenschmerzen leiden.

In der Geschichte der Schmerztherapie wurde immer deutlicher, dass es bei der Diagnose und Behandlung von Rückenschmerzen viele Ungereimtheiten gab. Der Fokus richtete sich mehr auf diese Widersprüche, doch sie sind naturgemäß so komplex, dass sie in der Schmerztherapie bis heute nicht vollständig aufgeklärt werden konnten. Daher vollzog sich ein Wandel. Die Anästhesie kam ins Spiel, also die Schmerzlinderung mittels Medikamenten. Die »kleine Anästhesie« in Form von Schmerzmitteln aller Art gab es ja schon immer. Drogen wie Marihuana, Opium oder Alkohol wurden schon lange zur Schmerzunterdrückung verwendet, auch als die Schulmedizin noch in den Anfängen steckte. Nun kombinierten Forscher immer ausgefeilter die Substanzen, um den Schmerz zu betäuben.

Die Ursachen für Schmerzen werden in der Psyche gesucht

Die Theorie, dass körperliche Schädigungen die Ursache für Rückenschmerzen sind, bekam immer mehr Risse. Alternative Erklärungen waren gefragt. Haben Sie schon mal vom multimodalen Modell oder der Theorie des Schmerzgedächtnisses gehört?

Das multimodale Modell

Der aktuelle Goldstandard

Das multimodale Modell gilt schon länger als Goldstandard in der Therapie chronischer Schmerzen. Ziel dabei ist es, dem mehrdimensionalen Charakter des Schmerzes als bio-psycho-soziales Phänomen so gut wie möglich gerecht zu werden. Orthopäden, Chirurgen, Psychologen, Anästhesisten, Physiotherapeuten und Vertreter weiterer Disziplinen sollen das Problem hier in gemeinsamer Arbeit lösen.

Zur multimodalen Behandlung von chronischen Schmerzen gehören entsprechend mehrere Methoden, die eng verzahnt angewendet werden.[82]

- Medikamente zur Schmerzlinderung: Als einer von mehreren Bausteinen zur multimodalen Schmerzbehandlung sind Arzneimittel vorgesehen. Mit zunehmender Dauer und Intensität der Schmerzen wird die medikamentöse Dosis angepasst und gesteigert, als letzte Option können sogar starke Opioide eingesetzt werden. Diese hemmen in Rückenmark und Gehirn gezielt die Schmerzübertragung.[83] Allerdings geht die regelmäßige Einnahme von Medikamenten oft mit Nebenwirkungen einher und kann zur Abhängigkeit führen. Daher basiert die multimodale Schmerztherapie stets auf unterschiedlichen Behandlungsmöglichkeiten.

- Bewegung und Physiotherapie: Körperliche Aktivität und gezielte Übungen können bei chronischen Schmerzen helfen, indem sie Schmerzen reduzieren und körperliche Funktionen verbessern. Um die genauen Effekte besser zu verstehen, braucht es weitere Studien.[84] Unsere eigenen Studien zeigen ebenfalls, dass regelmäßiges Üben helfen kann, um Schmerzen zu lindern.
- Operation: Oft hilft ein chirurgischer Eingriff, um Gewebeschäden zu beheben und somit Beschwerden zu lindern. Wie Sie bereits wissen, kann allerdings selbst eine erfolgreiche Operation oder ein künstliches Gelenk so etwas nicht immer gewährleisten.[85] Schließlich kommt es in der Praxis oft vor, dass Schmerzen nach einer OP zurückkommen. Dann wurde die tatsächliche Schmerzursache nicht vollständig behoben, und das ursprüngliche Problem besteht weiter.
- Psychotherapie: Weil psychologische Prozesse bei vielen Erkrankungen einen Einfluss auf die Schmerzen der Betroffenen haben, gehört Psychotherapie auch zu einer multimodalen Behandlung.[86] Meditation kann ebenfalls helfen.[87]
- Patientenedukation: Diese Form der Betreuung und Beratung kann helfen, mit chronischen Beschwerden umzugehen. Dabei wird Betroffenen und Angehörigen wichtiges Wissen vermittelt, um die Erkrankung besser zu bewältigen.

Chronifizierung – das Schmerzgedächtnis

Das Schmerzgedächtnis macht den Schmerz zur eigenständigen Krankheit.

Die Theorie des Schmerzgedächtnisses entstand. Hiermit ist die Annahme gemeint, dass ein Schmerz, der irgendwann eine strukturelle Ursache hatte, sich später verselbstständigt.

Wenn ein Schmerz keinen Grund mehr hat, da zu sein, er aber trotzdem noch vorhanden ist, braucht man eine Erklärung dafür. Diese fand sich folgendermaßen: Man untersuchte das Gehirn von schwer leidenden Schmerzpatienten und fand heraus, dass es sich vom Gehirn von Menschen, die nicht an Schmerzen litten, unterschied. Seine Struktur, seine neuronalen Verknüpfungen waren anders. Diese Veränderungen wurden seitdem im Rückenmark am besten untersucht.[88]

Schmerzgedächtnis herkömmlich erklärt

Schmerz entsteht durch Signale, die vom Ursprung einer Schmerzstelle ausgehen und über verschiedene Nervenzellen sowie das Rückenmark bis ins Gehirn reichen. An den Schaltstellen zwischen zwei Nervenfasern, den Synapsen, kommen Botenstoffe zu Hilfe. Wenn die Synapsen bei einem lang anhaltenden Schmerzzustand durch die entsprechenden Schmerzimpulse überlastet werden, findet eine Anpassung statt. Dadurch kann sich der Körper im übertragenen Sinne daran »erinnern«, sodass Schmerzen auf diese Weise weiter bestehen.

Man könnte auch sagen: Schmerzen hinterlassen Spuren im Gehirn, die die betroffenen Menschen grundsätzlich viel empfänglicher für Schmerzempfindungen machen. Es werden demnach Schmerzen geschaltet werden, die keinen Sinn ergeben, die keine Funktion haben, die entkoppelt sind. Mit dieser Erklärung gilt Schmerz als eigenständiges Krankheitsbild. Diese Entwicklung wird als Chronifizierung bezeichnet.

Schmerzen ohne Grund?

Bei bestimmten Befunden wie Schädigungen eines Nervs, Traumata, operativen Eingriffen oder Entzündungen sind die Vorgänge zur Entstehung eines Schmerzgedächtnisses nachvollziehbar. Bei chronischen Schmerzen durch degenerative Vorgänge oder unspezifische Schmerzen unserer Meinung nach aber nur bedingt.

Wenn sich Gehirnstrukturen an eine bestimmte Nutzung gewöhnen – und zwar passend zum Zustand des Körpers, in diesem Fall an intensives Leiden aufgrund von Rückenschmerzen –, dann ist doch nachvollziehbar, dass das Gehirn eines solchen Menschen sich verändert, also anpasst an den Schmerz. Diese Anpassung wird oft chronisch, weil die Ursache fortdauert. Wird jedoch diese Ursache, nach unserem Modell meist die zu hohen Spannungen der Muskeln und Faszien, behoben, so kann das Leiden enden. Es ist davon auszugehen, dass sich in der Folge auch beteiligte Hirnstrukturen wieder in den Zustand entwickeln können, der vor der langen Leidenszeit bestand. Man könnte im übertragenen Sinne sagen, dass das Schmerzgedächtnis dann gelöscht ist.

Wir sind davon überzeugt, dass Sie diesen Prozess mit unserer Therapie anregen und unterstützen können. Normalisiert man die Fehlspannungen in Muskeln und Faszien, therapiert man also in unserem Sinne ursächlich, so lassen sich im besten Fall auch chronische Rückenschmerzen in den Griff bekommen. Das zumindest zeigt unsere Erfahrung aus mehr als 35 Jahren Schmerztherapie.

* * *

Resümee

Haben Sie gemerkt, wie viele offene Fragen und Ungereimtheiten es gibt? Das ist gerade für Schmerzpatienten, die sich verständlicherweise Sicherheit und ein aufeinander abgestimmtes Vorgehen wünschen, schwierig. Deswegen bemühen wir uns, diese Situation so schnell wie möglich zu verbessern. Auch wenn die Mühlen im Gesundheitsbetrieb langsam mahlen, wollen wir den unzähligen, meist umsonst leidenden Rückenschmerzpatienten helfen, sich selbst zu helfen. Denn obwohl die Gesundheit von Muskeln und Faszien in der Medizin einen immer größeren Stellenwert einnimmt, werden zu hohe muskulär-fasziale Spannungen bei chronischen Rückenschmerzen noch nicht annähernd genug berücksichtigt. Unsere Arbeit insgesamt und besonders dieses Buch sollen helfen, den Blick dahingehend zu schärfen.

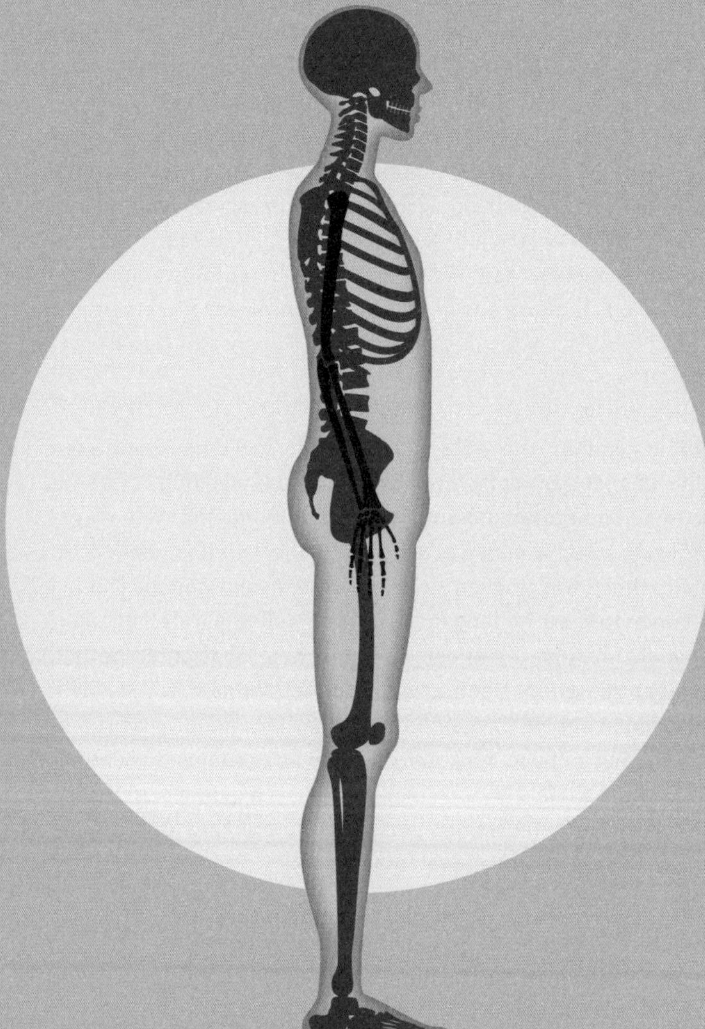

Kapitel 2

Meist trainieren wir uns die Rückenschmerzen selbst an – ohne es zu wissen

So funktioniert der Rücken – eine geniale Konstruktion

In diesem Abschnitt erfahren Sie, wie ausgeklügelt unser Rücken mit der Wirbelsäule, die ihn trägt, von der Natur konstruiert ist. Wir beschreiben, wie eine Funktion in die andere greift und wie die Kräfte, die durch die Bewegung auf die Wirbelsäule wirken, dafür sorgen, dass die Bandscheiben ernährt werden und in einem guten Zustand bleiben.

Die Konstruktion der Wirbelsäule ist von Natur aus perfekt.

Die Wirbelsäule und ihre verschiedenen Teile

Die Wirbelsäule trägt den Rumpf und den Rücken. Am oberen Ende ist der Kopf aufgesetzt, am unteren Ende schließt sie mit dem Steißbein ab. Neben dem Übergang des obersten Wirbels zum Schädel hat die Wirbelsäule auch gelenkige Verbindungen zum Brustkorb, also zu den Rippen, sowie zum Becken, das über die sogenannten Iliosakralgelenke mit dem Kreuzbein verbunden ist. Die gesamte Wirbelsäule besteht aus fünf Abschnitten: Sieben Wirbel bilden die Halswirbelsäule, zwölf die Brustwirbelsäule und fünf die Lendenwirbelsäule, daran schließen das Kreuzbein und das Steißbein an.

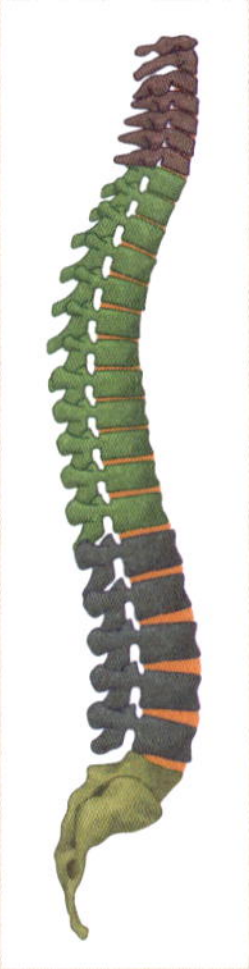

Unsere Wirbelsäule von der Seite – Hauptachse für Information und Statik

Die Wirbelsäule durchzieht also den ganzen Rumpf und gibt ihm Stabilität. Gleichzeitig ist sie so beweglich, dass der Rumpf sich in alle Richtungen krümmen und drehen kann. Dies ermöglichen die 24 knöchernen Wirbel, aus denen die Wirbelsäule besteht und die durch die Bandscheiben flexibel miteinander verbunden sind. Darüber hinaus dient sie als Schutz für den »Hauptkabelstrang«

des Körpers, das Rückenmark: Sämtliche Nerven münden in sie hinein und sind dort an das Rückenmark angeschlossen, das nach oben ins Gehirn führt. Das heißt, die Wirbelsäule stabilisiert, macht alle nötigen Bewegungen des Rumpfes möglich und enthält die Verbindung zwischen den Nerven, die den Körper durchziehen, und dem Gehirn.

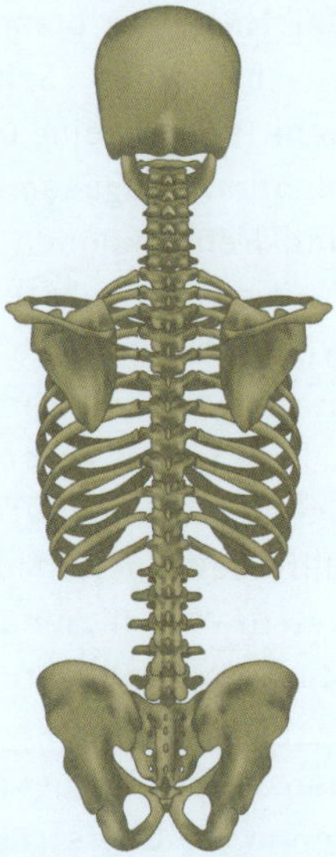

Unser Rumpf von hinten

Wenn man sich diese verschiedenen Funktionen bewusst macht, wird klar, dass unsere Wirbelsäule eine im wahrsten Sinn des Wortes zentrale Bedeutung für uns hat. Aber sie wäre nichts ohne die Muskeln und Faszien. Dabei sind insbesondere die durch Faszien gebildeten Bänder wichtig, die die Wirbelsäule umgeben, die an ihr befestigt sind und sie in bestimmte Bewegungswinkel hineinziehen oder in festen Positionen verankern. Erst dadurch erwacht sie quasi zum Leben und kann uns ihre ganze Funktion zur Verfügung stellen.

Damit die einzelnen Wirbel nicht direkt aufeinandersitzen und eine bestimmte Beweglichkeit überhaupt erst entstehen kann, sind in den Zwischenräumen die Bandscheiben eingebaut. Auch diese sind ein kleines Wunder für sich, denn sie enthalten jeweils einen Gallertkern, ein mit gelartiger Flüssigkeit gefülltes Polsterkissen. Dadurch kann der Druck, der in den Bandscheiben dadurch entsteht, dass die Wirbel durch die Muskeln und Faszien zueinander gezogen werden, besser verteilt werden.

Stabil und gleichzeitig beweglich – die große Herausforderung

Wie funktioniert nun die Wirbelsäule? Entfernt können Sie sich das vorstellen wie bei einem Segelschiff, bei dem der Mast seine Stabilität durch die Seile bekommt, die seine Position von mindestens drei Seiten durch ihre Zugspannung festlegen. Wird der Mast von diesen Seilen fest verspannt, dann bewegt er sich nicht mehr. Schon hier wird klar, dass das Beispiel mit dem Schiffsmast seine Grenzen hat, denn die Wirbelsäule muss sich nicht nur insgesamt, sondern auch in Teilabschnitten bewegen und drehen können. Es müssen also überall Seile – Muskeln und Faszien – angebracht sein, denn wie sonst sollen die einzelnen Wirbelsäulenabschnitte bewegt oder als kleinere Teilbereiche stabil gehalten werden?

Den Spagat zwischen hoher Stabilität und maximaler Beweglichkeit hat die Natur mit Bravour hinbekommen, und zwar mit Hilfe sehr vieler Muskeln: kleinste Muskeln, die sich von Wirbel zu Wirbel ziehen, senkrecht und diagonal, etwas längere Muskeln, die mehrere Wirbel überspannen, bis hin zu den großen Rückenstreckern, die sich längs der Wirbelsäule entlangziehen. All diese Muskeln sorgen dafür, dass der Rücken nach hinten in die Überstreckung gezogen werden kann. Und natürlich ziehen Muskeln ebenso nach vorne in die Beugung des Rumpfes und der Wirbelsäule, zur rechten und linken Seite und auch in die Drehung nach beiden Seiten sowie in alle Kombinationsmöglichkeiten dieser Grundrichtungen. Können Sie sich diese Ansammlung von Muskeln vorstellen, die nötig ist, um das fertigzubringen? Diese Muskeln sind teilweise direkt an der Wirbelsäule befestigt, teilweise aber auch am Becken und an den Rippen und bewegen die Wirbelsäule dann direkt oder indirekt über Kraftübertragung.

Bei aller Flexibilität darf unser Mast, der aus vielen Teilstücken besteht, natürlich nicht zu beweglich sein, sonst würde er sich zu leicht verformen. Dafür sind starke Bänder rings um die Wirbelsäule an jedem Wirbel befestigt. Von vorne, von hinten und von den Seiten umhüllen diese Bänder unsere Wirbelsäule und geben ihr in sich Halt, damit die Wirbel nicht gegeneinander verrutschen können. Denn zwischen zwei Wirbeln befindet sich ja jeweils ein Gelenk, das zusammengehalten werden muss. Deswegen sind die Bandscheiben auch angewachsen.

Der Schwerpunkt ist entscheidend

Um zu verstehen, wie Rückenschmerzen oft entstehen, befassen wir uns mit der Biomechanik des Rückens. Dazu schauen wir uns am besten die Knochen des Menschen von der Seite an. Wo befindet sich der Schwerpunkt des Menschen? Optimalerweise genau in der Wirbelsäule. Doch der Schwerpunkt ist nicht nur abhängig von der Gewichtsverteilung, sondern auch von der Körperposition. Stehen wir ruhig, bleibt er ebenfalls ruhig. Aber schon wenn wir die Arme bewegen, verschiebt er sich nach vorne. Und tragen wir etwas vor dem Körper, verschiebt er sich noch mehr nach vorne. Bei den meisten Menschen befindet sich durch ihre Haltung oder aufgrund von Übergewicht der Schwerpunkt vor der Wirbelsäule, sodass sie durch die Schwerkraft nach vorne gezogen werden. Das ist aber nicht schlimm, denn die Rückenstrecker sorgen dafür, dass diese Kraft, die nach vorne zieht, durch eine Kraft, die nach hinten zieht, ausgeglichen wird.

Je nachdem, wo sich der Schwerpunkt befindet, verändert sich die Grundbelastung der Bandscheiben.

Den Abstand von der Wirbelsäule bis zum Schwerpunkt nennt man auch Hebelarm. Im Schwerpunkt wirkt die Schwerkraft. Diese Schwerkraft multipliziert mit dem Hebel nennt man Drehmoment. Dieses Drehmoment zieht den Körper nach vorne beziehungsweise will ihn beugen. Die Rückenstrecker bauen ein Drehmoment nach hinten auf und gleichen so den Zug nach vorne aus. Ein größerer Bauch erhöht das Drehmoment und damit auch die gegenziehende Kraft der Rückenstrecker.

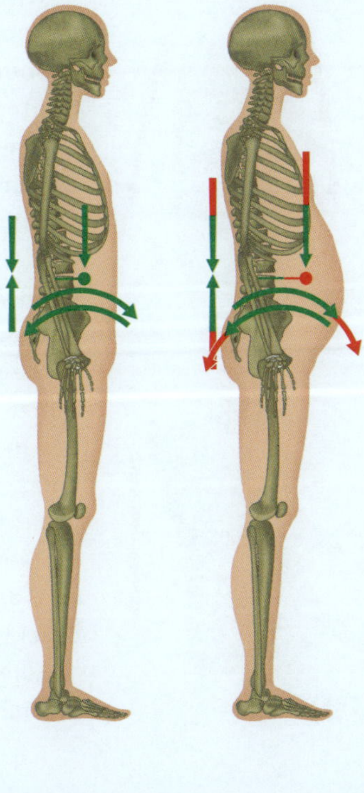

Das Drehmoment, das an der Wirbelsäule ansetzt und diese nach vorne ziehen und beugen will, wird durch ein Gegendrehmoment, das von den Rückenstreckern aufgebaut wird, wieder ausgeglichen. Dadurch bleibt der Körper gerade. Konsequenz aus dem Zug nach vorne und dem Zug nach hinten ist eine Belastung der Bandscheiben.

Bei Bewegungen der Wirbelsäule verändern sich die Kräfte, die auf die Bandscheiben wirken, auf vielerlei Weise.

Diese Belastung schwankt je nach Körperposition, ist mal kleiner und mal größer, verschiebt sich beim Beugen nach vorne auf den vorderen Knorpelbereich, beim Überstrecken nach hinten auf den hinteren Bereich sowie beim seitlichen Beugen auf den jeweiligen seitlichen Bereich. Ab einem bestimmten Grad der Überstreckung nach hinten übernehmen die Facettengelenke, das sind die kleinen Wirbelgelenke zwischen den Wirbeln und Dornfortsätzen, einen Teil der Last. Ist die Lendenwirbelsäule aber zu stark gekrümmt, was man allgemein als Hohlkreuz bezeichnet, müssen diese kleinen Gelenke dauernd einen Teil der Kraft, die auf die Wirbelsäule wirkt, übertragen. Dafür sind sie nicht konstruiert, sie sind also irgendwann überfordert. Auch bei der Rotation des Rumpfes und dem Zurückrotieren wird der Knorpel belastet und wieder entlastet.

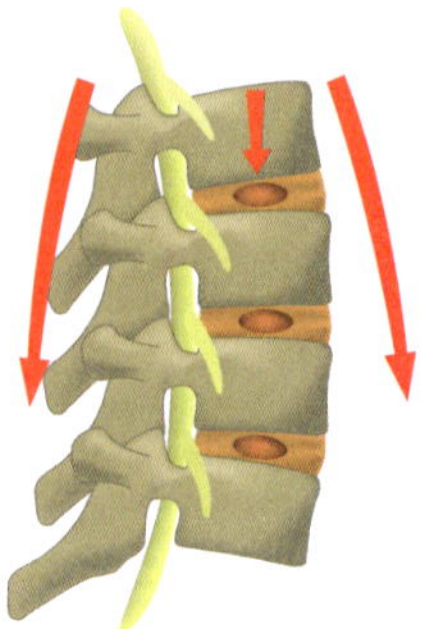

Die zusammengedrückten Bandscheiben

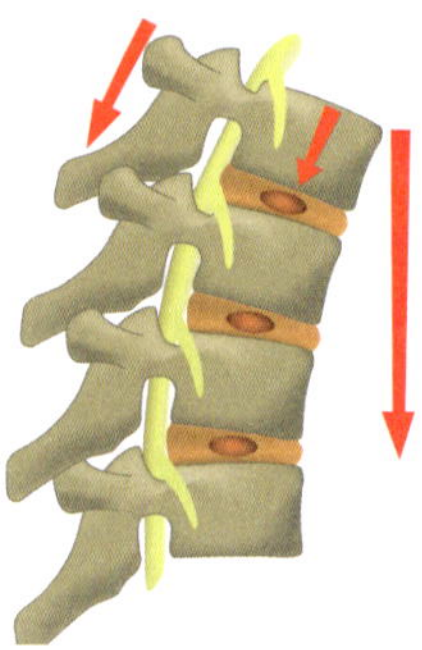

Die größere Kraft nach vorne gebeugt

Wird eine Bandscheibe zusammengedrückt, dann wird der Gallertkern flacher und will sich nach allen Seiten ausbreiten. Da aber der Faserknorpel außen herum wie ein Gürtel wirkt, verteilt sich der Druck gleichmäßig. Wird die Bandscheibe gedrückt und gleichzeitig die Wirbelsäule in eine Richtung gebeugt, dann wird der Gallertkern in die Gegenrichtung gedrückt. Bei der Rotation der Wirbelsäule in eine Richtung wird eine Hälfte der Bindegewebsfasern, aus denen der äußere Ring besteht, auf Zug belastet, was die Rotation begrenzt, bei Rotation in die andere Richtung wird die andere Hälfte belastet. Beide Male wird der Gallertkern dabei zusammengedrückt.

Eine größere Kraft nach vorne und eine kleinere Kraft nach hinten führen dazu, dass die Bandscheibe mehr nach vorne zusammengedrückt wird. Wenn der Körper nach vorne gebeugt wird, schaltet er über das Gehirn hinten eine Gegenkraft. Dies nennen wir Steuerspannung, und sie sorgt dafür, dass die Bewegung kontrolliert abläuft. Dabei ist es kein Unterschied, ob der Körper gegen einen Widerstand mit der Kraft der nach vorne ziehenden Muskeln nach vorne gebeugt wird oder von einer äußeren Kraft, wenn beispielsweise ein Koffer nach vorne gehalten wird, runtergezogen wird.

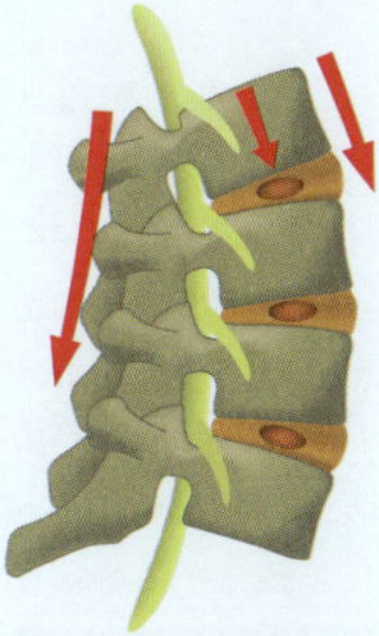

Die größere Kraft nach hinten überstreckt

Wie man gut in der Abbildung erkennen kann, führt hingegen eine kleinere Kraft nach vorne und eine größere Kraft nach hinten dazu, dass die Bandscheibe hinten zusammengedrückt wird. Wird der Körper nach hinten überstreckt, schaltet er über das Gehirn vorne eine Gegenkraft. Diese Steuerspannung der nach vorne ziehenden Muskeln sorgt dafür, dass die Bewegung kontrolliert abläuft.

Zur Vertiefung: Biotensegrität und »Fascintegrity«

Erkenntnisse der Faszienforschung stellen das alte biomechanische Bild infrage, wonach die Bandscheiben zwischen den Wirbelkörpern die Last übertragen müssen. Dass also die Bandscheiben die Kräfte des Gewichtes und der muskulären Verspannung aufnehmen. Beim sogenannten Modell der Biotensegrität, das sich an dem Tensegrity-Modell aus der Architektur orientiert, geht man davon aus, dass die Wirbelkörper quasi ohne Belastung übereinander hängen, da sie von faszialen Strukturen in der Höhe gehalten werden, wenn diese Faszien schön flexibel und in einem guten Zustand sind.[89] In diesem Modell bleiben allerdings die Körperflüssigkeiten wie Blut, Lymphe sowie Flüssigkeiten innerhalb und außerhalb von Zellen unberücksichtigt. Sie beeinflussen ebenfalls die mechanische Spannung im

Körper und somit seine Form und Funktion. Aus dem Modell der Biotensegrität entwickelte sich daher das »fascintegrative model«.[90]

Beim alten Modell, das wir auf den vorherigen Seiten erklärt hatten, ergeben sich die Druckkräfte auf die Bandscheiben durch die Schwerkraft und die muskulären Zugkräfte. Beim neuen Modell wird die Belastung der Bandscheiben im Falle des optimalen physiologischen Zustandes der Faszien geringer, und die Bandscheiben haben noch weniger Grund zu verschleißen, da sie dann nicht allein die Kräfte aufnehmen müssen. Die Idee ist, dass die Wirbelsäule ein sich durch fasziale Verspannungen selbst tragendes System ist. Dass also die Wirbelkörper mit den dazwischenliegenden Bandscheiben nicht wie aufeinandergestapelte Steine mit Kissen dazwischen zu betrachten sind. Sondern dass der Wirbelkörper, der sich über einem anderen Wirbelkörper befindet, quasi am darunterliegenden aufgehängt ist.

Biomechanische Voraussetzung dafür ist, dass ein »Arm« des darunterliegenden Wirbelkörpers so hoch reicht, dass der darüberliegende daran »hängen« kann. Wenn Sie sich das Holzmodell anschauen, dann sehen Sie seitlich nach oben wegstrebende Arme, die wohl die Querfortsätze darstellen sollen. Das Ende dieser Arme reicht bis zur Oberkante des darüberliegenden Wirbelkörpers. Exakt am Ende dieser Arme ist der darüberliegende Wirbel am roten schräg nach unten laufenden Gummizug aufgehängt.

Aber wie sieht es in der Praxis aus? An der menschlichen Lendenwirbelsäule und auch an der Brustwirbelsäule gibt es keine solchen seitlichen Tragarme, die diagonal nach schräg oben bis zur Oberkante des darüberliegenden Wirbelkörpers verlaufen. Die Querfortsätze der Lendenwirbelsäule wie auch der Brustwirbelsäule gehen mehr oder weniger horizontal zur Seite. Und wir entdecken keine druckstabile Struktur, also Knochen, die sich als Aufhängevorrichtung eignen könnten. Auch die an der Brustwirbelsäule befestigten Rippen können diese Funktion nicht erfüllen.

Wenn diese Idee der Entlastung funktionieren soll, dann muss es diese »Hochhänger« aber geben. Eine andere Möglichkeit wäre, dass beispielsweise die Dornfortsätze tief genug nach unten reichen, damit der notwendige Grad an Überlappung gegeben ist.

Für uns bedarf diese Theorie – zumindest als Bandscheibenentlastung – anhand dieses Modells noch weiterer Forschung. Wie oben erwähnt, ist es für unser Erklärungsmodell aber nicht ausschlaggebend. Lassen Sie uns beobachten, was in den nächsten Jahren weiter dazu bekannt wird. Die Faszienforschung der letzten Jahre hat uns schon sehr wertvolle Informationen zum besseren Verständnis der Abläufe und Zusammenhänge im menschlichen Körper geliefert. Wir dürfen gespannt sein, was sich da noch alles tut.

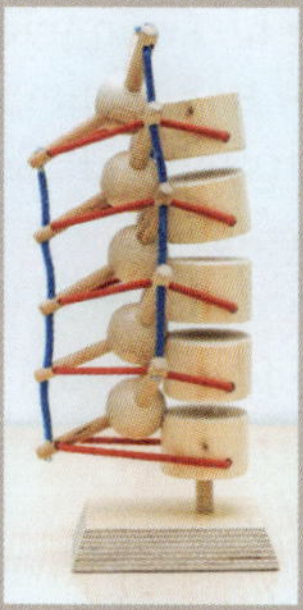

Wirbelsäulenmodell

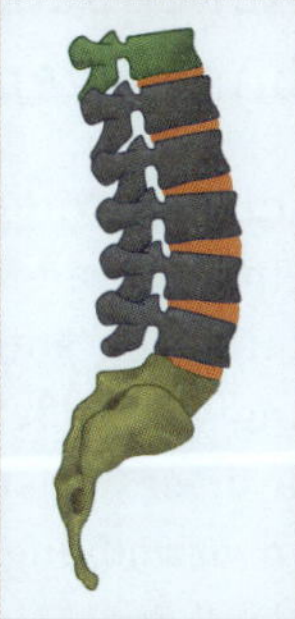

Die knöchernen, druckstabilen Tragarme der Wirbelkörper ragen maximal bis zur Unterkante des darüberliegenden Wirbelkörpers.

So ernähren sich die Bandscheiben

Wenn wir uns und unseren Rumpf vielfältig bewegen, werden die beteiligten Bandscheiben also immer wieder gedrückt und entlastet. Genau das brauchen sie auch unbedingt. Denn da sie – ähnlich wie der Gelenkknorpel – ab dem Alter von etwa 20 Jahren nicht mehr durchblutet sind, müssen sie durch Nährstoffe ernährt werden, die in der Umgebungsflüssigkeit enthalten sind. Dies geschieht durch Diffusion nach dem Schwammprinzip.[91] Wird der Schwamm gedrückt, kommt der Schmutz mit dem Wasser heraus, lässt man ihn los und taucht ihn in frisches Wasser, so saugt er sich damit voll. Bei den Bandscheiben sieht das dann so aus: Ist ausreichend Umgebungsflüssigkeit vorhanden, die die Abfallstoffe abtransportieren kann, und enthält sie genügend Nährstoffe, dann werden die Bandscheiben gut ernährt, es geht ihnen gut.

Wo gehobelt wird, fallen Späne, wo sich bewegt wird, entsteht zwangsläufig physiologischer Verschleiß. Knorpelzellen der Bandscheibe gehen zugrunde und werden ersetzt durch bereitstehende Stammzellen, die zu neuen Knorpelzellen werden. Das ist normal und passiert überall im Körper. Dies ist auch der grundlegende Unterschied zwischen lebendigen Wesen wie uns und Autos oder anderen Maschinen, die nicht aus lebenden Zellverbänden, sondern aus Metall, Kunststoff oder Ähnlichem bestehen.

Rückenschmerzen und Wirbelsäulenschäden können verhindert werden

Wird eine Wirbelsäule, ein Rücken so vielfältig bewegt, wie es »eingebaute« Möglichkeiten gibt, ist die Chance groß, dass keine Schmerzen entstehen. Abgesehen von Unfällen mit Krafteinwirkung von außen, lassen sich Schädigungen an der Wirbelsäule auf diese Weise effektiv vorbeugen. Darunter fallen Bandscheibenvorwölbungen oder -vorfälle genau wie eine Verengung des Spinalkanals, in den die Bandscheiben hineindrücken. Darunter fallen auch die weitverbreiteten Gleitwirbel, die Facettengelenksarthrose oder die Entzündung dieser kleinen Wirbelgelenke. Eine Wirbelsäule ist dafür gebaut, ein Leben lang zu halten – mehr oder weniger unabhängig davon, ob wir 50 Jahre alt werden, 75 Jahre, 100 Jahre oder noch älter.

Vielleicht wenden Sie jetzt ein: »Schön, hört sich gut an, eine tolle Theorie. Aber bitte schaut euch doch mal im normalen Leben um. Da leidet doch fast jeder dran. Es kann doch jeden treffen.« Und damit haben Sie völlig recht. Wenn unser Körper so gut konstruiert ist, dass er theoretisch ein ganzes Leben schmerzfrei bleiben könnte, woran liegt es dann, dass so viele Menschen an Rückenschmerzen leiden? Lassen Sie uns dieser Frage im folgenden Kapitel auf den Grund gehen.

* * *

Dafür befassen wir uns zunächst damit, wie die menschliche Biologie funktioniert. Seien Sie gespannt auf viele faszinierende Erkenntnisse, die Ihr Bild von Rückenschmerzen entscheidend verändern könnten – und die Sie ganz sicher motivieren werden, unsere Übungen im Praxisteil des Buches selbst auszuprobieren.

So funktioniert der Mensch – die biologischen Grundlagen

Dieser Abschnitt birgt das Potenzial für Überraschungen – vor allem, was Ihr Bild von Bewegung angeht. Denn die Grundmechanismen, die wir hier beschreiben, sind nach unserer Erfahrung vielen Menschen nicht klar. Sie wissen zu wenig darüber oder ihnen ist die Bedeutung dieser Mechanismen nicht bewusst. Dabei ist das Prinzip im Grunde sehr einfach zu verstehen. Und wenn Sie es einmal verinnerlicht haben, können Sie es auf vieles übertragen, was mit dem Körper, aber auch mit der Psyche beziehungsweise mit unseren Entwicklungsmöglichkeiten zu tun hat. Aber jetzt geht es um unser Thema: die Schmerzen, die sich körperlich am Rücken äußern.

Jeder Mensch trainiert 24 Stunden täglich

Unser Rücken ist theoretisch dafür konstruiert, uns ein Leben lang ohne Schmerzen oder Schädigungen zu begleiten. Wie kann es dazu kommen, dass er uns trotzdem plagt?

Die Funktion macht die Struktur.

Um das zu verstehen, müssen wir uns mit einigen wichtigen Grundprinzipien vertraut machen, die in der Therapie von Rückenschmerzen noch immer zu wenig beachtet werden. Von zentraler Bedeutung ist dabei folgende Tatsache: Jeder Mensch trainiert 24 Stunden täglich. Was meinen wir damit? Wir wollen damit sagen, dass es in den 24 Stunden jedes Tages nichts gibt, was der Mensch tut oder nicht tut, das keine Folgen für ihn hat. Denn wir sind ein gut organisiertes System von etwa 100 Billionen Zellen, die sich in jedem Augenblick darüber abstimmen, was am besten zu tun ist, um das Gesamtsystem optimal zu versorgen. Deswegen gibt es im therapeutischen Bereich ein »Gesetz«, dessen Wichtigkeit wir gar nicht hoch genug einschätzen können. Auch für uns, unsere Therapie und das Wirkprinzip hinter unseren Übungen gilt es als oberste Leitlinie. Es heißt: Die Funktion macht die Struktur.

Der große Einfluss der Funktion

Was bedeutet dieses Gesetz? Es stellt klar, dass der Körper sich danach ausrichtet, was wir mit ihm tun. Dass vor allem unsere Bewegung dazu führt, wie sich die Struktur organisiert.[92] Wir alle kennen das von unseren Muskeln. Gebrauchen wir sie, werden sie stärker. Nutzen wir sie nicht, bauen sie ab. Dieses Gesetz geht aber weit über solche einfachen Zusammenhänge hinaus. Es gibt nichts in unserem Körper, was nicht davon betroffen wäre. Sogar die Knochen, die viele Menschen für sehr fest und unveränderbar halten, befinden sich permanent im Auf- und Abbau – je nachdem, was wir tun und was nicht.[93]

Wussten Sie, dass der Oberschenkelknochen schon nach kurzer Zeit einen deutlichen Teil seiner Masse verlieren kann, wenn er zum Beispiel nach einem Bruch nicht belastet werden darf und der Patient liegen muss? Ähnliche Veränderungen beobachtet man auch bei Astronauten, die nach mehrwöchigen Expeditionen auf die Erde zurückkehren.[94] Es zeigt, wie riesig der Einfluss der Funktion – der Bewegung – auf unseren Körper ist.

Die Funktion der Bewegung wirkt sich insbesondere auf zwei Ebenen aus.

Das klingt für Sie schwer nachvollziehbar? Dann erklären wir es etwas genauer: Natürlich bleibt die äußere feste Knochenhülle bestehen. Abgebaut wird die innere Struktur, die aus vielen Bälkchen besteht, die sich je nach Belastung ausrichten, um den Knochen bei geringstem Gewicht, also bei minimalem Materialeinsatz, maximal stabil zu machen. Die Konsequenz ist ganz einfach. Je weniger wir unsere Knochen belasten, desto leichter brechen sie. Diese Erkenntnis könnte auch für die Entstehung der Osteoporose bedeutsam sein.

Anpassung auf zwei Ebenen

Für unsere Betrachtung der Rückenschmerzen ist es besonders wichtig, ganzheitliche Zusammenhänge zu erfassen, die sich in unserem Körper abspielen, wenn wir unser Leben auf gewohnte Weise führen. Denn unsere Gewohnheit, also unsere persönliche Auswahl an Bewegungen, ist ja das, was unseren Körper ganz individuell formt. Unsere Gewohnheit ist praktisch die Funktion, die Blaupause, an der sich der Körper ausrichtet.

Diese Anpassung an die Blaupause passiert vor allem auf zwei Ebenen: Die erste Ebene ist die Software-Ebene, die Ebene der Gehirnfunktionen, die unsere Bewegung ansteuern. Die zweite Ebene ist in diesem Bild die Hardware-Ebene, also der Computer selbst, das Gehäuse und die Festplatten.

Das Gehirn – die Software-Ebene unserer Bewegung

Jede Bewegung, die wir bewusst ausführen oder nicht ausführen, wird vom Gehirn angesteuert. Sie hinterlässt Spuren in den Bewegungsprogrammen unseres Gehirns. Und durch das wiederholte Ausführen von Bewegungen gibt es permanent Verbesserungen dieser Ansteuerungsprogramme. Das nennt man Training.

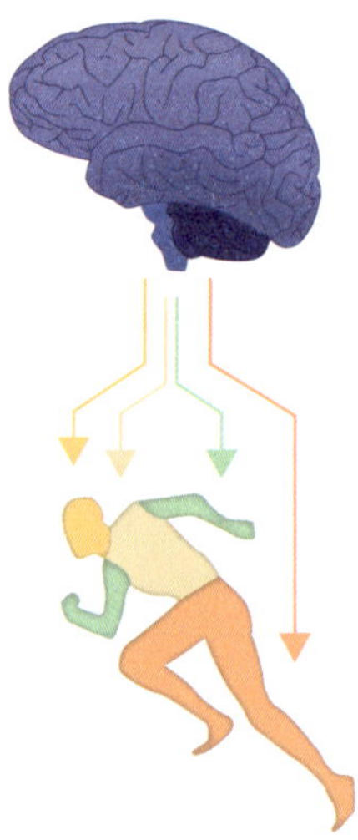

Der Kopf steuert.

Wenn wir eine Bewegung zum ersten Mal ausführen, dann ist sie noch unsicher, eben ungeübt. Wiederholen wir sie, so wird sie jedes Mal besser. Die Ansteuerung der Muskeln durch das Gehirn bildet Bewegungsprogramme aus, die sich bei jeder Wiederholung selbst optimieren. Durch das Feedback der Informationsgeber – der Rezeptoren – aus dem Bewegungssystem können die Ansteuerungsprogramme immer genauer und sicherer werden.

Das können Sie wunderbar bei Kindern beobachten, die gerade laufen lernen und dabei täglich Fortschritte machen.

Anfangs fällt das Kind noch häufig hin, die Schritte sehen tapsig aus. Einige Tage später werden die Bewegungen immer sicherer, dann geht es immer schneller, und nach einigen Wochen haben Sie das Gefühl, das Kind konnte schon immer laufen. Die Hirnforschung spricht in diesem Zusammenhang von »Straßen« und »Autobahnen«, die im Gehirn angelegt werden. Wird eine Bewegung zum ersten Mal gemacht, dann ist da noch unberührte Wiese. Mit zunehmender Übung wird daraus ein Trampelpfad, dann ein Weg, dann eine Straße.

Dabei ist es sehr wichtig zu wissen: Dass es mit zunehmender Übung immer besser wird, ist nur die eine Seite der Medaille. Die andere Seite ist, dass mit abnehmender Übung die Autobahn wieder zur Straße und schließlich zum Weg wird. Dass die Programme also sofort wieder schlechter werden, wenn sie nicht benutzt werden. »Use it or lose it«, sagt man auf Englisch: Benutze es oder verliere es.

»Use it or lose it.«

Die Bewegungsprogramme unseres Rumpfes

Übertragen wir diese Überlegungen auf unseren Rücken. Unser Rücken ist so konstruiert, dass wir den Rumpf nach vorne und zu den Seiten beugen und ihn nach hinten überstrecken können. Wir können ihn auch in jeder dieser Positionen nach links und nach rechts drehen. Außerdem können wir ihn in den Hüftgelenken als Einheit nach vorne und etwas zur Seite beugen oder begrenzt nach hinten überstrecken. Üben wir diese Bewegungen, sind unsere Ansteuerungsprogramme vollständig. Der Körper ist sozusagen jederzeit bereit, diese Positionen einzunehmen. Dort, wo Muskeln ziehen müssen, kontrahieren sie, das heißt, auf der jeweiligen Gegenseite geben sie genau so viel nach, dass die Kontrolle über die Bewegung vorhanden ist und die Wirbelsäule sich in hoher Qualität bewegen kann. Der Körper kann bei minimalem Verschleiß also maximale Kräfte übertragen.

Die Faszie – Bindegewebe mit elastischen Eigenschaften

Eigentlich ist die Faszie nichts Neues. Es gab sie schon, bevor sie unter dieser Bezeichnung in der Öffentlichkeit bekannt wurde. Es handelt sich dabei um Bindegewebe mit elastischen Eigenschaften.

Das Bindegewebe insgesamt hatte in der Naturheilkunde schon immer seinen festen Platz. Denn der Zwischenzellraum, also der Raum zwischen den Zellen, in dem die Zwischenzellflüssigkeit zirkuliert und der mit Bindegewebe ausgefüllt ist, gilt in naturheilkundlichen Gesundheitssystemen als Durchgangs- und Speicherplatz für Nährstoffe und Sauerstoff. Diese Stoffe gelangen auf diesem Weg zu den Zellen, nachdem sie die kleinsten Blutgefäße – die Kapillaren – verlassen haben. Der Zwischenzellraum soll möglichst nur »gute« Stoffe enthalten. »Schlechte« Stoffe, wie Zellabfall, Bestandteile der Nahrung, die nicht verwertet werden können, oder gar giftige Substanzen sollen möglichst schnell durch die Kapillaren und die Lymphgefäße abtransportiert werden, sodass sie über die Entgiftungs- und Ausscheidungsorgane den Körper verlassen. Die Sauberkeit dieses Raums aus Flüssigkeit und Faszienfäden scheint für die Gesundheit immens wichtig, weil Krankheiten auch damit zu tun haben könnten, dass dieser Raum mit Abfall »verstopft« ist. Denn dann gelangen Nährstoffe und Sauerstoff nicht mehr in ausreichendem Maß zu den Zellen, in der Folge können die Zellen ihre Abfallstoffe nicht mehr gut entsorgen und bekommen ein »Erstickungsproblem«. Je nachdem, wo das passiert, können nach dieser Theorie daraus unterschiedliche Krankheitszustände resultieren.

Die Sauberkeit des Zwischenzellraums ist für unsere Gesundheit immens wichtig.

Die Faszie – die Hardware-Ebene unserer Bewegung

Schauen wir uns die Faszie etwas genauer an. Wir haben übrigens nur eine Faszie, denn jeder Faszienfaden ist mit allen anderen verbunden, es gibt keine einzelnen Faszien. Ihr Körper besteht aus 100 Billionen Zellen – eine unvorstellbare Zahl. Nun geht man davon aus, dass jede dieser Zellen mit jeder anderen durch die Faszie verknüpft oder verbunden ist. Das sind unvorstellbar viele Faszienfäden. Sie sind zu stärkeren Strängen vereint, bilden Schichten und sind verzweigt.

Stellen Sie es sich wie ein dreidimensionales Spinnennetz vor, das den gesamten Körper durchzieht. Es ist durchblutet und voller sensorischer Rezeptoren. Diese messen Temperaturänderungen, Druck- und Zugkräfte und Änderungen im chemischen Milieu. Faszien sind schmerzempfindlich und spielen bei der Schmerzmessung wahrscheinlich eine noch größere Rolle als bislang vermutet.[95]

In einer feinen Scherengitterstruktur umhüllt, verbindet und stabilisiert das Fasziennetz unter anderem Organe, Nervenbahnen, Gelenke, Muskeln und Knochen.[96] Die flexible Scherengitterstruktur ist wichtig, damit die Faszie alle Bewegungen mitmachen kann, die wir ausführen. Vergleichen können Sie diese Struktur mit einer Damenstrumpfhose: Sie ist äußerst dehnfähig, und wenn sie wieder kurz wird, schlägt sie keine Falten. Im Körper passen sich die Faszien also an äußere Reize an und ermöglichen Elastizität, wenn sie nötig ist.[97] Wenn bestimmte Bewegungen jedoch nicht ausgeführt und die Faszien dadurch nicht in alle Richtungen gedehnt werden, können ihre unterschiedlichen Bestandteile verkleben[98] und verfilzen.[99] Doch die gute Nachricht lautet: Das Ganze kann auch wieder in die andere Richtung verlaufen. Ebenso wie die Muskeln reagieren die Faszien auf Training, auf Bewegung, auf Dehnung[100] – unser ganzes Leben lang.

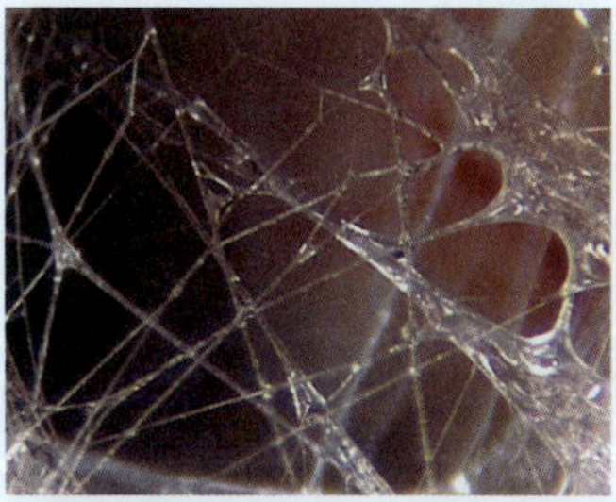

Faszienfäden

Wer ist also der Architekt dieses Wunderwerks Faszie?

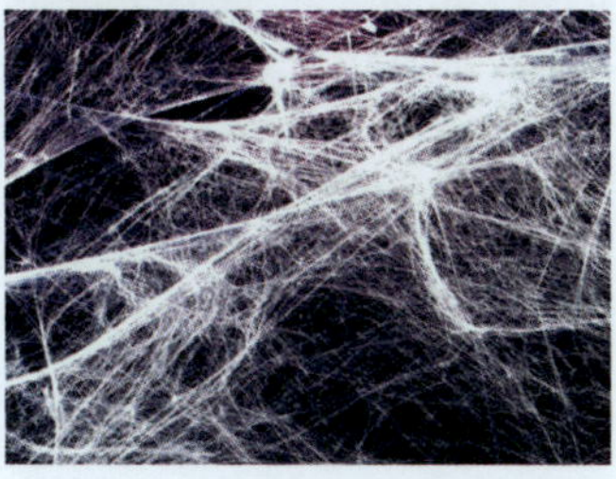

Fasziengeflecht

Wenn Sie sich YouTube-Videos über die Faszie anschauen, zum Beispiel »Strolling under the Skin« von Dr. Jean-Claude Guimberteau, sehen Sie Netzwerke einer Vielzahl von Faszienfäden, die quasi leben, weil sie sich dauernd verändern.[101] Diese wunderschöne Geometrie ist dauernd in Bewegung. Fäden verschmelzen zu einem, teilen sich auf, bilden neue Verbindungen. Es stellt sich die Frage: Wer ist der Konstrukteur dieses unglaublich vielseitigen Gebildes?

Die ausführenden Arbeiter, die das Netz weben, sind die sogenannten Fibroblasten – Hauptzellen des Bindegewebes. Sie sind 24 Stunden täglich bei der Arbeit und weben und produzieren Faszienfäden. Die Faszie verändert sich also ununterbrochen.

Der Architekt der Faszie ist die Bewegung.

Aber wer ist der Auftraggeber? Wer sorgt dafür, dass Faszienfäden zusammengehen, sich trennen, sich kreuzen? Der Architekt dieses sich permanent verändernden Kunstwerks ist unsere Bewegung, 24 Stunden am Tag. Aus der Faszienforschung ist bekannt, dass Fibroblasten sensibel auf Richtungs- und Spannungsänderungen reagieren. Dank ihrer Zellfortsätze können sie Signale aus ihrer Umgebung aufnehmen – beispielsweise mechanische Reize durch Bewegung. Diese veranlassen die Fibroblasten, bestimmte Arbeiten auszuführen. Durch unsere Bewegung setzen wir also Reize, die dazu führen, dass jeder von uns seine ganz individuelle Faszie hat.

Die Faszie und die Bewegungsprogramme des Gehirns

Jetzt wollen wir diese Zusammenhänge auf unser Problem der Rückenschmerzen übertragen. Beugen wir den Rumpf nach vorne, wird das Fasziennetz an der Vorderseite kürzer. Gleichzeitig muss die Gegenseite, also das Fasziennetz des Rückens, länger werden. Sonst käme ja die Bewegung nicht zustande. Das gilt für alle Bewegungen, die der Rumpf in sich ausführen kann, und genauso für alle Bewegungen, die der Rumpf relativ zu den Beinen ausführen kann. Denn Sie müssen immer daran denken, dass die Faszie unseren gesamten Körper durchzieht. Es ist absolut keine Bewegung möglich, an der die Faszie nicht beteiligt ist. Dort, wo die Körperposition mehr Kürze verlangt, muss sie sich zusammenstauchen lassen. Dort, wo mehr Länge nötig ist, muss sie geschmeidig nachgeben.

Über die Muskeln ist die Faszie untrennbar mit den Bewegungsprogrammen des Gehirns verbunden.

Nun haben wir also zwei Ebenen, die zunächst scheinbar unabhängig voneinander sind: die Software-Ebene der Bewegungsprogramme, also das Gehirn, das unsere Muskeln kontrahieren oder entspannen lässt, und die Hardware-Ebene des alles durchziehenden Fasziennetzwerkes. Nun gibt es aber ein verbindendes Element dieser beiden Ebenen: die Muskeln. Sie zwingen, wenn man so will, unsere Software-Ebene und unsere Hardware-Ebene dazu, sich zu vereinen. Sie ketten die beiden Ebenen untrennbar zusammen. Auf diese Weise ist die Kommandozentrale der aktiven Bewegung, das Gehirn, das die Muskeln ansteuert, fest mit dem alles durchziehenden Fasziennetzwerk verbunden.

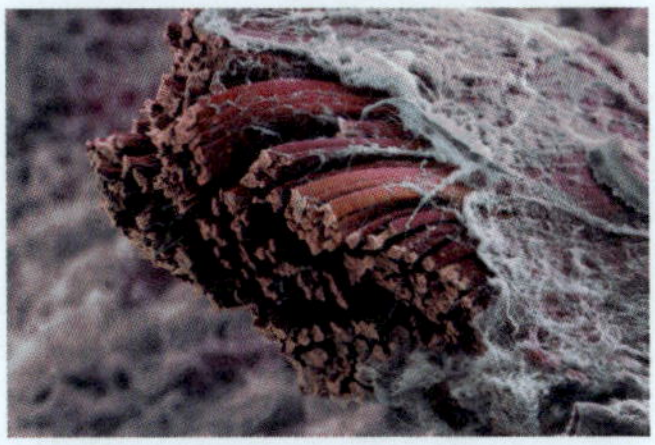

Untrennbare Verbindung von Muskelfasern und Fasziengeflecht

An einem Stück Fleisch können Sie das gut erkennen. Das, was weiß, zäh und so schlecht zu kauen ist, sind dickere Faszienstrukturen. Jeder Teil des Muskels ist von entsprechend dünnen oder dickeren Faszienhäutchen umgeben: die Muskelfibrillen von ganz zarten, die Fasern von dickeren, die Faserbündel von stärkeren und der gesamte Muskel von einer dicken Faszienschicht. Alle diese Schichten durchlaufen den Muskel und vereinen sich an dessen Ende zur Sehne, die dann wiederum am Knochen angewachsen ist. Deswegen bewegen sich sämtliche Anteile der Faszie immer gezwungenermaßen mit, wenn die Muskeln sich bewegen.

Wie umfassend nutzen wir unsere Bewegungsmöglichkeiten?

In unserem Körper befinden sich etwa 206 Knochen, die durch circa 140 Gelenke miteinander verbunden sind. Mehr als 640 Muskeln sorgen dafür, dass diese Gelenke aktiv bewegt werden können. So können wir die unterschiedlichsten Körperpositionen einnehmen. Die Form der Gelenke, oft auch Bandstrukturen, begrenzen die Winkel, die maximal eingenommen werden können. Zählen wir alle diese Winkelpositionen zusammen und setzen sie insgesamt gleich 100 Prozent – was glauben Sie, wie viel Prozent dieser Bewegungsmöglichkeiten wir tatsächlich durchschnittlich nutzen? Unserer Erfahrung nach sind das nur zwischen 5 und 10 Prozent.

Unser genutztes Bewegungsprofil

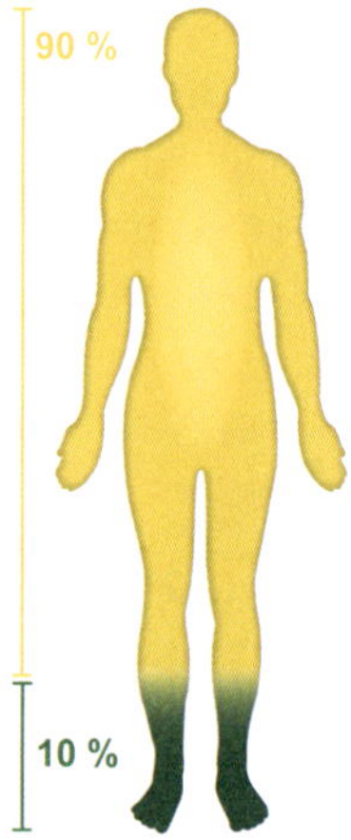

Unglaublich, oder? Das wird aber gleich viel nachvollziehbarer, wenn wir kurz überlegen, was die meisten von uns den ganzen Tag tun. Wir sitzen, laufen und stehen. Ach ja, und nachts liegen wir im Bett. Die meisten in Sitzposition, also mit einem oder zwei angezogenen Beinen, oder in einer Position irgendwo zwischen laufen und sitzen. Wenn wir uns dann noch vergegenwärtigen, dass unsere Hände meistens vor unserem Körper etwas zu tun haben, dann wird klar, welche eigentlich möglichen Positionen alle wegfallen.

Einige Beispiele? Tief in die Hocke gehen, die Hüftgelenke überstrecken (also den Rumpf nach hinten kippen oder seitlich beugen), den Rumpf in sich drehen, die Arme nach oben in alle Richtungen, nach hinten und zur Seite führen, die Handgelenke überstrecken, den Kopf seitlich beugen und bei gerader Brustwirbelsäule nach hinten überstrecken – um nur die wichtigsten zu nennen.

Wir nutzen nur einen Bruchteil der Bewegungsmöglichkeiten, die uns der Körper bietet.

Was unser Thema, nämlich den Rücken angeht, da fehlen vor allem das extreme Beugen im Hüftgelenk und im Rumpf an sich, das Überstrecken der Hüfte, das Überstrecken des Rumpfes in sich, das Seitbeugen und das Drehen des Rumpfes. Und vor allem die Kombinationen aus diesen Bewegungen. Im Ergebnis nutzen wir, wie gesagt, schätzungsweise maximal 5 bis 10 Prozent der möglichen Bewegungswinkel. Bei den Schultergelenken sieht es noch schlimmer aus, bei denen gehen wir von rund 2 Prozent aus. Wie das zustande kommt? Ganz einfach: Normalerweise ist das Schultergelenk, ein Kugelgelenk, unglaublich beweglich. Es ist eigentlich das beweglichste Gelenk im Körper überhaupt. Wenn alle Muskeln und Faszien schön geschmeidig sind, kann man den Arm vor dem Körper fast vollständig kreisen lassen, seitlich sowieso und ebenfalls hinter dem Rücken.

Aber machen wir das im Alltag? Wenn wir nicht regelmäßig im Apfelbaum sitzen und uns mit einer Hand an einem Ast festhalten, um mit dem anderen Arm sehr weit nach hinten zu greifen und diesen leuchtend roten Apfel zu pflücken – dann wohl eher nicht. Stattdessen gehen wir zur Obstschale, greifen hinein und nehmen uns den Apfel. Nun wissen Sie, was wir meinen: Unsere Oberarme, die ausschlaggebend für den Schultergelenkwinkel sind, befinden sich so gut wie immer in einem engen Bereich halb schräg vor dem Körper. Ob wir essen, jemanden massieren, die Tastatur unseres Computers bedienen, Essen zubereiten, stricken oder ein Glas zum Mund führen. Beobachten Sie die Stellung des Oberarmes, dann können Sie nachvollziehen, wie wir auf etwa 2 Prozent kommen.

Schonen kann unserem Körper schaden

Der ein oder andere denkt jetzt vielleicht: Wenn bestimmte Gelenkbereiche nicht genutzt werden, verschleißen sie nicht und halten länger. Bei einem Auto mag das stimmen: Wir können die Lenkmechanik schonen, indem wir nur größere Kurven fahren und keine kleinen. Dann wird ein Teil dieser Mechanik nicht genutzt und verschleißt entsprechend weniger. Doch wir dürfen solche Überlegungen aus technischen Systemen nicht eins zu eins auf unsere nicht genutzten Gelenkwinkel übertragen. Auch wenn Sie unter Arthrose leiden, kann es schaden, das entsprechende Gelenk ständig zu schonen, weniger zu bewegen, nicht zu belasten. Was damit gemeint ist, beschreiben wir im nächsten Abschnitt.

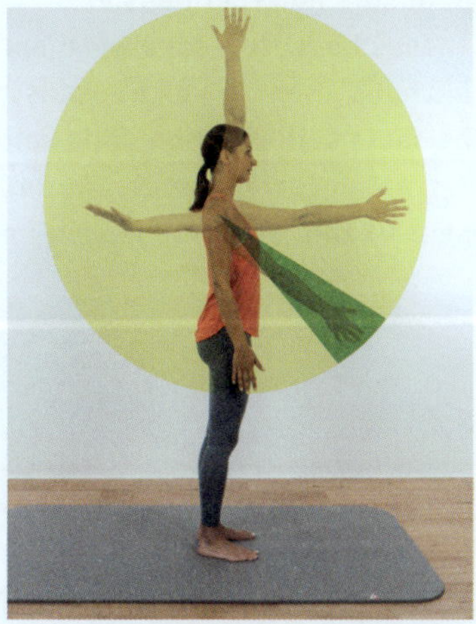

In Gelb: die meist ungenutzten Gelenkwinkel unserer Arme. In Grün: die meist genutzten Winkel

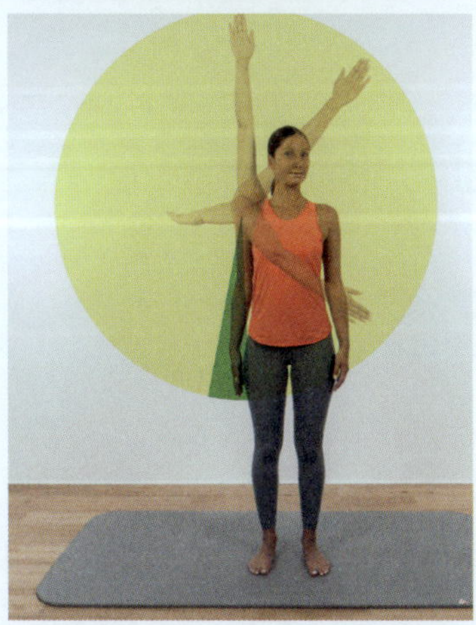

Analog: das Bewegungsprofil unserer Schulter von vorne

* * *

Resümee

Unser Bewegungsprofil über 24 Stunden sorgt also permanent für Veränderungen. Auf der Software-Ebene des Gehirns ebenso wie auf der Hardware-Ebene des Fasziennetzwerks. Und durch die Biologie des Muskels sind beide Ebenen gezwungen, eng zusammenzuarbeiten. Kombinieren wir diese biologischen Tatsachen mit unseren Überlegungen, dass wir schätzungsweise lediglich 5 bis 10 Prozent unserer Bewegungsmöglichkeiten nutzen, haben wir die Grundlage dafür geschaffen, verstehen zu können, was genau in unserem Körper passiert.

Dies bedeutet, dass wir theoretisch ein ganzes Leben lang bis ins hohe Alter frei von Rückenschmerzen und Schäden an der Wirbelsäule sein könnten, falls keine Unfälle oder schwerwiegenden Erkrankungen auftreten. Warum das so ist und wie genau das aussehen kann, untersuchen wir im nächsten Abschnitt.

Funktion schafft Struktur – wie unser Alltag den Rücken formt

Im letzten Abschnitt haben wir besprochen, wie die Anpassungsvorgänge der Muskeln und Faszien grundsätzlich funktionieren. In diesem Abschnitt wird es konkreter. Wir schauen uns an, wie sich die wichtigsten Positionen und Bewegungen, die wir oft einnehmen und ausführen, auf unseren Körper allgemein und speziell auf unseren Rücken auswirken.

Sitzen, Laufen, Stehen – unsere Körperpositionen im Alltag

Wie sieht Ihr Alltag aus? Sitzen Sie tagsüber viel am Schreibtisch und treiben in Ihrer Freizeit regelmäßig Sport? Oder sind Sie im Haushalt oder als Verkäufer den ganzen Tag auf den Beinen und freuen sich, wenn Sie abends die Füße hochlegen können? In jedem Fall wirken sich Ihre Bewegungsgewohnheiten direkt auf Ihren Körper aus.

Sitzen – die häufigste Körperhaltung

Was ist die wohl häufigste Körperhaltung, die wir einnehmen? Natürlich das allgegenwärtige Sitzen. Wir sitzen beim Frühstück, im Auto, im Bus, in der Straßenbahn, im Flugzeug, in der Schule oder Uni, im Büro, beim Mittagessen, am Schreibtisch, bei den Hausaufgaben, beim Lernen für die Uni, beim Kaffeetrinken, bei Meetings, beim Abendessen, vor dem Fernseher, im Kino, im Restaurant, beim Skat- oder Schachspielen und sogar beim Radfahren. Das Sitzen nimmt enorm viel Raum in unserem 24-Stunden-Training ein, auch wenn wir keinen typischen Sitzberuf haben.

Die durch frühere Studien errechneten durchschnittlichen 7,5 Stunden, die wir sitzen, genügen bei den meisten längst nicht mehr.[102] Eine zunehmende Digitalisierung begünstigt langes Sitzen zusätzlich.[103] Auch Entwicklungen während der Covid-19-Pandemie sind an noch längeren »Sitzzeiten« beteiligt. Dadurch sind zwar auch Stress- und Angstfaktoren explodiert, die Rückenschmerzen auslösen und chronifizieren können – aber vor allem Sitzen und Bewegungsmangel.[104] Laut Daten der DAK arbeitet die Mehrheit der Versicherten den ganzen Tag im Sitzen, macht aber keinen Sport zum Ausgleich.[105] Daran hat sich auch in neueren Studien kaum etwas geändert: In der Bewegungsstudie der TK 2022 schätzt fast jeder Dritte, dass er weniger als eine halbe Stunde (!) pro Tag zu Fuß oder mit dem Rad unterwegs ist.[106]

Laufen – allgegenwärtig in unserem Alltag

Die zweithäufigste Körperstellung und -bewegung ist das Laufen. Nur Stehberufler bilden eine Ausnahme. Wenn wir nicht sitzen oder stehen, dann laufen wir – meistens vom einen Sitzplatz zum nächsten. Deswegen ist das Laufen ebenso vollständig in unseren Tagesablauf eingebaut wie das Sitzen. Aber Laufen ist gleichzeitig das wohl beliebteste körperliche Gesundheitstraining. Wir gehen, laufen und rennen, beim Spielen, beim Joggen, beim Fußball und vielen anderen Sportarten. Wenn wir älter werden, gehen viele wandern oder spazieren.

In unserem Alltag schöpfen wir unsere Bewegungsmöglichkeiten bei Weitem nicht aus.

Stehen – weil die Tätigkeit es erfordert oder wir warten müssen

Die dritthäufigste Position ist das Stehen. Wenn Sie einen Stehberuf ausüben, können Sie ein Lied davon singen und sind froh, wenn Sie sich zwischendurch im Sitzen ausruhen können. Dabei ist zu unterscheiden zwischen dem Stehen des Verkäufers, der immer mal hin und her läuft, und dem Stehen einer Hausfrau, die an der Spüle, am Bügelbrett oder an der Kochstelle steht, sowie dem Masseur oder Therapeuten, der an der Behandlungsbank steht. Letztere sind permanent oder immer mal wieder mehr oder weniger nach vorne gebeugt, um die Waschmaschine zu füllen, etwas aufzuheben, um besser am Patienten arbeiten zu können.

Ausnahmen bestätigen die Regel

Natürlich gibt es Ausnahmen von diesen Positionen, aber denken Sie mal über Ihren Alltag nach. Wie viele Ausnahmen fallen Ihnen ein? Vielleicht betreiben Sie regelmäßig Sportarten wie Yoga, Kampfsport, Pilates oder Gymnastik, dann ist Ihr Bewegungsprofil umfangreicher. Oder Sie haben einen ganz speziellen, zum Beispiel handwerklichen Beruf. Bei Letzterem ist es allerdings fast noch kritischer, denn oft gehören zu solchen Berufen zwar Bewegungswinkel, die über das Sitzen, Laufen oder Stehen hinausgehen, aber dafür gehen sie noch intensiver in andere Einseitigkeiten hinein. Letztlich kommt es immer auf den Mix der körperlichen Winkeleinstellungen an. Es kann sich durch Zufall viel ausgleichen, aber genauso auch noch extremer einseitig anhäufen.

Wie reagiert der Körper auf die Positionen beziehungsweise Bewegungen?

Erinnern wir uns an die beiden Grundmechanismen, die sich im Körper abspielen, wenn wir uns bewegen oder eben nicht bewegen: auf der Ebene der Bewegungsprogramme für die Muskeln sowie auf der Ebene der Faszie. Lassen Sie uns zunächst schauen, bei welchen Körperpositionen wir Einseitigkeiten erkennen können. Um es gleich zu Beginn klar zu kommunizieren: Wir untersuchen diese Positionen nicht, um sie als Verbote zu identifizieren. Wir möchten Ihnen nicht vorschreiben, was Sie tun sollen. Sie sollen genauso weiterleben, wie Sie Lust haben. Wenn Sie sich täglich nur etwa 15 Minuten Zeit für sich nehmen, um die Einseitigkeiten, die Sie sich durch Ihren Alltag antrainieren, wieder auszugleichen, können Sie ganz entspannt bleiben.

Es geht nicht um Verbote.

Schauen wir uns das Sitzen an

Schauen wir uns die Sitzposition im Vergleich zum Stehen an. Sitzen zeichnet sich dadurch aus, dass die Oberschenkel mehr oder weniger senkrecht zum Rumpf stehen. »Na und?«, werden Sie jetzt sagen, »das ist doch völlig normal.« Ja richtig, aber lassen Sie uns trotzdem schauen, welche Folgen das hat.

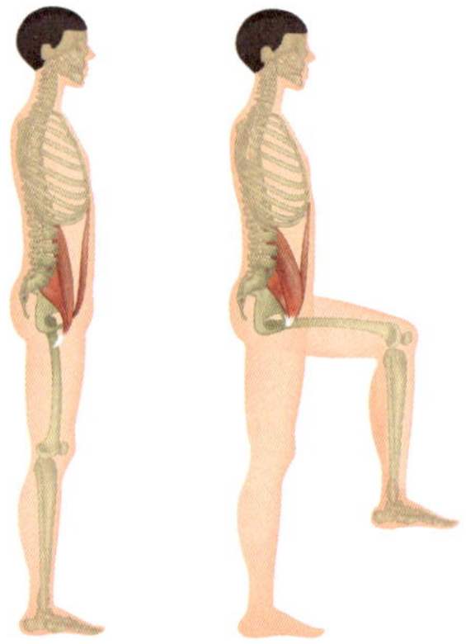

Hüftbeuger: Vergleichen Sie die Länge des Hüftbeugers im Stehen und in der 90°-Position des Sitzens.

In der Abbildung sehen Sie, dass der Hüftbeuger in der Sitzposition deutlich »kürzer« ist als beim Stehen oder wenn Sie auf dem Rücken liegen. Sie erkennen auch in der Brustwirbelsäule und in der überstreckten Halswirbelsäule die schlechte Sitzhaltung, in der sich die meisten Menschen befinden, wenn sie längere Zeit sitzen und sich ihrer Haltung nicht bewusst sind. Im nächsten Kapitel gehen wir mehr ins Detail und schauen uns genauer an, was die zu hohen Spannungen für Folgen haben. An dieser Stelle möchten wir nur verdeutlichen, dass durch das Sitzen immer größere Zugkräfte nach vorne entstehen.

So sieht es beim Laufen aus

Viele sind der Meinung, das Laufen sei eine vollständig natürliche Bewegung und es sei daher völlig in Ordnung, wenn man viel läuft. Sie glauben, da könne nichts schiefgehen. Wenn Sie das auch denken, dann machen Sie sich mal den Spaß und fragen einen Marathonläufer oder sogar einen Ultra-Langläufer, der Distanzen über 100 Kilometer zurücklegt, ob er einfach nur laufen kann, ohne das irgendwie auszugleichen. Er wird Sie bestimmt davor warnen, das zu tun. Denn er weiß genau, was passiert, wenn er nur einige Tage keine ausgleichenden Übungen macht. Woran liegt das? Schauen wir uns die Abbildung an.

Auf den Bildern sehen Sie genau, was beim Laufen passiert. Das Bein, das den Schritt nach vorne macht, hat einen Winkel

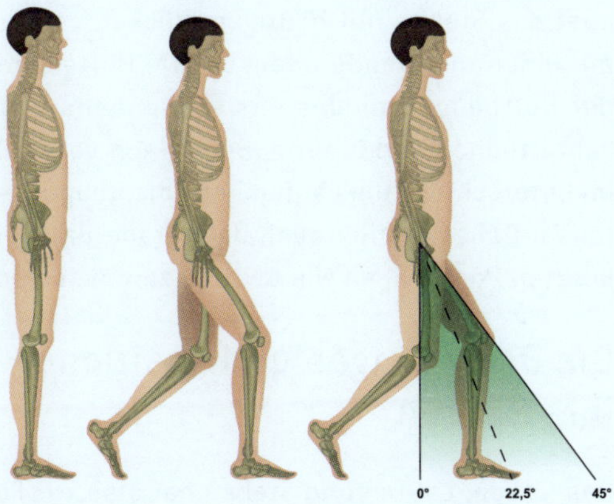

Stand und Gang

von etwa 45 Grad nach vorne. Beim langsamen Gehen ist der Winkel eher kleiner, beim Joggen vielleicht etwas größer. Das jeweils hintere Bein, das stehen bleibt, macht die Vorwärtsbewegung des Rumpfes mit, indem es das Knie beugt und mit dem Fuß auf die Spitze geht. Das heißt, der Oberschenkel schwingt zwischen etwa 45 Grad nach vorne und senkrecht. Im Mittel ist das Hüftgelenk also um 22,5 Grad gegenüber der Stehposition gebeugt, und damit ist der Hüftbeuger im Durchschnitt auch in einer verkürzten Position.

Zusätzlich zum Hüftbeuger baut beim Laufen auch ein Muskelanteil des vierköpfigen Oberschenkelstreckers, der nicht nur das Kniegelenk, sondern auch noch das Hüftgelenk überspannt, zu große Spannung auf und »verkürzt«. Er hat nämlich auch eine hüftbeugende Funktion und reagiert deswegen ähnlich verkürzend auf das Laufen wie der Hüftbeuger. Unserer Erfahrung nach kann dieser Muskel dafür verantwortlich sein, wenn jemand beim Joggen nach einigen Kilometern immer heftigere Rückenschmerzen bekommt, bis er schließlich den Lauf abbrechen muss.

Werfen wir noch einen Blick auf das Stehen

Das gerade Stehen des Verkäufers, der sich nicht dauernd bücken muss, ist für den Hüftbeuger relativ neutral, wobei natürlich das Stehen ohne jedes Laufen eher eine Ausnahme sein dürfte. Ganz anders als das Sitzen, das oft stundenlang praktiziert wird. Sobald aber das Stehen mit häufigem Bücken verbunden ist oder sogar mit einer anhaltenden Beugung im Hüftgelenk und im Rumpf, ist der Hüftbeuger mindestens so wie beim Laufen in einer durchschnittlichen Verkürzung. Beim Nach-vorne-Beugen kommt aber im Unterschied zum Laufen noch die Beugung des Rumpfes selbst hinzu. Daher ist hier auch der gerade Bauchmuskel in einer verkürzten Position, so wie beim Sitzen in schlechter Haltung.

Die Bewegungen und Positionen hinterlassen ihre Spuren

Das Sitzen, Laufen und Stehen hat also zur Folge, dass verschiedene Muskelbereiche ständig verkürzt sind. Und dass diese Verkürzungen im normalen Alltag nicht ausreichend ausgeglichen werden. Wie formt das unseren Rücken?

Wir hatten herausgearbeitet, dass unsere Bewegungen und Positionen ihre Spuren in den Bewegungsprogrammen des Gehirns hinterlassen. Man könnte im übertragenen Sinne sagen, dass der Körper immer wieder in die Position möchte, in der er sich wohlfühlt. Je intensiver und öfter wir eine bestimmte Bewegung machen oder eine bestimmte Position einnehmen, desto mehr entwickeln sich die Pfade zu Straßen. Hingegen reduzieren sich die Bewegungen und Positionen, die wir nicht ausführen oder einnehmen, zu immer kleineren Wegen und schließlich zu Trampelpfaden, die immer mehr von Unkraut überwuchert werden, je länger wir sie nicht nutzen. Dort möchte der Körper nicht hin, da er sich dort immer weniger auskennt. Diese Effekte brennen sich im Gehirn ein.

Des Weiteren ging es um die Faszien. Die Längenverhältnisse dieses alles durchdringenden Netzwerkes gleichen sich immer mehr an die genutzten Bewegungswinkel an und ebenso an die nicht genutzten. Aus der Faszienforschung wissen wir, dass Faszienbereiche, die nicht mehr auf Länge gebracht werden, immer mehr verfilzen und dadurch unnachgiebiger werden. Die flexible Scherengitterstruktur geht immer mehr verloren. Stellen Sie sich einen Wollpullover vor, der schön weich und flauschig ist. Wenn Sie ihn tragen, gibt er jeder ihrer Bewegungen nach, Sie spüren ihn kaum. Doch wehe, er wird zu heiß gewaschen. Schon beim

Anziehen merken Sie, wie eng er geworden ist, und wenn Sie sich bewegen wollen, spüren Sie, wie schwer er die Bewegungen mitmacht. Er macht Sie richtig unbeweglich und kratzt unangenehm. So fühlen sich Bewegungen mit Faszien an, die verklebt oder verfilzt sind, die nicht nachgeben wollen, weil sie an Elastizität verloren haben.

* * *

Resümee

Hiermit haben wir alles besprochen, damit Sie verstehen können, warum Rückenschmerzen nach unserer Erfahrung sehr oft ein selbst antrainierter Zustand sind. Im nächsten Kapitel erfahren Sie mehr über die Schmerzentstehung und die unterschiedlichen Arten des Schmerzes, die dabei eine Rolle spielen.

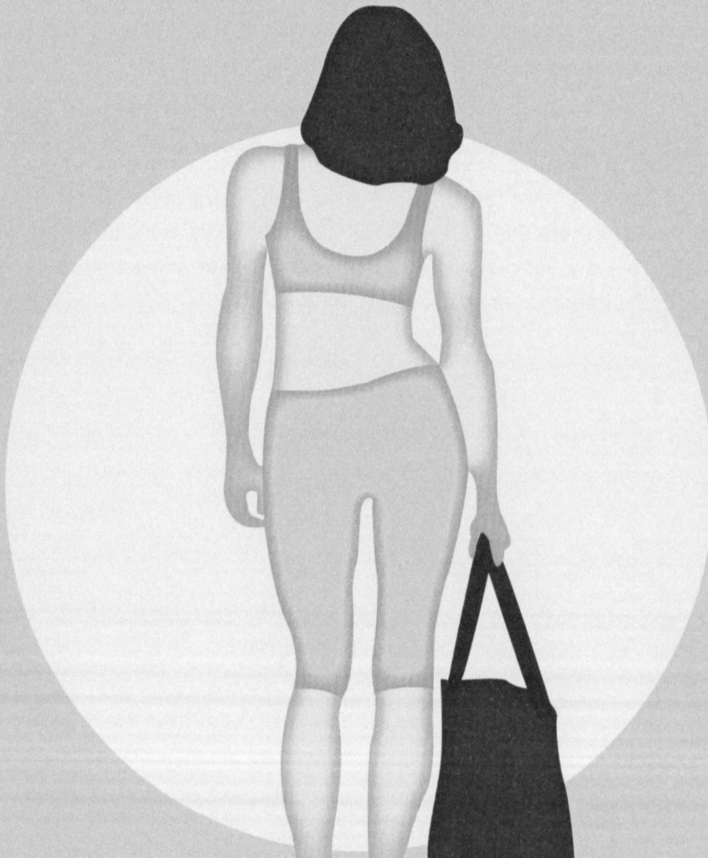

Kapitel 3

Die häufigsten Ursachen der Rückenschmerzen

Die Fehlbelastung der Wirbelsäule – so entstehen Rückenschmerzen aus unserer Sicht

Es bleibt spannend, denn nun wenden wir das, was wir im letzten Kapitel zu den Anpassungen von Muskeln und Faszien beschrieben haben, auf unser Schmerzerklärungsmodell an. Sie können diese Erläuterungen ohne jedes Vorwissen nachvollziehen. Wenn es Ihnen an einigen Stellen trotzdem zu kompliziert wird, dann ist dies auch kein Problem. Lesen Sie einfach darüber weg und steigen Sie etwas später wieder ein. Es ist nicht zwingend notwendig, jedes Detail zu erfassen. Es genügt, wenn Ihnen das Grundprinzip klar wird.

Die physiologisch belastete Wirbelsäule

Lassen Sie uns also anschauen, welchen Einfluss unsere Erkenntnisse, die wir im vorherigen Kapitel gewonnen haben, auf die Schmerzfreiheit und Gesundheit unseres Rückens haben. Wir gehen noch einmal von unserem letzten Schaubild auf Seite 85 aus. Da sich der Schwerpunkt vor der Wirbelsäule befindet, zieht eine physiologische Kraft nach vorne, und die Rückenstrecker müssen eine entsprechend große Gegenkraft nach hinten aufbauen, damit der Rumpf in sich gerade bleiben kann. Konsequenz dieser beiden Kräfte ist eine biologisch normale Belastung der Bandscheibe. Die aus dem Zug nach vorne und dem Gegenzug nach hinten resultierende Kraft auf die Wirbelsäule muss von den Bandscheiben und bei Überstreckung zu einem mehr oder weniger großen Teil von den Facettengelenken aufgenommen werden. Die Kräfte müssen irgendwo abgefangen werden, so wie bei einer Wippe, die ohne die Lagerung in der Mitte nicht funktioniert.

Die Folgen der »Verkürzungen«

Fassen wir die im letzten Kapitel gefundenen Einflüsse durch das Sitzen, Laufen und Stehen noch einmal zusammen: Der Hüftbeuger und der gerade Bauchmuskel verkürzen durch die Bewegungen, die wir in unserem Alltag häufig ausführen. Das Wort »Verkürzung« bedeutet hierbei, dass die Spannungen der Muskelfasern zur kürzeren Muskellänge tendieren und dass die Faszie gerne so kurz bleiben möchte, wie sie zum Beispiel im Sitzen ist, und nur unwillig, das heißt mit Widerstand, nachgibt. Letztlich beschreibt »Verkürzung« damit einen Zustand, in dem die eigentlich vorhandene Elastizität des muskulär-faszialen Systems eingeschränkt und seine Spannung erhöht ist. Wir verwenden den Ausdruck, weil er gut beschreibt, was wir damit ausdrücken möchten: Wenn wir von Verkürzung sprechen, meinen wir, dass ein Muskel oder ein Faszienbereich nicht oder nicht schnell genug nachgeben kann, weil er zu angespannt oder zu verklebt beziehungsweise verfilzt ist. Der Effekt ist dann der gleiche, als wäre der Muskel oder der Faszienbereich einfach »zu kurz«.

»Verkürzung« bedeutet, dass ein Muskel oder ein Faszienbereich nicht oder nicht schnell genug nachgeben kann.

Das Heimtückische daran ist übrigens, dass kaum jemand die Veränderungen bemerkt. Haben Sie Ihre Kinder oder andere Kinder in Ihrem Umfeld jemals wachsen sehen? Sie sagen Ja? Möglich, aber nur dann, wenn Sie die Kinder nur unregelmäßig gesehen haben. Andernfalls ist das tägliche Wachstum viel zu gering, als dass man es wahrnehmen könnte. Und ebenso wenig wie die paar zehntel Millimeter Wachstum am Tag nimmt man die winzig kleinen Spannungserhöhungen wahr, die sich Tag für Tag im Körper ansammeln.

Der verkürzte Bauchmuskel wirkt sich auf die Rückenstrecker aus

Lassen Sie uns diese Erkenntnisse auf unser Schaubild übertragen. Die nach vorne ziehende höhere Kraft macht die nach hinten gegenziehende größere Kraft notwendig, damit die Wirbelsäule aufrecht bleiben kann und nicht in einen Rundrücken fällt. Zieht mehr die Verkürzung des geraden Bauchmuskels den Rumpf nach vorne in die Beugung, wird die Gegenkraft eher von den Rückenstreckern

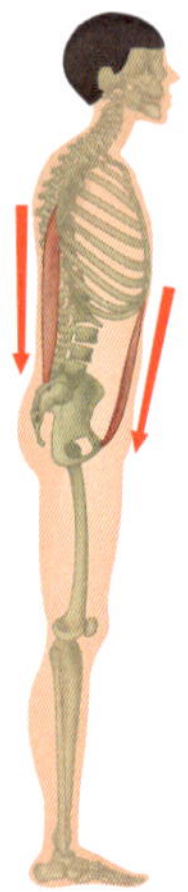

Der Bauchmuskel kann den Brustkorb vorne herunterziehen.

aufgebaut. Dadurch wird die Wirbelsäule belastet, da sie ja den Druck aufnehmen muss. Der Druck wird mit zunehmender Verkürzung der vorderen Struktur immer größer, da die Rückenstrecker hinten immer mehr Gegenspannung aufbauen müssen. Aus diesem Grund gibt es heute kaum Menschen, die nicht einen Hartspann in den Rückenstreckern haben. Das dauernde Gegenspannen trainiert die Rückenstrecker regelrecht in die Überlastung, in die Daueranspannung, hinein.

In dieser Abbildung kann man gut erkennen: Der Bauchmuskel zieht den Brustkorb runter. Der Hebel ist dabei so groß, dass die Strecker der Brustwirbelsäule keine große Chance haben, dem etwas entgegenzusetzen. Die Rückenstrecker kämpfen permanent gegen die nach vorne ziehende Kraft der Bauchfaszien an. Erst ab Beginn der Lendenwirbelsäule, wo der riesige Hebelarm des Brustkorbs nicht mehr so stark wirken kann, überwiegt die hohlkreuzverstärkende Komponente wie bei einem Bogen, bei dem die Sehne immer mehr gespannt wird.

Der verkürzte Hüftbeuger wirkt sich auf die Rückenstrecker sowie auf den Gesäßmuskel aus

Zieht mehr die Verkürzung der Hüftbeuger den Rumpf insgesamt nach vorne, indem der eine Teil des Hüftbeugers an der Lendenwirbelsäule und der andere Teil am Becken zieht, müssen auch die Hüftstrecker gegenziehen, damit der Rumpf aufrecht bleiben kann. Da der größte Hüftstrecker der große Gesäßmuskel ist, muss dieser die notwendige Gegenspannung aufbauen. Das ist für uns einer der Gründe, weshalb heute so viele Menschen Probleme mit dem Ischias haben. Denn das ständige Gegenspannen der Gesäßmuskulatur klemmt den Ischiasnerv so ab, dass er zunehmend Schwierigkeiten bekommt. Zu den Themen Ischialgie und anderen Abklemmungen erfahren Sie mehr ab Seite 120.

Durch die Verkürzung des Hüftbeugers werden Prozesse der Gegenspannung in Gang gesetzt.

Der eine Teil des Hüftbeugers, der an der Lendenwirbelsäule befestigt ist, zieht diese nach vorne und vergrößert durch diesen

Zug die Lordose, das Hohlkreuz. Dieses ist bei den meisten Menschen sowieso durch die Spannungen nach vorne viel zu ausgeprägt. Um diesen Zug nach vorne auszugleichen, spannen die Gesäßmuskeln und die Rückenstrecker gegen.

Unglücklicherweise führt die verstärkte Zugspannung bestimmter Anteile der Rückenstrecker dazu, dass das Hohlkreuz noch einmal zusätzlich verstärkt wird. Meist werden nämlich nicht nur die Fasern aktiviert, die den Rumpf aufrecht halten. Automatisch spannen wir auch die Anteile der Rückenstrecker an, die das Hohlkreuz noch verstärken – wie bei einem Bogen, mit dem man Pfeile verschießen kann. Spannt man die Sehne stärker, dann krümmt sich der Bogen mehr.

Dieser Doppeleffekt, der durch den zu hohen Zug des Hüftbeugers an der Lendenwirbelsäule ausgelöst wird, ist für uns ein weiterer Grund für die großen Probleme, die Menschen heute mit der Lendenwirbelsäule haben. Die Zugspannungen von vorne und hinten werden von den Bandscheiben der Lendenwirbelsäule aufgefangen sowie im Iliosakralgelenk, dem Kreuzbein-Darmbein-Gelenk. Denn das Kreuzbein wird von den Anteilen der Rückenstrecker, die am Darmbein befestigt sind, nach unten ins Becken gedrückt.

Der andere Teil des Hüftbeugers, der am Becken befestigt ist, zieht dieses in eine Beckenkippung nach vorne. Auch dieser Zug verstärkt wieder das Hohlkreuz. Er wird ebenfalls vor allem mit dem größten Strecker des Hüftgelenkes, dem großen Gesäßmuskel, ausgeglichen, der gegenziehen muss. Merken Sie, was sich da abspielt? Noch ein Grund mehr für den Gesäßmuskel, in Daueranspannung zu sein. Diese großen Zugspannungen werden im Hüftgelenk, genauer gesagt von dessen Knorpel, aufgefangen.

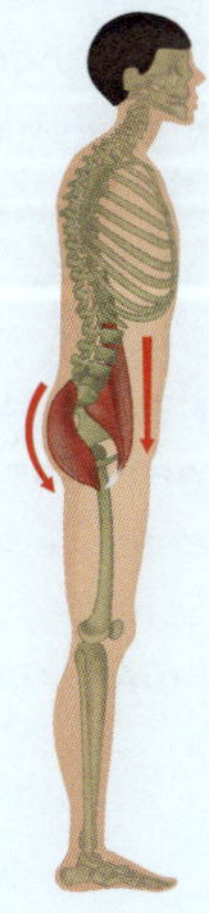

Der Hüftbeuger kann die Lendenwirbelsäule und das Becken nach vorne ziehen.

Wenn Sie bei diesen Ausführungen irgendwann den Faden verloren haben, ist das kein Problem für Ihr Gesamtverständnis. Sie konnten bestimmt die Grundaussage nachvollziehen: Durch die Verkürzung des Hüftbeugers werden zahlreiche Prozesse der Gegenspannung in Gang gesetzt. Genau darin liegt für uns mit Abstand die wichtigste Ursache für die Entstehung von

Rückenschmerzen. Der wichtigste »Treiber« dieser schmerzhaften Entwicklungen ist das unausgeglichene Sitzen.

Das Sitzen in der Forschung

In der Forschung herrscht noch keine Einigkeit darüber, ob das allgegenwärtige Sitzen – wie in unserem Modell – tatsächlich die Hauptursache für Rückenschmerzen ist. Rückenschmerzen haben viele verschiedene Ursachen. Vorliegende Studien zum Sitzen als ein möglicher Auslöser dieser Schmerzen unterscheiden sich stark in ihrem Vorgehen und in dem, was untersucht werden soll. Methodische Schwierigkeiten wie unzuverlässige subjektive Messinstrumente, geringe Messdauer und eine niedrige Anzahl von Studienteilnehmern kommen hinzu. Berücksichtigen müssen wir außerdem, dass auch bekannte Risikofaktoren wie Übergewicht, Bluthochdruck, Typ-2-Diabetes, Angst, Stress oder bestimmte Rahmenbedingungen am Arbeitsplatz vorhandene Rückenschmerzen verstärken beziehungsweise sie überhaupt erst auslösen können. Und zwar in einem komplexen Zusammenspiel. Es ist also nicht ganz klar, welchen Einfluss das Sitzen für sich genommen wirklich auf die Entstehung von Rückenschmerzen hat.

Dennoch gibt es Hinweise darauf, dass verschiedene biomechanische Belastungen am Arbeitsplatz und in der Freizeit, darunter das Sitzen in ungünstigen Körperhaltungen, das Risiko für Rückenschmerzen[107] und Bewegungseinschränkungen am Rücken[108] erhöhen – übrigens auch für Kinder und Jugendliche.[109] Hingegen wird eine Verringerung des Sitzens am Arbeitsplatz mit einer Verringerung von sogenannten muskuloskelettalen Schmerzerkrankungen wie Rückenschmerzen in Verbindung gebracht.[110]

Die Verkürzungen nehmen stetig zu – das Leiden beginnt

Diese Verkürzungen an der Vorderseite unseres Körpers nehmen meist kein Ende. Jeden Tag werden sie intensiver, mit der Folge, dass die Zugspannungen nach vorne und nach hinten immer größer werden. Der Körper, der darauf nicht eingerichtet ist, versucht die Situation zu lösen. Dafür nutzt er zunächst die Muskeln an der Rückseite des Körpers, um über sie die Kraft aufzubringen, den Rumpf aufrecht zu halten. Die Muskeln müssen also gegen den Zug der zunehmend verfilzten und immer weniger flexiblen Faszie an der Vorderseite des Körpers arbeiten. Irgendwann ist es dann so weit. Der Rücken beginnt zu schmerzen. Wie kommt es aber zu den Schmerzen?

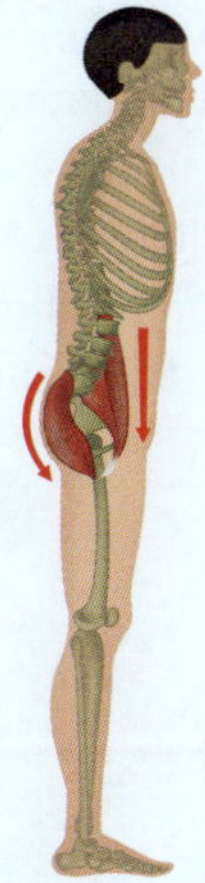

Kraft und Gegenkraft. Die Gesäßmuskeln trainieren permanent gegen die nach vorne ziehende Kraft der Hüftbeugerfaszien an.

Brennende Überlastungsschmerzen

Nehmen Sie eine gefüllte 1,5-Liter-Flasche in die Hand, strecken Sie Ihren Arm auf Schulterhöhe waagerecht nach vorne aus und halten Sie ihn in dieser Position. Je nach Ihrem Trainingszustand wird es einige Minuten dauern, bis Sie den Arm herunternehmen müssen, auch wenn Sie es nicht wollen.

Und? Wie lange konnten Sie die Flasche vor sich halten? Und warum mussten Sie den Arm irgendwann herunterlassen? Richtig, weil Ihre Schulter vorne gebrannt hat wie Feuer und Sie es nicht mehr ausgehalten haben. Eigentlich hat sie gebrannt, als wäre sie entzündet, oder? Aber die Schulter wird bei Ihnen sehr wahrscheinlich nicht entzündet sein. Sie brennt so, weil die Muskeln nicht mehr können, sie schmerzen einfach vor Überanstrengung. So weit zum Schulterversuch. Kommen wir wieder zum Rücken.

Wird eine Schädigung gefunden, muss sie nicht die Ursache sein

Wissen Sie, warum der Rücken brennt? Meist aus demselben Grund, aus dem Ihre Schulter gebrannt hat. Weil die Rückenstrecker irgendwann nicht mehr mithalten können. Weil sie an einem bestimmten Punkt völlig überfordert sind und die gleichen Überlastungsschmerzen entfalten wie Ihre vordere Schultermuskulatur beim eben durchgeführten Halteversuch mit Ihrer Flasche.

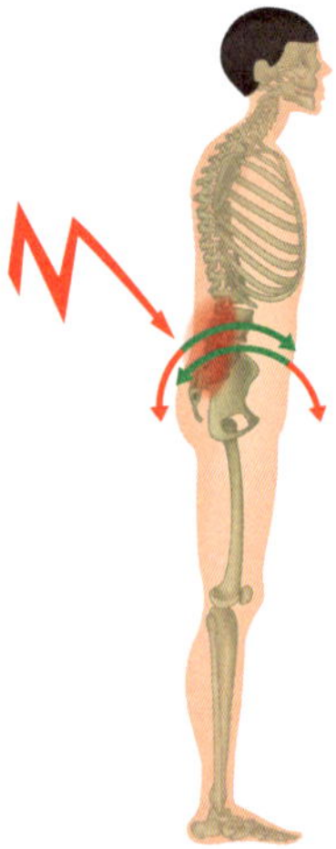

Durch die nach vorne ziehenden Kräfte bleibt dem Rücken oft gar nichts anderes übrig, als zu brennen.

Bitte erinnern Sie sich: Wenn Ihr Arzt oder Therapeut in dieser Phase eine Untersuchung per MRT, CT oder Röntgen empfiehlt, kann es zu Missverständnissen kommen. Im Kapitel »Der typische Weg mit Rückenschmerzen – raus aus der Sackgasse« können Sie noch mal nachlesen, was wir damit genau meinen. In unserem Fall könnte es zum Beispiel sein, dass Sie wegen der zu hohen Kräfte, die auf die Wirbelsäule wirken, Facettengelenksarthrose mit Entzündungsanzeichen haben. Dann könnte das gleichzeitige Auftreten der Rückenschmerzen und der Facettengelenksentzündung für kausal verknüpft gehalten werden. Mit anderen Worten: Man geht davon aus, dass Ihre Facettengelenksentzündung die Schmerzen verursacht.

Solch ein Schmerz wird »spezifischer Rückenschmerz« genannt, bezogen auf den Schaden, von dem man glaubt, er wäre die alleinige oder zumindest wichtigste Schmerzursache. Wenn man diese Ursache abstellt, unter anderem durch die vielen verschiedenen Operationen im Bereich der Wirbelsäule, soll die Schmerzursache beseitigt und der Schmerz weg sein.

Überlastungsschmerzen brennen wie Entzündungen.

Zunächst erscheint dies logisch. Ist doch klar, die Schmerzen kommen daher, weil die Struktur geschädigt ist, in diesem Fall die Facettengelenke der Wirbelsäule. Das rührt von der einflussreichen Theorie der Medizin her, dass Schmerzen ihre Ursache in der Struktur haben. Dr. med. Michael Überall, Vizepräsident der Deutschen Gesellschaft für Schmerzmedizin e. V., spricht in diesem

Zusammenhang von der »Broken-car-Philosophie«. Das deutsche Gesundheitssystem sei auf »Reparaturen und die strukturelle (Wieder-)Herstellung morphologischer Auffälligkeiten« ausgerichtet. Dies mache bei »akuten traumatisch bedingten Störungen [...] des Haltungs- und Bewegungsapparates Sinn«, scheitere aber »offensichtlich gnadenlos bei länger anhaltenden oder gar chronischen Beschwerden.«[111]

Welche Folgen dieses Scheitern für Rückenschmerzpatienten haben kann – und nachweislich oft auch hat –, thematisieren wir weiter unten im Kapitel »Das passiert bei Operationen am Rücken« noch genauer.

Was die Medizin oft vernachlässigt

Nun möchten wir Ihnen erklären, welche Aspekte die gängigen Theorien sowohl bei den spezifischen als auch bei den unspezifischen Rückenschmerzen vernachlässigen. Und warum darauf basierende Therapiekonzepte noch immer Schwierigkeiten haben, Schmerzen auf natürliche Weise zu lindern oder zu beseitigen.

Überlastungsschmerzen lassen sich leicht auslösen und wieder abstellen.

Was mussten Sie tun, um das Brennen in der Schulter zu beenden, als Sie vorhin die Flasche hielten? Richtig, da es sich nicht um eine Entzündung im herkömmlichen Sinne handelte, war der Schmerz weg, sobald Sie die Schulter entspannten. Der Schmerz ließ sofort nach, nach spätestens einer Minute war alles vorbei. Nehmen wir einen Patienten, dem beim Stehen oder Sitzen der Rücken brennt. Was passiert, wenn er sich hinlegt? Genau das Gleiche: Nach einer Minute ist alles vorbei. Sobald er sich hinsetzt oder aufsteht, kommt der Schmerz wieder zurück. Legt er sich wieder hin, lässt der Schmerz direkt wieder nach. Dies ist ein wichtiger Hinweis darauf, dass zum Beispiel eine Arthrose mit Entzündung der Facettengelenke oft nicht die alleinige Schmerzursache sein kann. Andernfalls ließe sich der Schmerz oft nicht so einfach durch Hinlegen und Aufstehen fast im Sekundeneffekt ab- und anschalten.

Rezeptoren sind immer im Einsatz

Wir hatten erläutert, dass die zunehmenden Verkürzungen an der Vorderseite des Körpers dazu führen, dass hinten die Rückenstrecker, aber auch die Gesäßmuskulatur immer mehr gegenspannen müssen. Und dass der verbindende Punkt der beiden Kräfte die Wirbelsäule mit ihren Bandscheiben und allen anderen ausgeklügelten Strukturen ist. Unser Körper misst ununterbrochen über zahllose Rezeptoren, was sich in ihm abspielt. Das sind Sinneszellen, die je nach Beschaffenheit auf unterschiedliche Reize reagieren. Für unseren Bereich der Bewegung und des Bewegungssystems wird der Druck gemessen, die Spannung, die Belastung, die Geschwindigkeit, mit der sich etwas bewegt oder belastet wird, ja sogar die Veränderungen dieser Geschwindigkeiten, also das Beschleunigen oder Abbremsen. Die Rezeptoren registrieren damit auch genau die Kraft, die auf die Wirbelsäule und damit auf die Bandscheiben einwirkt, wenn die Spannungen hinten wie vorne immer größer werden. Alle diese Informationen gelangen ins Gehirn, in die Rechenzentrale, und werden dort verarbeitet und ausgewertet.

Der Alarmschmerz – Warnung vor Schädigungen

Wahrscheinlich hat das jeder schon einmal erlebt: Sie kommen nach einer längeren Autofahrt am Zielort an und wollen aussteigen. Das gelingt Ihnen auch ganz gut, aber beim Aufrichten macht sich ein Schmerz in Ihrem Rücken bemerkbar. Automatisch hören Sie auf ihn und gehen nur ganz langsam hoch, bis es nicht mehr weitergeht. Sie warten ein bisschen, probieren es dann wieder, und es geht ein Stück weiter. Auf diese Art und Weise arbeiten Sie sich bis in eine aufrechte Haltung. Wenn Sie oben angekommen sind, spüren Sie das Bedürfnis, sich ein wenig nach hinten zu überstrecken. Anschließend haben Sie ein irgendwie besseres Gefühl und gehen Ihrer Wege.

Solche oder ganz ähnliche Situationen kennen wir alle mehr oder weniger. Wir hinterfragen sie nicht, für die meisten ist es ja völlig normal. Das wollen wir nun ändern und gezielt untersuchen, was hier eigentlich passiert.

Die Bewegungsanatomie des schmerzhaften Aufrichtens

Um zu analysieren, was sich da im Körper abspielt, stellen wir Ihnen, in vereinfachter Form, unser Schmerzmodell vor. Wir gehen dafür zurück zu unserem Beispiel – ein Mensch, der lange Stunden im Auto gesessen hat. Nehmen wir Folgendes an: Abgesehen von dieser einen Autofahrt ist der Mensch in unserem Beispiel durch das unausgeglichene Sitzen schon lange »vorgeschädigt«, vorne ist die ganze Struktur seit Jahren auf zunehmende Verkürzung eingestellt. Nach unserer Theorie werden während der Autofahrt die Muskelprogramme des Gehirns ebenso wie die Längenverhältnisse der beteiligten Faszienbereiche wieder daran erinnert, die Verkürzung wird wieder gepflegt und ein bisschen verstärkt. Nun steigt der Mensch aus und möchte sich aufrichten. Die gesamte vordere Linie möchte aber lieber kurz bleiben. Die Rückenstrecker und das Gesäß spannen sich an, um den nach vorne gebeugten Rumpf hochzuziehen.

Wenn die Rückenstrecker in Aktion treten, um den gebeugten Rumpf aufzurichten, entsteht durch die Gegenkraft von vorne eine ungemein hohe Kraft auf die Wirbelsäule und die Bandscheiben. Sie kann diese Strukturen überfordern und dort Schädigungen auslösen. Deshalb schlagen die Rezeptoren Alarm. Man sagt auch, sie werden getriggert. Über das Gehirn, wo sämtliche Messdaten zusammenlaufen, wird daraufhin ein Schmerz projiziert, den wir »Alarmschmerz« nennen. Dieser ist nach unserer Interpretation ein Schmerz, der verhindern soll, dass irgendetwas (weiter) kaputtgeht. Der Mensch merkt beim Aufrichten, dass es wehtut, und hält sofort inne. Aber er möchte gerne aufrecht stehen, denn seine Freunde schauen schon. Also versucht er es weiter.

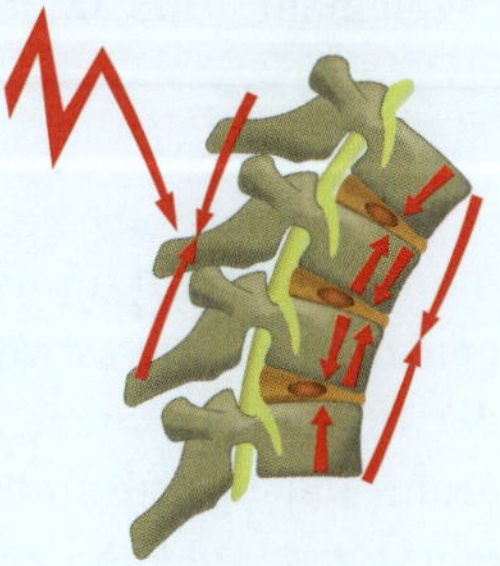

Das Gehirn warnt mit einem Alarmschmerz im Bereich der Strecker.

Schmerz als Schutzmechanismus des Körpers.

Unser Körper schützt sich mit dem Alarmschmerz

Wenn wir uns beim Laufen, beim Sitzen oder beim Stehen bewegen, dann kommen zur normalen Belastung der Wirbelsäule aufgrund der Verkürzungen zusätzliche Belastungen hinzu. Diese nimmt der Körper durch seine Rezeptoren wahr. In einem bestimmten Bereich kann er ein bestimmtes Maß an Belastung vertragen, doch es gibt eine individuell festgelegte Grenze. Ab dieser besteht die Gefahr, dass körpereigene Reparaturen die entstehenden Schäden nicht mehr ausbessern können. Nun greift deshalb der eingebaute Schutzmechanismus des Körpers – der Schmerz.

Am besten wäre jetzt ein in der Wirbelsäule eingebautes Telefon. Die gefährdete Wirbelsäule ruft das Wachbewusstsein an und sagt: »Du, bitte mach diese Bewegung nicht, die Belastung auf mich wird so groß, dass ich Angst habe, mich zu verletzen.« Solch ein Telefon gibt es aber nicht. Was passiert also? Das Gehirn übernimmt es gewissermaßen selbst, die Wirbelsäule zu schützen. Es projiziert einen Alarmschmerz, sodass die Bewegung, die eine Gefahr darstellt und die der Mensch in unserem Beispiel gerade ausführen will, gestoppt wird. Instinktiv stoppt er eine Bewegung, wenn sie wehtut. Damit ist – zumindest für den Moment – die akute Gefahr gebannt.

Die vordere Struktur hatte nun etwas Zeit, nachzugeben, deswegen zieht sie etwas weniger gegen. Dadurch sinkt die Belastung der Wirbelsäule wieder unter den Wert, bei dem eine Schädigung droht. Der Körper stellt den Alarmschmerz also ab. Der Mensch merkt das und kann sich etwas weiter aufrichten, bis die Gegenspannung von vorne wieder so groß wird, dass ein neuer Alarmschmerz geschaltet werden muss. Dieses Spiel geht so lange weiter, bis der Mensch sich vollständig aufgerichtet hat.

Das Zurücklehnen nach solch einem Erlebnis geschieht intuitiv, der Körper lässt uns fühlen, dass das guttut. Wir machen die Erfahrung, dass sich unser Rücken anschließend viel entspannter und freier anfühlt.

Wohin projiziert das Gehirn den Alarmschmerz?

Aber wie genau reagiert unser Körper nun? Wir hatten festgestellt, dass zumeist die vorne am Körper immer größer werdenden Unnachgiebigkeiten das »Unheil« sind. Wenn wir beispielsweise von der Sitzposition ausgehen, erfordern sie beim Aufstehen ein viel größeres Ziehen der Rückenstrecker und Gesäßmuskeln, um hochzukommen, als wenn die Muskeln und Faszien vorne schön geschmeidig nachgeben könnten.

Vor allem die Faszie, die verfilzt ist und immer weniger flexibel nachgeben kann, ist wie der Rost im Getriebe, der von Natur aus nicht vorgesehen war. Denn genetisch vorgesehen ist ja, dass wir Menschen alle Gelenkwinkel nutzen, die in uns »eingebaut« sind. Würden wir das tun, würde die Faszie sehr wahrscheinlich nicht verfilzen. An den verfilzten, verklebten, unflexiblen Faszien kann der Körper aber nichts ändern. Auch an den mehr oder weniger großen Anteil des muskulären Anspannungs- und Verkrampfungsgrades kommt er offenbar nicht heran. Warum, das muss noch weiter erforscht werden. Wir vermuten, dass Muskelfaser und Faszie sich gegenseitig so stark beeinflussen, dass der Körper nie gelernt hat, damit umzugehen. Daher geht er im Falle einer Verkürzung völlig logisch vor und hemmt mit dem Alarmschmerz die aufrichtende Bewegung hinten, also die Kontraktion der Rückenstrecker. Denn erst durch deren Kontraktion wird ja die Belastung der Wirbelsäule und der Bandscheiben so groß, dass Gefahr in Form von Schädigungen droht.

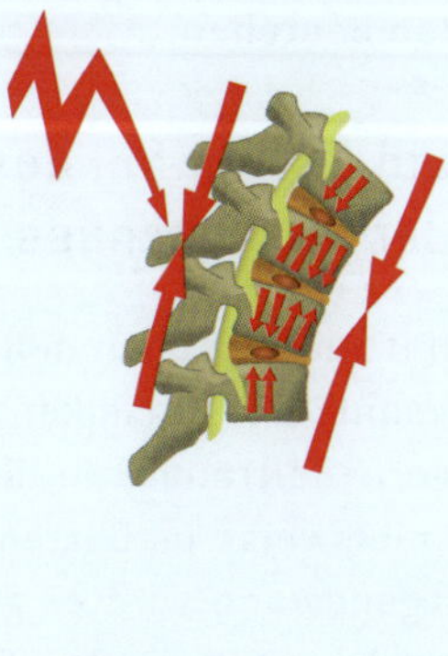

Belastungskräfte und Alarmschmerz

Der Alarmschmerz hat meist nichts mit Schädigungen zu tun

Wie Sie festgestellt haben, funktionieren unsere beiden Erklärungen, die des Überlastungsschmerzes und die des Alarmschmerzes, zunächst einmal unabhängig vom Zustand des Rückens. Wir erleben das seit mehr als 35 Jahren: In den allermeisten Fällen spielt bei einem Patienten die Beschaffenheit der Wirbelsäule und der Bandscheiben keine oder nur eine untergeordnete Rolle für die Wirksamkeit unserer Therapie. Wenn wir die zu großen Spannungen an der Vorderseite des Körpers mindern, lässt sich der Alarmschmerz in vielen Fällen lindern oder ganz auflösen.

Der Alarmschmerz und der Überlastungsschmerz haben meist nichts mit Schädigungen der Struktur zu tun.

Der Hintergrund ist nach unserem Modell ganz einfach zu verstehen: Wenn die Zugkraft nach vorne gemindert wird, müssen die Rückenstrecker weniger ziehen, und die Belastung der Wirbelsäule sinkt unter die Intensität, bei der eine Schmerzreaktion provoziert wird. Die Belastungssituation wird neu vermessen, und je nach Messergebnis kann der Alarmschmerz vom Körper selbst abgestellt werden. Die Erfahrungen, die wir seit drei Jahrzehnten machen, sind immer wieder die gleichen: Auch wenn Schädigungen an der Wirbelsäule vorliegen, können wir Menschen mit Rückenschmerzen zuverlässig helfen, indem wir die zu hohen Spannungen beseitigen. Das funktioniert meist auch unabhängig davon, ob die Schmerzen gerade erst aufgetreten sind oder schon seit einigen Jahren oder sogar Jahrzehnten bestehen.

Ein Extremfall des Alarmschmerzes: der Hexenschuss

Hatten Sie schon mal einen Hexenschuss, auch Lumbago genannt? Der Klassiker ist die Situation, in der jemand über längere Zeiträume in gebückter Haltung gearbeitet hat. Beispielsweise im Garten. Jemand gräbt den ganzen Tag um, und irgendwann wird er gerufen: »Essen ist fertig!« Der Gartenarbeiter hat großen Hunger und sowieso schon länger keine

Lust mehr. Erleichtert wirft er seinen Spaten weg und richtet sich schnell auf. Aber kaum steht er aufrecht, fährt ihm ein gewaltiger Schmerz in den Rücken, vielleicht auch ins Gesäß, und zwingt ihn zurück in die gebückte, vorgebeugte Haltung. Dort hält er es geradeso einigermaßen aus. Aber bei der geringsten Bewegung, vor allem wenn er versucht, wieder hochzukommen, fährt es ihm wie der Blitz in den Rücken. Deswegen spricht der Volksmund von Hexenschuss.

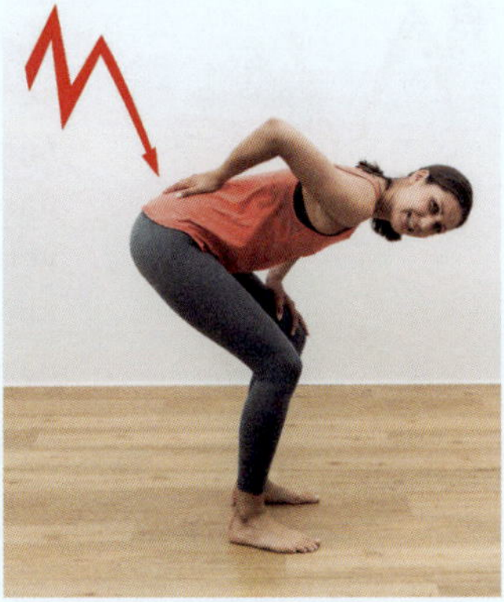

Die Schmerzen sind so schlimm, dass die Betroffenen sich nicht mehr aufrichten können.

Die biomechanischen Gründe für einen Hexenschuss

Beim Hexenschuss kann ein akuter Bandscheibenvorfall vorliegen. Meist hat dieser aber unserer Erfahrung nach nichts mit der Hauptursache des »Hexenschuss-Schmerzes« zu tun. Das entspricht unserer Logik, denn oft liegt bei Hexenschüssen keine Bandscheibenschädigung vor. Viel häufiger greift nach unserer Erfahrung demnach unsere biomechanische Erklärung für den Schmerz: Wie im Beispiel mit der Autofahrt gewöhnt sich auch hier der Körper einige Stunden lang an die gebeugte Rumpf- und Hüfthaltung. Aber der Gartenarbeiter steigt nicht langsam aus dem Wagen, sondern richtet sich schnell auf. Durch den der Bewegung innewohnenden Schwung reißt er seinen Hüftbeuger und den geraden Bauchmuskel geradezu auseinander – das ist etwas extrem formuliert, aber so wird es umso deutlicher. Bevor der Körper mit dem schützenden Schalten des Alarmschmerzes so richtig hinterherkommt und bevor der Gartenarbeiter merkt, dass sich da ein Schmerz aufbaut, ist er schon fast oder ganz oben angekommen.

Durch den Schwung des Aufstehens werden die gestressten Muskelfasern ungewohnt schnell auseinandergezogen. Sofort kommen die Muskelspindeln zum Einsatz. Das sind Muskelrezeptoren, die

Hüftbeuger und Bauchmuskel auf Kontraktion

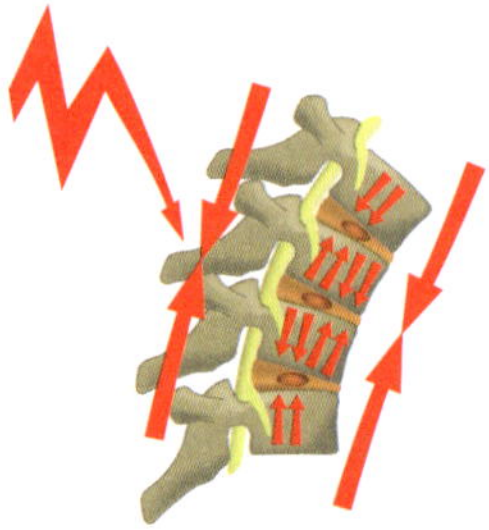

neben Zugspannung auch die Geschwindigkeit messen, mit der die Muskelfasern auseinandergezogen werden. Ihre Aufgabe im Körper besteht zum Beispiel darin, bei schnellen Bewegungen zu verhindern, dass Gelenke mit Schwung über ihre maximale Beweglichkeit hinaus bewegt werden. Diese Muskelspindeln »wissen« also, dass zu schnelles Bewegen das Risiko für Verletzungen beinhaltet. In dem Augenblick, wenn der Gartenarbeiter sich schnell aufrichtet, geben sie Alarm. Das veranlasst den Körper, die Frontseite auf volle Schutzkontraktion zu schalten, also die beteiligten Muskeln zusammenzuziehen. Das ist genau der Moment, in dem der Hexenschuss-Kandidat bemerkt, dass er von irgendeiner Kraft, der er sich nicht widersetzen kann, nach unten gezogen wird.

Im Unterschied zu der Autofahrersituation vorher, bei der die vordere Struktur zumindest langsam nachgab, sind jetzt die betroffenen Muskelfasern durch die Abruptheit der Bewegung für den Moment vollständig unnachgiebig. Überspitzt formuliert hält da jetzt ein »Stahlstrang« dagegen, der keinen Millimeter nachgibt, wenn man an ihm zieht. Das Resultat daraus ist, dass beim geringsten Strecken – also Aufrichten – des Rumpfes beziehungsweise der Hüfte die volle Belastung ungebremst in die Wirbelsäule schießt. Diese explosionsartige Belastungsspitze ist der typische Hexenschuss-Schmerz. Schlimmer geht es kaum. Hier kann der Körper keine Bewegung zulassen, da sonst die Wirbelsäule schweren Schaden nehmen kann. Daher haben Menschen mit einem akuten Hexenschuss schon bei der kleinsten Bewegung heftigste Schmerzen.

Ob der Schmerz im Rücken zu spüren ist oder bis ins Bein ausstrahlt, es sind häufig der gerade Bauchmuskel und der Hüftbeuger beteiligt.

Lumboischialgie

Die Lumboischialgie ist die Erweiterung der Lumbago nach unten. Dieser Schmerz ist meist nicht im Rücken selbst zu spüren, sondern er strahlt über das Gesäß, die Hüfte, an der Rückseite des Oberschenkels nach unten, manchmal über die Wade bis hinunter zum Fuß. Was sich oft dahinter verbirgt, erklären wir ab Seite 120. Wie schon besprochen, sind aus unserer Sicht bei diesen Zuständen fast immer der gerade Bauchmuskel und der Hüftbeuger beteiligt. Ob sich der Schmerz eher im Bereich des Rückens oder im Bereich des Gesäßes äußert, kann davon abhängen, wo die größeren Spannungen bestehen. Im Prinzip handelt es sich dann um das gleiche Geschehen, nur die Folgen sind anders zu spüren.

Vertrauen Sie Ihrem Körper

Für die Wirksamkeit unserer Therapie ist es nicht entscheidend, welcher der besprochenen Fälle vorliegt. Wenn wir durch unsere Osteopressur die meist für den Schmerz verantwortlichen Spannungen normalisieren, fährt er entsprechend herunter oder kann sogar in kurzer Zeit ganz abgestellt werden. Um das Ergebnis zu festigen, müssen Betroffene regelmäßig üben. Zusätzlich können sie sich auch noch einige Male nachbehandeln lassen.

In mehr als 35 Jahren haben wir immer wieder erlebt, dass diese Herangehensweise selbst dann zuverlässig funktionieren kann, wenn Schädigungen an der Struktur, Entzündungsprozesse in den Wirbelgelenken oder Arthrose vorliegen. Handelt es sich dabei nicht um deutliche Hinweise darauf, dass auch für Rückenschmerzen, die in der Medizin als »spezifisch« gelten, zu hohe Spannungen die Hauptrolle spielen – oder dass sie zumindest daran beteiligt sind?

Fangen Sie mit den Übungen an und schauen Sie, wie Ihr Körper reagiert.

Herausfinden können Sie das letztlich nur selbst. Wie? Indem Sie einfach die Übungen aus dem Praxisteil dieses Buches machen und selbst spüren, was mit Ihren Schmerzen passiert. Und wenn Sie zu unsicher sind, weil Ihre Bandscheiben geschädigt sind oder Sie eine bestimmte Diagnose erhalten haben, dann sprechen Sie vorsichtshalber mit Ihrem Arzt, bevor Sie zu üben anfangen. Gerne können Sie sich dazu auch an einen Arzt oder Therapeuten wenden, der nach unserer Methode ausgebildet und zertifiziert wurde: *www.liebscher-bracht.com/schmerztherapeuten-finden/*

Was ist mit dem Schädigungsschmerz?

In medizinischen Erklärungen für Schmerzen dominiert der sogenannte Schädigungsschmerz. Bei unserer Behandlung ist er von geringerer Bedeutung. Dies liegt daran, dass er für unsere Herangehensweise kaum zugänglich ist – ganz anders als der

Überlastungs- oder Alarmschmerz. Er kommt aber erfahrungsgemäß bei Rückenschmerzen auch viel seltener vor. Es handelt sich dabei um den Schmerz, der entsteht, wenn die Struktur geschädigt wird. Viele erklären die Schmerzentstehung exakt so: Die Bandscheibe ist kaputt und drückt auf den Nerv, und das verursacht Schmerzen, die Arthrose der Facettengelenke und ihre Entzündung tut weh, die Spinalkanalstenose schmerzt, der Gleitwirbel quält den Betroffenen. Selbstverständlich gibt es Fälle, in denen die Struktur so geschädigt ist, Wirbel eingebrochen sind, Wirbelkörper oder Stücke in den Wirbelkanal eingedrungen sind, dass dies große Schmerzen verursacht. Fälle, in denen die Struktur sich so schlimm verändert hat, dass auch das Wegnehmen der zu großen Zugspannungen die Situation nicht mehr »entspannen« kann. Aber diese Fälle sind unserer Erfahrung nach selten. Und der »Test«, wie es sich bei Ihnen verhält, ist sehr einfach: Entspannen Sie Ihre Muskeln durch die passenden Übungen und spüren Sie selbst, was ihre Rückenschmerzen dazu »sagen«.

* * *

Resümee

Damit hätten wir das Thema, wie die meisten Rückenschmerzen unserer Erfahrung nach entstehen, abgeschlossen. Haben Sie selbst Rückenschmerzen? Handelt es sich um die sogenannten spezifischen Rückenschmerzen, haben Sie also eine entsprechende Diagnose? Oder kann niemand bei Ihnen eine Ursache finden, haben Sie also die weitaus häufigeren unspezifischen Rückenschmerzen? Dann blättern Sie einfach jetzt nach hinten und probieren Sie die Übungen, die Faszien-Rollmassage und die Osteopressur aus. Bei Unsicherheiten, wenn eine Operation geplant ist oder wenn Sie bereits operiert wurden, sprechen Sie bitte mit Ihrem Arzt. Mit sehr hoher Wahrscheinlichkeit werden Sie durch die Übungen eine Besserung verspüren. Natürlich ist damit der Schmerz noch nicht dauerhaft gelindert oder beseitigt: Sie müssen Ihre Übungen natürlich regelmäßig weitermachen.

Im nächsten Abschnitt gehen wir das Thema der vielfältigen Schädigungen an, die an der Wirbelsäule entstehen können. Seien Sie gespannt, denn wenn Sie die Hintergründe kennen, bauen sich oftmals auch Ängste ab.

Die Folgen – so entstehen Schäden an der Wirbelsäule

Sie möchten genauer wissen, wie neben den Schmerzen auch Bandscheibenvorwölbungen, Bandscheibenvorfälle, Gleitwirbel und Ähnliches mit zu hohen Spannungen der Muskeln und Faszien zusammenhängen können? Dann warten in diesem Kapitel spannende Erkenntnisse auf Sie. Insbesondere können Sie hier nachvollziehen, weshalb die meisten Operationen bei Rückenschmerzen für uns an der Ursache vorbeigehen – gerade dann, wenn bei bestehender Schädigung die Schmerzen der Hauptgrund für die Operation sind.

Bandscheibenvorwölbung und Bandscheibenvorfall

Wenden wir uns zunächst den wohl häufigsten Schädigungen im Bereich der Wirbelsäule zu, der Vorwölbung und dem Vorfall der Bandscheibe. In Ihrem Arztbericht finden Sie dafür die Bezeichnungen Protrusion oder inkompletter Prolaps und Prolaps.

Die Bandscheibe ist perfekt dafür konstruiert, Druck abzufedern.

Die Bandscheibe besteht aus einem äußeren Faserring, der innen einen Gallertkern enthält. Schon diese Konstruktion zeigt, dass die Bandscheibe dazu gedacht ist, Druck abzufedern. Denn durch diesen Aufbau ist sie maximal widerstandsfähig. Der Gallertkern ist biomechanisch dazu in der Lage, den Druck, der ausgeübt wird, so in alle Richtungen zu verteilen, dass kein Teilbereich alles abfangen muss und dann vielleicht nicht standhalten kann. Der Druck verteilt sich. Besser kann man solch ein Abdämpfungselement nicht konstruieren.

Bei der Vorwölbung wird durch zu hohen Druck auf die Bandscheibe der äußere Faserring nach außen gewölbt. Meist in Richtung des Rückenmarkkanals, aus dem auch seitlich die Nerven

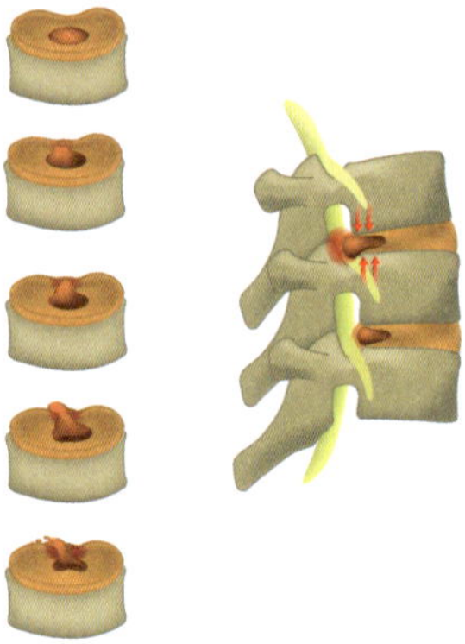

Die Stufen der Zerstörung der Bandscheibe

entspringen. Irgendwann kann die Belastung so groß werden, dass der Faserring reißt, dann wird Gallertmasse aus dem Kern herausgedrückt, und der Kern kann nicht mehr für optimale Druckverteilung sorgen. Die Gallertmasse verteilt sich in der Umgebung des Risses. In der Medizin verortet man hier eine Ursache der spezifischen Rückenschmerzen: Der Druck auf den Wirbelkanal und auf die Nervenwurzeln kann Schmerzen verursachen, ausgelöst durch die räumliche Verdrängung. Auch bei einer Vorwölbung wird davon ausgegangen, dass diese den Schmerz auslöst. Wir hatten bei unserem Schmerzerklärungsmodell im letzten Kapitel schon darauf hingewiesen, dass diese Sichtweise für uns in vielen Fällen zu kurz greift.

Auf dem Schaubild kann man gut sehen, wie sich diese Schädigung entwickelt. Erst verändert sich die Form der Bandscheibe, sie gibt dem Druck immer mehr nach und dehnt sich aus (Protrusion). Schließlich ist die Belastung in Richtung Wirbelkanal zu hoch, der Faserring reißt teilweise oder ganz ein (Prolaps). Die Gallertmasse wird herausgedrückt und verteilt sich.

Biomechanik des Bandscheibenvorfalls

Anhand der vorherigen Erklärungen können Sie bestimmt nachvollziehen, wie es zu einem Bandscheibenvorfall kommen kann. Eine wichtige Information brauchen Sie aber noch: Sie können sich Bandscheibenvorfälle und sämtliche Schädigungen, bei denen etwas reißt, im Grunde nur bei dynamischen Bewegungen zuziehen. Es muss Geschwindigkeit im Spiel sein. Ansonsten wäre es nämlich kaum möglich, sich etwas ein- oder abzureißen, da der Körper rechtzeitig mit Schmerzen warnen und so die Bewegung verhindern würde. Wenn es jedoch schnell genug geht, bevor der Schmerz die Bewegung stoppt, kann eine solche Verletzung eintreten.

Fließen Kräfte langsam in ein System ein, entspricht die Belastung der langsam einfließenden Kraft. Stellen Sie sich vor, Sie lassen eine Billardkugel aus 3 Millimetern Höhe auf einen Teller fallen. Es wird ein deutliches Geräusch geben, aber weiter wird nichts passieren. Nehmen Sie dieselbe Billardkugel und lassen Sie diese aus 30 Zentimetern Höhe auf den Teller fallen, wird er höchstwahrscheinlich zerspringen. Obwohl beide Male dieselbe Billardkugel, also die gleiche Kraft, gewirkt hat. Jedoch einmal mit wenig Geschwindigkeit und einmal mit viel Geschwindigkeit. Aus der Technik wissen wir, dass die Belastung bei hoher Geschwindigkeit den 50- bis 70-fachen Wert annehmen kann, verglichen mit der Belastung bei langsamer Geschwindigkeit.

Jeder Bandscheibenvorfall hat eine lange Vorgeschichte.[112] Voraussetzung ist nämlich, dass die Grundspannung auf die Bandscheibe, für die wir Verkürzungseffekte verantwortlich machen, schon so groß ist, dass dann eine kleine, eigentlich harmlose Belastung, die man eigentlich gesund überstehen würde, die Widerstandskraft der Bandscheibe übersteigt. Fragen Sie Menschen, denen das passiert ist. Die meisten erzählen, dass sie eigentlich etwas ganz Normales gemacht haben, etwas angehoben oder aufgefangen haben – eben irgendeine schnelle, aber eigentlich harmlose Bewegung.

Geschwindigkeit ist die Grundvoraussetzung für eine Verletzung.

Der Bandscheibenvorfall – das »schnelle Sterben« der Bandscheibe

Weiter vorne hatten wir beschrieben, dass die Kräfte auf die Wirbelsäule immer weiter zunehmen, solange die Verkürzungen beziehungsweise die nach vorne ziehenden Kräfte zunehmen. Ab einer bestimmten Stärke der Belastung der Wirbelsäule werden die Bandscheiben so sehr beansprucht, dass sie nicht weit von einer Überlastung entfernt sind. Durch die stetig ansteigende Grundbelastung nähern sie sich immer mehr ihrer Belastungsgrenze. Bis dann eine Situation entsteht, in der eine plötzliche Krafteinwirkung auf die Bandscheibe deren Faserring zum Zerreißen bringt. Der Schmerz, der meist gleichzeitig auftritt, wird oft mit der austretenden Gallertmasse, die jetzt auf die Nervenwurzel drückt, in Verbindung gebracht. Nach unserer Erfahrung handelt es sich hier aber viel häufiger um Alarm- oder Überlastungsschmerzen. Natürlich können auch Mischformen zwischen diesen beiden Schmerzarten und einem eventuellen Schädigungsschmerz vorkommen.

Die Ernährung der Bandscheibe

Nun möchten wir ein Thema hinzunehmen, über das wir bisher nur am Rande gesprochen haben: die Ernährung der Bandscheibe. Natürlich spielt es auch eine Rolle, wie wir uns ernähren, damit befassen wir uns ausführlich ab Seite 292. An dieser Stelle lassen Sie uns davon ausgehen, unsere Nahrung wäre dazu geeignet, die Nährstoffe in den Körper zu bringen, die den Bandscheiben guttun. Nun ist die Frage, wie sie dahin kommen, wo die Bandscheiben sie brauchen, nämlich in deren Umgebungsflüssigkeit. Denn Bandscheiben ernähren sich wie Knorpel: Sie werden wie ein Schwamm gedrückt, dadurch werden die Abfallstoffe entfernt, und wenn der Druck wieder abnimmt, dehnen sie sich aus und saugen sich mit der sie umgebenden Flüssigkeit und den darin enthaltenen Nährstoffen voll.

Der Schwammeffekt muss aktiviert werden.

Damit die Nährstoffe in der Flüssigkeit zirkulieren können und für die Bandscheibe zur Verfügung stehen, muss das Fließsystem aktiv sein. Dies funktioniert nur dann optimal, wenn die Muskeln im Bereich der Wirbelsäule aktiv sind. Denn dadurch bringen sie in den Haargefäßen, den Kapillaren, das Blut mit den Nährstoffen zum Fließen, zugleich werden über die venösen Kapillaren und die Lymphgefäße die Abfallstoffe abtransportiert. Die gleiche Muskelarbeit, die dieses Fließsystem aktiviert, sorgt auch dafür, dass die Bandscheiben gedrückt und wieder entlastet werden.

Wie gut ernährt sind unsere Bandscheiben?

Was meinen Sie, wie gut Ihre Bandscheiben ernährt sind? Sie ahnen die Antwort. Vermutlich nicht optimal, denn wie sollen sie gut ernährt sein, wenn die meisten Menschen im Tagesverlauf ihre eigentlich möglichen Bewegungswinkel nur so eingeschränkt nutzen? Wie oft drehen Sie Ihren Rumpf? Wie oft beugen Sie ihn vollständig nach vorne, sodass Ihre Hände in den

Bereich des Bodens kommen? Wie oft beugen Sie sich so weit wie möglich zur Seite? Und das Wichtigste: Wie oft überstrecken Sie Ihren Rumpf in sich und die Hüften nach hinten – schön ausgiebig?

Und wir haben noch nicht über die vielen Bewegungsmöglichkeiten zwischen den vier Grundrichtungen gesprochen. Über die vier Diagonalen oder sogar die Winkel zwischen ihnen. Und auch noch nicht über kombinierte Beugung plus Rotation in alle Richtungen, jeweils nach links und rechts. Erst dann wären wir bei den 100 Prozent der Möglichkeiten, die unsere Wirbelsäule uns eigentlich bietet. Merken Sie, was uns da alles fehlt? Das ist überraschend, oder? Jetzt können Sie einerseits nachvollziehen, in welch eingepferchtem »Verkürzungskorsett« sich die meisten Menschen heute befinden, und andererseits, wie es um die Ernährungssituation Ihrer Bandscheiben steht: Unserer Einschätzung nach stehen die meisten Wirbelsäulen jahrein, jahraus knapp vor dem Hungertod.

Das »langsame Sterben« der Bandscheiben

Unsere Bandscheiben hungern.

Immer wieder gibt es Zufallsbefunde wie den folgenden: Ein Patient hat irgendeine Untersuchung mit einem bildgebenden Verfahren: MRT, CT oder Röntgen. Dabei kommt heraus, dass eine oder auch mehrere Bandscheiben so dünn sind, dass man sie auf der Aufnahme fast nicht mehr findet. Existieren zufälligerweise Bilder aus jüngeren Jahren, sieht man zweifelsfrei, dass sie zumindest einmal tatsächlich in voller Größe vorhanden war. Was ist also passiert?

Wenn Sie die vorherigen Kapitel gelesen haben, ahnen Sie es wahrscheinlich schon. Die Bandscheibe ist in der Regel einem dreifachen Überlastungsprozess zum Opfer gefallen.

- Erstens ist sie im Laufe der Jahre einem kontinuierlich steigenden Druck ausgesetzt gewesen, der sie immer leerer gepresst hat.
- Zweitens gab es kaum größere Richtungsänderungen in der Bewegung der Wirbelsäule, sie konnte sich viel zu wenig ausdehnen, um sich umfassend vollzusaugen. Auch der für den

Pumpeffekt so wichtige Wechsel zwischen Be- und Entlastung fand viel zu selten statt.

- Drittens war die Bandscheibe unterversorgt, da die vielfältige Muskelbewegung rund um die Wirbelsäule, die die Kapillaren erst richtig zum Durchströmen mit Blut und frischen Nährstoffen und Sauerstoff gebracht hätte, kaum noch stattfand. Die Umgebungsflüssigkeit war also gefüllt mit Abfallstoffen, die nicht richtig abtransportiert werden konnten, und es kamen nicht genügend Nährstoffe in die Umgebung der Bandscheiben.

Zu viel und ständiger Druck, zu wenig Bewegung, schlechte Ernährung

Angesichts dieser Tatsachen kann es nicht überraschen, dass die Bandscheibe nach einigen Jahrzehnten einfach nicht mehr vorhanden ist – zumal bei vielen von uns ein vierter Faktor hinzukommt. Den besprechen wir in Kapitel 4 und 8 genauer, denn natürlich spielt auch unsere Ernährung eine Rolle bei der Gesundheit und Haltbarkeit der Bandscheiben. Sie verschleißen eher und stärker, wenn sie unzureichend mit den richtigen Nährstoffen versorgt werden und dadurch in einen Zustand der Mangelernährung geraten. Leider sind die Folgen der hier beschriebenen Entwicklungen gerade bei älteren Menschen sehr verbreitet. Studien legen nahe, dass es nur wenig ältere Menschen geben dürfte, deren Bandscheiben in einem guten Zustand sind.[113]

Weitere Schädigungen der Wirbelsäule

Natürlich hinterlässt die Unterernährung der Bandscheiben bei gleichzeitig permanent steigender Druckbelastung auch Spuren an den anderen beteiligten Strukturen. So kann es zu weiteren Schädigungen der Wirbelsäule kommen.

Spinalkanalstenose – eine sehr häufige Diagnose

Beginnen wir mit der Spinalkanalstenose. Diese Verengung des Wirbelkanals kann sozusagen die Fortsetzung der Vorwölbung und des Vorfalls der Bandscheibe sein. Durch die Unterernährung und gleichzeitig eine hohe Druckbelastung verlieren die Bandscheiben zunehmend Wasser, sie werden immer brüchiger und dünner. Das macht sie laufend flacher. Als Reaktion fängt der Wirbel an, breiter zu werden, und bildet Auswüchse. Auf diese Weise versucht der Körper, die Flächenbelastung pro Quadratzentimeter nicht so massiv ansteigen zu lassen – die Druckkraft wird mehr verteilt. Das schränkt jedoch die Bewegung immer mehr ein. In der Folge werden Stoffwechselabfälle nicht mehr ausreichend entsorgt, was auch zu Verkalkungen führen kann.

Diese Veränderungen können den Kanal einengen. Gleichzeitig werden die Bänder breiter und dicker, dadurch möchte der Körper die immer größer werdenden Kräfte halten können. Zusätzlich wird bei vielen das Hohlkreuz immer ausgeprägter, die Facettengelenke entwickeln Arthrose und entzünden sich und Gleitwirbel entstehen. All das in Summe kann den Spinalkanal immer mehr einengen. Diese Entwicklung, die natürlich aufgehalten und möglichst wieder rückgängig gemacht werden sollte, hat aber nicht zwingend etwas mit den Rückenschmerzen zu tun.

Bei der Spinalkanalstenose ist der Wirbelkanal eingeengt.

Hohlkreuz – Arthrose und Entzündungen der Facettengelenke

Dadurch, dass nicht nur der Druck auf die Wirbelsäule immer größer wird, sondern die Lendenwirbelsäule durch den steigenden Zug des Hüftbeugers nach innen gezogen und das Becken nach vorne gekippt wird, wölbt sich die Lendenwirbelsäule – die schon von Natur aus diese Wölbung hat – immer mehr nach innen. Man spricht dann von Hyperlordose: von einem Hohlkreuz.

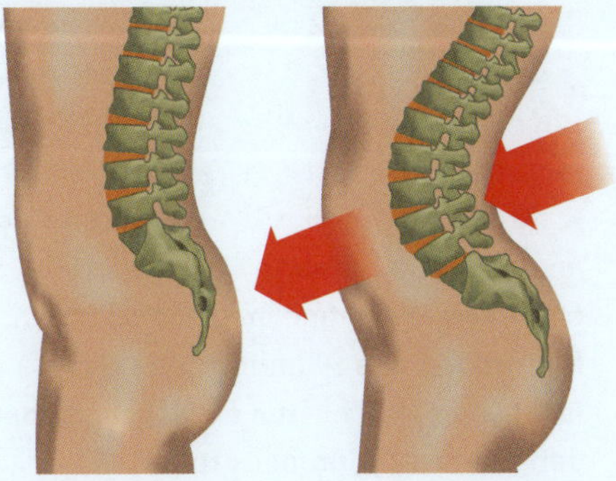

Das Hohlkreuz

In der Folge verändert sich die Belastungsverteilung. Die axiale Kraft verlagert sich mehr und mehr auf die Facettengelenke. Diese sind dafür aber nicht konstruiert, denn bei ihnen handelt es sich um die Führungsgelenke, nicht um tragende Gelenke. Sie können die Belastung kurzfristig bei starken Überstreckungen aushalten, wobei auch die Bandscheiben entlastet werden. Als Dauerfunktion ist das jedoch nicht vorgesehen.

Die Facettengelenke sind nicht dafür da, großen Druck auszuhalten.

Da die Facettengelenke aber bei vielen Menschen heute zunehmend Kraft übertragen müssen, entwickeln sie Arthrose (Spondylarthrose) mit entsprechenden Reparaturmechanismen. Der Körper aktiviert Entzündungsvorgänge, um den Verschleiß zu reparieren. Natürlich beanspruchen solche Reparaturvorgänge noch mehr Platz, denn es gibt Flüssigkeitseinlagerungen, damit die »Baustelle« gut mit allem, was nötig ist, versorgt werden kann. Dieser erhöhte Platzbedarf kann wiederum zur Spinalkanalstenose beitragen. Und wieder kann ein Negativkreislauf entstehen.

Gleitwirbel – eine Sache der Spannung?

In diesem Geschehen kommt es oft auch zur Bildung von Gleitwirbeln. Wie entstehen sie, wenn sie muskulär-faszial bedingt sind? Wir sehen es so: Wenn bei der Hyperlordose die gesamte Lendenwirbelsäule in den Körper hineingezogen werden kann, dann kann das auch bei einem einzelnen Wirbel passieren. Die ziehende Kraft des Hüftbeugers ist womöglich an einem Wirbelkörper besonders groß, dazu sind die beteiligten Bandscheiben und Bandstrukturen vielleicht geschwächt und vorgeschädigt. Zusätzlich dürfen wir den axialen Druck auf die Wirbelsäule nicht vergessen. Vor allem im »Lordosebogen« treibt dieser Druck die Wirbel zusätzlich in Richtung Körperinneres. Oft sind deswegen die unteren Lendenwirbel betroffen. Auch das ergibt Sinn, denn die Auflageflächen zeigen immer mehr nach unten, also wird die Abrutschgefahr wegen des »Schlitteneffektes« – der darüberliegende Wirbel fährt wie ein Schlitten die schräge Oberfläche des darunterliegenden hinunter – immer größer.

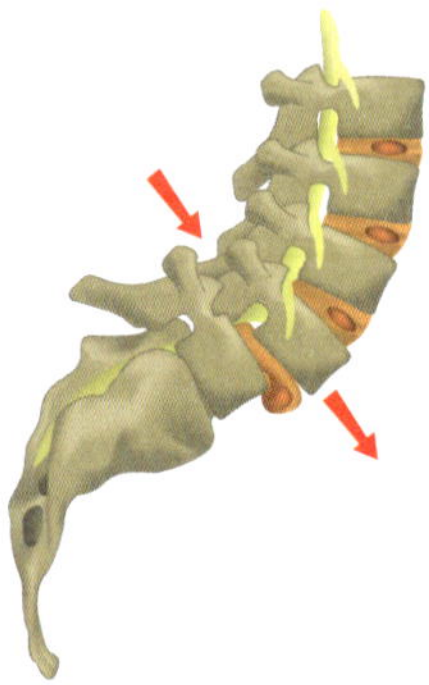

Die nach vorne treibende Keilwirkungskraft

Ein weiteres Indiz für den großen Einfluss des muskulär-faszialen Zugs von vorne ist, dass Gleitwirbel besonders oft zwischen dem vierten und fünften Lendenwirbel (L4 und L5) entstehen. Auch zwischen dem fünften Lendenwirbel (L5) und der Sakralbasis am oberen Ende des Kreuzbeins (S1) kommen Gleitwirbel häufig vor. Erklärbar könnte dies mit den anatomischen Gegebenheiten des Musculus psoas major sein. Dieser Muskel ist der einzige Teil der hüftbeugenden Muskulatur, der seinen Ursprung an der Wirbelsäule hat. Seine oberflächliche Schicht entspringt vom zwölften Brustwirbelkörper (Th12), den ersten vier Lendenwirbelkörpern (L1–L4) und den dazugehörigen Bandscheiben, die tiefe Schicht von den Querfortsätzen des ersten bis fünften Lendenwirbels (L1–L5). Unsere Einschätzung: Zieht eher die oberflächliche Schicht, kann sich der »Schlitteneffekt« verstärkt zwischen L4 und L5 zeigen. Übt hingegen die tiefere Schicht einen stärkeren Zug aus, steigt das Risiko für einen Gleitwirbel zwischen L5 und S1.

Die Reaktion des Körpers auf diese Druckverhältnisse kann so weit gehen, dass die Form des Wirbelkörpers sich hin zum Keil verändert. Auch diese Einflüsse können – je nach Lage und Ausprägung – einen verschlimmernden Effekt auf die Spinalkanalstenose haben.

Skoliose – wenn die Wirbelsäule verdreht und verkrümmt wird

Bei rund 90 Prozent aller Skoliosen ist die Ursache unbekannt – Ärzte sprechen von sogenannten idiopathischen Skoliosen.[114] Viel seltener sind Skoliosen, die angeboren sind, die durch Unfälle verursacht werden, die mit Muskel- oder Nervenerkrankungen einhergehen. Bei Grunderkrankungen, die mit der Funktion der Muskeln zu tun haben, ist der Zusammenhang logisch, denn die Muskeln »ziehen« ja die Wirbelsäule in bestimmte Richtungen. Ist nun eine Seite durch eine Grunderkrankung zu schwach oder verändert, ist das Gleichgewicht gestört, und die Wirbelsäule kann sich entsprechend verändern.

Wenn Spannungen normalisiert werden, verschwinden die Schmerzen meist.

Wir gehen davon aus, dass die meisten Skoliosen genau so entstehen. Denn offensichtlich wird die Wirbelsäule in Rotationen und Verkrümmungen gezogen. Deswegen nimmt sie diese vielen

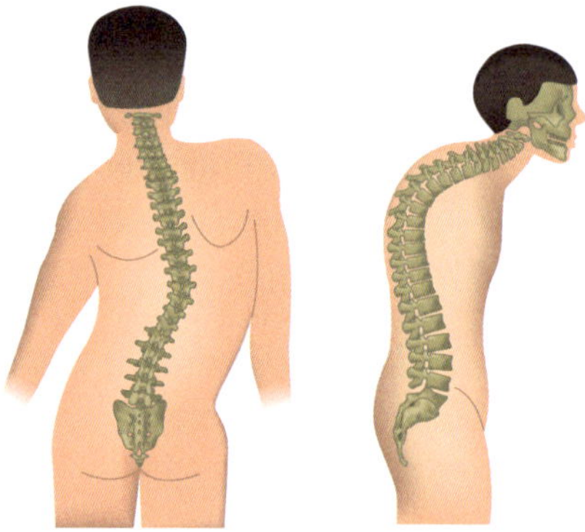

Mögliche Folge von zu starken Zugspannungen der Muskeln und Faszien

möglichen nicht physiologischen Positionen ein. Ob diese Verdrehungen und Verbiegungen dann auch die Form der Wirbelkörper und der Rippen verändern – Funktion bildet Struktur – oder vielleicht die von Geburt an veränderte Form der Wirbelkörper die verfälschte Form der Wirbelsäule hervorgebracht hat, ist von Fall zu Fall unterschiedlich.

Wenn die Verdrehungen und Verformungen wieder rückgängig gemacht werden könnten, dann könnten sich theoretisch auch die Formen der Wirbelkörper und Rippen wieder verändern. Meist aber geht das nicht. Die Verformung ist zu massiv und zu lange im System angelegt.

Die gute Nachricht lautet aber auch hier: Nach allem, was wir aus den letzten 35 Jahren wissen, existiert kein kausaler Zusammenhang zwischen Rückenschmerzen und Skoliose. Das heißt, dass es fast immer einen Schmerzanteil gibt, der gar nicht auf die Skoliose selbst zurückzuführen ist. Nach unserer Erfahrung fällt dieser Anteil meist sehr hoch aus – weshalb die Schmerzen gut behandelbar sind, indem die zu großen Spannungen heruntergefahren werden. Auch hier schlagen wir vor: Probieren Sie einfach die Übungen im Praxisteil, dann spüren Sie unzweifelhaft, wie weit Sie Ihre Schmerzen trotz Ihrer Skoliose mindern können. Und wenn das funktioniert, dann bleiben Sie dran und schauen Sie, inwieweit sich Ihre Skoliose vielleicht nach und nach mindert.

Ein kleiner Ausflug Richtung Brustwirbelsäule

Natürlich funktioniert nichts im Körper unabhängig von der »Nachbarschaft«. Daher ist es völlig klar, dass die eben besprochenen Veränderungen und Schädigungen nicht auf die

Lendenwirbelsäule beschränkt bleiben. Lassen Sie uns jetzt eine Etage höher gehen. Wir hatten bisher darüber gesprochen, welche Effekte die Verkürzungen auf den Bereich der Lendenwirbelsäule haben, nun schauen wir uns die Brustwirbelsäule an.

Welche Entwicklungen sind hier typisch? Vor allem diese: Der immer größere Zug des geraden Bauchmuskels zieht das Brustbein nach vorne unten. Da diese fasziale Zugspannung immer mehr zunimmt, geben die Rückenstrecker dieses Segmentes irgendwann nach. Der Betroffene entwickelt einen Rundrücken, eine Hyperkyphose. So wie die eigentlich physiologische Lordose immer ausgeprägter wird, so wird die eigentlich physiologische Kyphose ebenfalls immer stärker. Aber im Bereich der Brustwirbelsäule kommt noch eine weitere Entwicklung hinzu. Wie bereits erläutert haben wir heute unsere Arme meist vor dem Körper – ob wir schreiben, Brote schmieren, mit dem Fahrrad fahren, jemanden massieren oder die Tastatur unseres Rechners bedienen. Dadurch fallen wir nicht nur immer weiter in die Hyperkyphose, sondern die Schultern werden vor allem wegen eines immer kürzeren Brustmuskels immer weiter nach vorne gezogen.

Diese beiden Verkürzungen verstärken sich gegenseitig. Neben einer immer schlechteren Haltung führt das oft zu quälendem Brennen im Bereich der Brustwirbelsäule zwischen den Schulterblättern. Die Schreibtischarbeiter können ein Lied davon singen. Was für ein Schmerz ist das? Richtig, wir sagen, es ist ein Überlastungsschmerz, weil die Muskeln am Rücken irgendwann einfach nicht mehr können. Wie auch im Bereich der Lendenwirbelsäule kommt der Schmerz nach unserer Erfahrung häufig also nicht vom entzündlichen Zustand der Facettengelenksarthrose, sondern daher, dass die Muskeln am Rücken völlig überfordert sind. Im Bereich der Brustwirbelsäule gibt es übrigens nur selten Bandscheibenvorfälle.[115] Der Grund dafür ist der Brustkorb. Er scheint die Wirbelkörper so zu fixieren, dass die Fehlspannungen mehr verteilt werden, sich also nicht punktuell zu ausgeprägt auf einzelne Wirbel auswirken können.

Die Verkürzungen des Bauchmuskels und des Brustmuskels verstärken sich gegenseitig.

Schauen wir noch eine Etage höher nach dem Rechten

Man sieht es vor allem bei älteren Menschen, aber durchaus auch bei jüngeren. Der Kopf ist weit nach vorne genommen und extrem überstreckt. Manchmal geht das so weit, dass der obere Teil der Brustwirbelsäule fast oder sogar ganz horizontal liegt. Was ist häufig die Ursache?

Probieren Sie es aus: Setzen Sie sich möglichst aufrecht hin, dann lassen Sie sich in den Rundrücken fallen. Merken Sie, wie Sie den Kopf automatisch nach vorne überstrecken, um weiterhin geradeaus schauen zu können? Sie fallen automatisch in diese Fehlhaltung. Bei Menschen, die das über Jahre machen, wird das zur antrainierten Dauerhaltung. Denken Sie daran, dass wir 24 Stunden täglich trainieren. Klar, dass das im Laufe der Zeit und vor allem nach vielen Jahren einen Brettnacken geben muss.

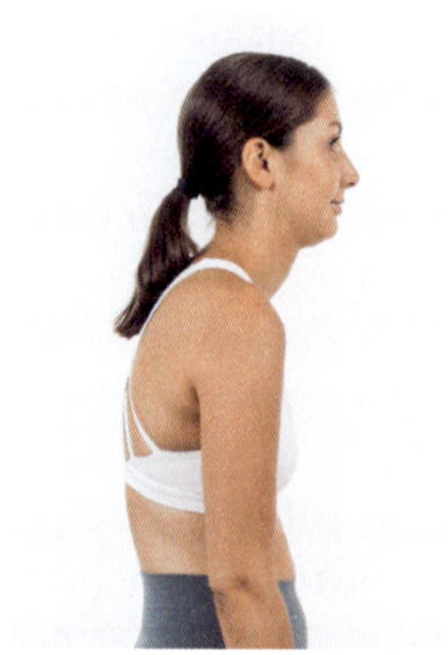

Schlechte Haltung und Schmerzen durch Fehlspannungen

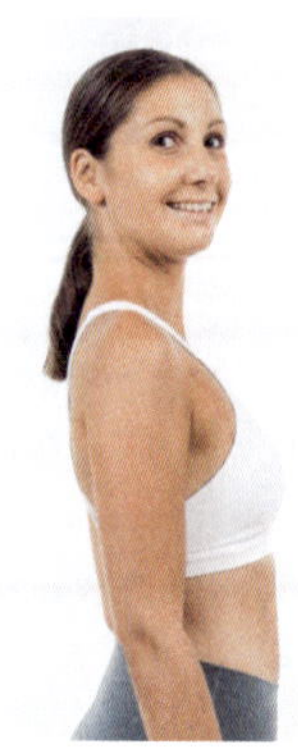

Sind die Fehlspannungen beseitigt, richtet sich der Körper auf.

Folge davon ist, dass alte Menschen, die sich auf den Rücken legen, so gut wie immer ein Kissen brauchen. Haben sie keines, dann müssen sie ihren Kopf völlig überstreckt ablegen, was sehr unbequem ist. Je mehr diese Fehlhaltung der Halswirbelsäule zunimmt, desto mehr kann es zu Schwindel und ähnlichen Sensibilitätsstörungen im Bereich des Kopfes kommen.[116]

All das hat oft nicht direkt mit dem Alter zu tun, sondern höchstens indirekt. Wenn man schon älter ist, hatte man schließlich mehr Zeit, die zu hohen Spannungen aufzubauen und die entsprechenden Verfilzungen entstehen zu lassen. Wie in der Abbildung erkennbar: Der immer größere Zug der Bauch- und Brustmuskeln lässt den Oberkörper zusammensinken. Der Rundrücken bildet sich aus und wird durch die starke Überstreckung der Halswirbelsäule kompensiert.

Übrigens endet das schützende Gerüst des Brustkorbes am letzten Brustwirbel. Daher kommt es im Bereich der Halswirbelsäule wieder deutlich häufiger zu Bandscheibenvorfällen. Hier gibt es zwar nicht ganz so viele Bandscheibenschädigungen wie bei der Lendenwirbelsäule,[117] wahrscheinlich da die Kräfte deutlich geringer sind, aber viel mehr als bei der Brustwirbelsäule. Für die Schmerzen gilt das Gleiche wie für die Lendenwirbelsäule. Sie haben mit den Bandscheibenschäden meist wenig zu tun, und Sie können sie mit unseren Übungen oft gut in den Griff bekommen.

* * *

Resümee

Was ist das Fazit dieses Abschnitts? Viele der häufigsten Schädigungen am Rücken trainieren wir uns selbst an: Bandscheibenvorwölbungen, Bandscheibenvorfälle, Hohlkreuz, Gleitwirbel, Skoliose, Spinalkanalstenose, Facettengelenksarthrose, Rundrücken. Natürlich tun wir das nicht wissentlich – es geschieht im Laufe der Jahre und Jahrzehnte als unbeabsichtigte Folge unserer Bewegungsmuster. Und die fallen heutzutage bei den meisten Menschen ähnlich aus: häufiges Sitzen oder Stehen ohne den nötigen Ausgleich. Das Resultat sehen wir, wohin wir auch schauen. Deswegen konnten Rückenschmerzen mit all ihren Begleiterscheinungen zur Volkskrankheit werden. Sicher stimmen Sie mit uns überein, dass dies dringend geändert werden muss.

Im nächsten Kapitel besprechen wir noch ein paar weitere körperliche Beschwerden, die die meisten zunächst gar nicht mit ihren Rückenschmerzen in Verbindung bringen. Letztlich hängen diese Symptome aber oft mit der Grundproblematik der zu hohen Spannungen von Muskeln und Faszien zusammen. Für Sie ist das eine gute Bestandsaufnahme: Denn alles, was Sie tun, um die Spannungen Ihrer Muskeln und Faszien zu senken und sie gleichzeitig zu kräftigen, kann sich auf viele Bereiche gleichzeitig positiv auswirken.

Die Begleiterscheinungen – so entstehen Entzündungen und Sensibilitätsstörungen

In diesem Kapitel beschreiben wir noch weitere Folgen der zu hohen Zugspannungen der Muskeln und Faszien, die vor allem überall im Bereich des unteren Rückens auftreten: Entzündungen und Sensibilitätsstörungen wie Kribbeln oder Taubheitsgefühle. Danach werden Sie nachvollziehen können, dass überhöhte Spannungen der Muskeln und Faszien – zumindest indirekt – an fast allen Veränderungen und Schmerzen der Lendenwirbelsäule beteiligt sind.

Ischiasschmerzen und Lumboischialgie

Ischiasschmerzen und Lumboischialgie können nicht getrennt voneinander betrachtet werden. Einige Theorien gehen davon aus, dass die Ursache im Druck auf Nervenwurzeln liegt, die den Spinalkanal verlassen. Tatsächlich lassen sich Nervenwurzelreizungen des Ischias bei Schmerzen nachweisen.[118] Unsere Erfahrung deckt sich jedoch mit wissenschaftlichen Erkenntnissen aus den letzten Jahren: Regelmäßige Bewegung lindert die Beschwerden und ist mittlerweile fester Bestandteil der Behandlung.[119]

Dies legt nahe, dass auch hier unser Erklärungsmodell gültig sein kann: Dadurch, dass die Struktur an der Vorderseite des Körpers zunehmend nach vorne zieht, müssen die Rückenstrecker und der Gesäßmuskel immer massiver dagegenziehen. Da das Sitzen beim Aufbau dieser Fehlspannung einen großen Anteil hat, muss der Gesäßmuskel als kräftigster Strecker die meiste Arbeit dabei übernehmen. Das heißt, er muss beim Stehen und beim Gehen permanent anspannen. Der Ischiasnerv sowie andere Nerven und Gefäße, die von Blut und Lymphe durchströmt sind, verlaufen wie flexible Leitungen, wie Schläuche durch die Muskeln und Faszien und zwischen ihnen entlang. Die Nerven wie auch die Gefäße benötigen natürlich ihren Raum, damit alles frei und ungehindert fließen kann. Nerven haben ihre eigene Durchblutung, durch die sie mit Nährstoffen versorgt werden und wodurch natürlich auch Abfallstoffe entsorgt werden.

Was passiert mit dem Ischiasnerv?

Was passiert also mit dem Ischiasnerv? Wir sind der Überzeugung, dass die Erklärung, der Druck auf die Nervenwurzel würde zu den Schmerzen im Gesäß und den anderen Stellen entlang der Beine führen, für sich genommen zu kurz greift.

Zu berücksichtigen ist doch immer Folgendes: Der große Gesäßmuskel, der wegen des Kraftaufwandes der Streckung permanent kontrahieren muss, drückt den Ischiasnerv zusammen – ebenso wie der Piriformis-Muskel. Dieser ist viel kleiner als der große Gesäßmuskel, hat aber fast dieselben Funktionen. Sind die Anspannungen der Gesäßmuskulatur zu hoch, wird der Stoffwechsel beeinträchtigt. Es kommt zu einer Minderdurchblutung und es beginnen entzündliche Vorgänge in den Muskeln – in diesem Fall im Piriformis, aber auch in den anderen Gesäßmuskeln, sodass die Verhärtung der Muskeln weiter zunimmt.

Sie müssen sich vorstellen, dass in diesen immer fester gespannten Geweben zunehmend Engpässe bei der Nährstoffversorgung und der Entsorgung von Stoffwechselabfällen auftreten. Zum einen werden die beteiligten Gesäßmuskeln immer mehr überfordert. Zum anderen wird auch der Stoffwechsel im Ischias selbst zunehmend eingeschränkt. Überall häufen sich deshalb die Abfallprodukte, das Gewebe schwillt immer mehr an, der Druck auf den Nerv nimmt zu. Irgendwann reagieren dann die überforderten Muskeln – der Piriformis oder auch andere Faserbündel der Gesäßmuskeln – vor Überanstrengung mit einem brennenden Gefühl. Weil der Ischiasnerv überlastet und unterversorgt ist, kann er seiner Funktion als Informationsträger schlechter nachkommen. Das äußert sich auch

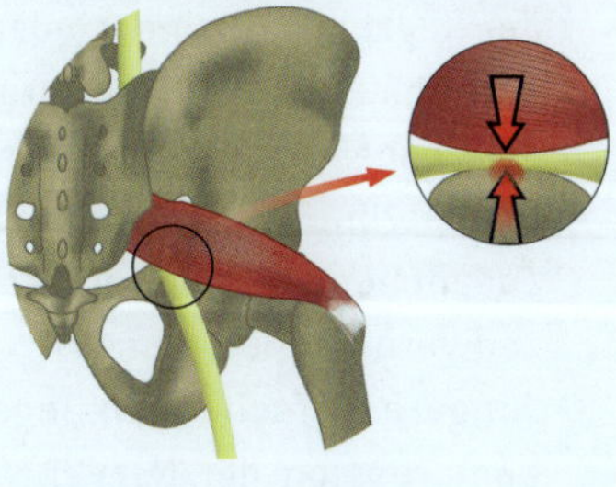

Der Ischiasnerv kann zu stark gedrückt werden.

in einem Kribbeln und darin, dass die Muskeln nicht mehr gut angesteuert werden können. Das Resultat: Der Fuß verliert an Kraft. Grund für all das ist aber meist nicht die Entzündung selbst, sondern es sind die zu hohen Spannungen.

Der Piriformis-Muskel liegt direkt unter dem Gesäßmuskel und kann auf den Ischiasnerv drücken.

In der letzten Illustration kann man schön erkennen, wie sich die Gesäßmuskeln und der Piriformis durch Dauerkontraktionen immer mehr verfestigen und der Ischiasnerv so gedrückt wird, dass seine inneren Gefäße im Durchfluss behindert werden. Entspannt man diesen Bereich, lässt sich das Brennen in den meisten Fällen beseitigen. Unsere Übungen speziell bei Ischiasschmerzen, die Sie im Praxisteil dieses Buches kennenlernen, können wir Ihnen dafür ans Herz legen.

Kann die ausgetretene Gallertmasse Schmerzen im Gesäß erzeugen?

Uns überzeugt die Erklärung der Nervenwurzelreizung auch mit Blick auf Forschungsergebnisse nicht vollständig:

- Machen Sie sich noch einmal bewusst: Es gibt Menschen mit Bandscheibenvorfällen, die gar keine Rückenschmerzen haben. Viele wissen nicht einmal, dass bei ihnen ein Bandscheibenvorfall vorliegt. Der Körper baut den ausgetretenen Gallertkern in der Regel von alleine wieder ab, unabhängig vom Verschwinden der Schmerzen.[120] Ärzte sprechen von einem »stillen Vorfall«, bei dem weder der Ischiasnerv noch sonstige Nerven involviert sind.
- In Experimenten wurde nachgewiesen, dass ein mechanisches Zusammendrücken der Nervenwurzel nicht zwingend Schmerzen verursachen muss.[121]
- Jüngere Forschungen legen nahe, dass eine mechanische Kompression der Nervenwurzel vor allem Ischiasschmerzen bei einem lumbalen Bandscheibenvorfall nicht ausreichend erklären kann. Berücksichtigt werden müssten immer auch bestimmte chemische Reaktionen des ausgetretenen Materials der Bandscheibe und eine Antwort des Immunsystems darauf. Hier entstünden Entzündungsprozesse, die mehr oder weniger stark an der Schmerzentstehung beteiligt seien.[122]

- Nachgewiesen wurde zudem, dass der Umfang des ausgetretenen Bandscheibenkerns keine Auswirkungen auf den Therapieerfolg mit konservativen Maßnahmen hat. Wäre die »Kompressionstheorie« uneingeschränkt richtig, müsste dieser Zusammenhang sichtbar sein.[123]

Nach gängiger Auffassung folgt bei einer gereizten Nervenwurzel auf Höhe der Lendenwirbelsäule der Schmerz in seiner Ausbreitung einem »Dermatom« – einem bestimmten Schmerzband, das klar der betroffenen Nervenwurzel zuzuordnen ist. Das Ziehen im Gesäß, ins Bein runter, an der Wade und sogar im Fuß wird darauf zurückgeführt. Doch wenn die Kompression weiter oben wirklich immer der alleinige Grund für das Ziehen weiter unten ist, warum lässt es dann bei den meisten Patienten nach oder verschwindet ganz, sobald wir Gesäß, hinteren Oberschenkel, Wade oder Fuß gezielt entspannen?

Der Bandscheibenvorfall kann gleichzeitig mit den Schmerzen auftreten, muss aber nicht die Ursache dafür sein.

Dazu noch eine Anekdote: In unseren Ausbildungen sprachen wir immer mal wieder mit teilnehmenden Chirurgen, die viele Bandscheibenoperationen ausführen. Einige beschrieben, wie weich die Masse sei, die bei einem Bandscheibenvorfall austrete. Und dass sie sich überallhin verteile und sich in die Lücken drücke, weil sie so flexibel sei und der Nerv fingerdick und ziemlich fest. Zudem reiche die ausgetretene Menge auch meist gar nicht aus, um wirklich ein massives Raumproblem zu erzeugen.

Ischiasschmerzen am ganzen Bein

Die oben ausgeführte Erklärung, dass die Schmerzen meist entstehen, weil der Ischiasnerv so stark komprimiert wird, dass der Durchfluss der Gefäße im Nerv selbst behindert wird, bringt noch mehr Licht ins Dunkel. Damit ist für uns nämlich auch logisch nachzuvollziehen, warum der Ischias im Bereich des Gesäßes, hinten am Hüftgelenk, an der Rückseite des Oberschenkels, in der Wade und herunter bis zum Fuß wehtun kann. Denn überall dort gibt es muskuläre und fasziale Engpässe und teilweise so feste Gewebe, dass man beispielsweise beim Drücken im Rahmen unserer Osteopressur kaum hindurchkommt. Überall dort, wo der

Überall dort, wo genügend Druck herrscht, um die Versorgung des Nervs massiv zu stören, entstehen Schmerzen.

Druck reicht, um die Versorgung des Nervs genug zu stören, können Schmerzen entstehen. Wir haben es bei vielen Patienten erlebt, dass das Problem zuverlässig zu lösen ist, wenn man diese Gewebespannungen normalisiert und dafür sorgt, dass der Nerv wieder gut durchblutet wird.

Bei der Fußheberschwäche kann es sich um den gleichen Effekt handeln. Wenn Nerven, die über die Kontraktion der dazugehörigen Muskeln bestimmte Bewegungen auslösen, in ihrer Funktion gehindert sind, wird sich der Fuß nur noch eingeschränkt heben lassen. Macht man den Nerv frei, so kann er die Signale wieder senden, der Fuß hebt sich wieder besser. Liegt in solchen Fällen also keine dringende ärztliche Empfehlung für eine Operation an der Wirbelsäule vor, kann es sich für Sie lohnen, unsere Übungen gegen Ischiasschmerzen auch bei einer Fußheberschwäche auszuprobieren.

Nerven und Gefäße können abgedrückt werden

Das Gleiche, was für den Nerv gilt, gilt auch für die Gefäße, egal ob Blut- oder Lymphgefäße. Wenn Sie mit einem Wasserschlauch Ihre Pflanzen wässern und sich aus Versehen auf den Schlauch stellen, dann kommt weniger Wasser raus. Im Körper ist das an vielen Stellen so ähnlich. Sensibilitätsstörungen an den Beinen, in den Füßen, in den Händen, in den Armen, wenn wir nachts beim Schlafen auf der Seite liegen – das alles kann die Folge von abgedrückten Nerven sein.

Kribbeln an Händen und Füßen – oft eine Folge zu hoher Spannungen

Hände oder Arme, die kribbeln, können daher kommen, dass Nerven im Schulter-Nacken-Bereich abgedrückt werden – dort, wo sie zu den Armen durchlaufen. Muskulär-fasziale Ursachen sind die häufigste Ursache für ein sogenanntes Schulter-Arm-Syndrom, bei dem Betroffene neben Schmerzen an Schulter, Nacken und Oberarm manchmal auch über Sensibilitätsstörungen klagen.[124] Eine Vorwölbung oder ein Bandscheibenvorfall im Bereich der Halswirbelsäule kann jedoch dieselben Symptome hervorrufen, weshalb hier grundsätzlich eine ärztliche Abklärung Sinn macht. Auch kalte Hände, kalte Füße und Gliedmaßen, die sich taub anfühlen – denken Sie dabei an solche Abschnürungen, nachdem erstere Ursachen ausgeschlossen wurden.

Schambeinentzündung – ein Spezialfall?

Es kann noch zu anderen, unangenehmen Schmerzen kommen, bei denen man nicht direkt an den Rücken denkt. Ein Beispiel ist die Schambeinentzündung. Dabei handelt es sich um eine nicht infektbedingte Entzündung der Schambeinfuge, des Schambeinknochens und der umliegenden Strukturen, wie Bauchmuskeln, Adduktoren (Muskulatur der Oberschenkel-Innenseiten) und Faszien.[125]

Am Schambein ist der gerade Bauchmuskel befestigt. Also der Muskel, der zusammen mit dem Hüftbeuger am meisten nach vorne in die Beugung zieht, wodurch ja viele Beschwerden entstehen. Es gibt Menschen, sehr oft Fußballer, die über Jahre daran leiden. Einige müssen deswegen sogar ihre Karriere beenden.

Wie kann eine Schambeinentzündung entstehen?

Mediziner erkennen häufig eine muskuläre Dysbalance zwischen Rumpf- und Adduktorenmuskulatur.[126] Sie äußert sich durch den viel zu hohen Zug der Sehne des Bauchmuskels am Knochen. Dieser Zug kann so stark werden, dass die Knochenhaut Mikroverletzungen bekommt und repariert werden muss. Das ist dann wieder die Entzündung, die wir schon weiter vorne bei der Entzündung des Facettengelenks besprochen haben. Wir kennen diese Effekte auch von anderen Stellen des menschlichen Körpers, zum Beispiel vom Tennisellenbogen oder vom Joggerschienbein.

Das Knifflige: Eine Schambeinentzündung kann sich auf unterschiedliche Arten äußern. Häufig kommt es zu starken Schmerzen beim Gehen oder Treppensteigen. Auch wenn sie auf einem Bein stehen, können Betroffene den Schmerz meist auslösen. Die Beschwerden können auf die Region der Schambeinfuge oder der Schambeinäste begrenzt sein, aber auch in andere Bereiche wie die Hüfte ausstrahlen. In den meisten Fällen wird die Schambeinentzündung jedoch zunächst nicht als das erkannt, was sie ist, da viele Betroffene sie schlichtweg nicht kennen. Aufgrund der unspezifischen Schmerzverteilung, die sich nicht auf einen bestimmten Bereich am Schambein begrenzen lässt, ist die Diagnose auch für Ärzte immer wieder eine Herausforderung. Sobald jedoch Klarheit herrscht, erzielen wir mit den Übungen aus dem Praxisteil meist gute Erfolge. Eine Reduktion der Spannung an abdominalen Muskeln (Bauchmuskeln) und des überhöhten Muskeltonus der Adduktoren am Oberschenkel sollten auch bei Ihnen die Schambeinentzündung positiv beeinflussen können. Probieren Sie es einfach aus. Selbst spüren macht Sie sicher.

Entzündungsvorgänge – der Körper repariert sich selbst

Auch bei Entzündungen kann es schnell zu falschen Schlüssen und einseitiger Behandlung kommen. Eigentlich ist klar, dass Entzündungen Reparaturprozesse sind, die die Aufgabe haben, die Integrität des Körpers wiederherzustellen. Das weiß man in der Medizin und in den verschiedenen therapeutischen Richtungen. Aber hören Sie mal in sich hinein, wenn Sie das Wort Entzündung hören. Klingt das für Sie positiv? Oder doch eher nach etwas, das man nicht haben möchte, das man abstellen muss – also eher negativ? Wir sind sicher, dass die meisten Menschen eine Entzündung negativ bewerten, indem sie diese für eine Art Krankheit halten, gegen die man unbedingt etwas unternehmen muss. Und wir alle kennen doch entzündungshemmende Mittel oder Medikamente. Entzündungen werden damit häufig unterdrückt, um dem Patienten schnellstmöglich zu helfen – das ist nachvollziehbar, und es funktioniert zunächst am direktesten, indem man Symptome behandelt. Aber kann es denn gut sein, dass wir Reparaturvorgänge, die der Körper in Gang gesetzt hat, um seinen ursprünglichen Zustand wiederherzustellen, stoppen wollen? Prinzipiell lieber nicht, oder?

Entzündungen sind Reparaturprozesse.

Doch jetzt bekommen wir ein Problem: Es gibt heute viele Entzündungen, die einfach nicht mehr aufhören. Sie werden als »chronisch« bezeichnet. Doch weshalb werden sie oft chronisch? Weil der Körper es offensichtlich nicht schafft, seine Reparatur abzuschließen. Und warum schafft er das nicht? Die Knorpel der Facettengelenke beispielsweise werden durch die zu hohe und zusätzlich falsche Belastung verschlissen und abgearbeitet. Der Körper möchte sie reparieren. Aber wie soll das gehen? Der zu große Druck, die falsche Belastung bestehen immer noch. Wie sollen körpereigene Reparaturprozesse abgeschlossen werden, wenn sie sofort wieder durch die starken Druckverhältnisse zunichtegemacht werden? Solange diese Verhältnisse herrschen, können sie das nicht. Eine solche Entzündung ist chronisch, also nicht endend, weil der Körper keine Chance hat, diese Reparatur abschließen zu können. Was für einen Sinn hat es nun, diese Entzündung, also die verzweifelten Versuche des Körpers, den Körper zu reparieren, mit Medikamenten zu stoppen und die Baustelle zu schließen? Erkennen Sie die Grenzen dieser Vorgehensweise?

An dieser Stelle müssen wir natürlich unterscheiden zwischen Entzündungen, die »körperintern« entstehen, und Entzündungen, die von außen durch Viren oder Bakterien verursacht wurden. Bei Letzteren kann es notwendig sein, sie durch Medikamente oder andere Eingriffe von außen zu stoppen, indem man dem Immunsystem hilft, mit den eingedrungenen Auslösern (Viren, Bakterien) besser fertigzuwerden. Auch bei den körperinternen Entzündungen funktioniert das Heilen am besten dadurch, dass man die Ursachen beseitigt. Für uns sind dies in den meisten Fällen zu hohe Spannungen in den Muskeln und Faszien.

Iliosakralgelenk (ISG) – häufig übersehen

Das Iliosakralgelenk ist ein straffes Gelenk mit wenig Bewegungsspielraum. Seine Hauptfunktion ist die Kraftübertragung von der Wirbelsäule auf das Becken, also vom Oberkörper auf den Unterkörper. Schmerzen, die dem ISG zugeschrieben werden, machen sich meist an der Rückseite des Beckens und im Gesäß bemerkbar. In der Diagnostik und der Behandlung wird das ISG teilweise übersehen.[127]

ISG = Iliosakralgelenk

Gleichzeitig geht der Blick bei Diagnosen wie ISG-Blockade oder ISG-Arthrose aber wieder an einer häufigen Schmerzursache vorbei. In vielen Fällen steckt hinter den Schmerzen nämlich nicht das Gelenk selbst, sondern das komplexe Gewebe drum herum. Fehlspannungen in der Muskulatur und den Bändern im Beckenbereich sind oft ein Auslöser für sogenannte ISG-Schmerzen.[128] Ungleichmäßige Spannungen könnten dazu führen, dass die Gelenkflächen leicht versetzt zueinander stehen. Deswegen sind bildgebende Verfahren für die Diagnose einer ISG-Blockade nicht immer hilfreich, denn sie können die Spannungszustände der Muskeln und Faszien nicht wiedergeben.

* * *

Resümee

All diese Beispiele machen unsere Sicht der Dinge deutlich: Abgesehen von Erkrankungen und Traumata gibt es für uns kaum einen Zustand, kaum eine Schädigung im Bewegungsapparat des Rückens und seiner Umgebung, die nicht zumindest indirekt mit den zu hohen Spannungen der Muskeln und Faszien zu tun hat.

Im nächsten Kapitel sehen wir uns an, welche zusätzlichen Faktoren neben unserem Bewegungsalltag einen Einfluss auf unsere muskulär-faszialen Spannungen haben.

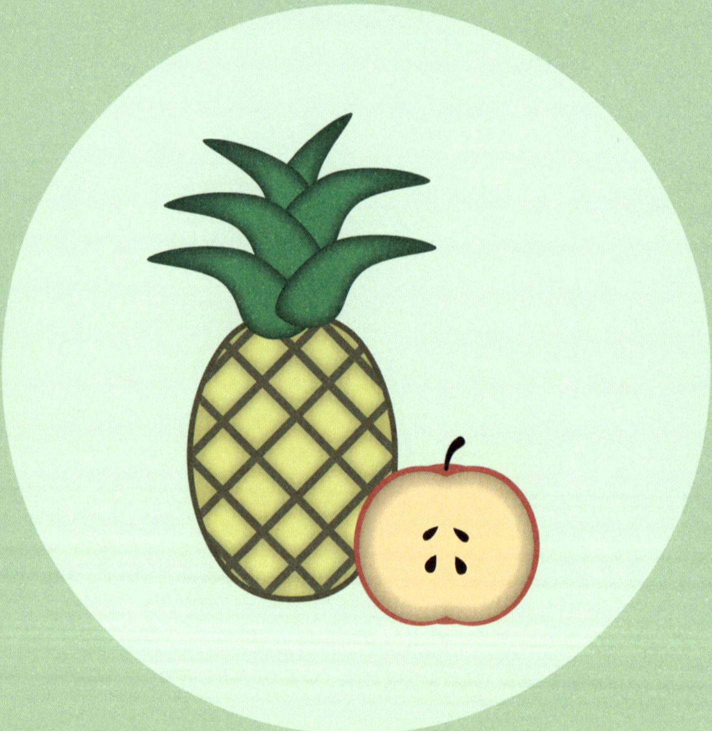

Kapitel 4

So beeinflussen Ernährung, Psyche und Umfeld unsere Rückengesundheit

Der »Schmerzsee« – die oft unterschätzten Faktoren

Es ist Ihnen bestimmt aufgefallen, dass wir bisher die Schmerzen und Schädigungen hauptsächlich vom biomechanischen Modell abgeleitet haben. Das hat seinen Grund, denn unsere Theorie, wonach die allermeisten Schmerzen, unter denen Menschen heute leiden, durch die zu hohen Zugspannungen der Muskeln und Faszien ausgelöst werden, ist für uns der wichtigste Hebel, um Schmerzen auch langfristig in den Griff zu bekommen. Diese Schmerzen sind in erster Linie ein antrainierter Zustand, den man sich wieder abtrainieren kann, wenn man regelmäßig übt und langfristig dranbleibt.

Trotzdem gibt es noch weitere Einflüsse, die äußerst vielfältig und fast immer wechselseitig voneinander abhängig sind. Sie wirken auf drei verschiedenen Ebenen – Ernährung, Psyche und Umfeld. In unserem Modell der Schmerzentstehung haben diese Einflüsse einen kleinsten gemeinsamen Nenner: Alle können die Spannungen der Muskeln und Faszien beeinflussen. Entweder erhöhen Sie in Summe diese Spannungen im Körper oder sie reduzieren sie. Auf diese Weise können sie als »Schmerzverstärker« fungieren oder zur Schmerzlinderung beitragen.

Freuen Sie sich auf eine spannende Reise, die vieles weiter ordnen wird, was mit den Schmerzen am menschlichen Körper zu tun hat – wie sie meist entstehen und wie sie gemindert werden können.

Lernen Sie unseren »Schmerzsee« kennen

In unserem Schmerzsee können die wichtigsten Zusammenhänge, die nach unserem Erklärungsmodell mit der Entstehung und Beseitigung von Schmerzen zu tun haben, dargestellt

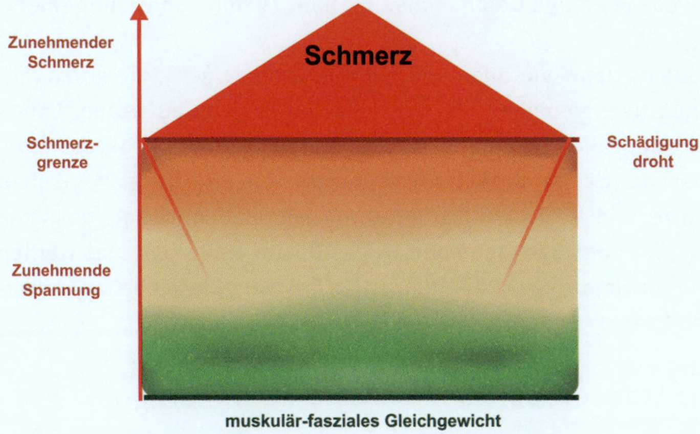

Der Schmerzsee – ein Bild zum Verstehen der Schmerzentstehung

werden. In der Abbildung sehen Sie den See mit seinem Grund, mit der Wasseroberfläche, die für den Beginn der Schmerzen steht, und Pfeilen für die Zunahme der Spannung.

Am Seegrund herrscht muskulär-fasziales Gleichgewicht

Der Seegrund steht für das muskulär-fasziale Gleichgewicht. Was meinen wir damit? Grundlage für unser Modell der Schmerzentstehung ist die Erkenntnis, dass Schmerzen im Bewegungssystem entstehen können, wenn Faszienanteile und Muskeln,

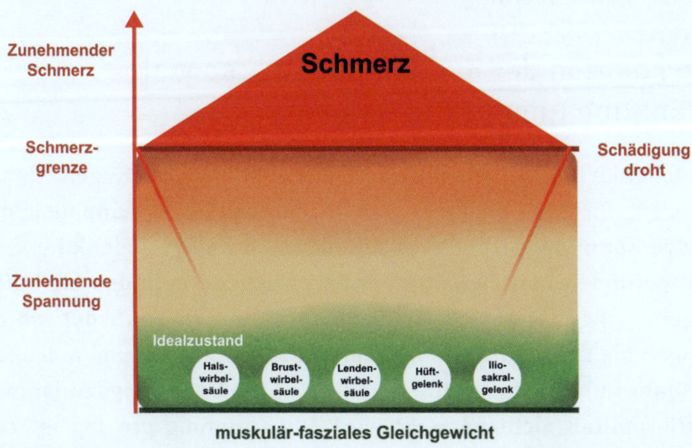

Die Idealsituation: Alle gezeigten Gelenke sind im bestmöglichen Zustand.

die das jeweilige Gelenk umschließen, zu hohe Spannungen entwickeln.

Da es dabei vor allem um die Widerstände geht, die durch fehlende Nachgiebigkeit der Muskeln und Faszien auftreten, haben wir damit die Situation beschrieben, bei der alle Strukturen, die das entsprechende Gelenk umgeben, nur ihre physiologischen Kräfte und Widerstände entfalten. Mit dem Resultat, dass die Knorpel oder Bandscheiben in gesundem Maße belastet werden und maximale Kraft bei minimaler Anstrengung übertragen werden kann.

Die Wasseroberfläche ist die »Schmerzgrenze«

Der Seegrund steht für das muskulär-fasziale Gleichgewicht, die Wasseroberfläche für die Schmerzgrenze.

In unserem Schmerzsee ist an der Wasseroberfläche die »Schmerzgrenze« erreicht. Hier ist die Situation eingetreten, dass der Verschleiß der Bandscheiben, der Knorpel oder sonstiger betroffener Körpergewebe höher ist, als der Körper reparieren kann. Beziehungsweise dass die zu hohe Belastung dazu führen kann, dass der Faserring reißt, das Innere der Bandscheibe austritt, die Sehnen einreißen oder andere Schädigungen eintreten, die nicht ohne Weiteres reparabel sind. Deswegen alarmiert der Körper an dieser Grenze mit dem Alarmschmerz, um die Schädigung zu verhindern. Im Falle des Überlastungsschmerzes zeigt die Schmerzgrenze an, dass der Muskel vor Halteanstrengung so überfordert ist, dass er davor warnt, gleich nicht mehr länger halten zu können, weil die Grenze seiner Leistungsfähigkeit erreicht ist.

Die Position der Kugeln im See – so viel Spannung umgibt das Gelenk

Die Gelenke und Wirbelsäulenbereiche werden durch Kugeln symbolisiert. Die Position der Kugeln im See steht für die unphysiologische Spannungserhöhung, die um das jeweilige Gelenk herum stattgefunden hat. Zu Beginn unseres Lebens befinden sich die Kugeln mehr oder weniger am Boden des Sees. Im Laufe der Jahre steigen sie unmerklich immer weiter nach oben. Warum im Laufe der Jahre und warum unmerklich? Weil die Spannungszunahme im Normalfall nicht bemerkt wird. Die Zunahme pro Tag ist zu

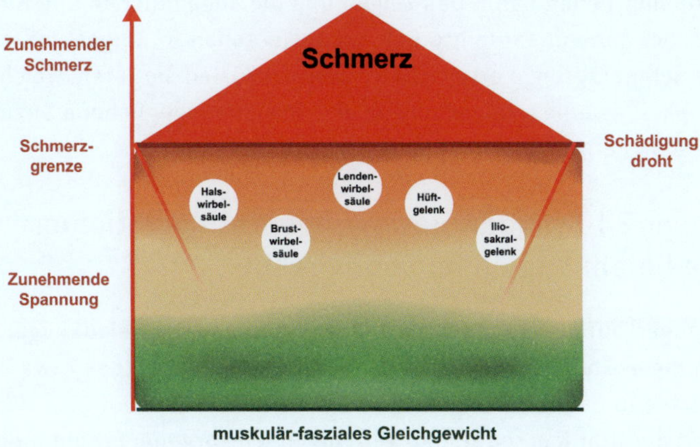

Der durchschnittliche Schmerzsee in unserer Bevölkerung

klein, als dass sie wahrnehmbar wäre, wie wir weiter vorne schon beschrieben haben. Das ist der eine Grund.

Die Verteilung in der Abbildung entspricht annäherungsweise jener, die durchschnittlich in der Bevölkerung vorherrscht. Am dichtesten an der Schmerzgrenze ist die Lendenwirbelsäule, gefolgt vom Hüftgelenk und der Halswirbelsäule.

Es kommt noch ein anderer Grund hinzu: Menschen, die nicht regelmäßig intensiv Sport machen, verlieren immer mehr ihr Körpergefühl. Mit intensiv meinen wir weniger die Kraft, sondern vielmehr das Hineinfühlen, so wie etwa beim Yoga, beim Ballett und bei ähnlichen Bewegungssystemen, bei denen die eigene Bewegung bewusst angesteuert und wahrgenommen wird. Viele Menschen sind daher verspannt, merken es aber nicht. Vielleicht haben Sie sich auch schon einmal dabei ertappt, dass Sie im Bett lagen, sich irgendwie komisch fühlten und plötzlich merkten, wie verspannt Sie eigentlich liegen.

Der Weg der Kugeln von der Nähe des Seegrundes bis hinauf zum Schmerz ist ein langer. Wir schätzen, er dauert durchschnittlich 30 Jahre. Täglich ein bisschen, unmerklich. Viele fühlen sich durchaus wohl in ihrem Körper und bemerken gar nicht, welches Potenzial ihnen verloren geht. Sie können ihre leicht oder schließlich immer stärker angezogenen Handbremsen nicht wahrnehmen. Aber mittlerweile hat sich die Art und Weise, wie wir uns im Alltag bewegen, so einseitig entwickelt, dass es auch viel schneller gehen kann. Das zeigen uns die Jugendlichen und Kinder, bei denen bestimmte Gelenkkugeln schon in jungen Jahren die Schmerzgrenze erreichen.[129] Dreimal dürfen Sie raten, welche Tätigkeit da eine riesige Rolle spielt? Das unausgeglichene Sitzen vor dem Fernseher, dem Computer oder dem Tablet.

Unser 24-Stunden-Bewegungsprofil positioniert die Gelenkkugeln im Schmerzsee

Bezogen auf die durchschnittlichen Positionen der Gelenkkugeln, um die es in diesem Buch geht, sieht es im Schmerzsee etwa so aus wie in der Abbildung dargestellt.

In der Grafik erkennt man den folgenden Vorgang: Erhöht einer der indirekten Faktoren die Spannung, gehen alle Gelenkkugeln gleichermaßen in die Höhe. Die Lendenwirbelsäule, die die »angespannteste« Position innehatte, durchbricht dabei die Schmerzgrenze, die anderen Gelenkkugeln steigen zwar auch in der Spannung, bleiben aber noch unterhalb dieser Grenze

Die Positionen der Schmerzkugeln hängen damit zusammen, wie viele unserer möglichen Gelenkwinkel wir nie oder zu selten nutzen. Denn daraus resultieren die entsprechenden Spannungen, ganz automatisch. Wir gehen davon aus, dass die meisten Menschen mit vielen Gelenkkugeln leben, die sich kurz vor der Schmerzgrenze befinden. Sie merken schon, dass sie sich nicht

Alle Kugeln wandern hoch, die LWS durchbricht die Schmerzgrenze.

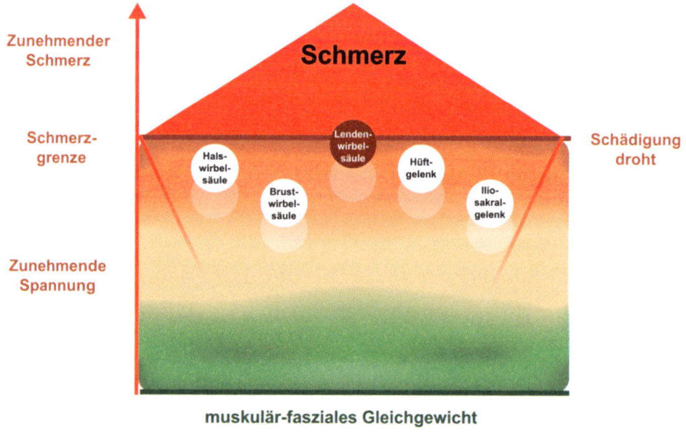

mehr so leicht bewegen können, führen das aber aufs Alter zurück. Ich roste halt langsam ein, denken sie. Womit sie im übertragenen Sinne recht haben. Nur viele wissen nicht, dass sie sich auch systematisch »entrosten« könnten.

Lösen Sie Ihre »inneren Handbremsen« – dann geht alles viel leichter.

In dem Moment, in dem die Gelenkkugel die Wasseroberfläche durchbricht, spüren die Betroffenen Schmerzen. Die Position der Gelenkkugel im Wasser – wie weit die Kugel schon nach oben gewandert ist – bestimmt vor allem unser 24-Stunden-Bewegungsprofil. Es ist der stärkste Einfluss, die Grundeinstellung sozusagen, die täglich neu festgelegt wird.

Die indirekten Faktoren der Schmerzentstehung

Mag sein, dass Sie sich beim Lesen des Buches schon einige Male gefragt haben, ob es nicht noch andere Einflüsse auf die Schmerzentstehung gibt, außer der Bewegung. Die gibt es natürlich. Für uns sind sie von besonderer Bedeutung, denn durch sie werden Veränderungen der Schmerzintensität besser nachvollziehbar. Wir nennen sie die indirekten Faktoren der Schmerzentstehung. Indirekt, weil sie zunächst von der Wirkweise her nichts mit unseren täglich ausgeführten oder unterlassenen Bewegungen zu tun haben, also mit unserem Bewegungsprofil. Die erste ist die Gruppe der *psychischen Faktoren*. Alles, was wir tagsüber erleben und was uns emotional berührt, gehört zu dieser Gruppe. Auch die seelischen Leiden. Die zweite ist die Gruppe der Umwelteinflüsse. Wir sprechen allerdings lieber von Umfeld, um auszudrücken, dass es um all das geht, was uns persönlich und direkt beeinflusst. Die dritte und letzte Gruppe sind die Einflüsse der *Ernährung*.

Neben den direkten gibt es die von uns sogenannten indirekten Schmerzeinflüsse.

Der Einfluss der Psyche auf das Schmerzgeschehen

Alles, was uns tagein, tagaus widerfährt, hat einen Einfluss auf unsere Psyche und damit auf das Schmerzgeschehen in unserem Körper. Was sich dabei genau abspielt, ist bis heute nicht vollständig geklärt. Wir vermuten, dass das auch damit zusammenhängt, dass es unterschiedliche Auffassungen gibt, wie Schmerzen wirklich entstehen. Jeder argumentiert entsprechend seines Denkmodells.

Laut der Weltgesundheitsorganisation WHO hatten 2021 mehr als 150 Millionen Menschen in Europa eine psychische Erkrankung.[130] Im Rahmen der Covid-19-Pandemie ist diese Zahl weiter gestiegen, vor allem bei den 18- bis 29-Jährigen.[131] Bemerkenswert ist: Chronische Schmerzen und psychische Beeinträchtigungen treten häufig zusammen auf. Man geht zum Beispiel davon aus, dass bis zu 60 Prozent der Menschen mit chronischen Schmerzen gleichzeitig unter einer Depression leiden.[132]

Schmerzen führen zu weniger Lebensqualität.

Nähern wir uns nun den Erklärungen dafür an. Wenn Sie schon mal Schmerzen hatten oder gerade Schmerzen haben, dann wissen Sie: Die Beeinträchtigung der Lebensqualität ist ein Faktor, der zu einer psychischen Erkrankung führen kann. Wenn Sie unter Schmerzen leiden, können Sie in Ihrer Freizeit nicht mehr all das machen, was Sie gerne tun: Freunde treffen, mit der Familie unterwegs sein, gut schlafen und Sport treiben.[133] Risikofaktoren für chronische Schmerzen sind häufig gleichzeitig Risikofaktoren für psychische Erkrankungen: Armut, Arbeitslosigkeit und ein schlechter Zugang zu gesundheitlicher Versorgung.[134]

Faszien reagieren auf Stress

Die Zusammenhänge und Wechselwirkungen zwischen mentaler Gesundheit und Schmerzen sind enorm komplex.[135] Mittlerweile wissen wir, dass Psyche und Körper eine Einheit sind und bei Erkrankungen auch aufeinander einwirken können.[136] Rückenschmerzen und psychische Probleme treten nicht nur oft gemeinsam auf, sondern es gibt zahlreiche Wechselwirkungen.[137] Auch das fasziale System, das von einigen führenden Experten der Faszienforschung als das größte Sinnesorgan des Menschen beschrieben wird, scheint an dem Zusammenwirken beteiligt zu sein. Sie wissen ja bereits, dass Faszien für unser Schmerzverständnis und auch unsere Methode zur Behandlung und Selbsthilfe eine maßgebliche Rolle spielen.

Bindegewebszellen, die Fibroblasten, ermöglichen es dem Fasziensystem, sich stets an äußere und innere Reize und Bedingungen anzupassen.[138] Dieses Netzwerk ist voll von Rezeptoren, die in der Lage sind, Bereiche des Gehirns zu aktivieren, die für Emotionen zuständig sind.[139] Manuelle Therapien und Übungen, die auf das fasziale System einwirken, haben also das Potenzial, auch das Gehirn zu stimulieren.

Die Faszien beeinflussen unsere Emotionen.

Was bedeutet das für die Behandlung von Schmerzen und psychischen Symptomen? Besonders wertvoll sind Therapieansätze, die auf beiden Ebenen Verbesserungen erzielen. Die Realität ist leider eine andere. Ein Drittel aller Europäerinnen und Europäer, die unter chronischen Schmerzen leiden, sind nicht in Behandlung.[140] Zu beachten sind dabei folgende Punkte:

- Wer starke Schmerzen hat, neigt dazu, sich zu isolieren – ähnlich wie mit einer psychischen Erkrankung.[141] Lösungsansätze müssen diesen Aspekt beachten und adressieren.[142]
- Hoffnungslosigkeit, ein Gefühl der Hilflosigkeit in Bezug auf Schmerzen und Defizite bei der Problemlösung gelten unter anderem als Risikofaktoren für Suizide unter Menschen mit chronischen Schmerzen.[143]

Das lässt nur einen Schluss zu: Verbessern wir das Verständnis und die Behandlung von chronischen Schmerzen, können wir auch die psychische Gesundheit positiv beeinflussen. Unser Ansatz zur Schmerztherapie und Selbsthilfe möchte dazu einen Beitrag leisten.

Bewegung kann vor Depressionen schützen

Studien zeigen, dass Bewegung grundsätzlich Schmerzen am Bewegungsapparat lindern kann. Bewegung gilt zugleich als eine wichtige Säule in der Prävention und Behandlung von psychischen Erkrankungen, etwa Depressionen. Es konnte gezeigt werden, dass körperliches Training die Symptome einer Depression genauso wirksam bekämpfte wie eine Behandlung mit Arzneimitteln.[144] Regelmäßige Bewegung schützt auch nachweislich vor der Entwicklung einer Depression.[145]

Warum ist das so? Nach unserem Verständnis sind die meisten Schmerzen auf Veränderungen in den Muskeln und Faszien zurückzuführen: erhöhter Muskeltonus, Verklebungen im Bindegewebe, verdickte Stellen im Gewebe. All diese Zustände resultieren vor allem aus unserem modernen Lebensstil. Die schmerzverstärkenden, weil spannungserhöhenden Auswirkungen von Stress auf die Faszien sind teilweise erforscht,[146] noch besser die Folgen von Sitzen und Inaktivität. Inaktivität wird als wichtiger Risikofaktor für chronische Schmerzen, nicht übertragbare Krankheiten und Todesfälle weltweit angesehen.[147] Menschen brauchen Bewegung.

Dehnen kann der Psyche direkt und indirekt guttun.

Aus Studien wissen wir auch, dass sich Menschen mit chronischen Schmerzen oft nicht ernst genommen fühlen und dass ihnen die Perspektive auf eine Schmerzlinderung fehlt – sie sind hoffnungslos und gefangen in einer Negativspirale. Wenn Sie gerade selbst Schmerzen haben, können Sie das ganz bestimmt nachvollziehen. Was könnte Ihnen helfen? Sehr wahrscheinlich die Hoffnung, dass sich Ihre Beschwerden bessern können.[148] Und natürlich viel Motivation und Bestärkung, körperlich aktiv zu werden und zu bleiben.[149]

Mit unseren Übungen in diesem Buch können Sie es selbst ausprobieren. Schmerzen lassen sich durch Dehnungen nachweislich lindern. Das steigert die Lebensqualität – mit allen Effekten auf Psyche und Körper.[150] Darüber hinaus können Dehnungen wahrscheinlich auch einen direkteren Einfluss auf die Psyche entfalten, und zwar über die Wirkung auf die Faszien.[151]

Der Körper als »externe Festplatte« der Psyche

Nun kann auch klarer werden, was bei psychischen Traumata passiert. Es gibt offensichtlich einen Mechanismus, der unser Überleben im Falle von psychisch belastenden Ereignissen schützt. Um nach Verlusten und anderen Erlebnissen noch alltagstauglich zu sein, sein Leben noch meistern zu können, die Kinder versorgen und seinem Beruf nachgehen zu können, »schiebt« die Psyche Negativemotionen in den Körper, in Form von Anspannungen. Sie lädt diese psychischen Belastungen als muskulär-fasziale Kontraktionen auf ihren »externen

Speicher«, um frei davon zu sein. Inwieweit speziell die Faszie als solch ein Speicherplatz fungiert, muss noch weiter erforscht werden.

Unser privater Psychotherapeut ist fest in uns eingebaut

Etwas überspitzt könnten wir auf Grundlage der oben erklärten Zusammenhänge sagen, dass wir von Geburt an einen Psychotherapeuten in uns »eingebaut« haben. Theoretisch könnte dieser körpereigene Psychotherapeut dazu beitragen, negative Emotionen abzubauen und uns dadurch psychisch zu entlasten. Was könnte das sein? Wenn Sie auf die regelmäßige Nutzung unserer vollen Bewegungswinkel getippt haben, liegen Sie genau richtig. Denn wenn die Psyche tatsächlich durch das Auslagern von traumatischen Erlebnissen in die Muskeln deren freie Bewegungsfähigkeit einschränkt, »ziehen« wir automatisch immer wieder an diesen Negativemotionen, die durch die Kontraktion nicht nachgeben wollen. Unsere Übungen können auf diese Art und Weise also die körperliche wie mentale Ebene gleichermaßen adressieren. Bewegung und körperliches Training wären Psycho- und Physiotherapie zugleich – natürlich in einer einfachen Form und gerade bei psychischen Erkrankungen immer als Ergänzung zu einer professionellen Therapie zu verstehen.

Nutzen wir regelmäßig alle Bewegungswinkel, können wir Anspannungen loswerden.

Dennoch handelt es sich hier um ein wunderbares Prinzip, das wir heutzutage leider noch viel zu wenig nutzen: Sie erinnern sich an die geschätzten 5 bis 10 Prozent aller möglichen Gelenkwinkel, die wir in unserem Alltag einnehmen? Welches Potenzial für unsere körperliche und psychische Gesundheit hier verloren geht, können wir nur erahnen. Nach allem, was die Forschung bislang schon zum »Wundermittel Bewegung« herausgefunden hat, ist es sehr wahrscheinlich riesig. Unser Angebot an Sie: Schöpfen Sie wieder mehr von diesem Potenzial aus, indem Sie regelmäßig unsere Übungen machen.

Wie sich Stress subtil auf Schmerzen auswirkt

Übertragen wir das, was wir bisher zum Zusammenhang von Schmerz und Psyche gesagt haben, jetzt auf unseren Alltag. Hier stellen wir fest, dass die Wirkung von Stress auf unseren Körper meist sehr subtil ist. So gibt es wohl keine Minute im Laufe eines Tages, in der wir nicht psychisch auf unsere Umgebung und unsere Mitmenschen reagieren. Jedes Erlebnis löst eine ganz bestimmte Emotion in uns aus. Die negativ bewerteten Gefühle führen zu einer Anspannung. Diese addiert sich zu der Anspannung hinzu, die wir uns unwissentlich durch das Nichtnutzen von Bewegungswinkeln antrainiert haben, und schon können wir im Schmerz landen.

Neben dieser erhöhten Spannung der Muskelfasern wirken sich Stress und die damit verbundene Hormonausschüttung noch weiter aus. Die Faszienforschung hat gezeigt, dass Faszien spontan ihre Steifigkeit regulieren und sich aus verschiedenen Gründen zusammenziehen können. Das passiert beispielsweise bei der Aktivierung des sympathischen Nervensystems, das an der bekannten Kampf-oder-Flucht-Reaktion beteiligt ist[152] – ein typischer Fall von Stress im Körper. Wird der Stress chronisch, kann die natürliche Balance so gestört werden, dass die Spannung sich dauerhaft erhöht und die Faszie kontrahiert, also zusammengezogen bleibt.[153] Sie können sich vorstellen, welche Folgen das im Schmerzsee für unsere Gelenkkugeln hat.

Unnötige Schuldzuweisungen

Können Sie sich vorstellen, wie viele Missverständnisse allein aus diesen Zusammenhängen resultieren? Wenn wir jemanden oder etwas für unsere Rückenschmerzen, Kopfschmerzen, Nackenschmerzen usw. verantwortlich machen? Der Ehemann, der seine Frau – oder natürlich umgekehrt – verantwortlich macht. Das Schulkind, das die Schule verantwortlich macht. Der Angestellte, der seinen Vorgesetzten verantwortlich macht. Die Mutter, die ihr schreiendes Kind verantwortlich macht. Der Fahrlehrer, der seinen stressigen Fahrschüler verantwortlich macht. Die

Liste ist endlos. Können Sie erahnen, wie viele Ereignisse es gibt, die sich so abspielen und allen Beteiligten die Stimmung vermiesen, Schuldgefühle hervorbringen, das menschliche Miteinander unnötig verschlechtern? Dabei sind diese Beteiligten nur der finale Auslöser. Wenn wir schon so weit gehen wollen, die »Schuldfrage« zu stellen, dann müssen wir ganz klar sehen: »Schuld« sind hauptsächlich wir selbst. Wir wussten zwar bisher nichts davon, aber wir haben uns trotzdem vielleicht jahrelang zu einseitig oder zu wenig bewegt – und dadurch unwissentlich zugelassen, dass diese oder jene Gelenkkugel so nahe an die Schmerzgrenze gelangt ist, dass Stress überhaupt dazu in der Lage sein kann, zur Schmerzentstehung beizutragen.

Das Zusammenleben wäre einfacher, wenn wir uns des Zusammenhangs von negativen Emotionen, Muskelspannung und Schmerzen bewusst wären.

Die Psyche kann Spannungen hochfahren – und senken

Noch einmal kurz zurück zur Faszienforschung und ihren hochinteressanten Erkenntnissen. Wie oben schon erwähnt: Die Faszienspannung wird auch vom autonomen Nervensystem beeinflusst, also kann Stress die Grundspannung unserer Faszien steigern.[154] Stehen unsere Faszien unter hoher Spannung, fühlen wir uns wiederum gestresst und finden keine innere Ruhe.

Wir interpretieren die bisherige Erforschung dieser Zusammenhänge aber so, dass es in uns keine Einbahnstraßen gibt. Nutzen wir unsere Bewegungswinkel nicht und erhöhen die Verfilzung und damit die Spannung unserer Faszien, wirkt das auf unsere Psyche zurück und verstärkt negativen Stress. Eine elastische Faszienstruktur dagegen hilft uns, gelassener zu sein, so wie eine innere Gelassenheit unsere Körperspannung senkt.[155]

Anders als bei den biomechanischen Einflüssen, die sich immer nur auf die betroffenen Gelenke auswirken, entfalten die indirekten Faktoren, also auch die Psyche, ihre spannungserhöhende Wirkung auf den ganzen Körper. Darum fährt quasi das ganze System hoch, wenn wir einer starken negativen Beeinflussung ausgesetzt sind: Die Gesamtkörperspannung steigt, das Herz erhöht seine Schlagzahl, die Gefäße werden enger, sodass der Blutdruck steigt – das System macht sich bereit für Kampf oder Flucht. Können Sie nachvollziehen, was für eine Chance das für uns beinhaltet? Stellen Sie sich vor, Sie machen unsere Übungen und Ihre Gelenkkugeln und die der Wirbelsäule sinken nach unten – weg von der Schmerzgrenze. Dann könnten Sie von einem doppelten Effekt profitieren. Einerseits schaffen stressige Situationen es weniger schnell, Sie in den Schmerz zu treiben, andererseits kann Ihre innere Gelassenheit steigen. Freuen Sie sich deshalb auf den Praxisteil und Ihre Chance auf ein entspannteres Leben.

Der Einfluss unseres Umfeldes auf das Schmerzgeschehen

Achten Sie darauf, wie Sie sich an den Orten fühlen, an denen Sie sich aufhalten.

Ebenso wie die Psyche hat das Umfeld, in dem wir uns aufhalten, eine Auswirkung auf die Muskelspannung. Auch hier steigt diese Spannung, wenn unsere Umgebung einen irgendwie gearteten belastenden Einfluss hat. Die Quellen der Beeinflussung sind äußerst vielfältig: Substanzen in Ihrer Kleidung, in Ihren Möbeln und Teppichböden, in den Kosmetika, in der Inneneinrichtung Ihres Autos, im Büro usw. Aber natürlich müssen wir auch pragmatisch bleiben. Wir können unser Leben nicht völlig auf den Kopf stellen und uns total verrückt machen, weil überall etwas Schädliches lauern könnte. Wichtig ist es, ein Bewusstsein dafür zu entwickeln. Ein entspannter und aufmerksamer Beobachter zu sein. Im Hinterkopf zu behalten, dass Sie bestimmte Plätze oder bestimmte Räume besser meiden, wenn Sie merken, dass Sie sich dort unwohl fühlen. Es gibt meist genug Alternativen. Natürlich sollten Sie an den Orten, an denen Sie sich oft aufhalten, besonders aufmerksam sein. Das sind Ihr Haus, Ihre Wohnung, Ihr Arbeitsplatz und insbesondere Ihr Schlafplatz.

Auch das Wetter wirkt über das Umfeld

Damit Sie die Vielfalt dieser Einflüsse noch besser einschätzen können, geben wir Ihnen noch einige Beispiele. Tante Erna kann Wetterwechsel immer zuverlässig voraussagen, da sie jedes Mal Knieschmerzen hat, wenn das Wetter sich ändert. Sind solche Wetterwechsel wirklich Ursache ihrer Knieschmerzen? Natürlich nicht. Sie ist aber wetterfühlig. Ihr Körper reagiert auf atmosphärische Änderungen, indem sich ihre Muskelspannungen minimal verändern. Wir würden sagen: Da die Gelenkkugel ihres Knies nahe der Schmerzgrenze ist, löst der Wetterwechsel bei ihr Knieschmerz aus. Das Gleiche kennen wir von Migräne oder Kopfschmerzen bei Föhn in den Alpen und mit Rückenschmerzen, wenn es Herbst wird und die kältere Jahreszeit beginnt. Vielleicht überwintern ältere Menschen deshalb gerne auf Mallorca oder ziehen gleich dorthin, wenn sie die Möglichkeit haben. Sie denken, Mallorca mache schmerzfrei. Das stimmt natürlich nicht, denn es sind unter anderem die höheren Temperaturen und das Urlaubsgefühl, die die Muskelspannung senken. Das wiederum lässt die Gelenkkugel in unserem Schmerzsee sinken, und die Schmerzen werden weniger oder verschwinden ganz.

Ihr Schlafplatz – der wichtigste Platz Ihrer Regeneration

Der Schlafplatz ist überaus wichtig, weil Ihr Körper sich während des Schlafes maximal regenerieren möchte.

Bei einem Ort sollten Sie besonders aufmerksam sein: bei Ihrem Schlafplatz. Denn dort verbringen Sie nicht nur etwa ein Drittel Ihres ganzen Lebens, hier regeneriert sich auch Ihr Körper. Im Schlaf wird aufgeräumt, repariert, recycelt, nachgeholt und sortiert. Erledigt wird alles, was im Körper und natürlich auch in der Psyche verarbeitet werden muss. Im Grunde genommen fängt nachts die Arbeit erst richtig an. Deswegen geht der Körper in seiner Aufmerksamkeit nach innen. Die Wahrnehmung für Einflüsse von außen sinkt stark ab.

Aus diesem Grund sollte Ihr Schlafplatz der sicherste, gemütlichste, ungestörteste Platz in Ihrer Wohnung oder in Ihrem Haus sein. Ein Raum zum Wohlfühlen und Erholen. Nach unserer Schätzung können Sie circa zwei Drittel der Einflüsse, die Ihre Schmerzen indirekt verstärken, abstellen, wenn Sie Ihren Schlafplatz einigermaßen frei von störenden Umfeldeinflüssen halten.[156] Dazu zählt in erster Linie der sogenannte Elektrosmog. In diesem Bereich steht die Forschung erst am Anfang. Aus unserer Erfahrung können wir Ihnen jedoch empfehlen, Ihr Schlafzimmer möglichst vollständig von entsprechend strahlenden Geräten zu befreien. Handy, Fernseher und WLAN-fähige Elektronik gehören für uns auf diese Liste.

Noch ein Tipp: Benutzen Sie Matratzen, die biologisch unbedenklich sind. Beispielsweise steht ein chemischer Stoff, der bewirkt, dass Matratzen schwer entflammbar sind, im Verdacht, an der Entstehung von Schilddrüsenerkrankungen beteiligt zu sein.[157]

Tipps für Ihren Arbeitsplatz

Für Ihren Arbeitsplatz gelten prinzipiell dieselben Empfehlungen wie für Ihr Schlafzimmer. Es gibt jedoch einen wichtigen Unterschied: Im Arbeitsumfeld sind meist eine Vielzahl von Geräten unvermeidbar. Ist Ihr Büro mit handelsüblichen Elektrogeräten und Funkanlagen ausgestattet, besteht laut aktueller Studienlage keine Gefährdung für Ihre Gesundheit.[158] Weil ein Einfluss auf die Muskelspannung aber nicht ausgeschlossen werden kann, empfehlen wir Ihnen, das zu tun, was im Einzelfall möglich ist. Reduzieren Sie die Strahlung und verbinden Sie zum Beispiel Computer, Drucker und Co. per Kabel statt über WLAN. Regelmäßige Arbeitspausen und ein größerer Abstand zum Bildschirm durch eine gute Haltung können schon helfen.

Das Wichtigste ist aber: Gehen Sie in Ihrem eigenen Tempo vor, wenn Sie Störquellen nach und nach abschalten. Möglicherweise sind viele der Informationen in diesem Kapitel neu für Sie. Fühlen Sie sich damit bitte nicht überfordert. Wenn Sie sich im Moment nicht vorstellen können, wie Sie das alles umsetzen sollen, dann machen Sie sich keinen Stress. Eigentlich ist es so wie bei der Ernährung, deren schmerzlinderndes Potenzial wir Ihnen unten noch vorstellen: Jeder Schritt in eine für Sie richtige Richtung zählt. Jedes Detail kann sich positiv auf Ihre Muskelspannungen und damit auf eine mögliche Schmerzreduzierung auswirken. Am besten Sie probieren es einfach aus und fühlen in sich hinein.

Elektrosmog am Schlafplatz – ein Fallbeispiel

Vor vielen Jahren hatten wir einen Patienten mit Rückenschmerzen – einen Fall, der uns bis heute in Erinnerung geblieben ist und der dazu geführt hat, dass wir uns noch eingängiger mit den Umfeldeinflüssen auf Schmerzen beschäftigt haben. Die Rückenschmerzen hatte der Patient im Rahmen unserer Therapie bereits gut im Griff. Aber jeden Morgen, wenn er aufwachte, waren die Schmerzen wieder voll da. Zunächst dachten wir, es braucht halt einige Zeit, bis die Faszien so weit umstrukturiert sind, dass sie gerade am Morgen, wenn alles im Körper noch ein bisschen steif ist, flexibler geworden sind. Doch es vergingen zwei Wochen, drei Wochen, und es war immer wieder dasselbe: Wenn wir ihn behandelten, war er vollkommen schmerzfrei, am nächsten Morgen waren die Schmerzen wieder da. Wir rieten ihm, tierische Eiweiße zu reduzieren, damit sich nachts weniger Brücken aus dem Überangebot an tierischem Eiweiß in den Muskeln bilden können. Das brachte eine Verbesserung, löste aber nicht das Problem.

Da kam uns der Zufall zu Hilfe. Der Patient verreiste und schlief einige Tage woanders – plötzlich war alles in Ordnung, die Schmerzen kehrten nicht zurück. Jetzt wusste er, dass er nach Störungen am Schlafplatz suchen musste. Es stellte sich heraus, dass in der Wohnung unter ihm an der Decke ein Niedervolt-Beleuchtungssystem – das sind die mit den Seilen – installiert war. Da diese Lampen mit 12 Volt arbeiten, muss ein Transformator eingebaut werden, der die 220 Volt Eingangsspannung auf 12 Volt reduziert. Und solch ein Transformator war an der Zimmerdecke des Nachbarn unter ihm direkt unter dem Bett unseres Patienten montiert. Nachdem unser Patient sein Bett umgestellt hatte, war der Spuk tatsächlich vorbei.

Das ist natürlich ein Einzelfall – aber er zeigt, dass es sich lohnen kann, die vielen möglichen Facetten eines Schmerzgeschehens auszuleuchten. In unseren Ausbildungen geben wir seitdem weiter, dass es in solchen Fällen sinnvoll sein kann, den Schlafplatz von einem Baubiologen untersuchen zu lassen. Diese Spezialisten haben sehr genaue Messgeräte, mit denen man solche Störfelder exakt orten und dann die Schlafsituation optimieren kann. Es gibt heute genügend Möglichkeiten der Abschirmung oder andere Maßnahmen.

Der Einfluss der Ernährung auf das Schmerzgeschehen

Nehmen wir etwas zu uns, das uns nicht guttut, reagiert der Körper mit einer erhöhten Anspannung der Muskeln.

Ebenso wie die Psyche und das Umfeld hat auch unsere Ernährung eine Auswirkung auf die Muskelspannung. Nehmen wir etwas zu uns, das unserem Körper nicht guttut, dann gibt es eine ganze Kaskade an Reaktionen. Die Muskelspannung erhöht sich, der Puls steigt, und die Leukozyten schwärmen aus. Die Leukozyten, die weißen Blutkörperchen, sind die Gesundheitspolizei des Körpers, und es ist ihre Aufgabe, unerwünschte Eindringlinge abzuwehren. Alle drei Systeme werden aktiv, sobald unser Körper merkt, dass er sich vor einer Bedrohung schützen muss. Nun nähern wir uns einem sensiblen Thema: Welche Ernährung fordert unseren Körper so heraus, dass er auf Abwehr gehen muss und die Muskelspannung hochfährt? Mit der unangenehmen Folge, dass unsere Rückenschmerzen stärker werden können, da die Gelenkkugeln für den Rücken bei den meisten Menschen heute knapp vor der Schmerzgrenze positioniert sind.

Ernährung – nähern Sie sich dem Thema Schritt für Schritt

Lieb gewonnene Ernährungsgewohnheiten sind schwer abzulegen – aber es ist möglich.

Ernährung ist für viele Menschen ein Reizthema. Wir ernähren uns meist schon unser ganzes Leben lang auf eine bestimmte Weise und möchten eigentlich nichts daran ändern. In der Kindheit erlernte und lieb gewonnene Ernährungsgewohnheiten abzulegen, das ist von Haus aus und vor allem zu Beginn unbequem. Die Psychologie spricht vom Mere-Exposure-Effekt.[159]

Natürlich klappt eine Umstellung der Ernährung nicht über Nacht – und das muss sie auch gar nicht! Wenn mehr als 80 Prozent Ihrer Ernährung aus tierischen Produkten besteht, ist eine Reduzierung auf 70 Prozent schon ein wichtiger Schritt. Nach einiger Zeit reduzieren Sie diesen Anteil vielleicht auf 60, vielleicht auf 50 oder 40 Prozent und unterstützen die positive Entwicklung dadurch noch mehr.

Auch das Wissen um bestimmte Zusammenhänge kann Ihnen dabei helfen, Ihre ganz eigene Ernährungsoptimierung in Ihrem

Tempo zumindest teilweise zu beginnen.[160] Wir geben Ihnen dazu noch ein paar interessante Erkenntnisse aus der Wissenschaft an die Hand.

Ernährung, Schmerzen und Psyche beeinflussen sich gegenseitig

Wir haben es bereits deutlich gemacht: Bewegung kann für Sie ein Schlüssel für ein schmerzfreies Leben und die mentale Gesundheit sein – doch er ist nicht der einzige. Wenn Körper und Psyche zusammenhängen, ist klar, dass auch die Ernährung auf Schmerzen und auf die psychische Verfassung wirkt. So zeigen jüngste Erkenntnisse: Eine ungünstige Ernährung in Kombination mit Bewegungsmangel

- kann das Risiko erhöhen, eine Depression zu bekommen, und
- auch die Prognose verschlechtern, das heißt, den Verlauf von Depressionen negativ beeinflussen.[161]

Aber was sollten Sie nun bei Rückenschmerzen essen? Und was ist nicht optimal? Es gibt einen bekannten und prägnanten Satz des amerikanischen Journalisten Michael Pollan. Sein Ratschlag für die ideale Ernährung lautet: »Eat fresh, mostly plants, not too much.«[162] Dieser Satz sagt eigentlich alles! Wir würden noch hinzufügen: Trinken Sie genug Wasser oder ungesüßten Tee und nicht zu viel Alkohol.

Eine vegane und vegetarische Ernährung können schmerzlindernd wirken.

Auf Schmerzen bezogen wissen wir inzwischen, dass eine vegane und vegetarische Ernährung bei chronischen Muskel- und Skelettschmerzen schmerzlindernd wirken kann.[163] Bestimmte Gruppen von Lebensmitteln, allen voran Fleisch[164], erhöhen die Entzündungswerte im Blut. Langfristig kann das Folgen für Körper und Psyche haben. Umgekehrt schneiden Veganer bei den Entzündungsmarkern am besten ab.[165]

Die Ernährung hat auch einen direkten Einfluss auf die Psyche – und damit einen indirekten auf chronische Schmerzen, wie wir oben gesehen haben. Schon Ende 2009 wurde in einer bahnbrechenden Studie Folgendes berichtet: Bevorzugen Menschen eine mediterrane Ernährungsweise, also Gemüse, Salat, frisches Obst, Nüsse, dazu wenig Fleisch, gesunde Gewürze sowie kalt gepresstes Olivenöl, dann sinkt das Depressionsrisiko in den 10 Jahren ab Beginn der Beobachtung.[166]

Darmbakterien und Intervallfasten

Alles, was wir zu uns nehmen, landet in unserem Bauch, nicht in unserem Kopf. Wie können bestimmte Lebensmittel also einen solch großen Einfluss auf die Psyche haben? Dazu hat die Forschung bereits verschiedene plausible Antworten geliefert.[167] Lassen Sie uns auf einen dieser Aspekte näher eingehen, weil er hochspannend ist: die Darmbakterien.

Circa 100 Billionen dieser Bakterien leben in unserem Verdauungstrakt. Viele Stämme sind noch unerforscht. Aber herausgefunden wurde, dass unsere Ernährung, Stress und diese kleinen Bewohner eng zusammenhängen. Angst und Depression[168], aber auch Schmerzen haben damit zu tun, wie wohl sich unser Darm fühlt – und dieses Wohlgefühl leidet bei ungünstiger Ernährung ebenso wie bei lang anhaltenden Stresszuständen.

Die Rolle der Darmbakterien für Schmerzen gerät in Forschungen immer stärker in den Blick. Aktuellen Erkenntnissen zufolge scheinen die Darmbakterien unterschiedliche Schmerzzustände zu modulieren: Über ihre Signalmoleküle und Stoffwechselprodukte beeinflussen sie die Schmerzrezeptoren, können demnach Schmerzen verstärken oder reduzieren. Je nachdem, wie die Darmbakterien zusammengesetzt sind, verändert sich offenbar das Schmerzempfinden eines Patienten. In einer 2019 veröffentlichten Studie sprechen sich die Autoren deshalb dafür aus, bei einer Schmerztherapie immer auch an eine gesunde, pflanzenbetonte Ernährung zu denken.[169]

Die gute Nachricht lautet also: Senken Sie Stress und ernähren Sie sich vollwertig pflanzlich, können Sie über die Darmbakterien viel Gutes für Ihren Körper und Ihre Psyche erreichen – vor allem dann, wenn Sie zusätzlich feste Essenspausen wie beim Intervallfasten einbauen. Inzwischen weiß man nämlich mehr darüber, warum beim Fasten oft so großartige Verbesserungen des Gesundheitszustandes eintreten. Während des Fastens können sich die gesunden Darmbakterien in Ruhe vermehren, wohingegen die schlechten reduziert werden. Das kommt der Artenvielfalt der Bakterien in unserem Darm zugute.[170] In unseren Zellen können jetzt außerdem wichtige Reparaturprozesse ablaufen, die Selbstheilung des Körpers erreicht eine neue Stufe. Das geht so weit, dass sogar Krebszellen vermehrt vernichtet werden – vermutlich wegen eines verringerten Glukosespiegels im Blut.[171]

Bei Schmerzen: wenig tierische Produkte und Zucker

Mit Blick auf Studien und unsere Erfahrung mit Schmerzpatienten empfehlen wir Ihnen, tierische Eiweiße möglichst zu reduzieren oder ganz darauf zu verzichten: rotes Fleisch, Fisch und Geflügel, für eine gute Gesundheit besser auch Eier sowie alle Produkte aus Milch, wie Quark, Käse und Joghurt.[172] Wurst, Schinken, Käse oder Kräuterquark können Sie zum Beispiel durch vegane Aufstriche ersetzen. Als Alternative zu Fleisch, Fisch und Eier bieten sich die unterschiedlichsten Soja- oder andere Veganprodukte an. Inzwischen gibt es vielfältige Möglichkeiten. Je nachdem, wie Sie sich zurzeit ernähren, können Sie nach und nach einzelne Lebensmittel austauschen und sich immer weiter herantasten.

Auf raffinierten Zucker sollten Sie bei Schmerzen ein Auge haben.

Bei Schmerzen können Sie auch versuchen, Industriezucker von Ihrem Speiseplan zu streichen. Raffinierter Zucker wird nicht von ungefähr als »süßes Gift« bezeichnet. Er kann süchtig machen, krankhaftes Übergewicht (Adipositas), Bluthochdruck, weitere Herz-Kreislauf-Erkrankungen, Diabetes und erhöhte Blutfettwerte sowie viele andere Entzündungsreaktionen begünstigen.[173] Ersetzen können Sie diesen Zucker beispielsweise durch Erythrit.

Erythrit kommt als natürlicher Stoff in Früchten wie Birnen und Weintrauben vor. Im Gegensatz zu vielen anderen kalorienarmen Süßungsmitteln wurden für Erythrit bislang keine negativen Auswirkungen auf die Gesundheit nachgewiesen. Einige Studien belegen sogar einen gesundheitlichen Mehrwert, weil Antioxidantien darin enthalten sind.[174]

Der Schmerzsee – ein vollständiger Überblick über die Schmerzzustände

Lassen Sie uns die Einflussgrößen noch einmal zusammenfassen. Die Höhe der jeweiligen Gelenkkugel im Schmerzsee ist sozusagen die antrainierte Haupteinstellung des Gelenkes. Sie ergibt sich maßgeblich daraus, wie wir unsere Gelenkwinkel nutzen. Die Spannung der Muskeln und Faszien ist der größte Hebel, der die Kugeln ansteigen lässt. Die drei eben besprochenen indirekten Einflüsse Psyche, Umfeld und Ernährung sind Nebeneinflüsse. Gleichwohl können sie sich im ungünstigen Fall aufgrund vielfältiger Wechselwirkungen deutlich schmerzverstärkend auswirken.

Die Ernährung – der besondere Einfluss der indirekten Faktoren

Die Ernährung spielt unter den indirekten Faktoren eine besonders große Rolle bei der Entstehung von Schmerzen und Krankheiten.

Die Ernährung spielt eine besondere Rolle bei der Entstehung von Schmerzen. Gleichzeitig begünstigt sie auch viele Krankheiten, sodass wir diesem Thema im Praxisteil ein Extrakapitel widmen. Von wissenschaftlicher Seite kommen mittlerweile so viele Hinweise, dass wir Ihnen unbedingt ein paar Anregungen geben möchten, in welche Richtung eine Ernährung gehen könnte, die möglichst nicht schmerzverstärkend wirkt oder besser noch die Schmerzen mindern hilft. Wir wissen, dass Studien in diesem Bereich zum Teil widersprüchliche Ergebnisse liefern, aus denen viele unterschiedliche Empfehlungen abgeleitet werden. Das kann verwirren und verunsichern. Viele Studien und Forschungsergebnisse decken sich jedoch mit dem, was Petra seit über 35 Jahren als Ernährungs- und Orthomolekularmedizinerin an Erfahrungen mit Patienten sammelt. Diese Erkenntnisse haben wir in unser Extrakapitel einfließen lassen.

* * *

Resümee

Mit den drei indirekten Einflüssen ist unser Schmerzerklärungsmodell vollständig. Nun bezieht es alle Faktoren mit ein, die für unser Modell bei der Entstehung von Schmerzen eine Rolle spielen. Ist es nicht faszinierend, wie sich aus einem Gewirr von Möglichkeiten mehr und mehr herauskristallisiert, dass es häufig vor allem um einen Einfluss geht – die überhöhten Spannungszustände im Körper? Für Sie kann dadurch eine neue, selbstbestimmte Art im Umgang mit Schmerzen entstehen. Sie können im Laufe der Zeit ein immer sichereres Gespür dafür entwickeln, welcher Einfluss gerade bei Ihnen welche Wirkung entfaltet – und wie Sie sich dann bei Rückenschmerzen bestmöglich selbst helfen können.

In diesem Sinne wünschen wir Ihnen weiter unten im Buch (Kapitel 8) viel Spaß beim Eintauchen in die Welt der gesunden Ernährung.

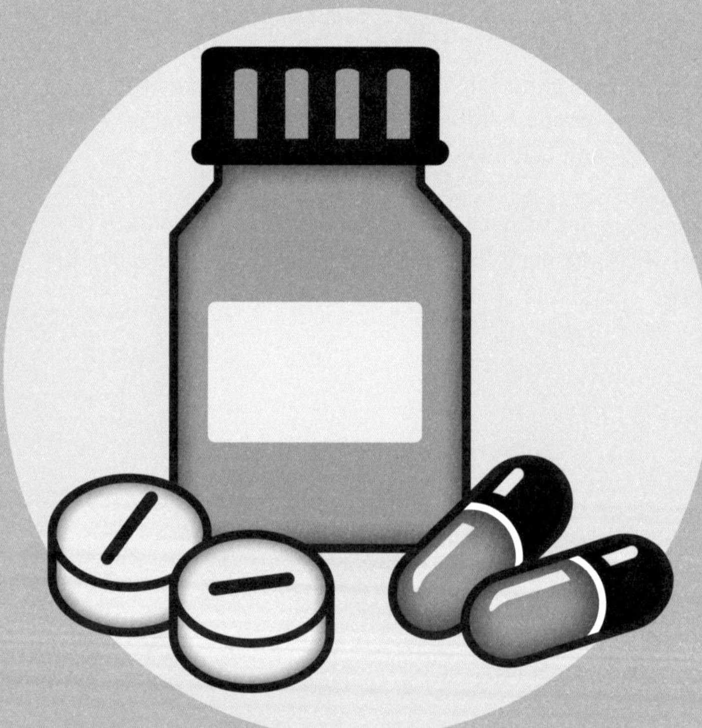

Kapitel 5

Die Kehrseite vieler Rücken-schmerztherapien

Wichtige Fragen: Was bringen Schmerzmittel, Physiotherapie, Chiropraktik und Co. für die schnelle und dauerhafte Beseitigung von Rückenschmerzen?

In den vorherigen Kapiteln haben wir Ihnen unser Modell zur Entstehung der meisten Rückenschmerzen vorgestellt. Nun möchten wir aus dieser – unserer – Sicht und Erfahrung gängige Rückenschmerztherapien genauer betrachten. Aber lassen Sie uns zuvor noch einmal zusammenfassen und festhalten: Etablierte therapeutische Vorgehensweisen konnten das Problem der Rückenschmerzen bislang nicht in den Griff bekommen. Sonst wäre es ja keine Volkskrankheit, und die Fallzahlen würden nicht immer weiter steigen. Für uns steht deshalb fest: Wir haben bisher keine breitenwirksame Lösung gefunden, weil nicht genügend geeignete Vorgehensweisen angewandt wurden. Im Folgenden erläutern wir, warum. Die Frage ist also: Weshalb können Schmerzmittel, Operationen und andere Maßnahmen vielen Betroffenen bei Rückenschmerzen nicht dauerhaft helfen? Weshalb kommen die Schmerzen so häufig zurück?

Sind Schmerzmittel eine Lösung?

Beginnen wir mit den Schmerzmitteln. Einige von ihnen bekommt man ohne Rezept in der Apotheke. Um das Problem zu illustrieren, bedienen wir uns eines beliebten Beispiels: Sie fahren mit Ihrem neuen Auto auf der Autobahn. Plötzlich geht aus heiterem Himmel die Ölkontrollleuchte an. Kleben Sie ein Pflaster drüber, damit Sie das nervige rote Leuchten nicht mehr sehen, und fahren weiter? Natürlich machen Sie das nicht, wenn Ihnen Ihr Auto wichtig ist.

Schmerzmittel – möglichst harmlose – nur zur Überbrückung nutzen, nicht als Dauerbehandlung.

Ohne Frage kann man Schmerzmittel mal nehmen, um sich über das Wochenende zu retten oder eine Tagung zu überstehen. Sie sind sehr hilfreich, um einen überschaubaren Zeitraum zu überbrücken, in dem man keine anderen Möglichkeiten hat. Natürlich wäre es besser, gar keine Schmerzmittel zu nehmen. Aber den lange herbeigesehnten Urlaub abzubrechen, um sich ordentlich behandeln zu lassen? Da ist es für viele in Ordnung, halt mal etwas zu nehmen. Aber darum geht es hier auch nicht. Es geht darum, dass viele aus Mangel an Alternativen dauerhaft Schmerzmittel einnehmen – einnehmen müssen.

Dabei spielt es eine untergeordnete Rolle, um welche Art von Schmerzmitteln es sich handelt, ob sie oral eingenommen, gespritzt oder über eingebaute Schmerzpumpen in den Körper abgegeben werden. Schmerzmittel unterdrücken nur die Symptome, können die Ursache der Schmerzen aber fast nie beheben. Sie belasten den Körper und können im schlimmsten Fall abhängig machen, je nachdem, worum es sich handelt. Oft muss die Dosierung im Laufe einer Behandlung immer weiter erhöht werden.

Die ärztliche Leitlinie zu unspezifischen Rückenschmerzen betont daher zu Recht: Schmerzmittel sind eine »Krücke«, keine Dauerbehandlung.[175] Patienten bräuchten zwar keine Angst davor zu haben, Medikamente einzunehmen. Sie seien weder »Teufelszeug« noch »Wundermittel«. Richtig dosiert und gut überwacht, könne ein Schmerzmittel möglicherweise helfen. In jedem Fall solle ein Arzt darüber aufklären, dass Schmerzmittel die Behandlung nur unterstützen und allein nicht ausreichen, also keine dauerhafte Lösung sein sollten. Dem stimmen wir zu.

Was passiert bei dauerhafter Schmerzmitteleinnahme?

Wenn Sie dauerhaft Schmerzmittel einnehmen, können nicht nur zahlreiche Nebenwirkungen auftreten, über die wir unten noch sprechen. Nach dem, was Sie bisher gelesen haben, wissen Sie: Rückenschmerzen sind gemäß unserem Modell sehr oft Alarmschmerzen, die verhindern möchten, dass im Körper eine Schädigung eintritt. Wenn wir es nun schaffen, diesen Schmerz mit dem

Forschung belegt: Schmerzmittel nur mäßig wirksam

Was sagen Studien zum Nutzen von Schmerzmitteln? Um diese Frage zu beantworten, müssen wir unterscheiden, welche Mittel jeweils untersucht wurden. Insgesamt deutet die Forschungslage auf eine nur mäßige Wirksamkeit medikamentöser Therapien für akute und mehr noch chronische unspezifische Rückenschmerzen hin. Empfohlen wird aus medizinischer Sicht ein stufenweises Vorgehen. Am ehesten soll bei Bedarf zunächst ein Medikament aus der Gruppe der sogenannten »traditionellen nicht steroidalen Antirheumatika« (NSAR) angeboten werden. Dazu zählen so bekannte Mittel wie Diclofenac, Ibuprofen oder Naproxen. Der Einsatz von NSAR soll aber stets in der niedrigsten wirksamen Dosis und so kurzzeitig wie möglich erfolgen.[176] Relevante Risiken mit zum Teil auch erheblichen gesundheitlichen Folgen bestünden insbesondere bei der Langzeitanwendung. Vor allem in sehr hohen Dosierungen und bei längerer Einnahme erhöhen bestimmte Schmerzmittel nämlich nachweislich das Risiko für Herz-Kreislauf-Erkrankungen. Das Risiko für Komplikationen durch NSAR hängt von verschiedenen Faktoren ab wie der Dosierung des Medikaments, der Dauer der Einnahme sowie von bereits vorhandenen Risiken und Erkrankungen. Um das Risiko für Komplikationen gering zu halten, sei es sinnvoll, Schmerzmittel möglichst niedrig zu dosieren und nur so lange zu nehmen wie nötig.[177] Auch dem stimmen wir zu.

Schmerzmittel setzen den körpereigenen Alarm außer Kraft.

eingenommenen Mittel zu dämpfen, erträglich zu machen, vielleicht ganz unfühlbar zu machen, was kann dann passieren? Klar, das, wovor er warnt, tritt möglicherweise ein. Indem wir die Warnung des Körpers unhörbar beziehungsweise unfühlbar machen, tragen wir dazu bei, dass die Bandscheiben überfordert werden, Facettengelenke stärker verschleißen oder die Wirbelsäule immer mehr unter Druck gerät. Die Schädigung, vor der uns der

Körper warnt, wird wahrscheinlicher, weil die Bewegungen und Positionen, die vorher durch den Alarmschmerz »blockiert« wurden, ausgeführt werden, obwohl der Körper sie eigentlich verhindern möchte. Solange die zu großen Spannungen – in unserem Schmerzsee repräsentiert durch die zu hoch gestiegenen Gelenkkugeln – nicht auf das physiologische Maß heruntergefahren werden, bleibt eine sehr häufige Ursache der Rückenschmerzen bestehen. Mit der häufig beobachteten Folge, dass diese Schmerzen nicht dauerhaft gelindert oder abgestellt werden können.

Spritzen gegen Schmerzen

Die Anwendung von Spritzen zur Schmerzbehandlung ist weitverbreitet. In den letzten Jahren wurden viele medizinische Verfahren entwickelt, um Medikamente im Wirbelsäulenbereich zu spritzen. So werden verschiedene Wirkstoffe in die Muskeln, Bänder, Gelenke der Wirbelsäule oder in die Nähe der Nerven gegeben. Sie heißen zum Beispiel Triggerpunktinjektionen oder Botulinumtoxininjektionen. Es können außerdem sogenannte Nervenblockaden an Wirbelbogengelenken und Bandscheiben durchgeführt werden.

Unser Tipp: Nutzen Sie Spritzen gegen Schmerzen so selten wie möglich. Die Wirkstoffe sollten so harmlos wie möglich sein.

Das Ziel besteht hier also zumeist darin, direkt an der Stelle der »Reizung« oder »Entzündung« anzusetzen. Diese Stelle wird betäubt oder mit anderen Stoffen beeinflusst. Im Grunde ist das Prinzip ähnlich wie bei der Gabe von Schmerzmitteln, man injiziert jedoch den Stoff direkt am Ort des vermeintlichen Geschehens. Eine dauerhafte Lösung bringt das meistens nicht. Wie bei den Schmerzmitteln kann es im Gegenteil eher davon abhalten, eine ursächliche Behandlung zu verfolgen. Das Problem wird immer weiter verschoben und dabei eher schlechter als besser. Erfahrungsgemäß helfen solche Spritzen – wenn es klappt – im Schnitt vielleicht zwei bis vier Wochen, dann ist es Zeit für die nächste. Sie können das Problem der muskulär-faszial bedingten Rückenschmerzen nicht lösen, weil die zugrundeliegende Ursache, die überhöhten Spannungen der Muskeln und Faszien, nicht behandelt wird.

Für die oben genannten Verfahren gilt außerdem: Es gibt keine wissenschaftlichen Belege, die eine dauerhafte und ausschließliche Anwendung bei Menschen mit unspezifischen Rückenschmerzen rechtfertigen würde.[178] Dieselbe Ausnahme wie bei den Schmerzmitteln bestätigt daher auch hier die Regel: Um eine wichtige Familienfeier zu überstehen, eine Klausur schreiben zu können oder den Urlaub nicht abbrechen zu müssen – warum nicht? Sie selbst müssen Risiko und Nutzen gemeinsam mit Ihrem Arzt für sich abwägen. Wenn Sie sich jedoch langfristig selbst helfen möchten und dabei einen natürlichen Ansatz bevorzugen, steht im Praxisteil dieses Buches mit unseren Übungen das passende »Handwerkszeug« parat.

Was bringen Entzündungshemmer (Antiphlogistika)?

Mit entzündungshemmenden Medikamenten können Entzündungen reduziert, ihre Ursachen aber in der Regel nicht beseitigt werden. Sie heißen Antiphlogistika oder Antiinflammatorika und werden in der Behandlung entzündlicher Erkrankungen eingesetzt. Das bedeutendste entzündungshemmende Hormon ist das Cortisol, das bei allen Formen von Stress – körperlich und psychisch, aber auch bei Hunger – vom Körper selbst ausgeschüttet wird. Es aktiviert abbauende Stoffwechselvorgänge und stellt so dem Körper Energie zur Verfügung. Das oft eingesetzte Kortison dagegen enthält die vielfache Dosis und schafft es dadurch, Entzündungen – also die Reparaturvorgänge – zu beenden. Seine dämpfende Wirkung auf das Immunsystem wird in der herkömmlichen Medizin häufig genutzt, um »überschießende Reaktionen« zu unterdrücken und Entzündungen zu hemmen. Da diese Art von Arzneimitteln häufig auch schmerzlindernd wirken, werden sie oft bei Schmerzen eingesetzt.

Kortison

Kortison wird bei Entzündungen häufig eingesetzt, doch eine regelmäßige Anwendung in hohen Dosen wird zu Recht kritisch gesehen. Kortison kann starke Nebenwirkungen haben: Gewichtszunahme, Hautschädigungen sowie Auswirkungen auf das Immunsystem und die Nebennierenrinde sind möglich. Kortison erhöht außerdem das Risiko für Diabetes und Osteoporose. Darüber hinaus ist eine Langzeitwirkung bei Rückenschmerzen bisher nicht belegt.[179] Wenn Sie Kortison nehmen, dürfen Sie es trotzdem nicht einfach abrupt absetzen, sondern es nur unter ärztlicher Kontrolle ausschleichen.

Und noch einmal: Wollen wir wirklich Entzündungen bekämpfen?

In Kapitel 3 haben wir bereits über den Sinn von Entzündungen gesprochen. Dabei haben wir zwischen Entzündungen, die »körperintern« entstehen, und Entzündungen, die von außen verursacht werden, unterschieden. Sie alle sind jedoch immer Reparaturarbeiten des Körpers, um seine Integrität aufrechtzuerhalten. Das heißt, es fand eine Schädigung der Struktur statt, nun soll der alte Zustand wiederhergestellt werden. Wird bei einer Entzündung nun ein entzündungshemmendes Arzneimittel wie beispielsweise Kortison verabreicht, wird der Körper sozusagen therapeutisch unter Stress gesetzt. Daraufhin gerät er in den Kampf-oder-Flucht-Modus. Er stellt sämtliche Reparaturaktivitäten ein, um mit der Bedrohung umgehen zu können. Gleichzeitig wird ihm mehr Energie zur Verfügung gestellt. Was dabei auf längere Sicht passieren kann, ist an der Liste der teilweise starken Nebenwirkungen nachzuvollziehen.

Klar sein sollte: Es ist bei körpereigenen Entzündungen besser, sie dadurch zu beenden, dass man dem Körper die Möglichkeit gibt, seine Reparaturarbeiten zum Abschluss zu bringen. Also das zu tun, was biologisch vorgesehen ist – die Spannungen der Muskeln und Faszien wieder zu normalisieren.

Sind muskelentspannende Medikamente [Relaxanzien] eine Lösung?

Macht es nicht Sinn, bei Rückenschmerzen, aber auch anderen Schmerzzuständen, häufiger auf muskelentspannende Mittel, sogenannte Muskelrelaxanzien, zu setzen? Der Zusammenhang zwischen Schmerzen und den Verspannungen liegt ja auf der Hand. Tatsächlich wird dieser Zusammenhang aber oft so interpretiert, dass die Verspannungen durch die Schmerzen ausgelöst werden und nicht umgekehrt.

Beides kann zutreffen – eine dauerhafte Lösung sind Muskelrelaxanzien dennoch nicht. Einige Substanzen tragen ein hohes Suchtpotenzial in sich[180] und können den Verdauungstrakt sowie die Leber beeinträchtigen. Weitere Nebenwirkungen sind Benommenheit, Blutdruckabfall, Kopfschmerzen und Schwindelgefühl. Wenn zusätzlich NSAR eingenommen werden, können gerade solche zentralnervösen Störungen noch häufiger auftreten.[181] Die Versorgungsleitlinie zu unspezifischen Rückenschmerzen empfiehlt daher: »Muskelrelaxanzien sollen nicht zur Behandlung chronischer nicht-spezifischer Kreuzschmerzen angewendet werden.«[182] Wenn überhaupt, könne eine zeitlich befristete Einnahme in Betracht gezogen werden, die nicht länger als zwei Wochen am Stück andauern dürfe.

Die Dosis und der Einnahmezeitraum machen das Gift

Natürlich spricht nichts dagegen, vernünftig mit der Situation umzugehen. Wenn Sie wissen, dass solche Mittel bei Ihnen eine schmerzstillende Wirkung haben, und Sie für einen begrenzten Zeitraum keine Möglichkeit sehen, sich anders – nämlich ursächlich – zu helfen oder helfen zu lassen, können Sie auch Muskelrelaxanzien einnehmen. Bei einer kurzen Einnahme haben Sie wahrscheinlich keine dauerhaften Schäden oder andere schwere Nachteile zu befürchten. Aber bitte machen Sie sich klar, dass solche Mittel das Problem, nämlich die Ursache der Schmerzen oder Verspannungen, nicht lösen, sondern immer nur nach hinten verschieben.

Was bringt Krafttraining im Rahmen der Physiotherapie bei Rückenschmerzen?

Es gibt verschiedene Ansätze, um Schmerzen zu lindern. Gelenke werden mobilisiert, stabilisiert, Muskeln gekräftigt oder massiert. Unsere Einschätzung dazu geben wir im Folgenden ab. Sie werden schnell merken, dass wir die Zusammenhänge zwischen Schmerzen und Kräftigung anders bewerten, als Sie dies vielleicht kennen. Es ist uns deshalb wichtig, sie Ihnen so ausführlich zu erklären, damit Sie auf einer breiten Grundlage selbst entscheiden können, was Ihnen und Ihrem Körper guttut oder nicht. Vorab können wir aber schon sagen: Kräftigung alleine ist für uns oft nicht geeignet, das Problem der Rückenschmerzen zu lösen. Denn diese Verfahren wirken sich spannungserhöhend aus. Da zu große Spannungen aber nach unserem Modell die Ursache der Rückenschmerzen sind, ist die Kräftigung der Muskeln das Gegenteil von dem, was der Körper meist nötig hat.

Schwierige Bedingungen für Physiotherapeuten

Das größte Problem der normalen Physiotherapie ist, dass bei Kassenleistung die Behandlungszeiten viel zu kurz sind, sodass zu wenig Zeit zur Verfügung steht, die Patienten gut betreuen zu können. Das hängt mit den Zwängen der Krankenkassen und den Erstattungssätzen zusammen. Was sollen Physiotherapeuten mit ihren Patienten in 20 Minuten machen, wenn schon bis zu 10 Minuten für Begrüßung und Umziehen verloren gehen? Hinzu kommt ein Problem, über das sich Physiotherapeuten in unseren Ausbildungen immer wieder beklagen. Die Patienten werden ihnen von den behandelnden Ärzten zugewiesen, die bestimmte Behandlungstechniken beauftragen. Diese Techniken werden von den Physiotherapeuten aufgrund ihrer Erfahrung häufig als nicht optimal eingeschätzt. Nun müssen sie einerseits den Auftrag des Arztes erfüllen, andererseits möchten sie den Patienten helfen. Diesen Widerspruch können sie nicht auflösen, was natürlich die Arbeitsfreude beeinträchtigt.

Physiotherapeuten können oft nicht so arbeiten, wie sie möchten. Daran muss sich etwas ändern.

Darüber sind – je nach der Art der absolvierten Weiterbildungen – die Behandlungsergebnisse oft unbefriedigend, die

Erfolgserlebnisse zu selten. Kombiniert mit deutlicher Unterbezahlung führt dies dazu, dass viele Physiotherapeuten ihren Beruf aufgeben, weil es ihnen einfach keinen Spaß mehr macht, unter diesen Bedingungen zu arbeiten. Es kommen aber auch viele Physiotherapeuten in unsere Ausbildung und erfahren, dass sich mit unserer Therapie meist angenehmer und befriedigender arbeiten lässt.

Die Ausbildung zum Physiotherapeuten muss dringend neu überdacht werden

Die Ausbildung der Physiotherapeuten muss an die Herausforderungen angepasst werden.

Seitens der Medizin wird die wertvolle manuelle Tätigkeit der Physiotherapeuten teilweise unterschätzt. Und die Ausbildung, wie sie momentan noch praktiziert wird, ist aus unserer Sicht verbesserungswürdig. Sie dauert drei Jahre, doch hinterher dürfen die Physiotherapeuten lediglich Mobilisationen, Kräftigung, Übungen fürs Gleichgewicht und Massagetechniken anwenden. Die neu ausgebildeten Physiotherapeuten müssen anschließend noch teure Zusatzausbildungen absolvieren, um bestimmte Kassenleistungen wie Manuelle Therapie, Lymphdrainage oder Gerätetraining anbieten zu dürfen. Zeitgemäßer wäre es, die Ausbildung in ein Studium der Physiotherapie zu integrieren, in das alle Inhalte eingebaut sind. Die Behandlung muss ohne Zuweisung möglich sein.

Die Zusatzausbildungen geben den Physiotherapeuten zwar viele gute Werkzeuge an die Hand, doch was die Behandlung von Schmerzzuständen angeht, sind sie meist begrenzt. Ob Manuelle Therapie, Lymphdrainage, Krankengymnastik an Geräten, die sogenannte medizinische Trainingstherapie oder Triggerpunkt-Massage, es fehlt die systematische Vorgehensweise in der Schmerztherapie. In den letzten Jahren konzentriert sich die Weiterbildung immer mehr auf die Osteopathie. Diese Ausbildung dauert bis zu fünf Jahre, kann logistisch herausfordernd sein, und es wird sehr viel Quantität an Wissen vermittelt. Ob sie aber auch eindeutig anwendbare Vorgehensweisen gegen Schmerzen bietet, klären wir weiter unten.

Warum funktioniert Physiotherapie häufig nicht so schnell und spürbar?

Viele Physiotherapeuten kommen mit einer ganz bestimmten Frage in unsere Ausbildung. Die gleiche Frage stellen uns Rückenschmerzpatienten oder eben auch Patienten mit anderen Schmerzzuständen, die monate- oder jahrelang mehr oder weniger regelmäßig physiotherapeutische Behandlungen hatten und deren Schmerzen sich vielleicht leicht verbessert haben, aber nicht verschwunden sind. Sie fragen uns, wie es sein kann, dass sie über so lange Zeiträume ohne spürbaren Erfolg massiert, mobilisiert, passiv gedehnt und gekräftigt wurden.

Unser Tipp: Wenn es Ihnen nach den ersten physiotherapeutischen Behandlungen nicht deutlich besser geht, probieren Sie andere Therapiearten.

Unsere Antwort lautet wie folgt: Physiotherapeuten lernen, dass sie ihre Patienten nicht zu hart anfassen dürfen und eher vorsichtig vorgehen müssen. Unserer Meinung nach übervorsichtig. Dadurch können die im Körper ausgelösten Effekte unterhalb der Wirkungsschwelle bleiben. Außerdem lassen sich die zur Verfügung stehenden Techniken häufig nicht geordnet genug einsetzen, um eine Wirkung zu entfalten. Es gibt keine systematisierten Vorgehensweisen zur Schmerztherapie oder entsprechend zugeordnete Dehnungsübungen. Und wenn gedehnt wird, dann tendenziell zu zurückhaltend und für eine unserer Erfahrung nach zu kurze Dauer. Weshalb die Intensität bei der Übungsausführung und die dabei aufgebrachte Zeit so wichtig sind, erklären wir Ihnen ausführlich in Kapitel 7.

Massage, Manuelle Therapie, Triggerpunkt-Massage, Faszientherapie

Es gibt viele Vorgehensweisen im Umfeld der Manualtherapien, doch zumindest was die Wirkprinzipien angeht, sind sie alle ziemlich ähnlich. Die Idee ist, dass man die Struktur des Körpers durch manuelle Beeinflussungen verändern möchte. Diese Idee »übersieht« unserer Meinung nach einen wichtigen Umstand: Der Körper baut sich in jeder Sekunde des Lebens so um, wie es den Belastungsreizen seines 24-Stunden-Bewegungsprofils entspricht. Dies haben wir in Kapitel 4 ausführlich besprochen. Das heißt, der Zustand der Muskeln, der Faszien, letztlich allen

Gewebes ist über die genetischen Grundlagen hinaus in erster Linie ein Ergebnis unserer Bewegungen und unserer Ernährung. Massieren wir, kneten und streichen wir Gewebe, dann wird das sicherlich auf die Rückenschmerzen eine zeitweilige Wirkung ausüben.[183] Aus unserer Erfahrung haben beispielsweise regenerationsfördernde und detonisierende Sportmassagen sehr gute Effekte. Aber da es sich um Eingriffe von außen handelt, lässt die Wirkung natürlich wieder nach.

Dauerhaft veränderte Bewegung und Ernährung formen den Körper dauerhaft um.

Es könnte als Therapeut helfen, sich hier von dem Gedanken zu lösen, den Körper des Patienten dauerhaft verändern, ja heilen zu können. Das ist aufgrund der biologischen Grundregeln nicht möglich. Nach der Therapie ist es ausschlaggebend, ob die entsprechenden Übungen, die für den Ausgleich des schmerzerzeugenden Bewegungsalltags sorgen, dauerhaft gemacht werden. Nur sie, optimalerweise unterstützt durch eine geeignete Ernährung, sind es, die den Körper dauerhaft umformen können. Deshalb kommt es auf Hilfe zur Selbsthilfe entscheidend an.

Vorgehensweisen, die mit ihrer Wirkung unterhalb einer bestimmten Schwelle bleiben, führen nicht selten zu Dauerbesuchen beim Therapeuten, über Monate und Jahre. Das kostet viel Geld, Zeit und Nerven. Und das Resultat? Trotzdem unzählige Rückenschmerzpatienten und Ärzte, die keine Physiotherapie mehr verschreiben dürfen, weil die Heilmittelverordnung Grenzen setzt, weil Budgets überschritten sind.

Osteopathie bei Rückenschmerzen

Das theoretische Modell der Osteopathie gleicht unserer Schmerztherapie in vielen Punkten. Auch die Osteopathie sieht die normale gesunde Bewegung und Beweglichkeit des Körpers und all seiner Bestandteile als Voraussetzung dafür, dass wir uns wohlfühlen und schmerzfrei sein können. Sie hat wie unsere Therapie das Ziel, die eingeschränkte Beweglichkeit des Körpers und im Körper wiederherzustellen. Osteopathen lernen in ihrer vier- bis fünfjährigen Ausbildung sehr viel über die physiologischen Zusammenhänge im Körper. Ursprünglich ging es vor allem um das Bewegungssystem, später kamen manuelle Beeinflussungen der inneren Organe und craniosakrale Techniken hinzu, die innerhalb der Osteopathie allerdings umstritten sind.

Die meisten Osteopathen gehen davon aus, dass Einschränkungen der Funktion der Organe im Körperinneren sich in Form von Schmerzen auswirken, auch an den Gliedmaßen und am Rücken. Daher behandeln sie eher »von innen nach außen«. Das machen wir bei unserer Therapie genau umgekehrt. Wir behandeln den Schmerz an klar festgelegten Knochenarealen – warum und wie erfahren Sie im Bonusteil des Praxiskapitels. Gleichwohl sind wir uns der Tatsache bewusst, dass die Linderung oder Beseitigung von Schmerzen natürlich auch Effekte auf die inneren Organe haben kann. Die manuellen Techniken der Osteopathie variieren von handfest über sehr sanft bis hin zu rein energetisch. Die sanfteren Methoden halten wir oft für zu unterschwellig in ihrer Wirkung, um deutliche Verbesserungen – vor allem bei der Schmerztherapie – erreichen zu können.

Grundsätzlich gibt es also große Übereinstimmungen zwischen unseren Vorstellungen von Gesundheit, wie sie zustande kommt und wie man sie bestmöglich erreichen und bewahren kann, und dem ursprünglichen Modell der Osteopathie. Unser Weg mit der klaren Orientierung auf Schmerzbeseitigung ist systematisiert. Dadurch können wir Schmerzen meist schnell und wirkungsvoll behandeln. Osteopathen nutzen deshalb unsere Ausbildung vor allem als Spezialisierung und zur gezielten Erweiterung ihrer fachlichen Fähigkeiten.

Was bringt Chiropraktik bei Rückenschmerzen?

Die Anwender der Chiropraktik gehen davon aus, dass Schmerzen und Einschränkungen der normalen Körperfunktionen durch Fehlstellungen von Knochen – vor allem Wirbelkörpern der Wirbelsäule – entstehen. Dabei werden Nerven abgedrückt und Gefäße in ihrer Durchblutung beeinflusst. Das alles schätzen wir ebenso ein. Aber es gibt einen wichtigen Unterschied zwischen unseren Vorstellungen und denen der Chiropraktik. Diese geht davon aus, dass die Einschränkungen durch die Fehlstellung der Knochen behoben werden können, indem man die Knochen durch Kraft und Beeinflussung von außen wieder in ihre Normalstellung bringt.

Auch die Chiropraktik setzt auf Beeinflussung des Körpers von außen, was aus unserer Sicht nur vorübergehend funktionieren kann.

Genauso wie die Manualtherapien davon ausgehen, dass man den Zustand der Muskeln und Faszien durch Eingriffe von außen dauerhaft verändern könne. Das gilt prinzipiell auch für die Vertreter der »sanften« Chiropraktik, bei der mit weniger oder sogar sehr geringen Kräften gearbeitet wird.

Wie bereits gesagt ist es nach unseren Funktionsmodellen nicht sinnvoll, die Körperstruktur, also Wirbelkörper oder andere Knochen, von außen zu beeinflussen. Warum? Die Knochen sind genau da positioniert, wo sie durch die umliegenden Muskeln, Faszien und Bänder hingezogen werden. Diese Positionierung resultiert in der Regel aus den Kräften und Zugspannungen, die wir durch unsere Lebensweise täglich »trainieren«. Sorgt dieses Training für Fehlstellungen oder schädliches Bewegungsverhalten der Gelenkteile – in der Wirbelsäule der Wirbelkörper –, dann muss unser tägliches Training dauerhaft verändert oder ausgeglichen werden. Nur wenn das geschieht, kann der Schaden, der durch die Fehlstellung oder Fehlbewegung entsteht, auch nachhaltig behoben werden.

Adjustierung, Traktion, Mobilisation, Weichteilbehandlung, Reflextechniken

Betrachten wir die verschiedenen »Werkzeuge« der Chiropraktik aus unserer Sicht. Durch die Adjustierung sollen anhand spezieller Handgriffe Subluxationen behoben werden, also Fehlstellungen oder Fehlbewegungen, die Nerven so beeinflussen, dass Schmerzen oder andere krankhafte Veränderungen entstehen. Hier sei die Frage erlaubt, wer die Fein- und Feinsteinstellungen der Knochen, die auch nach Einschätzung der Chiropraktik immens wichtig für unsere Gesundheit sind, am besten vornehmen sollte. Ein Therapeut, der sich mehr oder weniger gut in diesen Feinsteinstellungen des Körpers auskennt? Oder vielleicht der Körper selbst? Kein noch so gut ausgebildeter Therapeut kann auch nach jahrelanger Erfahrung sicher sein, genau zu wissen, was für genau den Körper, den er gerade behandelt, am besten ist. Wir haben uns bei unserer Therapie dafür entschieden, den anderen Weg zu gehen: Wir lassen den Körper sich selbst feinjustieren. Wie das geht, erfahren Sie im Praxis- und Bonusteil.

Bei der Traktion werden die beiden Knochen, die ein Gelenk bilden, auseinandergezogen. Dadurch soll der Druck im Gelenk gemindert und das Gelenk schmerzlindernd entlastet werden. Zudem soll durch die Dehnung der Kapsel und der Bänder die Beweglichkeit des Gelenks erhöht werden. Kann das auf lange Sicht funktionieren? Wer weiß, wie stark das Band- und Fasziensystem ist, der dürfte Zweifel äußern. Aber auch bei anderen Gelenken können solche Wirkungen eher gering sein und tendenziell nur kurzzeitig Erleichterung bringen. Gleiches gilt für die Mobilisation, bei der die Gelenkanteile parallel zueinander verschoben werden.

Chiropraktische Behandlungen können Erfolge zeigen, greifen aber zu kurz.

Bei der Weichteilbehandlung, die aus Dehn- und Entspannungstechniken besteht, soll die Muskulatur so verlängert werden, dass sie sich dem neu gewonnenen Gelenkspiel anpasst. Das überzeugt uns mehr. Aber nur umgekehrt wird für uns ein Schuh draus: Durch das dauerhafte Dehnen der Muskeln und Faszien wird der Druck der Gelenkflächen gegeneinander am zuverlässigsten normalisiert. Nach unserer Überzeugung wird bei den verwendeten Techniken jedoch zu kurz und mit zu niedriger Intensität gedehnt, sodass sich oft kein nachhaltiger Effekt einstellt.

Schließlich sollen bei den Reflextechniken anhand von Nervenreflexen die Spannung der Muskulatur und die Schmerzwahrnehmung beeinflusst werden. Auch hier vermuten wir eher nur kurzfristige Erfolge, weil sie künstlich von außen herbeigeführt werden. Eine häufige Ursache der Schmerzen bleibt leider ungelöst.

Rückenschmerzen mit Akupunktur behandeln?

Die Akupunktur zählt zu den energetischen Verfahren. Vor allem nach der strengen naturwissenschaftlichen Definition ist es immer noch nicht ganz klar, wie sie funktionieren soll und ob sie tatsächlich funktioniert. Wir gehen davon aus, dass es möglich ist, mittels Akupunktur den überhöhten Spannungszustand der Muskelfasern zu regulieren. Womöglich auch den des Fasziensystems. Das klärt die vorübergehenden schmerzlindernden Effekte. Da es aber immer um die Gesamtspannung geht, spielt das für uns eine nachgelagerte Rolle. Patienten erzählen uns hin und wieder von ihren Erfahrungen mit dieser Therapie, einigen hat es eine Zeit lang geholfen, doch die Schmerzen kamen meist zurück.

Das passt zu unserem Erklärungsmodell. Wenn die Muskelspannung oder auch die fasziale Spannung durch die Akupunktur etwas herunterreguliert werden kann, lassen die Schmerzen nach. Da der Patient aber keine Übungen macht, die das meist vorhandene Problem dauerhaft beseitigen, fährt die Muskelspannung wieder hoch, und der Körper meldet sich wieder mit Alarmschmerzen. Ändert der Betroffene irgendetwas in seinem Bewegungsverhalten, was das spannungserhöhende Alltagstraining zufällig ausgleicht, bleiben die Schmerzen weg oder gelindert. Das hat dann aber wahrscheinlich weniger mit der Akupunktur zu tun, sondern mit einer zufällig passenden, weil ausgleichenden Änderung des Bewegungsprofils.

Dies kann übrigens bei allen manuellen oder auch operativen Therapien passieren: Man denkt, die Operation oder Therapie hätte zur Schmerzfreiheit geführt, dabei waren es vielleicht nur kleine unbewusst ausgeführte Veränderungen des 24-Stunden-Bewegungsprofils.

* * *

Resümee

Wir hoffen, dass Ihnen die Ausführungen dieses Kapitels dabei helfen, den für Sie richtigen Weg zu finden. Und dass Sie Ihre Entscheidung auch mit einem guten und sicheren Gefühl treffen können, weil Sie die Prinzipien hinter den verschiedenen Vorgehensweisen gut nachvollziehen können.

Im zweiten Teil unserer Einschätzung der gängigen Verfahren geht es um die schmerzbedingten Operationen an der Wirbelsäule. Sie wissen bereits: Die hohe Zahl der Rückenoperationen konnte offensichtlich bisher nicht dazu beitragen, die Volkskrankheit Rückenschmerzen entscheidend einzudämmen. Warum das auch nachvollziehbar ist, erfahren Sie im nächsten Abschnitt.

Das passiert bei Operationen am Rücken

Die meisten Menschen haben die Vorstellung, dass eine Operation eine Art Reparatur wie beim Auto ist. Aber einmal ganz abgesehen davon, dass ein Auto aus vielen Teilen besteht, die irgendwann zusammengebaut wurden und die man – wenn sie defekt sind – einfach austauschen kann, ist ein häufiger Grund für die Schädigung – die zu hohe Spannung der Muskeln und Faszien – nach einer Operation nicht ursächlich beseitigt. Der Schaden kann in Begleitung der Schmerzen immer wieder auftreten. In diesem Kapitel können Sie nachvollziehen, dass Operationen – vor allem wenn sie wegen Schmerzen durchgeführt werden – häufig von begrenztem Nutzen sind.

»Wir müssen operieren …«

»Sie haben einen Bandscheibenvorfall, wir müssen operieren.« Wenngleich die Mehrzahl der Bandscheibenvorfälle heute nicht mehr operiert wird und wenngleich die Operationstechniken immer schonender werden, ist das noch immer die größte Angst vieler Rückenschmerzpatienten. Wer legt sich schon gerne unters Messer und fällt danach vielleicht wochen- oder monatelang aus? Aber wenn die Schmerzen Ihnen Ihre Lebensfreude nehmen und dann immer mehr Ihr Leben einschränken und nur noch zur Qual machen, dann scheint Ihnen das irgendwann der letzte rettende Anker. Es ist nachvollziehbar: Ab einem bestimmten Leidensdruck macht man fast alles, nur um den Schmerz endlich loszuwerden.

Unsere Übungen können Schmerzen oft ohne OP lindern.

An dieser Stelle aber nochmals unser Rat: Falls kein medizinischer Notfall vorliegt und die Operation aus ärztlicher Sicht nicht dringend empfohlen ist, probieren Sie zuvor unsere Therapie mit den Übungen aus. Wenn Sie unsicher sind, welche Übungen Sie machen können, sprechen Sie mit Ihrem Arzt oder einem Arzt, der nach Liebscher & Bracht ausgebildet wurde. Beobachten Sie, wie es Ihnen geht, wenn Sie unsere Übungen regelmäßig ausführen. Wie entwickeln sich Ihre Schmerzen? Werden sie besser, schlechter oder bleibt alles unverändert? Kommen eventuell neue Symptome hinzu? Wie wohl fühlen Sie sich insgesamt? Geben Sie sich und Ihrem Körper einige Wochen Zeit, ehe Sie gemeinsam mit Ihrem Arzt erneut abwägen, ob eine Operation (weiterhin) für Sie infrage kommt. Unsere mehr als 35-jährige Erfahrung und zahlreiche Ergebnisse aus Studien deuten darauf hin, dass Sie gute Chancen haben, eine Operation nicht nur hinauszögern, sondern auch dauerhaft vermeiden zu können.

Der Stand der Dinge

Lassen Sie uns kurz rekapitulieren: Bei Rückenschmerzen werden oft Röntgen- oder MRT-Untersuchungen veranlasst. Was man auf Bildern sieht, hat jedoch, wenn keine gefährlichen spezifischen Ursachen wie deutliche Nervenschäden, Brüche oder Tumore zu sehen sind, einen nur begrenzten Wert für Diagnostik und Therapie. Denn solche Veränderungen zu behandeln, ist unnötig und manchmal auch gefährlich, wenn sie gar nicht der Grund für die Schmerzen sind. In diesen Fällen geht eine Operation an der Ursache vorbei, belastet den Patienten und das Gesundheitssystem über Gebühr und kann letztlich zur Chronifizierung der Rückenschmerzen beitragen – so wird das Gegenteil von dem erreicht, was eigentlich bezweckt werden sollte.

Diese Zusammenhänge sind bekannt. Sie kommen in ärztlichen Leitlinien deutlich zur Sprache. Dort heißt es zum Beispiel: »Chronifizierte Rückenschmerzen ohne radikuläre Ausstrahlung sind durch operative Maßnahmen in der Regel nicht besserungsfähig.«[184] Sogenannte radikuläre Schmerzen sind Schmerzen, die von einer Nervenwurzel ausgehen und damit ins Versorgungsgebiet des entsprechenden Nervs ausstrahlen. Neurologische Ausfälle wie Muskelschwäche oder herabgesetzte Berührungs- oder Druckempfindlichkeit im Gebiet des entsprechenden Nervs können auftreten.

Studien zeigen: Bei unspezifischen Rückenschmerzen helfen OPs oft nicht besser als andere Therapien.

Aber: Teils aus weiterhin bestehender »Bildgläubigkeit«, teils aus Verlegenheit mangels bekannter Alternativen und teils aus dringendem Patientenwunsch wird in der Praxis – auch bei chronischen unspezifischen Rückenschmerzen – noch immer zu viel und offensichtlich immer mehr operiert. Dabei sprechen die Forschungsergebnisse tatsächlich eine deutliche Sprache, wenn es um die Notwendigkeit und die Erfolge von Rückenoperationen geht.

Weiter oben sind wir bereits auf das Failed Back Surgery Syndrome eingegangen – die gebräuchliche medizinische Bezeichnung für erfolglose Eingriffe an der Wirbelsäule. Erinnern Sie sich? Je nach OP-Variante und Untersuchung bringen Operationen an der Wirbelsäule gegen Schmerzen in 10 bis 46 Prozent der Fälle nicht die gewünschten Resultate. Zahlen aus Deutschland sind rar, lassen die Dimension des Problems aber erahnen: Von 11003 Versicherten der Siemens Betriebs-Krankenkasse (SBK) mit erfolgter Rücken-OP in den Jahren 2015 bis 2018 wurde bei 1062 (9,65 Prozent) das Syndrom diagnostiziert. Bei 5,38 Prozent der Operierten trat es bereits im ersten Jahr nach der OP auf. Die Dunkelziffer dürfte sogar noch höher liegen, vermutet man bei der SBK: »Es könnte sein, dass das Syndrom bei vielen Patient*innen wahrscheinlich gar nicht erst erkannt und lediglich erneut die Diagnose Rückenschmerzen gestellt wird. Dass die Schmerzen auf eine vergangene Operation zurückgehen könnten, wird vermutlich in einigen Fällen gar nicht in Betracht gezogen.«[185]

Untersuchungen legen nahe, wie belastend das für Betroffene sein kann: So geht man davon aus, dass das Failed Back Surgery Syndrome mehr Schmerzen verursacht und die Lebensqualität im Schnitt stärker einschränkt als zum Beispiel rheumatoide Arthritis oder Arthrose.[186]

Ergebnisse einzelner OP-Verfahren

Bei Rückenschmerzen, für die eine spezifische Ursache verantwortlich gemacht wird, kommen unterschiedliche Operationstechniken und -verfahren zum Einsatz. Sie richten sich nach der Diagnose und der gefundenen Schädigung. Inzwischen liegen zahlreiche Studienergebnisse vor, die eine bessere Einschätzung der Wirksamkeit vieler Rückenoperationen bei Schmerzen ermöglichen. Meist vergleichen sie die Operation mit konservativen Behandlungen wie Physiotherapie – idealerweise in längeren Zeiträumen von mehreren Monaten oder Jahren.

Versteifung

Versteifungen können zu Instabilitäten und weiteren Schmerzen führen.

Beginnen wir bei der Versteifung, der Fusion zweier Wirbel. Ärzte sprechen von Spondylodese. Studien machen darauf aufmerksam, dass diese Operationen oft Instabilitäten und Schmerzen in benachbarten Regionen der Wirbelsäule nach sich ziehen, wenn zum Beispiel die natürliche Krümmung in der Lendenwirbelsäule nicht mehr gegeben ist.[187] Dies passiert offenbar in bis zu 36 Prozent aller Fälle innerhalb von fünf Jahren.[188] Es gibt somit deutliche Hinweise darauf, dass die Versteifung bei Patienten mit degenerativen Wirbelsäulenerkrankungen nicht wirksamer ist als eine konservative Behandlung, wenn es darum geht, die empfundenen Einschränkungen aufgrund von chronischen unteren Rückenschmerzen zu verringern.[189] Wir haben schon oft gesehen, dass solchen Patienten auch ohne diese OP gut geholfen werden konnte.

Entfernung von Bandscheibengewebe

Ob es ein echter Bandscheibenvorfall ist oder eine Vorwölbung – beides kann operiert werden, wenn man davon ausgeht, dass dies die Ursache der Schmerzen ist. Nach der Theorie, dass die ausgetretene Masse oder die Vorwölbung die Nervenwurzel reizt, schafft man dort Raum, indem man Gewebe entfernt, das verantwortlich für den Schmerz scheint. Diese Operationen heißen Diskektomien.

Sehen wir genauer hin. Natürlich kann es Fälle geben, bei denen eine veränderte Struktur tatsächlich für die Schmerzen verantwortlich ist. Nach unserer Erfahrung trifft das auf die meisten Bandscheibenvorfälle oder -vorwölbungen aber nicht zu. Was ergaben Studien? Zunächst einmal dies: Patienten mit neurologischen Symptomen scheinen von einer möglichst frühen Operation zu profitieren: Ihre Symptome bessern sich durch die Operation schneller als im Rahmen einer herkömmlichen konservativen Behandlung. Schwere Verläufe sind seltener.[190]

Nach einer Bandscheiben-OP können neue Bandscheibenvorfälle auftreten.

Aber: Mittel- und langfristig gleichen sich die Ergebnisse oft an. Eindeutige Vorteile der Operation gegenüber einem konservativen Vorgehen gibt es nicht.[191] Außerdem ist unklar, wie der Langzeiteffekt einer Operation ausfällt.[192] Offiziell kommt es in 6 bis 8 Prozent aller Fälle zu Komplikationen vor, während und nach einer solchen Operation[193] – die Dunkelziffer dürfte auch hier höher liegen, zumal in bis zu 18 Prozent nach einer Bandscheibenoperation neue Bandscheibenvorfälle auftreten.[194] Etwa 10 Prozent müssen erneut operiert werden.[195]

Wenn Sie die vorherigen Kapitel gelesen haben, werden Sie diese Zahlen nicht überraschen. Wahrscheinlich halten Sie sie sogar für zu gering. Sie wissen bereits, wie Bandscheiben immer weiter geschädigt werden, wie die meisten Rückenschmerzen nach unserem Modell entstehen und wie Sie sinnvoll dagegen vorgehen können. Operationen, das bestätigen auch Forscher, können die von uns beschriebenen Vorgänge im Körper nicht aufhalten, sodass die Linderung bei Rückenschmerzen häufig unvollständig und von kurzer Dauer ist.[196] Bessere Chancen, davon sind wir überzeugt, haben Sie mit unseren Übungen. Damit können Sie die optimale Versorgung Ihrer Bandscheiben unterstützen. Gleichzeitig flexibilisieren und kräftigen Sie die Muskeln und Faszien des Rumpfes. Beides sind wichtige Voraussetzungen, um Bandscheibenvorfällen vorzubeugen – schließlich geht fast jedem Bandscheibenvorfall ein schleichender Prozess voraus, ein »langsames Sterben der Bandscheiben«.[197]

Entfernung von störenden Strukturen im Wirbelkanal

Der Vorfall oder die Vorwölbung trägt ja zur Einengung des Wirbelsäulenkanals bei, also geht nicht selten eine Spinalkanalstenose damit einher. Ist dies der Fall, kommen Laminektomien zum Einsatz. Dabei entfernen Mediziner einen oder mehrere Wirbelbögen, meist im Bereich der Lendenwirbelsäule. Ziel ist es, im Wirbelkanal verlaufende Nerven zu entlasten, damit Schmerzen verschwinden.

Bei Spinalkanalstenose ist die Erfolgsquote von OPs unklar.

Wie gut das gelingt, konnten Studien bislang nicht eindeutig klären. Bei Symptomen im Zusammenhang mit einer lumbalen Spinalkanalstenose sind die Vorteile einer Operation gegenüber einer konservativen Behandlung unklar,[198] wenngleich einige positive Auswirkungen nachgewiesen wurden. Patienten neigen jedoch dazu, sich mit oder ohne Operation zu erholen – daher ist eine nichtoperative Behandlung eine geeignete Option für Patienten, die eine Operation aufschieben oder vermeiden möchten.[199]

Die Rolle der Narkose

Als Nächstes möchten wir uns mit der Frage befassen, warum Operationen an der Wirbelsäule manchmal erfolgreich sind und manchmal nicht. Für diese Überlegungen ist es zweitrangig, ob eine Vorwölbung, ein Vorfall oder zum Beispiel ein Gleitwirbel der Grund für die Operation ist. In der Medizin werden solche strukturellen Schädigungen meist als Ursache für den Schmerz betrachtet, die Operation soll die Struktur wiederherstellen und damit den Schmerz beseitigen. Wie bereits ausgeführt sind wir hier anderer Meinung. Daher ist die Frage berechtigt: Wenn die Struktur und ihre Schädigungen nicht für den Schmerz verantwortlich sind, warum geht es dann Betroffenen, die an eben dieser Struktur operiert wurden, häufig besser – zumindest die ersten Monate?

Die Narkose lässt Muskeln erschlaffen – und kann zur Schmerzfreiheit nach der OP beitragen.

Unsere Antwort hat mit der Narkose zu tun, unter der Operationen durchgeführt werden. Auch Muskeln, Faszien und Bänder werden dabei durchtrennt – je nach Technik mehr oder weniger. Auch bei minimalinvasiven Eingriffen gibt es solche Verletzungen und zumindest eine örtliche Betäubung. Was machen Narkosemittel? Sie lassen die Muskeln erschlaffen. Bitte führen Sie sich unseren

Schmerzsee vor Augen. Bei einer Vollnarkose erschlaffen alle Muskeln, bei einer örtlich wirkenden Narkose erschlaffen die Muskeln in dieser Umgebung. Was aber passiert, wenn die Spannung nachlässt? Richtig, alle Gelenkkugeln oder zumindest die in dem Bereich der örtlich wirkenden Narkose sinken nach unten. Was passiert in diesem Moment mit dem Alarmschmerz? Genau, er nimmt ab oder verschwindet von selbst.

Denkt man diesen Ansatz konsequent zu Ende, dann wäre die Beseitigung der Schmerzen sozusagen ein Nebeneffekt der Operation. Er kann ausbleiben, eintreten, von kurzer Dauer sein oder auch langfristig anhalten. Lassen Sie uns die möglichen Erfahrungen in der Praxis vereinfacht analysieren, damit Sie die verschiedenen Fälle nachvollziehen können. Grundlage bildet unser oben erklärtes Schmerzmodell.

Nach der Operation sind und bleiben die Schmerzen verschwunden

Wenn die Schmerzen nach der Wirbelsäulenoperation verschwunden sind und bleiben, scheint doch klar: Die Operation hat funktioniert. Das, was die Schmerzen verursacht hat, wurde repariert, und deswegen tut jetzt nichts mehr weh. Sie haben eben gelesen, dass wir das anders sehen. Aber warum blieben die Schmerzen weg, obwohl sie doch wiederkommen müssten? Denn nach der Operation kehren wir ja wieder zu unserem 24-Stunden-Bewegungsprofil zurück. Folgende Erklärung könnte zutreffen: Direkt nach der OP wirkt die Narkose oder das Durchtrennen von Muskeln und Faszien, die zur Spannung beigetragen haben, schmerzbefreiend. Dann geht es für vier bis sechs Wochen in die Reha. Natürlich bewegt sich der Patient nun anders als vor der OP. Möglicherweise lernt er dort Übungen und Trainingsformen, die den Verkürzungen und den Spannungen entgegenwirken. Führt er diese nach der Reha zuhause regelmäßig fort, kann er schmerzfrei bleiben.

Nach der Operation sind die Schmerzen verschwunden, kommen aber wieder

Bleibt das tägliche Bewegungsprofil gleich, kommen Rückenschmerzen oft zurück.

Aber was ist passiert, wenn die Schmerzen zurückkehren? Wenn nach dem Nachlassen der Narkosewirkung die gleichen Spannungsprobleme wieder auftauchen, die schon vorher zu den Schmerzen und den Verschleißerscheinungen geführt haben? Und wenn der Patient zunächst Bewegungsänderungen vornimmt, die dazu geeignet sind, die Verkürzungen und Spannungserhöhungen zu mindern, er aber wieder in seine Gewohnheit verfällt? Nun bauen sich mit hoher Wahrscheinlichkeit die gleichen Spannungen wieder auf, die Schmerzen und der Verschleiß setzen wieder ein und führen möglicherweise zum nächsten Bandscheibenvorfall.

Nach der Operation sind die Schmerzen wie zuvor

Hat sich nach der Operation nichts an den Schmerzen geändert, können nach unserem Modell einige Umstände zusammengekommen sein. Möglicherweise ist die Nachwirkung der Narkose zu gering, als dass sie dazu in der Lage wäre, die Gelenkkugel so weit im Schmerzsee nach unten zu bringen, damit der Körper die zum Schutz der Wirbelsäule projizierten Schmerzen abstellen könnte – die Spannungen in den beteiligten Muskelfasern konnten nicht genügend gemindert werden. Oder aber der fasziale Anteil an den zu hohen Zugspannungen ist einfach zu groß. In der Faszienforschung ist noch nicht abschließend geklärt, ob eine Spannungssenkung der Muskelfasern immer mit einer entsprechenden Spannungssenkung im Fasziennetzwerk einhergeht. Wäre dies nicht der Fall, bliebe der fasziale Zug noch zu groß und würde nach wie vor ausreichen, um den Körper den Alarmschmerz schalten zu lassen.

Nach der Operation sind die Schmerzen schlimmer als zuvor

Wenn die Schmerzen nach der Operation an der Wirbelsäule schlimmer sind als zuvor, reagiert der Körper wahrscheinlich auf die Tatsache, dass bei der Operation Gewebe verletzt wurde.

Vorstellbar ist, dass Manipulationen notwendig waren, um die Operation überhaupt durchführen zu können. Möglicherweise musste beim Einbau der künstlichen Bandscheibe oder beim Verschrauben der Wirbelkörper mit den Metallplatten Platz geschaffen werden, oder es musste Gewebe beiseitegeräumt werden. Die daraus resultierenden Verletzungen oder Überforderungen des Gewebes können dann zusätzliche Schmerzen verursachen.

Verletztes Gewebe kann nach der OP zu stärkeren Schmerzen führen als zuvor.

Die Schmerzen verschwinden von selbst

Das passiert gar nicht so selten: Studien belegen, dass bis zu 60 Prozent der Schmerzzustände nach vier bis sechs Wochen von selbst verschwinden.[200] Gemäß unserem Modell ist dies erklärbar.

Wenn wir davon ausgehen, dass die meisten Gelenkkugeln der Lendenwirbelsäule ziemlich dicht vor der Schmerzgrenze sind, dann ist es nachvollziehbar, dass nicht viel geschehen muss, damit Rückenschmerzen ausgelöst werden. Bitte erinnern Sie sich an das Kapitel 4 über die indirekten Schmerzeinflüsse. Sobald nur ein Faktor aus diesen drei Einflüssen eine geringe Wirkung entfaltet, schiebt sich die Gelenkkugel über die Schmerzgrenze. Es braucht nicht viel spannungserhöhenden Einfluss, damit das eintritt. Allerdings muss die Gelenkkugel auch nicht weit nach unten verschoben werden, damit der Körper keinen Rückenschmerz mehr schaltet. Und das ist aus unserer Sicht der Grund dafür, dass sich die Rückenschmerzen scheinbar grundlos wieder verabschieden. Es müssen nur einige Einflüsse spannungsmindernd zusammenwirken – Sonnenschein und steigende Temperaturen, bessere Zusammenstellung der Ernährung, weniger Stress in der Partnerschaft, man pflückt Kirschen und überstreckt sich dabei einige Zeit –, und der Schmerz ist plötzlich spurlos und scheinbar ohne Grund verschwunden.

Vor der OP eine Zweitmeinung einholen

Die steigende Zahl der Rückenschmerzpatienten, der Rückenoperationen und die genannten Studienergebnisse sind Gründe dafür, dass der Gemeinsame Bundesausschuss (G-BA) im Herbst 2021 das Zweitmeinungsverfahren vor schmerzbedingten Wirbelsäulenoperationen eingeführt hat. Gesetzlich Krankenversicherte haben damit ein Recht darauf, sich im Vorfeld eines geplanten Eingriffs beraten zu lassen. Das Problem: Geprüft wird vorrangig, ob eine geplante Operation technisch möglich ist. Ob sie auch für den Patienten sinnvoll ist, steht auf einem anderen Blatt.

Die interdisziplinäre Schmerzkonferenz

In Deutschland gibt es deshalb schon seit 2016 ein Netzwerk schmerzmedizinischer Schwerpunkteinrichtungen. Sie kooperieren mit verschiedenen gesetzlichen Krankenversicherungen. Das Netzwerk bietet Betroffenen, bei denen zur Linderung ihrer Rückenschmerzen eine Operation empfohlen wird, ein Zweitmeinungsverfahren in Form einer interdisziplinären Schmerzkonferenz an. Schmerztherapeuten sowie auf Schmerzen spezialisierte Physio- und Psychotherapeuten sollen eine unabhängige Kontrolle gewährleisten. Sie stellen Risiken und Nutzen einer geplanten Operation gegenüber und prüfen, ob im Einzelfall konservative Therapieverfahren besser geeignet wären, um die Schmerzen zu behandeln.

In 9 von 10 Fällen wird die Rücken-OP als nicht sinnvoll erachtet.

Inzwischen liegen eindrucksvolle Zahlen vor. Wird bei einer interdisziplinären Schmerzkonferenz eine zweite Meinung eingeholt, widerspricht diese sehr häufig der ursprünglichen Empfehlung. Bis Ende 2021 wurde bei insgesamt 7565 Rückenschmerzpatienten überprüft, ob eine Operation zur Linderung der Beschwerden wirklich empfehlenswert ist. Das Ergebnis: Eine Operation – als sinnvolle Maßnahme im Interesse des Betroffenen – konnte nur in 374 Fällen bestätigt werden. Das sind nicht einmal 5 Prozent! Daraus ergibt sich aus Sicht der Schmerzmedizin: Es sollten keine schmerzbedingten Operationen ohne Einholen einer qualifizierten Zweitmeinung mehr durchgeführt werden.[201]

Gute Gründe für Operationen

Um es nochmals klar zu sagen: Wir befürworten selbstverständlich Operationen, die sinnvoll sind. Wenn Wirbelkörper zusammengebrochen sind, wenn Bandscheiben nicht oder kaum noch vorhanden sind und der Nerv in Gefahr gerät, knöchern eingeklemmt zu werden, wenn bei einem Unfall Kräfte von außen die Wirbelsäule zerstört haben, dann sind solche Operationen ein Segen. Ebenso wenn eine Krebserkrankung solche Strukturen zerstört hat.

Es geht also nicht darum, Operationen pauschal abzulehnen. Das wäre Unsinn. Es geht uns einfach darum, dass die meisten Operationen im Bereich des Bewegungsapparates wegen Schmerzen und nicht wegen zerstörter Struktur und fehlender Stabilität gemacht werden. Das bedeutet nicht, dass wir pauschal dazu raten, etwas zu machen oder zu unterlassen. Wir sind jedoch der Ansicht, dass es hilfreich wäre, in unklaren Fällen mit einer Operation zu warten und unsere Therapie auszuprobieren, wenn Zeit und Situation es zulassen.

Die Zeit bis zur OP ist (auch) eine Chance

Sie können Ihre Muskeln und Faszien auf eine OP vorbereiten.

Bei Ihnen liegt kein medizinischer Notfall vor und eine Operation ist trotzdem unumgänglich? Dann planen Sie bitte mindestens drei Monate ein, um Ihren Körper auf die Operation vorzubereiten. Wie? Indem Sie für Ihren Rücken unsere Übungen ausführen, die Sie im Praxisteil finden. Denn durch diese Übungen machen Sie die Muskeln und Faszien so flexibel, dass es mehr Platz gibt. Dieser Platz muss je nach Operation sonst mit großer Krafteinwirkung von außen hergestellt werden. Die Muskeln sind durch die Narkose weitgehend erschlafft. Aber die oft stark verfilzten Faszien werden durch das Training ebenfalls entspannter und nachgiebiger. Dann fällt es dem Arzt beim Eingriff sicher leichter, zum Beispiel ein künstliches Gelenk einzusetzen.

Wir empfehlen auch insbesondere, die Zeit bis zu einer Operation, die als notwendig eingestuft wird, nicht ungenutzt verstreichen zu lassen. Wie Sie wissen, bedeutet eine Versteifung oder eine künstliche Bandscheibe nicht, dass das Problem der fehlenden Bewegungswinkel für Sie abschließend gelöst ist. Im Gegenteil: Gerade nach einer Operation an der Wirbelsäule muss, in Absprache mit Ihrem Arzt, regelmäßige vorsichtige Bewegung trainiert werden, um die ordnungsgemäße Funktion zu erhalten. Vor einer geplanten Operation kann die Zeit also gut für Übungen genutzt werden, statt nur zu warten und sich allein auf die Operation zu verlassen. Je besser der Zustand der muskulär-faszialen Struktur ist, umso besser kann der Körper nach einer OP mit der neuen Situation umgehen.

Psychotherapie bei Rückenschmerzen

Weiter vorne hatten wir beschrieben, wie nach unserem Modell der psychische Einfluss zu Rückenschmerzen beitragen kann. Natürlich wirkt eine gute psychotherapeutische Intervention spannungsmindernd und schmerzreduzierend. Die Körperarbeit wird daher in der Psychotherapie immer wichtiger.[202]

Psychotherapie und Übungen können Hand in Hand gehen.

Geht es um die Linderung von Schmerzen, ist dies für sich genommen aber oft nicht effektiv genug. Der Zeitaufwand ist groß, erst recht, wenn eine schmerzbedingte Operation an der Wirbelsäule im Raum steht. Denn selbst wenn Spannungsanteile beseitigt sind, die auf psychische Belastungen zurückzuführen waren, gibt es in den meisten Fällen immer noch die zu großen Muskelspannungen und zu stark ziehenden Faszienstrukturen aufgrund unseres eingeschränkten Bewegungsalltags. Diese müssten dann nach der Psychotherapie in einem zweiten Schritt aufgelöst werden, um die Chancen einer konservativen Schmerztherapie ohne Operation angemessen beurteilen zu können. Falls es für den Betroffenen machbar und aus therapeutischer Sicht sinnvoll ist, plädieren wir deshalb für ein zweigleisiges Vorgehen: Psychotherapie und gezielte Bewegungsübungen könnten aufeinander abgestimmt und parallel durchgeführt werden.

* * *

Resümee

Im folgenden Kapitel wenden wir uns einem Zusammenhang zu, den ein Anbieter von »gesundem Rückentraining« in dem einprägsamen Satz zusammenfasste: »Ein starker Rücken kennt keinen Schmerz.«

Wenn Sie in Fitnesscentern unterwegs sind und die dort trainierenden Menschen einmal fragen, ob sie frei von Rückenschmerzen sind, werden Sie feststellen, dass dieser Satz zwar einprägsam ist, aber meist nicht stimmt. Trotzdem kursiert er unter Rückenschmerzpatienten ebenso wie unter Ärzten und Therapeuten. Darum haben wir diesem Thema ein eigenes Kapitel gewidmet.

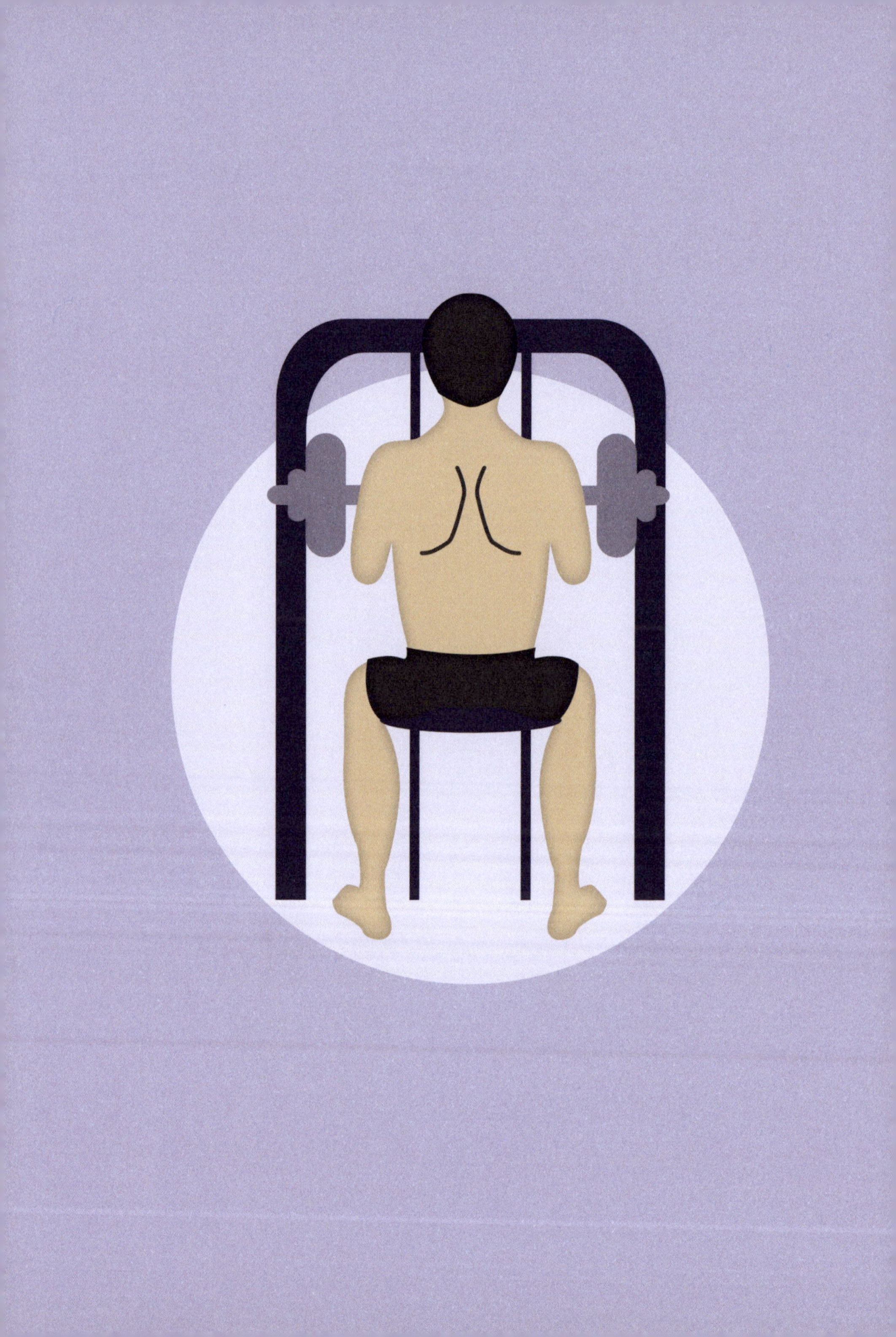

Kapitel 6

Die Auswirkungen von herkömmlichem Krafttraining, Rückenschulen, Yoga und Schlaf

Zu kurz gedacht – »Ein starker Rücken kennt keinen Schmerz«

Eine der häufigsten Maßnahmen zur Beseitigung oder Vorbeugung von Rückenschmerzen ist die Kräftigung der Muskulatur, die den Rumpf umgibt. Dabei gilt: Starke Muskeln sind ohne Frage wichtig – aber sie sind bei Rückenschmerzen längst nicht alles. Im Folgenden erklären wir Ihnen, was wir damit meinen und wie herkömmliches Krafttraining nach unserem Modell in Bezug auf Rückenschmerzen einzuordnen ist.

Unsere Rückenmuskulatur ist meist ausreichend trainiert

Wie in der Grafik verdeutlicht, müssen die Rückenstrecker bei vielen von uns permanent gegen eine Verkürzung arbeiten. Je mehr die Muskeln und Faszien nach vorne ziehen, umso mehr müssen sie ihre Kraft steigern. Deswegen haben die meisten Menschen im unteren Rücken einen ausgeprägten Hartspann. Zu schwach sind diese Muskeln damit nicht, eher übertrainiert und verspannt.

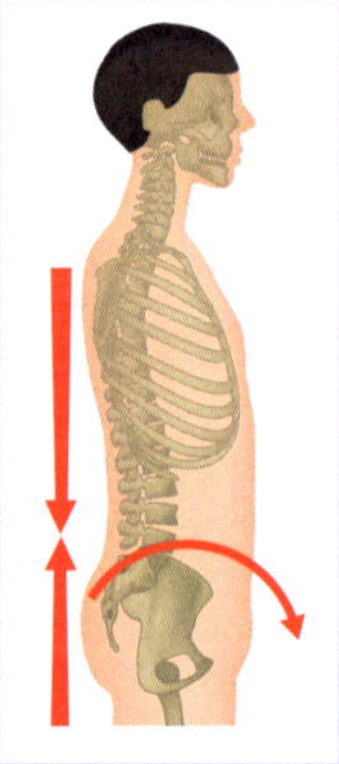

Die Verkürzungen an der Vorderseite des Körpers ziehen nach vorne.

Wie vorne erläutert, muss aufgrund der zunehmenden Verkürzungen an der Vorderfront des Körpers die rückwärtige Muskulatur mehr und mehr gegenhalten. Irgendwann setzt der Überlastungsschmerz ein, die Muskeln an der Rückseite sind völlig überfordert und fangen an zu brennen. Dieses Brennen kennt übrigens jeder Kraftsportler. Er weiß, dass er für gute Trainingsergebnisse die Muskeln gezielt zum Brennen bringen muss. Macht er das nicht, hat er den Muskel nicht bis zur völligen Erschöpfung mit sämtlichen Muskelfasern gefordert, der Muskelaufbau wird nicht so erfolgreich sein. Im Klartext heißt das, dass die Rückenstrecker jedes Mal, wenn sie vor Überlastung brennen, bis an ihr Trainingslimit gefordert werden. Also eigentlich allerbeste Voraussetzungen dafür, dass die Kraftsteigerung im Muskel durch dieses Training maximal ist.

Doch dieses Training setzt ja nicht erst ein, wenn die Rückenstrecker irgendwann anfangen zu brennen. Bereits viele Jahre vorher wird durch denselben Effekt die Kraft der Rückenmuskeln trainiert. Sogar schon im Kindesalter, bevor diese verkürzenden Effekte an der Frontseite des Körpers immer mehr an Fahrt aufnehmen, werden die Rückenstrecker trainiert. Denn bei den Menschen liegt der Schwerpunkt fast immer vor der Wirbelsäule, und allein die Schwerkraft würde den Körper nach vorne fallen lassen, wenn die Strecker des Rückens nicht gegenspannen würden. Noch ein Grund mehr, dass zu schwache Rückenstrecker kein großes Problem sein dürften und es unserer Überzeugung nach meist auch nicht sind.

Die Folgen des aufrechten Gangs

Wenn Sie immer mal wieder Ihren Partner oder von Berufswegen andere Menschen massieren, dann wissen Sie es: Fast niemand hat im Bereich der Lendenwirbelsäule vollends entspannte oder gar »verkümmerte« Muskeln, die dringend trainiert werden müssen, sondern das Gegenteil: Hartspann, also Muskeln, die so stark überfordert werden, dass sie aus ihrer Spannung gar nicht mehr herauskommen. Eine Ausnahme bilden Menschen, die lange liegen müssen, zum Beispiel weil sie krank sind. Bei ihnen bauen sich diese Spannungen immer mehr ab, und damit wird auch die Kraft geringer. So funktioniert der Körper: Was nicht genutzt wird, baut sich ab. Die Kraft, die Struktur, die Durchblutung, letztlich alles. Und umgekehrt funktioniert es genauso. Wenn der Körper merkt, dass ihm etwas fehlt, dann baut er es auf, wenn es zugelassen wird. Der Körper trainiert also selbst das, was er entscheidet zu brauchen.

Der Hartspann der Rückenstrecker ist Ausdruck ihrer Überlastung.

Das ist für uns auch die Vorgeschichte der Rückenschmerzen. Die nach vorne ziehende Kraft wird immer größer. Also muss der Körper, um uns aufzurichten, von hinten immer mehr dagegenziehen und wird durch dieses Training kräftiger. Dadurch wird die Mitte, also die Wirbelsäule, immer mehr belastet. Denn die Kraft muss im Bereich der Wirbelsäule übertragen werden. Etwas überspitzt könnte man sagen: Die stärkere Belastung der Wirbelsäule ist der Preis, den wir für unseren aufrechten Gang zu zahlen haben.

Der Körper versucht zu jedem Zeitpunkt, bestmöglich zu funktionieren

In einer Studie wurde die Lumbalfaszie bei Rückenschmerzpatienten untersucht – eine der kräftigsten und großflächigsten Faszienstrukturen, die sich im unteren Bereich des Rückens befindet. Das Ergebnis: Die Lumbalfaszie war bei Menschen mit Rückenschmerzen bis zu 25 Prozent dicker als bei schmerzfreien Teilnehmern.[203] Zudem zeigten Forscher, dass die Brust-Lenden-Faszie (thorakolumbale Faszie) bei Menschen mit chronischen Rückenschmerzen um 20 Prozent steifer ist als bei Menschen ohne solche Rückenschmerzen.[204] Die Faszienforschung vermutet in Veränderungen der Faszienstruktur daher einen möglichen Grund für Rückenschmerzen.[205] Über die in der Rückenfaszie enthaltenen Schmerzrezeptoren würden die Rückenschmerzen praktisch fühlbar gemacht. Neueste Erkenntnisse zur Schmerzmessung in der Faszie erhärten diesen Zusammenhang.

Man weiß heute, dass es in den Faszien viele verschiedene Rezeptoren mit unterschiedlichen Aufgaben gibt. Eine davon ist die Messung von Schmerzen über freie Nervenendigungen.[206] Baut sich das Gewebe um, steigt offenbar die Zahl dieser »Schmerzfühler« in der Faszie.[207]

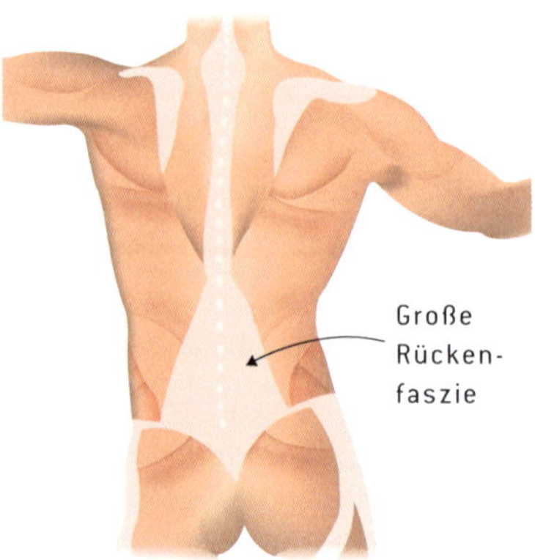

Für diesen Umbau in Richtung Verklebung und Verfilzung scheint die Bewegung eine große Rolle zu spielen. So gibt es Hinweise darauf, dass mangelnde Bewegung genau wie Überbeanspruchung die Gleitfähigkeit der Faszien einschränkt – das kann Entzündungen und Schmerzen verstärken.[208]

Wann kann Krafttraining bei Rückenschmerzen helfen?

Es gibt Situationen, in denen das Krafttraining der Rückenstrecker möglicherweise für eine begrenzte Zeit helfen kann, Überlastungsschmerzen zu lindern. Und zwar dann, wenn das Trainingspotenzial der Rückenstrecker noch nicht vollständig ausgeschöpft ist. Sind die Rückenstrecker durch das Krafttraining mit entsprechenden Geräten oder Gewichten stärker geworden und können länger gegenhalten, dann werden sie auch erst später anfangen zu brennen. Aber diese Aktion hat dann meist nur einen Aufschub der Schmerzen erwirkt.

Krafttraining kann beim Überlastungsschmerz im besten Fall vorübergehend helfen.

Herkömmliches Krafttraining ist oft einseitig

Grundsätzlich bringen starke Muskeln natürlich immer Vorteile mit sich. Je kräftiger unsere Muskeln sind, umso besser können wir unsere alltäglichen Aufgaben bewältigen, egal, was wir tun. Zudem ist inzwischen bekannt, dass die Muskeln beim Arbeiten und noch mehr beim Krafttraining sogenannte Myokine produzieren. Diese Hormone können dazu beitragen, Entzündungen überall im Körper zu reduzieren.[209]

Wir müssen allerdings beachten, was bei bestimmten Varianten des herkömmlichen Krafttrainings passiert. Ob Sie an Geräten, mit Gewichten oder elastischen Bändern trainieren – einige Formen des Krafttrainings sind nicht darauf ausgelegt, die Elastizität Ihrer Faszien zu verbessern. Diese Formen tragen dann eventuell zu einer noch höheren Spannung und weiter nachlassender Dehnfähigkeit bei. Wie Sie im Praxisteil sehen werden, ist dies genau die Wirkung, die wir mit den Liebscher & Bracht Übungen nicht erreichen möchten. Deswegen raten wir den meisten Schmerzpatienten von einseitigem Krafttraining ab. Für uns kann es immer dann kontraproduktiv wirken, wenn es nicht durch entsprechende Dehnungen ausgeglichen wird.

Beim Krafttraining sollten Sie also unbedingt beachten, dass trotz der kräftigeren Muskeln die Spannungen im Gewebe nicht dauerhaft zusätzlich nach oben geschraubt werden. Optimal wäre es sogar, wenn bei steigender Muskelkraft die Spannungen auf das physiologische Maß reduziert würden. Wir empfehlen Ihnen bei Schmerzen demnach ein Krafttraining, das entspannend wirkt, aber nicht verkürzend.

Kräftigt man hingegen Rückenstrecker und Bauchmuskeln und verzichtet dabei aufs Dehnen, verstärkt man das Problem nach unserem Modell vorne wie hinten. Die Bauchmuskeln verkürzen und bauen eine höhere Vorspannung auf – der Zug nach vorne erhöht sich. Wird das Kräftigen der Bauchmuskeln mit Übungen durchgeführt, die auch die Hüftbeuger kräftigen, verstärkt sich dieser negative Effekt noch einmal. Die Reaktion der Rückenstrecker und die schmerzhaften Folgen darauf kennen Sie bereits.

Wie der Körper selbst die Bandscheiben entlastet

Wie der Körper die Bandscheiben schützt

Machen wir einen kleinen Exkurs und schauen wir uns an, wie der Körper die Bandscheiben von zu hohem Druck befreien kann. Denn vor allem beim Heben schwerer Lasten vor dem Körper (wobei der Schwerpunkt weit nach vorne rückt und die Kraft auf die Wirbelsäule stark erhöht ist) besitzt der Körper die Fähigkeit, die Bandscheiben zu schützen. Lassen Sie uns überprüfen, was da genau passiert.

Wie Sie in der Grafik erkennen können, veranlasst das Heben eines schweren Gegenstandes unseren Körper, in der dargestellten Bauchhöhle den Innendruck zu erhöhen – durch das Anspannen der Bauchmuskeln und das Kontrahieren des Zwerchfells. Der entstehende Überdruck möchte in alle Richtungen. Auch nach oben. Und dabei will er die Brustwirbelsäule von der Lendenwirbelsäule wegheben. Das hat den Effekt, dass zum Beispiel in Momenten des schweren Hebens, in denen die Bandscheiben geschont werden müssen, deren Druckbelastung beträchtlich gemindert wird.

Versuchen Sie einmal, einen schweren Gegenstand anzuheben. Bemerken Sie, wie Sie vor dem Anheben automatisch noch einmal einatmen und dann beim Heben automatisch die Luft anhalten? Was passiert da? Ihr Körper macht es genau richtig. Beim

Einatmen öffnet er die Bauchmuskeln kurz nach vorne, dann spannt er sie maximal an, sodass der Rumpf ringsherum stabil wird, und das Zwerchfell spannt voll dagegen. Zusätzlich wird der Beckenboden angespannt, so steigt der Druck im Bauchraum deutlich an. Dieser erhöhte Druck will sich überallhin ausbreiten und drückt unter anderem das Zwerchfell und damit die Brustwirbelsäule nach oben, wodurch die Wirbelkörper auseinandergezogen und somit entlastet werden. Etwa 30 bis 50 Prozent Entlastung kann man da messen. Das reduziert die Belastung der Bandscheiben enorm.

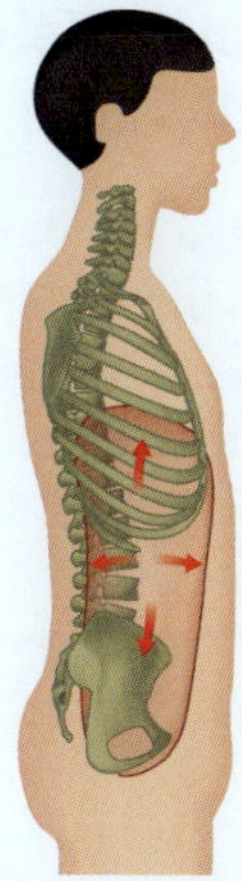

Der steigende Innendruck in der Bauchhöhle entlastet den Rücken.

Wie verhält sich das einseitige Krafttraining der Rückenmuskeln zum Alarmschmerz?

Warnt der Körper schon mit Alarmschmerzen, dann ist gemäß unserem Schmerzmodell der Druck längs der Wirbelsäule bereits stark erhöht. Aus diesem Grund kann ein Training der Rückenstrecker unmittelbar zu noch stärkeren Schmerzen führen. Unserer Erfahrung nach ist das bei einem erheblichen Teil der Patienten der Fall, die das Training deswegen direkt wieder beenden. Kommt Bauchmuskeltraining hinzu, brechen offenbar noch mehr ab, denn durch die höhere Spannung nicht nur hinten, sondern auch vorne steigt die Belastung der Wirbelsäule sofort noch deutlicher an. Der Alarmschmerz macht sich vehement bemerkbar.

Andere Patienten spüren zunächst eine Verbesserung ihrer Rückenschmerzen. Wir vermuten allerdings, dass dies weniger an sofort gewonnener Kraft in den Rückenstreckern liegt. Vielmehr werden in den Trainingsmaschinen Positionen eingenommen, die bestimmte Muskeln und Faszien auch dehnen. Und diese Dehnung, so sehen wir es, schafft vorübergehend einen größeren Freiraum, der die Belastung etwas reduziert, was das Schalten der Alarmschmerzen eine gewisse Zeit überflüssig macht – aber eben nicht auf Dauer. Für eine Besserung der Gesamtsituation ist der Dehnungseffekt meist zu gering.

Mit dem Zelt-Bild werden die Zusammenhänge noch klarer

Lassen Sie uns die Situation noch einmal vereinfacht am Beispiel eines Zelts beschreiben. Wenn Sie ein Zelt stabilisieren wollen, müssen Sie die Spannseile genügend festziehen, damit es stehen bleibt. Dabei muss die Kraft letztlich nach unten abgefangen werden, sonst bohrt sich die Zeltstange in den Boden.

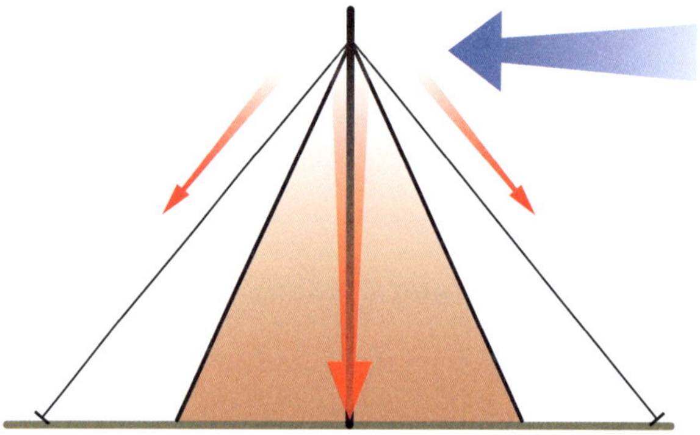

Die Wirbelsäule als Zeltkonstruktion

Damit die Kraft der zu den verschiedenen Seiten ziehenden Spannschnüre überhaupt einen Ansatzpunkt hat, muss es in der Mitte einen Übertragungspunkt geben, einen Fixpunkt. Dieser Fixpunkt ist die Zeltstange. Übertragen wir dieses Modell auf die Wirbelsäule. Zur Frontseite ziehen die Bauchmuskeln und der Hüftbeuger, nach hinten ziehen die Rückenstrecker und die Gesäßmuskeln.

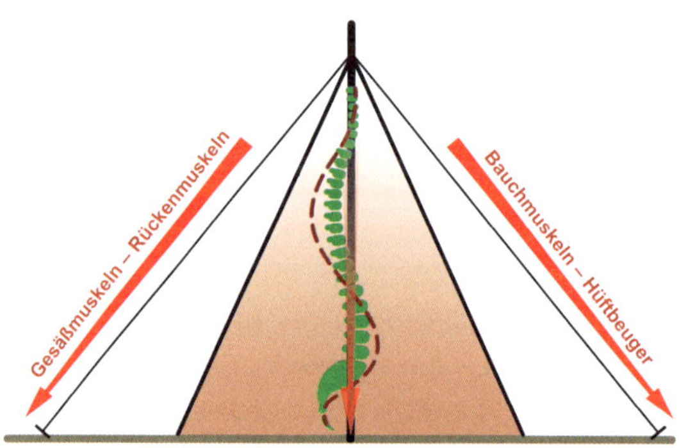

Die Negativspirale des spannungserhöhenden Trainings

Sie sehen, dass wir jetzt einfach anstatt der Zeltstange die Wirbelsäule eingebaut haben. Die Spannseile stehen jetzt für die verschiedenen Muskeln und deren Spannungen. Nach links, also hinten, für die Gesäßmuskeln und die Rückenmuskeln. Nach rechts, also vorne, für die Bauchmuskeln und die Hüftbeuger. Werden einige oder alle diese Muskeln mit unausgeglichenem Krafttraining gestärkt, steigt deren Vorspannung. Noch problematischer kann es werden, wenn nicht nur die Rückenstrecker, sondern auch die Bauchmuskulatur eine einseitige Kräftigung erfahren. Denn so wird dort die Spannung zusätzlich erhöht, wo es zuvor sowieso schon zu viel davon gab.

Rein biomechanisch betrachtet, führt also kein Weg daran vorbei, dass die Erhöhung der Spannungen sich direkt auf die axiale Belastung der Wirbelsäule auswirkt und die schon vorhandenen Krümmungen verstärkt. Das Ergebnis sehen Sie an der Haltung alter Menschen und am Zustand vieler Wirbelsäulen.

Kann Kraft gegen Kraft eine Lösung sein?

Gehen wir noch einmal zu unserer Darstellung des Wirbelsäulenausschnittes. Die nach vorne ziehende Kraft wird durch die hinten gegenziehende kompensiert, die Wirbelsäule bleibt aufrecht.

Jetzt wird die Kraft nach vorne doppelt so groß. Bleibt die Kraft der Rückenstrecker gleich, muss sich der Mensch nach vorne beugen. Doch da er aufrecht bleiben möchte, muss er mit den Rückenstreckern dagegenziehen.

Wenn die immer größere Kraft nach vorne mit einer immer größeren Gegenkraft nach hinten ausgeglichen wird, leidet die Bandscheibe, die diese Kräfte abfangen muss. Irgendwann wird die Belastung der Bandscheibe so groß, dass die Rezeptoren

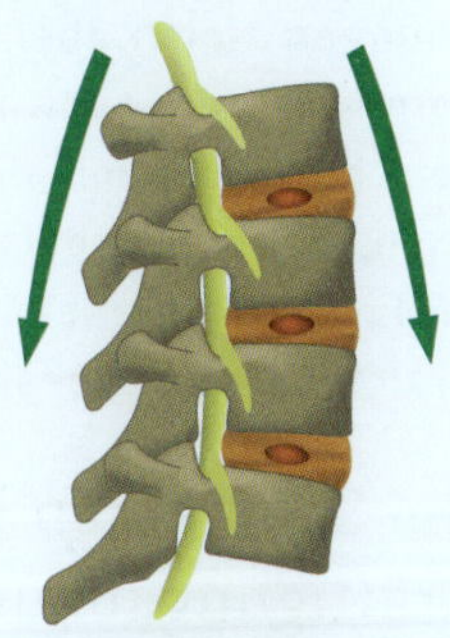

Wirbelsäule in normaler physiologischer Belastung

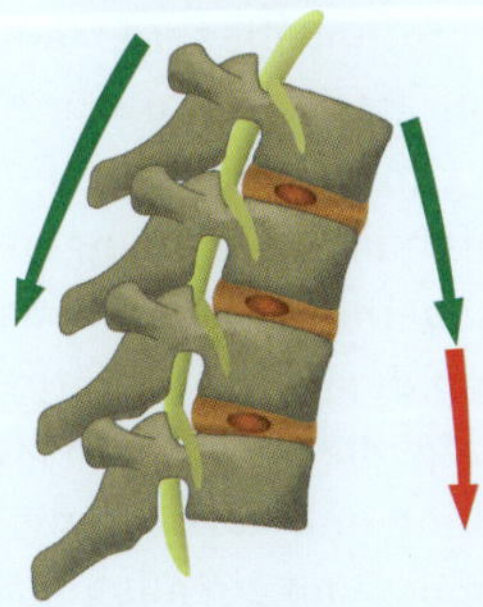

Die zunehmenden Kräfte nach vorne ziehen die Wirbelsäule nach vorne.

Die Rückenstrecker sorgen für den aufrechten Gang – zu Lasten der Bandscheiben.

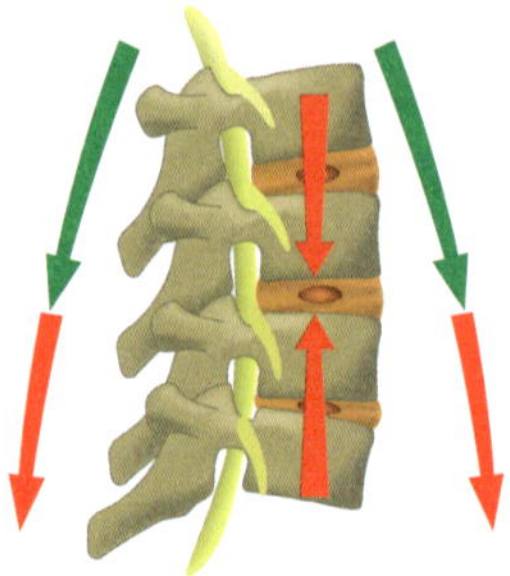

Die Normalisierung der Kräfte nach vorne senkt die Bandscheibenbelastung.

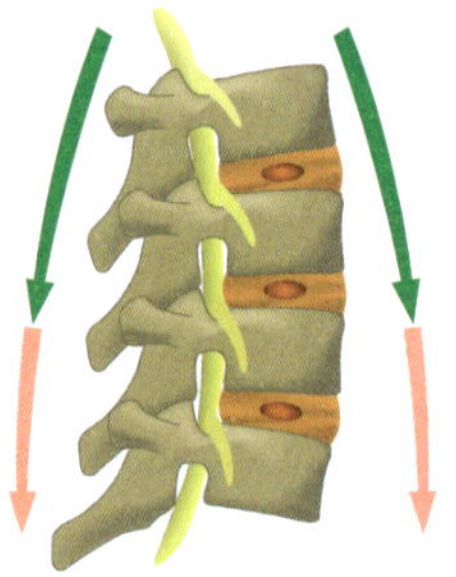

Alarm schlagen. Hebt der Mensch mit einer so überlasteten Bandscheibe einen vollen Wasserkasten aus dem Kofferraum seines Autos und dreht sich dabei, kann das Innere der Bandscheiben durch den Faserring austreten – Bandscheibenvorfall.

Wie könnte eine dauerhafte und körperfreundliche Lösung aussehen? Eine Lösung, bei der die Struktur in der kraftübertragenden Mitte, also die Bandscheibe, schonend behandelt würde? Wir empfehlen, zunächst die zu starke Zugspannung nach vorne wieder auf das Normalmaß zu reduzieren. Mit unseren Übungen für Ihren Rücken, die wir im Praxisteil dieses Buches Schritt für Schritt anleiten, können Sie genau das erreichen. Die Übungen zielen aber nicht nur auf die verkürzten Strukturen vorne, sondern auch auf die Rückenstrecker und die Gesäßmuskeln hinten. Damit möchten wir eine doppelte Wirkung erreichen, die Ihre Wirbelsäule samt Bandscheiben auch langfristig entlasten kann. Neben Phasen des Dehnens ist dafür auch ein Krafttraining der besonderen Art in unsere Übungen eingebaut.

Bei Schmerzen empfohlen: unsere speziellen Kräftigungsübungen

Aufgrund dieser Erfahrungen und Überlegungen raten wir unseren Patienten dazu, sich gerade zu Beginn der Übungen oder wenn der Schmerz noch stark ist, auf die Kräftigung im Rahmen unserer Übungen zu fokussieren. Ansonsten ist die Wahrscheinlichkeit groß, dass mit einseitigem Krafttraining, egal ob mit dem eigenen Körpergewicht, an Geräten oder mit freien Hanteln, die beteiligten Muskeln immer mehr in die höhere Anspannung und Verkürzung gehen. Nur wer viel Erfahrung mit Kraftsport und ein ausgeprägtes Körpergefühl hat, kann erfolgreich

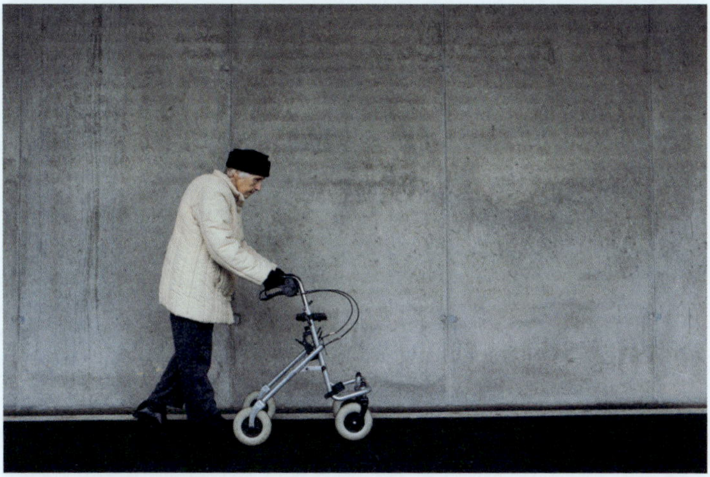

Eine solche Körperhaltung im Alter muss kein Schicksal sein.

bestimmte Trainingstechniken anwenden, die Verkürzungen minimieren. Viele Menschen mit Rückenschmerzen fangen aber gerade erst mit Dehn- und Kräftigungsübungen an.

Stattdessen können Sie, wenn Sie Rückenschmerzen haben, auf das spezielle Krafttraining setzen, das in unsere Übungen eingebaut ist. Dabei können Sie sich bei Bedarf voll austoben. Dieses Krafttraining der anderen Art hat aus unserer Sicht den Riesenvorteil, dass nicht nur Verkürzungen und Spannungserhöhungen vermieden werden, sondern die Muskeln und Faszien nachgiebiger und gleichzeitig kräftiger werden.

Solange Sie Schmerzen haben, sollte Ihr Krafttraining nicht verkürzend wirken.

Im Praxisteil lernen Sie unsere spezielle Kräftigung kennen. Sie besteht darin, dass Sie in der Dehnung, die Sie bei einer Übung erreicht haben, »gegenspannen«. Heißt: Sie spannen genau die Muskeln an, die dann langgezogen sind. Dadurch kann sich die Stabilität des Gelenks verbessern.[210]

Der Unterschied zum herkömmlichen Krafttraining liegt hier darin, dass es sich um ein sogenanntes isometrisches Training handelt: Der Einsatz der Kraft erfolgt im längsten Zustand des Muskels und dabei findet keine Bewegung statt. Gewissermaßen lernt der Muskel auf diese Weise, dass er auch bei maximaler Länge einerseits kräftig, andererseits entspannt sein kann. Ein Erfolgserlebnis wartet obendrein auf Sie: Nach jedem

Gegenspannen können Sie den jeweiligen Muskel wieder ein kleines Stück weiter dehnen.

Für die Kraftsportprofis

Wenn Sie Ihr herkömmliches Krafttraining so gerne machen, dass Sie nicht darauf verzichten möchten, gibt es auch für Sie eine Möglichkeit: Bitte führen Sie das Krafttraining immer über die größtmöglichen Gelenkwinkel aus und fokussieren Sie sich dabei auf die exzentrische Kraftphase. Trainieren Sie an entsprechenden Geräten, stellen Sie bei dieser Phase ein deutlich höheres Gewicht ein. Investieren Sie genügend Zeit für ein ausgiebiges Dehnungsprogramm, um die bei herkömmlichem Krafttraining nicht vermeidbaren Verkürzungen und erhöhten Muskelfaserspannungen regelmäßig wieder zu normalisieren. Optimalerweise nutzen Sie hierfür unsere 27 Liebscher & Bracht Grundübungen. Die nötigen Informationen dazu erhalten Sie am Ende des Buches.

Helfen Rückenschule und Wirbelsäulengymnastik?

Was bringen Rückenschulen?

Die Bedeutung von Rückenschule und Rückengymnastik bei Rückenschmerzen wurde vor vielen Jahren anhand einer groß angelegten europäischen Studie untersucht. Die Ergebnisse der Studie wurden 2016 noch einmal bestätigt. Demnach ist »die Evidenzbasis für den Einsatz von Rückenschulen zur Behandlung von chronischen Rückenschmerzen schwach. In fast einem halben Jahrhundert (...) hat sich kein eindeutiger Beweis für den Nutzen ergeben.«[211] Zwei systematische Übersichtsarbeiten untermauerten diese Ergebnisse zuletzt für die klassischen Varianten der Rückenschule.[212]

Rückenschulen sind ein unübersichtliches Feld

Sie fragen sich jetzt natürlich: Wie kann denn das sein? Denn schließlich werden diese Angebote doch von Trainern und Kursleitern angeboten, die sich auf den Rücken und die Wirbelsäule spezialisiert haben, und die Krankenkassen unterstützen diese Kurse. Die Antwort darauf muss berücksichtigen, dass die Inhalte und Strukturen der Rückenschulen sehr unterschiedlich sind. Mittlerweile werden neuere Formen angeboten, die Patientenedukation – Aufklärung über Ursachen und Behandlungsmöglichkeiten der Schmerzen – sowie verschiedene Bewegungsprogramme stärker integrieren. Eine grundsätzliche Bewertung der Rückenschule ist damit schwierig.

Zum anderen ist es natürlich so, dass es nicht nur gängige Vorgehensweisen in der medizinischen Rückenschmerztherapie gibt, sondern auch etablierte Ansätze bei Rückenschmerzen in der Sportwissenschaft und Trainingslehre. Wie in der medizinischen Praxis dauert es auch in diesen Feldern lange, bis neue Erkenntnisse tatsächlich beim Patienten ankommen.

Die Kurse arbeiten auf verschiedenen Grundlagen.

Hinzu kommt: Jeder Kursleiter hat seine eigene Expertise, seine Erfahrungen und seine Überzeugungen. Dadurch entstehen Mischformen zwischen dem, was Kursleiter in ihren Aus- und Fortbildungen gelernt haben, und dem, was sie aus ihrer eigenen Erfahrung heraus für gut befinden. In dem Dschungel von Angeboten gibt es sicher gute Vorgehensweisen, die den unseren ähneln und die wir als gut und hilfreich einschätzen würden. Genauso dürften aber Trainingsformen angewendet werden, die stark verkürzend wirken, zum Beispiel an den Bauchmuskeln. Die weitverbreitete Ansicht, bei unteren Rückenschmerzen sei etwas zu schwach und müsse gekräftigt werden, liegt solchen Trainingsprogrammen zugrunde.

Gut gemeint ist die Empfehlung entlastender Positionen, wie bei der sogenannten Stufenlagerung. Sie soll die Wirbelsäule schonen. Die mildere Variante sieht so aus, dass in Rückenlage die Knie mit einem gerollten Handtuch unterlegt oder die Beine angewinkelt aufgestellt werden. Hintergrund ist die Überlegung, dass der Hüftbeuger zu kurz ist und deswegen kein Zug auf die

Lendenwirbelsäule aufgebaut werden soll. Die Entlastung lässt sich steigern, indem die Unterschenkel auf einen Würfel oder einen Stuhl gelegt werden. Alle diese Positionen fühlen sich natürlich angenehm und wohltuend an. Als Ausgangspunkt für bestimmte Übungen, bei denen diese Position dann nach und nach verlassen wird, ist die Stufenlagerung auch durchaus sinnvoll. Sinnvoll ist sie jedoch nicht, wenn Sie bei Rückenschmerzen langfristig in der Passivität verbleiben – denn nichts anderes ist die Stufenlagerung. Ansonsten bringen Sie den Hüftbeuger zum Ausruhen ständig in die Sitzposition, wodurch die Verkürzung weiter trainiert wird.

Beobachten Sie, wie sich Ihre Schmerzen entwickeln.

Unser Tipp zu Rückenschulen lautet deshalb genau wie die Empfehlung zu unseren eigenen Übungen: Probieren Sie es gerne aus und beobachten Sie, wie sich Ihre Schmerzen entwickeln. Wenn Sie merken, dass das Training Ihnen schadet oder sich gar nichts tut, sprechen Sie mit Ihrem Kursleiter und Ihrem Arzt. Sie können in den meisten Fällen davon ausgehen, dass Übungen, die eine gute Wirksamkeit haben und das Problem ursächlich angehen, Ihre Schmerzen in einem gewissen Zeitraum lindern können. Ist dies nicht der Fall, könnten für Ihre Schmerzen andere Ursachen als zu hohe Spannungen der Muskeln und Faszien infrage kommen. Natürlich kann es auch sein, dass in diesem Fall die Übungen einfach nicht geeignet waren, um die notwendigen Veränderungen im Körper herbeizuführen.

Wie sinnvoll ist es, sich zu schonen?

Zum Thema Schonen lässt sich das Wichtigste schnell zusammenfassen. Kurzzeitig ist das völlig okay. Manchmal geht es auch nicht anders, zum Beispiel wenn ein Knochen so gebrochen ist, dass er durch die umliegenden Gewebe nicht ausreichend fixiert werden kann. Auch bei akuten Entzündungen kann eine vorläufige Ruhephase sinnvoll sein. Aber wenn wir unseren Körper dauerhaft schonen, baut er ab – und zwar auf allen Ebenen.

Schonung bedeutet aber nicht nur, Bewegung zu vermeiden oder zu verhindern, sondern auch, auf Stützen von außen zurückzugreifen. Jede stabilisierende Hilfe von außen veranlasst den Körper, die eigene Stabilisierung abzubauen. Nach dem Motto: Wenn ich Hilfe von außen bekomme, kann ich meine Ressourcen woanders einsetzen. Die Kunst liegt also darin, bei Schmerzen so wenig wie möglich zu schonen und von außen zu unterstützen. Und falls es eine Zeit lang nicht zu vermeiden ist, diesen Zustand nicht auszudehnen, sondern zu beenden, sobald es die Situation zulässt.

Hilft Yoga bei Rückenschmerzen?

Die verschiedenen Yoga-Stile und unsere Übungen ergänzen sich gut.

Im Grunde genommen gilt für Yoga das Gleiche wie für Rückenschulen. Hier gibt es verschiedene Angebote unterschiedlicher Qualität, die nicht alle für Rückenschmerzpatienten geeignet sind. Doch prinzipiell haben verschiedene Yoga-Stile und unsere Übungen nebeneinander Platz. Zunehmend kombinieren Yoga-Lehrer ihr Training mit unseren Übungen, weil sie gute Erfahrungen damit machen.

Dehnen in seinen unterschiedlichen Formen ist jahrtausendealt: von der gymnastischen Übung bis hin zu den vielen Formen des Yoga. Stress kann reduziert werden[213] und damit auch die Spannung von Muskeln und Faszien. Positive Effekte auf die körperliche und psychische Gesundheit allgemein[214] sind ebenso nachgewiesen wie der förderliche Einfluss von Yoga speziell auf Angst, Depressivität, Lebensqualität und Schmerz.[215]

Wir selbst sind schon seit vielen Jahren begeisterte Anhänger des Yoga und trainieren für uns privat auch immer wieder Yoga-Positionen. Wenn Sie unsere Liebscher & Bracht Übungen schon kennen, dann wissen Sie, dass es teilweise Ähnlichkeiten gibt. Es gibt aber auch große Unterschiede, die einfach daher rühren, dass die Zielsetzung eine andere ist: Schmerzfreiheit hier, spirituelles Wachstum dort.

Die verschiedenen Yoga-Stile und unsere Übungen ergänzen sich gut. Das ist logisch, denn das überlieferte Yoga ist ein ganzheitliches System zur Entwicklung des Bewusstseins, der Spiritualität, also des Menschseins. Die vielfältigen körperlichen Übungen sind eigentlich nur ein Mittel zum Zweck, den Körper als Tempel der Seele in seinen bestmöglichen – gesündesten – Zustand zu bringen, um sein geistiges Sein durch Meditation entwickeln zu können.

Im Unterschied dazu zielen unsere Übungen darauf, Menschen in Bewegung zu bringen und sie damit zu befähigen, sich bei Schmerzen selbst helfen zu können. Der Fokus liegt auf der Herstellung bestmöglicher Funktionen des Bewegungssystems des Menschen, da dies die Voraussetzung für ein schmerzfreies Leben in voller Beweglichkeit ist.

Die ergänzende Funktion unserer Übungen für Yoga ergibt sich aus folgendem Umstand: Auch Yoga-Trainierende können Schmerzen bekommen. Mit unseren Übungen können sie dann genau die ergänzenden Bewegungsreize in ihr Training einbauen, die es ihnen ermöglichen, Yoga wieder ohne Schmerzen auszuführen. Gehen Sie am besten pragmatisch vor: Haben Sie Schmerzen, beginnen mit Yoga, und die Schmerzen verschwinden? Prima. In Ihrer Yoga-Stunde machen Sie vielleicht genau die Übungen, die das Problem lösen. Verschwinden die Schmerzen nicht, dann machen Sie unsere Übungen. Haben Sie keine Schmerzen und bekommen Sie durch Yoga welche? Ergänzen Sie Ihr Yoga durch unsere passenden Übungen. Letzteres macht auch deswegen viel Sinn, weil – je nach Art des Yoga-Systems – das Kräftigen der gedehnten Muskeln mitunter zu kurz kommt. Das kann zu höherer Beweglichkeit verbunden mit nachlassender Kraft in diesen neuen Gelenkwinkeln führen. Für uns könnte darin eine der Ursachen liegen, weshalb Yoga-Training manchmal zu Schmerzen führt. Werden nun zusätzlich unsere Übungen trainiert, in denen ja das Krafttraining quasi eingebaut ist, werden solche Defizite ausgeglichen – mit der Folge, dass die Schmerzen wieder nachlassen und schließlich ganz verschwinden können.

* * *

Resümee

Ob Krafttraining, Rückenschule, Yoga und letztlich auch unsere Übungen bei Schmerzen helfen oder nicht, kann nicht pauschal beantwortet werden. Jeder Mensch und jeder Schmerz ist anders. Im Grunde auch jeder Fachmann. Der eine empfiehlt, sich zu bewegen, der andere schwört auf Krafttraining, ein Dritter rät, sich zu schonen. In diesem Buch möchten wir Sie dazu ermutigen, offen an die Dinge heranzugehen und die für Sie beste Vorgehensweise zu finden.

Im nächsten Abschnitt geht es um das Thema Schlaf. Wir schauen uns an, was die Schlafqualität mit Schmerzen zu tun hat und welche Schlafpositionen Ihrem Rücken guttun könnten.

Gute Nacht – so kann erholsamer Schlaf Ihrem Rücken helfen

Gut schlafen bei Rückenschmerzen: Dieses Thema ist hochspannend und wird heiß diskutiert. Zu Recht, denn erholsamer Schlaf gilt als wichtiger Faktor für unsere Gesundheit und kann einen positiven Einfluss auf Rückenschmerzen haben. Doch wie hängen Schlafqualität und Schmerzen zusammen? Welche Schlafpositionen sind bei Rückenschmerzen empfehlenswert, und wie sollte Ihre Matratze beschaffen sein, um einen gesunden Rücken zu fördern? All das klären wir in diesem Kapitel.

Wie hängen Schlaf und Rückenschmerzen zusammen?

Gesundheit fängt mit erholsamem Schlaf an. Wenn wir schlafen, senkt der Körper den Blutdruck, die Herzfrequenz und seine Temperatur. Das Immunsystem läuft dagegen auf Hochtouren: Überall wird jetzt erneuert, repariert und gefestigt. Guter Schlaf bedeutet Regeneration für Körper und Geist. Doch viele Menschen schlafen schlecht.

Schmerzen sind Auslöser von Schlafstörungen, aber auch deren Folge.

Je nach Studie berichten 15 bis 30 Prozent der erwachsenen Bevölkerung über Schlafstörungen.[216] Eine komplexe Wechselwirkung von gesundheitlichen Beschwerden einerseits und schlechter Schlafqualität andererseits gilt als sehr wahrscheinlich. In einer Studie der Techniker Krankenkasse aus dem Jahr 2017 geben zum Beispiel 25 Prozent der Befragten an, dass bei ihnen körperliche Beschwerden und Schmerzen für den schlechten Schlaf verantwortlich sind. Lassen Sie uns einen genaueren Blick auf die Ergebnisse dieser Studie werfen:

- Acht von zehn Befragten, die einen (sehr) guten Gesundheitszustand haben, bewerten auch ihre Schlafqualität als (sehr) gut. Von denen, die einen mäßigen oder schlechten Schlaf haben, klagt jeder Zweite über Muskelverspannungen und Rückenschmerzen.
- Wer sechs Stunden oder weniger pro Nacht schläft, ist häufiger von körperlichen Beschwerden betroffen als Menschen, die sieben oder acht Stunden schlafen. Von den Befragten, die höchstens sechs Stunden schlafen, leiden 46 Prozent unter Rückenschmerzen und Verspannungen, von denen, die sieben oder acht Stunden schlafen, dagegen nur 36 Prozent.[217]

Diese Ergebnisse decken sich mit einer Überblicksstudie zum Zusammenhang von Schlafpensum und Schmerzen.[218] Klar ist, dass es komplexe Wechselwirkungen gibt und meist auch eine Negativspirale. Schlafbeschwerden treten bei 67 bis 88 Prozent der chronischen Schmerzerkrankungen auf.[219] Schmerzen sind oft der Grund für schlechten Schlaf, schlechter Schlaf kann aber auch dazu beitragen, Schmerzen erst auszulösen oder vorhandene Schmerzen zu verstärken.

Forscher vermuten, dass Schlafstörungen unsere Schmerzwahrnehmung erhöhen könnten. Wir werden also schmerzempfindlicher. Mehrere Studien zeigen, dass Schlaflosigkeit oder -störungen das Risiko für die Entwicklung zukünftiger chronischer Schmerzen bei zuvor schmerzfreien Personen erheblich erhöht.[220] Bereits bei Jugendlichen kann sich eine schlechte Schlafqualität und -dauer negativ auf den Bewegungsapparat auswirken. Das Risiko für Nacken-, Rücken- und Schulterschmerzen ist durch Schlafprobleme im Jugendalter erhöht.[221] Auch hier könnte wieder unser Schmerzerklärungsmodell greifen. Denn was macht schlechter Schlaf mit den Muskeln? Klar, auch schlechter Schlaf kann zu Spannungserhöhungen führen, wie der weiter vorne besprochene Stress.

Das alles sind wichtige Erkenntnisse – doch wie können Sie ganz konkret Ihre Schlafqualität verbessern und gleichzeitig Ihre Chancen erhöhen, weniger Rückenschmerzen zu haben? Ein Blick in die Forschung zeigt, dass es sich dafür lohnt, die Schlafposition und die Matratze genauer zu betrachten.[222] Fangen wir mit der Schlafposition an.

Die Rolle der Schlafposition

Bis zu 60-mal drehen wir uns pro Nacht – und das ist wichtig.

Natürlich gibt es nicht die perfekte Schlafposition für jeden Menschen. Jede Schlafposition hat Vor- und Nachteile. Ohnehin drehen wir uns im Schlaf ziemlich oft. Je nach Untersuchung vermutet man 30 bis 60 Positionswechsel pro Nacht.[223] Diese Bewegung in der Nacht ist wichtig: Muskeln, Gelenke, Sehnen und Knochen werden durch wechselnde Belastungen gestärkt, und auch die nächtliche Regeneration der Wirbelsäule und der Bandscheiben wird gefördert. Unter Medizinern gibt es daher einen weitgehenden Konsens, dass Bewegung im Schlaf prinzipiell vorteilhaft ist. Mehrfache Positionswechsel gelten als Voraussetzung für eine subjektiv empfundene gute Erholung im Schlaf. Und umgekehrt: Nach Nächten mit wenig Schlafmotorik berichten viele Menschen von Energielosigkeit und Müdigkeit. Möglich sind auch zu viele Positionswechsel, die sich negativ auf die Schlafqualität auswirken können. Es geht also nicht darum, ob, sondern wie viel Bewegung im Schlaf gesund ist. Und das ist individuell unterschiedlich. Und natürlich spielt es eine große Rolle, ob wir bei solchen Positionswechseln aus dem Schlaf »gerissen« werden, beispielsweise durch dabei ausgelöste Schmerzen.

Hinzu kommt, dass eine eventuell angestrebte Umgewöhnung der Schlafposition nicht von heute auf morgen klappt. Bitte machen Sie sich also keinen Stress, wenn Sie unsere Tipps weiter unten ausprobieren möchten. Es ist wichtig, dass Sie Ihren gewohnten Schlafrhythmus beibehalten. Ansonsten können die Nachteile schlechten Schlafs die möglichen Vorteile einer Positionsänderung schnell überlagern. Prinzipiell scheint sich eine Änderung der Schlafposition aber tatsächlich trainieren zu lassen.[224]

Welche Position bei Rückenschmerzen?

Die Schlafhaltung kann Rückenschmerzen verstärken oder vermindern.

Greifen wir das oben Gesagte auf, wird klar, dass es hier nur um Tendenzen gehen kann – und eher um Ihre Position beim Einschlafen. Auch wenn weitere und hochwertige Studien notwendig sind: In der Forschung gibt es Hinweise dafür, dass Schmerzen an der Halswirbelsäule[225] und der Lendenwirbelsäule[226] beim Aufwachen mit bestimmten Schlafpositionen zusammenhängen können. Die

Schlafhaltung kann Rückenschmerzen also entweder verstärken oder vermindern.[227]

Welche Position wir Ihnen beim Einschlafen empfehlen, hängt von Ihren Beschwerden ab. Bei Schulter-, Hüft- und Rückenschmerzen, die durch das unausgeglichene Sitzen verursacht werden, empfehlen wir die Rückenlage. Mit Blick auf unser Schmerzentstehungsmodell können Sie leicht nachvollziehen, warum.

Die meisten Menschen schlafen »sitzend«

Schlafen Sie selbst am liebsten in Seitenlage? Vielleicht mit einem oder beiden Beinen angezogen? So geht es wohl den meisten. Doch diese Seitenlage entspricht der typischen Sitzhaltung, die wir jeden Tag sowieso schon viel zu lange einnehmen. Nachts sitzen wir dann sozusagen beim Schlafen. Gerade bei denjenigen, die einen Schreibtischjob haben, dann den Abend sitzend vor dem Fernseher verbringen und anschließend die ganze Nacht in der Sitzposition schlafen, kommen so in ihrem 24-Stunden-Bewegungsprofil etliche »Sitzstunden« zusammen: Aus durchschnittlich einem Drittel Sitzen werden plötzlich zwei Drittel Sitzen oder mehr. Warum also nicht den Schlaf nutzen, um die nachweislich negativen Einflüsse des Sitzens ein Stück weit auszugleichen?

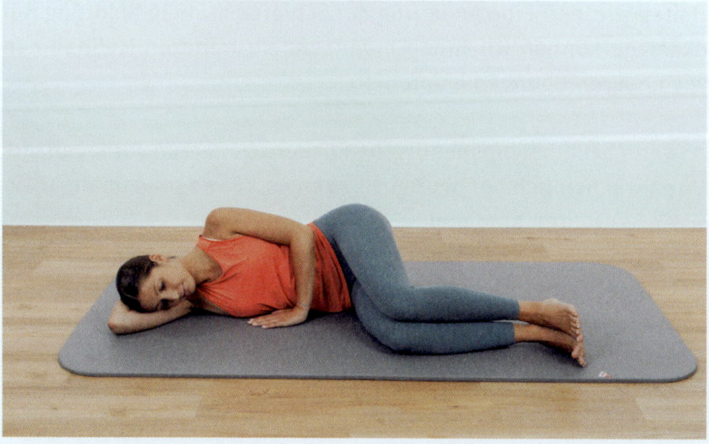

Die meisten Menschen schlafen in dieser sitzähnlichen Position.

In der Bauchlage schlafen

Wenn Sie nachts merken, dass Sie, um gut weiterschlafen zu können, etwas anderes brauchen als immer wieder die Rückenlage, dann drehen Sie sich gerne auf den Bauch. Wenn nötig, legen Sie sich ein Kissen unter den Bauch oder schieben ein Bein leicht angewinkelt ein wenig nach außen. Das können Sie sogar mit beiden Beinen gleichzeitig machen, dann dehnen Sie nicht nur die Hüftbeuger, sondern auch die Muskeln, die Ihre Beine auseinanderziehen. Legen Sie sich dabei so, dass Sie einen Dehnungsschmerz verspüren, der gerade so groß ist, dass er Sie nicht am Einschlafen hindert. In der Bauchlage wirkt zwar eine größere Belastung auf die Lendenwirbelsäule und die Haltung der Wirbelsäule wird je nach Bauchumfang verändert. Unserer Erfahrung nach wirken sich die entspannenden Effekte auf die Hüftbeuger aber meist stärker aus.

In der Bauchlage können Sie einen Halsmuskel sanft dehnen.

Ein Vorteil der Bauchlage ist außerdem, dass Sie Ihren Kopfwender, einen Halsmuskel, dehnen können, da Sie den Kopf zum Atmen zur Seite drehen sollten. Achten Sie dabei darauf, dass die Halswirbelsäule so gerade wie möglich ist. Wechseln Sie im Tagesrhythmus die Seite, zu der Sie den Kopf drehen, um sich nicht einseitig zu dehnen.

Einschlafen: Versuchen Sie es auf dem Rücken

Halten wir fest: Eine Änderung der Schlafposition in Richtung Rückenlage können wir Ihnen ergänzend zu weiteren Maßnahmen wie unseren Übungen empfehlen,

- wenn bei Ihnen unspezifische Rückenschmerzen vorliegen, die wahrscheinlich auf häufiges Sitzen und Bewegungsmangel zurückzuführen sind und
- wenn keine medizinischen Gründe oder bestimmte Erkrankungen dagegen sprechen. Vorsichtig sein sollten Sie bei Luft- und Atemproblemen wie Schlafapnoe, bei Sodbrennen und Reflux sowie im letzten Drittel einer Schwangerschaft. Sprechen Sie bei Unsicherheiten bitte mit Ihrem Arzt.

Und bitte nicht zu verkrampft an die Sache herangehen. Wie gesagt: In der Nacht fährt unser Stoffwechsel drastisch herunter, weil wir uns weniger bewegen. Deswegen ist der wiederholte Positionswechsel sehr wichtig. Versuchen Sie, sich nach einem unbewussten Drehen immer wieder neu auf dem Rücken oder, wenn es Ihnen angenehmer ist, auf dem Bauch auszurichten. Denn der Körper möchte natürlich wieder in die Schonposition. Wenn Sie nachts aufwachen, ist daher die Chance sehr hoch, dass Sie sich in der Seitenlage wiederfinden. Wenn Sie sich angewöhnen, sich dann jedes Mal auf Rücken oder Bauch zu drehen, schlagen Sie zwei Fliegen mit einer Klappe: Sie aktivieren Ihren Stoffwechsel und schlafen in Positionen weiter, die nach unserer Erfahrung bei den meisten Rückenschmerzen empfehlenswert sind.

Wenn Sie in Seitenlage aufwachen, drehen Sie sich einfach wieder zurück.

Die Rolle der Matratze

Jetzt sind wir beim nächsten wichtigen Thema angelangt: der richtigen Matratze bei Rückenschmerzen. Was richtig ist, hängt natürlich erneut von verschiedenen Faktoren wie Größe oder Gewicht ab. Grundsätzlich können wir aber festhalten: Eine geeignete Matratze sollte den Körper ausreichend stützen und gleichzeitig den natürlichen Bewegungsdrang im Schlaf ermöglichen. Empfinden Sie Ihre Matratze als zu fest, werden Sie das Druckgefühl öfter und schneller spüren. Sie wechseln häufiger die Position, schlafen unruhig. Ist Ihre Matratze hingegen zu weich, sinkt der Körper stark ein. Zu wenig Druck entsteht, und Ihr Körper bekommt keine ausreichenden Impulse, um sich nachts zu bewegen.

Wenig überraschend ergab daher eine Analyse von insgesamt 39 Studien, dass als mittelhart eingestufte Matratzen Rückenschmerzen vorbeugen können – möglicherweise indem sie eine korrekte Ausrichtung der Wirbelsäule herbeiführen und damit die Schlafqualität verbessern.[228] In einer weiteren Studie linderte eine Matratze mittlerer Festigkeit bei Patienten mit chronischen unspezifischen Schmerzen im unteren Rücken die Beschwerden besser als feste Matratzen.[229]

Setzen Sie bei Rückenschmerzen auf mittelharte Matratzen.

Die Liebscher & Bracht Matratze

In den letzten Jahren haben uns viele Anfragen erreicht, welche Matratze wir von Liebscher & Bracht bei Rückenschmerzen empfehlen würden. Und welche am besten zu unserer Theorie der Schmerzentstehung passt. Deshalb haben wir gemeinsam mit einem deutschen Familienbetrieb für Schlafsysteme selbst ein Modell entwickelt, das seit Januar 2024 erhältlich ist.

Unsere Matratze soll speziell den Abbau zu hoher Muskelspannungen und das vorteilhafte Schlafen auf dem Rücken fördern. Sie wissen bereits, dass vor allem unsere hüftbeugende Muskulatur von den spannungserhöhenden »Verkürzungen« des Alltags betroffen ist. Sie verläuft von der Innenseite des Oberschenkels über das Becken bis hoch zur Lendenwirbelsäule und ist nach unserer Einschätzung für die häufigste Form von Rückenschmerzen und weitverbreitete Fehlhaltungen (mit)verantwortlich.

Die Liebscher & Bracht Matratze hat eine Stützregion auf Höhe des Beckens. In Rückenlage dehnt sie sanft die Hüftbeuger und gleicht so die einseitigen Belastungen des Tages schonend aus. Der Rest des Körpers bettet sich bequem in die benachbarten Regenerationszonen. Unsere Matratze haben wir so entwickelt, dass sie sich für alle Schlafpositionen eignet und sich alle Schlaftypen auf ihr wohlfühlen können. Mehr Informationen dazu erhalten Sie unter: *https://shop.liebscher-bracht.com/matratze/matratze-90x200-cm/*

An eine neue Matratze gewöhnen

Wenn Sie von einer sehr weichen Matratze auf eine mittelfeste oder auch härtere umsteigen, erschrecken Sie bitte nicht. Es kann gut sein, dass Sie sich in den ersten Tagen morgens etwas gerädert fühlen oder Muskelkater spüren – insbesondere dann, wenn Sie neben dem Matratzenwechsel auch das Schlafen in Rückenlage ausprobiert haben. Nach unserem Verständnis ist das ein Hinweis darauf, dass überall im Körper die Verkürzungen und Verspannungen aufgelöst werden und der Körper wieder beginnt, sich optimal auszurichten. Bitte lassen Sie sich für den Umgewöhnungsprozess Zeit. Je nachdem, wie verkürzt Sie sind, kann das zwei bis vier Wochen dauern, in Ausnahmefällen bis zu acht Wochen. Um Ihnen die Umgewöhnung leichter zu machen, besitzt unsere Matratze eine weichere und eine festere Seite. So können Sie sich bequemer in die von Ihnen favorisierte Schlafposition – für uns ist das die Rückenlage – »hineinentwickeln«.

* * *

Resümee

Wir haben in den bisherigen Kapiteln sehr ausführlich alles besprochen, was aus unserer Sicht rund um das Thema Rückenschmerzen wichtig ist. Im folgenden letzten Kapitel des theoretischen Teils schauen wir uns noch einmal die Fragen an, die nach gängigen Theorien offen oder nur unbefriedigend beantwortet sind. Auf der Basis unseres Schmerzmodells beantworten wir die Fragen und können die Ungereimtheiten größtenteils klären.

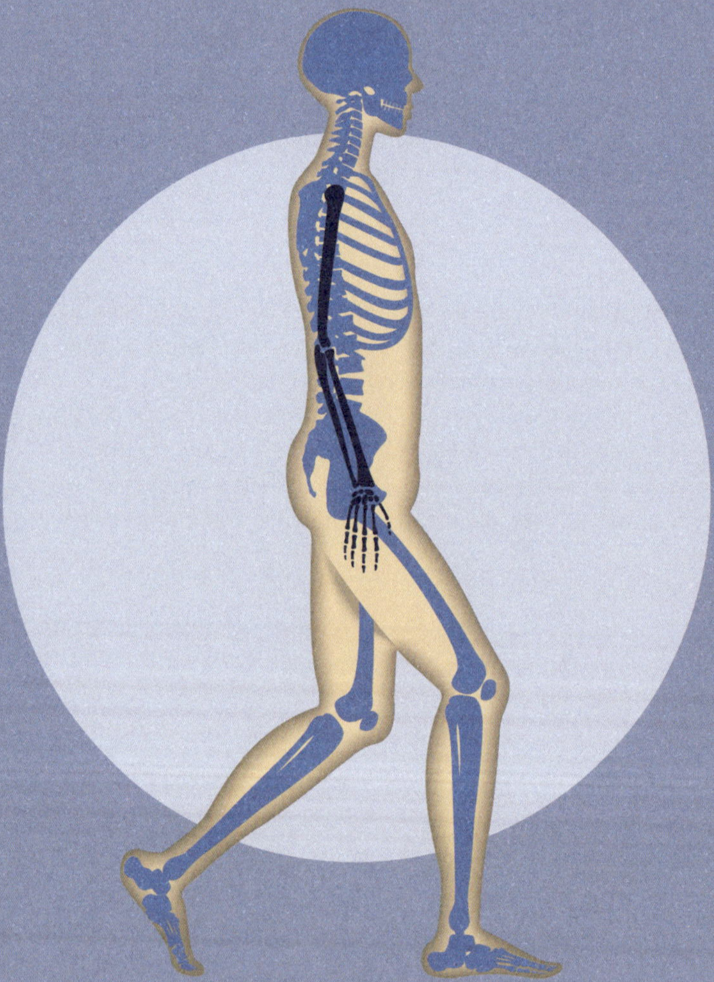

Kapitel 7

Wir fassen zusammen und beantworten offene Fragen zu Rückenschmerzen

Licht ins Dunkel – eine neue Sicht auf Ungereimtheiten und Missverständnisse

Nachdem wir nun alle wichtigen Zusammenhänge bezüglich Rückenschmerzen besprochen haben, wollen wir noch einmal die Besonderheiten unseres Erklärungsmodells für Rückenschmerzen herausarbeiten. Dazu lösen wir zunächst eingangs beschriebene Ungereimtheiten der gängigen Erklärungen für Rückenschmerzen auf und beantworten anhand unseres Modells die Fragen, für die es in der Medizin bislang keine Antworten gibt, die uns vollständig überzeugen. Bevor wir mit der Umsetzung starten, fassen wir die wichtigsten Besonderheiten noch einmal zusammen.

Rückenschmerzen und strukturelle Schäden

Lassen Sie uns gleich mit einer weitverbreiteten Annahme beginnen: Die Ursache für Rückenschmerzen seien vor allem strukturelle Schäden. Es ist wissenschaftlich gut erforscht, dass Rückenschmerzen offensichtlich nicht an Schädigungen gekoppelt sind – und umgekehrt. Die strenge Unterscheidung zwischen spezifischen und unspezifischen Rückenschmerzen kann daher in die Sackgasse führen – vor allem wenn dadurch mögliche Behandlungswege für den Patienten versperrt werden.

Das Modell der spezifischen Rückenbeschwerden greift zu kurz, weil es ja davon ausgeht, dass Bandscheibenvorfälle, Facettengelenksarthrose, Gleitwirbel und Spinalkanalstenosen die Hauptursachen der spezifischen Rückenschmerzen seien. Wie wir aber weiter vorne erklärt haben, kommen die spezifischen Rückenschmerzen nach unserem Modell – zumindest in den meisten Fällen – nicht ausschließlich von den Vorfällen und Vorwölbungen, der Facettengelenksarthrose, dem Gleitwirbel, der Spinalkanalstenose oder anderen strukturellen Schädigungen. Die Ursache liegt auch im muskulär-faszialen Bereich. Wie hoch der Anteil der zu hohen Spannungen am Schmerz ist, unterscheidet sich natürlich von Fall zu Fall. Wir gehen davon aus, dass Alarmschmerzen oder Überlastungsschmerzen auch bei vielen spezifischen Rückenschmerzen die Hauptrolle spielen.

Deutlich wechselnde Schmerzintensitäten

Wir alle wissen oder haben selbst die Erfahrung gemacht, dass auch die spezifischen Rückenschmerzen in der Intensität wechseln. Sie sind mal schwächer, mal stärker, mal sehr stark. Aber wie ist vollständig erklärbar, dass die Intensität wechselt, wenn doch die Schädigung so gut wie gleich bleibt, zumindest über diese Zeiträume, innerhalb derer diese Schwankungen zu spüren sind? Mit Blick auf unser Schmerzmodell wäre folgende Antwort denkbar: Die Position der Gelenkkugel im Schmerzsee ist weitestgehend das Resultat der biomechanischen Einflüsse, die sich aus unseren täglichen Bewegungsmustern ergeben. Hinzu kommen die Einflüsse der indirekten Faktoren Ernährung, Psyche und Umfeld, die wir in Kapitel 4 ausführlich besprochen haben.

Wenn Ihre Schmerzen schwanken, spielen zu hohe Spannungen wahrscheinlich die Hauptrolle.

Diese lassen die Spannungen der muskulär-faszialen Struktur permanent schwanken, und genau diese Schwankungen treiben die Kugel der Lendenwirbelsäule im Schmerzsee nach oben und nach unten. Die Schädigung selbst, die ja gleich bleibt, muss darauf keinen oder zumindest keinen entscheidenden Einfluss haben. Auch wenn Schmerzen so komplex sind, dass sich einfache Schlussfolgerungen verbieten, ergeben sich daraus doch Hinweise. Zum Beispiel darauf, dass so gut wie alle Schmerzen mit den Spannungen der Muskeln und Faszien zu tun haben könnten. Meistens mehr, manchmal auch weniger.

»Unspezifische« Rückenschmerzen schwanken natürlich

Wenn wir uns das Ganze jetzt bei den unspezifischen Rückenschmerzen ansehen, wird es natürlich noch deutlicher. Denn die unspezifischen Rückenschmerzen zeigen ja ganz klar, dass Rückenschmerzen – die meisten Studien sprechen von 85 bis 90 Prozent – ohne deutliche Schädigungen »auskommen«.[230] Und auch unspezifische Rückenschmerzen schwanken, sind mal stärker, lassen wieder nach oder verschwinden vollständig. Die Interpretation nach unserem Schmerzerklärungsmodell läuft bei unspezifischen Rückenschmerzen daher auf eine ähnliche Schlussfolgerung hinaus wie bei spezifischen. Die Veränderungen der Schmerzintensität kommen durch die Spannungsschwankungen der muskulär-faszialen Struktur zustande – bei unspezifischen Rückenschmerzen noch in einem viel stärkeren Maße als bei spezifischen Formen.

Mediziner wissen um diese Zusammenhänge, wie ein Blick in die Ärztezeitung verrät: »Heute ist jedoch klar, dass nicht degenerative, sondern myofasziale Ursachen den Löwenanteil der Rückenschmerzen ausmachen: 85 bis 90 Prozent der Beschwerden sind durch Fehlfunktionen und Verspannungen der Muskulatur bedingt.«[231]

Bandscheibenschäden ohne Schmerzen

Wie können wir nach unserem Schmerzerklärungsmodell nun erklären, dass häufig Schäden an den Bandscheiben gefunden werden, die Betroffenen aber keinerlei Schmerzen haben und nie hatten?

Erinnern Sie sich an die Studie, bei der Menschen, die keine Rückenprobleme hatten, mit bildgebenden Verfahren untersucht wurden? Dabei kam heraus, dass die meisten von ihnen Schädigungen an den Bandscheiben hatten.[232]

Bandscheibenschäden ohne Schmerzen sind ein häufiges Phänomen.

Wir interpretieren diese Ergebnisse so, dass die Spannungen der Muskeln und der Faszien hier nicht ausgereicht hatten, um einen Alarmschmerz oder auch nur einen Überlastungsschmerz zu erzeugen. Zu wenig Bewegung und weitere Faktoren hatten dazu geführt, dass der Ernährungszustand der Bandscheiben sehr schlecht war. Sie waren ausgetrocknet, waren zuvor immer dünner geworden, immer brüchiger – bis sie eingerissen waren oder sich vorgewölbt hatten. Offenbar waren die Kräfte allerdings nicht so hoch, als dass Alarmschmerzen hätten geschaltet werden müssen.

Erklärungen für verschiedene Zustände nach Operationen

Die verschiedenen Zustände, die Rückenschmerzpatienten nach Operationen erleben, haben wir ja schon in Kapitel 5 analysiert. Viele dieser Fälle, die in der Medizin weiter Gegenstand von Forschungen sind, können durch unser Modell der Schmerzentstehung ein Stück weit eingeordnet werden. Auch in diesem Bereich könnte es sich im Sinne vieler Patienten lohnen, den Einfluss zu hoher Spannungen der Muskeln und Faszien auf Rückenschmerzen stärker in den Blick zu nehmen. Es kann schließlich sehr frustrierend sein, wenn nach einer Operation die Schmerzen noch da sind oder wieder auftreten – erst recht, wenn sich keine überzeugenden Antworten darauf finden lassen und Lösungen unklar sind.

Sie wurden operiert und haben Schmerzen? Versuchen Sie es mit unserer Therapie, wenn Ihr Arzt einverstanden ist.

Unser Schmerzmodell und unsere Therapie könnten solchen Patienten gewissermaßen als Kompass dienen, weil sie Erklärungsgrundlagen liefern und konkrete Hilfestellungen anbieten. So kann aus Verzweiflung wieder Zuversicht erwachsen, weil sich neue Chancen auftun.

Gene, Alter, Übergewicht

Rückenschmerzen sind kein Schicksal des Alters

Wie sieht es nun mit dem Alter aus? Warum haben ältere Menschen stärkere und längere Rückenschmerzen als jüngere?[233] Vielleicht ja deshalb, weil sie mehr Zeit hatten, das Sitzen in ihren Körper »einzutrainieren«. Und was ist mit den alten Menschen, die keine Rückenschmerzen haben? Folgen wir unserem Modell, haben sie das Glück gehabt, oft genug Bewegungen ausgeführt zu haben, die verhinderten, dass die Strukturen an der Front des Körpers immer kürzer, unnachgiebiger und angespannter wurden.

Das Alter ist oft nur indirekt ein Grund für Rückenschmerzen.

Und wie ist die zu große Zahl derer zu erklären, die schon in sehr jungen Jahren unter Rückenschmerzen leiden? Sie wissen bereits aus vorherigen Kapiteln, dass immer mehr Kinder und Jugendliche über Rückenschmerzen klagen.[234] Auch diese Frage beantworten wir mit den vielen Stunden unausgeglichenen Sitzens. Das fängt im Kindergarten an, geht in der Schule weiter, ganz zu schweigen von unserem sonstigen Sitzalltag, der natürlich auch bei den Kindern Jahr für Jahr zuzunehmen scheint – zuletzt befeuert durch die Auswirkungen der Covid-Pandemie.[235] Bedenken Sie aber immer wieder, dass es nicht darum geht, das viele Sitzen zu vermeiden. Es geht darum, diese Einseitigkeiten entsprechend auszugleichen. Auch die oft geäußerte Vermutung, die zu schweren Schulranzen wären hauptsächlich für Rückenschmerzen verantwortlich, trifft für uns nicht den Kern des Problems. Wenn beim Gewicht des Schulranzens nicht übertrieben wird, wären Rückenschmerzen bei Schulkindern in den meisten Fällen vermeidbar.

Der Lebensstil ist wichtiger als die Gene

Natürlich ist es durchaus möglich, dass die Eltern große Probleme mit Rückenbeschwerden haben und ihre Kinder auch. Das kann mit den Genen zusammenhängen, ist aber wahrscheinlich eher den sich ähnelnden Bewegungsgewohnheiten geschuldet. Eltern und Kinder, um im Beispiel zu bleiben, trainieren sich dadurch die gleichen Verkürzungen und Überspannungen an der Front des Körpers an. Und die Rückenschmerzpatienten, deren Eltern keine Probleme mit dem Rücken haben, bewegen sich vielleicht anders, und zwar ungünstiger, als ihre Eltern das getan haben. Gründe dafür gibt es genug: andere Berufe, andere sportliche Betätigungen, andere Hobbys.

Muss Übergewicht zu Rückenschmerzen führen?

Haben Übergewichtige Rückenschmerzen wegen ihres Gewichts? Lassen Sie uns zurück zu Kapitel 2 gehen. Dort haben wir uns damit befasst, welche Rolle der Schwerpunkt des Körpers hat. Es ist klar, dass ein stark ausgeprägter Bauch bei Übergewichtigen ebenso wie bei Schwangeren den Schwerpunkt des Körpers weiter nach vorne verlagert. Dadurch müssen die Rückenstrecker und die Gesäßmuskulatur mehr Kraft aufbringen, um den Körper aufrecht zu halten, was die Bandscheiben natürlich mehr belastet. Aber diese Kraft können die rückwärtigen Muskeln normalerweise aufbringen. Wir dürfen nicht vergessen, dass Muskeln, also auch die Rückenmuskeln, durch das Training stärker werden. Und es gibt ja jede Menge übergewichtige Menschen, die keine Probleme mit Rückenschmerzen haben. Dies deutet darauf hin, dass Übergewicht nicht zwangsläufig und nicht als alleiniger Faktor zu Rückenschmerzen führen muss.

Unser Körper kann ganz offensichtlich die hinteren haltenden Kräfte, die durch eine Schwerpunktverlagerung nach vorne nötig werden, aufbringen, ohne dass es zu Überlastungsschmerzen oder Alarmschmerzen kommen muss. In unserer Praxis finden wir immer wieder Indizien dafür. Denn in den meisten Fällen können wir Patienten, die übergewichtig oder sogar stark übergewichtig sind, zuverlässig dabei helfen, ihre Schmerzen langfristig in den Griff zu bekommen. Die Osteopressur, die Faszien-Rollmassage und vor allem die Liebscher & Bracht Übungen zielen ja auch bei diesen Patienten darauf, die zu hohen nach vorne ziehenden muskulär-faszialen Spannungen zu normalisieren.

Als Übergewichtiger können Sie frei von Rückenschmerzen sein.

Kein übergewichtiger Mensch muss also notwendigerweise sein Gewicht reduzieren, um seine Schmerzen loszuwerden – auch wenn ein gesundes Körpergewicht natürlich viele Vorteile mit sich bringt. Bei Übergewichtigen hat sich oft übermäßiges Bauchfett gebildet. Vor allem im viszeralen (»schlechten«) Bauchfett werden Substanzen gebildet, die zahlreiche Prozesse im Stoffwechsel beeinflussen können. Beteiligt sind unter anderem Botenstoffe, die chronische Entzündungen verursachen oder aufrechterhalten können – mit potenziell schmerzhaften Folgen.[236]

Zusammenfassend heißt das: Übergewicht ist erwiesenermaßen ein Risikofaktor für die Entstehung von Rückenschmerzen,[237] reicht aber für sich genommen nicht aus, um die immer höher werdenden Fallzahlen zu erklären. Übergewichtige können also zum Beispiel deshalb Rückenschmerzen haben, weil sie durch Sitzen und andere biomechanische Einflüsse ihres 24-Stunden-Bewegungsprofils die entsprechenden Verkürzungen oder Spannungserhöhungen aufgebaut haben. Oder sie haben vielleicht deshalb keine Rückenschmerzen, weil sie solche Verkürzungen oder Spannungserhöhungen durch entsprechende Alltagsbewegungen ausgeglichen haben.

Kombinieren Sie die Übungen mit unseren Ernährungsempfehlungen.

Um es noch mal zu betonen: Das heißt natürlich nicht, dass Sie überflüssige Kilos ignorieren sollten. Sie sollten auf jeden Fall ein gesundes Gewicht anstreben, auch wenn Sie sich durch unsere

Übungen meist zuverlässiger von Ihren Schmerzen befreien oder sie lindern können. Im Praxisteil finden Sie verschiedene Übungen, die Ihnen helfen, Ihre Rückenschmerzen loszuwerden. Möglicherweise fallen Ihnen diese Übungen aber noch ein Stück leichter, wenn Sie ein paar Pfunde verloren haben.

Spannende Antworten auf wichtige Fragen

Damit haben wir die Fragen, die wir in Kapitel 1 aufgeworfen haben, auf der Grundlage unseres Schmerzerklärungsmodells untersucht. Viele Ungereimtheiten scheinen mit dem normalen biologischen Verhalten unseres Körpers besser erklärbar zu sein. Rückenschmerzen sind so gut wie immer ein Hinweis unseres Körpers, dass etwas im Körper nicht gut läuft. Dass den Bandscheiben oder anderen Bereichen der Wirbelsäule zu hoher Verschleiß oder Schädigungen drohen. Nach unserem Modell sind dafür hauptsächlich zu hohe Spannungen der Muskeln und Faszien verantwortlich. Wir möchten Sie ermutigen, gut auf die Sprache Ihres Körpers zu hören und unsere Übungen mit viel Zuversicht auszuprobieren.

* * *

Resümee

Wir haben nun alles besprochen, was wir in den letzten 35 Jahren vom menschlichen Körper über die Entstehung der Rückenschmerzen lernen konnten. Das ist die Grundlage von allem, was wir bei unserer Therapie und was Sie selbst bei unseren Übungen tun. Wir hören auf den Körper, auf die Schmerzen, die er erzeugt, und richten unser Handeln konsequent danach aus. Wir wissen nun mehr über die Ursachen der meisten Rückenschmerzen, über Zusammenhänge, die in gängigen Modellen oft vernachlässigt werden, und über neue Chancen der Selbsthilfe. Im nächsten Abschnitt fassen wir die wichtigsten Schlussfolgerungen noch einmal zusammen.

Eine Zusammenfassung – das Wichtigste auf einen Blick

Bei gängigen Vorgehensweisen gegen Rückenschmerzen zeigt sich eine Lücke zwischen Theorie und Praxis. Ärztliche Leitlinien für die Behandlung stützen sich auf Forschungsergebnisse, die den Nutzen von Patientenaufklärung, Bewegung, Eigenaktivität und speziellen Übungsprogrammen zur selbstständigen Anwendung betonen. Das gilt insbesondere für die hohe Zahl der unspezifischen Rückenschmerzen. Diese Empfehlungen kommen jedoch zu selten bei denen an, die davon am meisten profitieren würden. Gerade Bildgebung und Operationen werden bei Rückenschmerzen zu schnell und zu häufig eingesetzt. Mit unserem Erklärungsmodell bietet sich eine Grundlage, um die Risiken dieser Einseitigkeiten noch stärker herauszuarbeiten und Lösungen aufzuzeigen.

Resümee

Verständnis dafür, wie der Mensch funktioniert

Vieles in unserem Körper können wir verändern.

Damit wir die Chancen und Grenzen im Rahmen dieser Bestandsaufnahme realistisch einordnen, müssen wir die biologischen Grundlagen des menschlichen Körpers im Blick behalten. Dazu gehört nach unserer Überzeugung, mehr Zustände im Körper als veränderlich und beeinflussbar aufzufassen. Das fängt bei den Muskeln und Faszien an, die sich täglich verändern, und hört bei den Knochen auf, die das ebenso tun. Alles im Körper ist im Wandel, es gibt nichts Festes. Die Funktion macht die Struktur – das ist eins der wichtigsten Gesetze, denen wir Menschen unterliegen. Es birgt eine gewaltige Aussage in sich: Fast nichts in uns Menschen ist unveränderlich, auch dann nicht, wenn sich etwas zum Negativen verändert hat.

Früher war man davon überzeugt, dass sich bestimmte Strukturen im Körper nicht neu bilden können. Nehmen wir als Beispiel das Gehirn. Hier war es gesetzt, dass bestimmte Bereiche des Gehirns fest zugeteilte Funktionen haben. Heute vermuten Forscher, dass so gut wie alle Funktionen von anderen Gehirnbereichen übernommen werden können. In der Medizin wird das als Neuroplastizität bezeichnet.

Auch Knorpelregeneration scheint prinzipiell möglich.

Auch neue Erkenntnisse aus der Arthroseforschung deuten auf das große Potenzial körpereigener Mechanismen zur Reparatur hin. Bis vor einigen Jahren galt: Abgenutzter Knorpel in den Gelenken kann sich nicht erneuern. Was weg ist, ist weg. Mittlerweile gibt es immer mehr Studien, die darauf hindeuten, dass Knorpelregeneration unter bestimmten Voraussetzungen möglich ist. Die Aussage, Arthrose sei unheilbar, ist aus wissenschaftlicher Sicht seit etwa einem Jahrzehnt ins Wanken geraten.[238] Nicht zuletzt legen Ergebnisse der Epigenetik nahe, dass bestimmte Gene variabel, also durchaus »schaltbar« sind. Kurzum: Unser Körper kann sich in vielen Bereichen so entwickeln, wie wir ihn gebrauchen – zum Schlechten und zum Guten.

Wir nutzen unsere Gelenkwinkel nur minimal

Sicher war es überraschend für Sie zu lesen, dass wir schätzungsweise circa 90 Prozent der in uns festgelegten Bewegungsmöglichkeiten nie oder viel zu selten nutzen. Auch auf den Bereich des Rückens und der angrenzenden Gelenke bezogen. Wir glauben nicht, dass sich ein Mensch, der aus 100 Billionen Zellen besteht und dessen Strukturen sich aufgrund der Bewegung permanent umformen, so stark eingeschränkt bewegen kann, ohne dass sich bestimmte Auswirkungen ergeben.

Aufgrund der eingeschränkten Bewegungswinkel entwickeln sich zu hohe Zugkräfte mit all den schmerzhaften Folgen.

Die Folgen der eingeschränkten Bewegungswinkel haben wir auf Grundlage unseres Schmerzmodells ausführlich besprochen:

- der zunehmende Druck auf die Bandscheiben durch die zu hohen Zugkräfte der zu stark angespannten Muskelfasern und der verklebten, verfilzten und dadurch unnachgiebigen Faszien,

- die Unterversorgung der Bandscheiben durch fehlende Entlastungsintervalle,
- die Formveränderung der Bandscheiben durch den zu hohen Druck,
- die Vorwölbungen, das Einreißen des Faserringes und das Austreten der Gallertmasse,
- die Verschiebung von Wirbelkörpern,
- die Bildung von Knochenauswüchsen an überforderten Wirbelkörpern,
- der durch diese Effekte eingeengte Spinalkanal,
- der Verschleiß der Gelenkknorpel der Wirbelgelenke mit den damit einhergehenden Entzündungen, also Reparaturen,
- der zunehmend reduzierte Stoffwechsel durch das Abdrücken der Gefäße und Nerven durch die dauerhafte Kontraktion beteiligter Muskeln und die immer steiferen Faszien und
- natürlich der immer stärker werdende Schmerz aufgrund all dieser zunehmenden Kräfte.

Die meisten Schmerzen entstehen durch zu hohe Kräfte

Machen wir uns noch mal bewusst: Die meisten Schmerzen am Bewegungsapparat haben nichts oder nur teilweise mit dem Zustand der Struktur zu tun. Das ist eine der wichtigsten wissenschaftlichen Erkenntnisse zu Rückenschmerzen überhaupt. Die Schmerzen können unabhängig von der Bandscheibenvorwölbung, dem Bandscheibenvorfall, der Facettengelenksarthrose, der Spinalkanalstenose oder dem Gleitwirbel sein. Diese Tatsache wird in der Praxis leider nicht immer beachtet – insbesondere wenn auf dem Röntgenbild oder der MRT-Aufnahme eine Schädigung gefunden wird, auf die man sich dann im weiteren Verlauf der Therapie konzentriert. Die immer größer werdenden Spannungen geraten spätestens an diesem Punkt in den Hintergrund. Auch bei der Chronifizierung von Schmerzen – Stichwort Schmerzgedächtnis –, kann es sich lohnen, den Zustand von Muskeln und Faszien stärker zu beachten. Davon sind wir nach mehr als 35 Jahren überzeugter denn je.

Schmerzen können unabhängig vom Zustand der Struktur auftreten.

Was nicht zu sehen ist, wird oft übersehen

Nicht die Schäden der Bandscheiben verursachen also zwingend den Schmerz, sondern die zu hohen muskulär-faszialen Spannungen. Nicht nur die Facettengelenksarthrose selbst, sondern auch die Spannungen. Nicht immer der Gleitwirbel, sondern zu bestimmten Anteilen auch Spannungen im Gewebe. Nicht ausschließlich die fehlende Bandscheibe oder deren Auswucherungen, sondern die muskulär-faszialen Kräfte ebenfalls. Oft auch nicht die Spinalkanalstenose, sondern die parallel auftretenden Spannungen. Weniger die Entzündung der Facettengelenke als vielmehr das, was an Umbauarbeiten in den Muskeln und Faszien passiert ist.

Zu hohe Spannungen sind auf Bildern nicht sichtbar.

Wir wiederholen das ganz bewusst, weil es so entscheidend ist: Die meisten Rückenschmerzen werden nach unserer Erfahrung durch die zu hohen muskulär-faszialen Spannungen verursacht. Das gilt natürlich vor allem für die unspezifischen Rückenschmerzen, kann aber auch auf große Teile der spezifischen Formen zutreffen. Uns geht es darum, dafür noch stärker zu sensibilisieren. Menschen mit Rückenschmerzen müssen von den Chancen der Selbsthilfe wissen. Deren Potenzial ist riesig, wenn sie mit den zu hohen Spannungen eine Ursache in den Blick nimmt, die bei den bildgebenden Verfahren optisch nun mal nicht wahrnehmbar ist. Provokant könnte man formulieren: »Was nicht zu sehen ist, wird übersehen.« Das passiert natürlich nicht immer und nicht vollständig, aber immer noch zu oft – mit all den negativen Folgen für Betroffene, die wir an vielen Stellen in diesem Buch erläutert haben.

* * *

Resümee

Wir haben eine Therapie und eine Vorgehensweise zur Selbsthilfe entwickelt, die in den meisten Fällen einfach und praktisch funktioniert. Warum kann sie das? Weil sie entstanden ist, indem wir all das immer weiterentwickelt haben, was Rückenschmerzen auf natürliche Art und Weise lindern oder beseitigen kann. Wir haben das systematisiert, was den Körper bei Rückenschmerzen dazu veranlassen kann, die Schmerzen weniger stark zu schalten und oft auch wieder dauerhaft abzuschalten.

Wie gut Ihnen unsere Übungen und die ergänzenden Techniken zur Selbsthilfe tun, finden Sie jetzt am besten selbst heraus. Starten wir also gemeinsam in den Praxisteil!

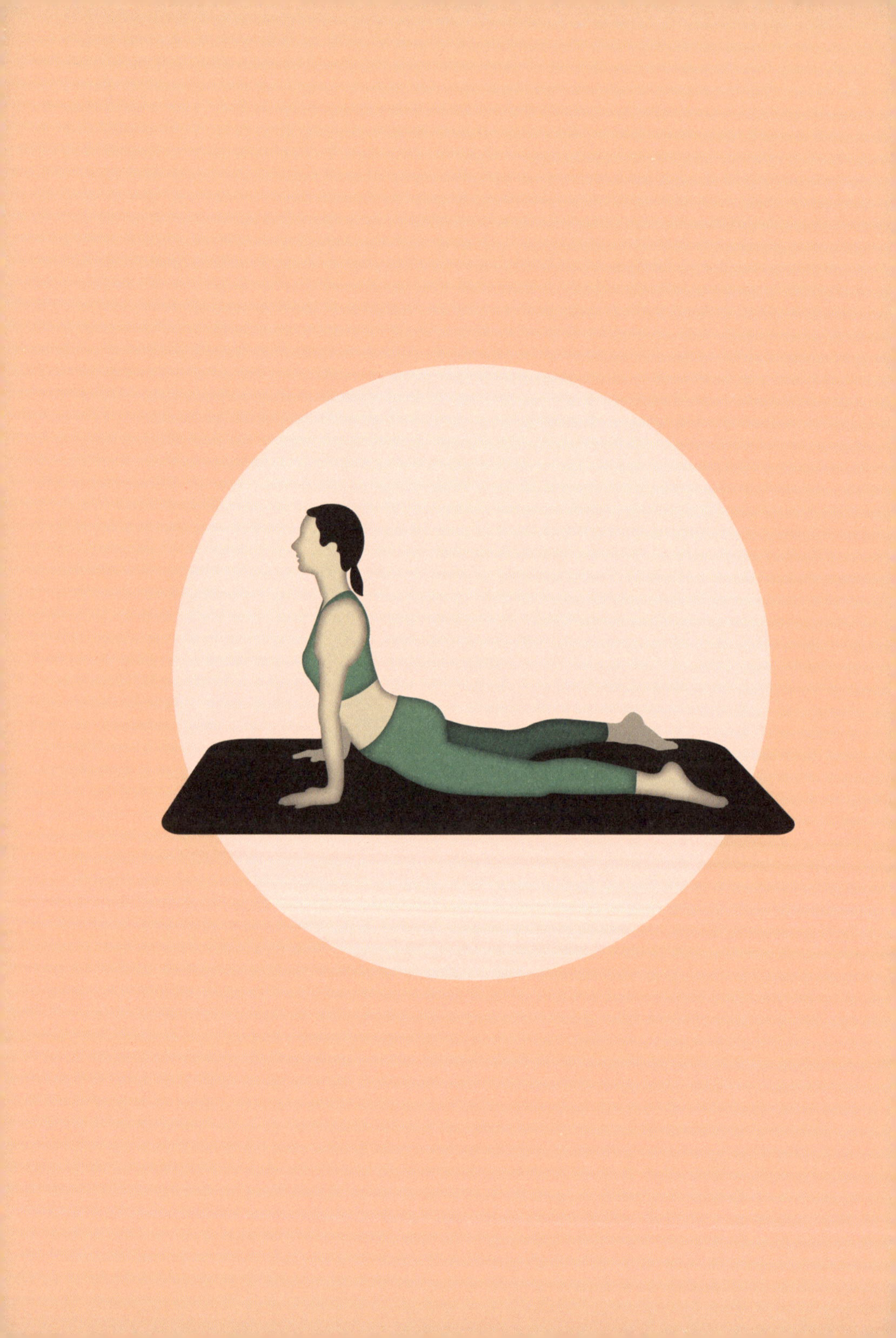

Kapitel 8

Übungen & Co. – die Grundlagen für einen schmerzfreien und gesunden Rücken

Endlich – so können Sie sich bei Schmerzen selbst helfen

Alles, was Sie im Theorieteil dieses Buches gelesen haben, ist die Grundlage dafür, dass Sie sich bei Rückenschmerzen künftig selbst helfen können. Unsere systematisierte Vorgehensweise erleichtert es Ihnen, dieses Ziel zu erreichen. Dazu drehen Sie gewissermaßen genau die Entwicklungen herum, die sich sehr wahrscheinlich in Ihrem Körper abgespielt und zu Ihren Rückenschmerzen beigetragen haben. Nach unseren Erfahrungen aus den letzten 35 Jahren haben Sie auf diese Weise eine große Chance, Ihre Beschwerden auch dauerhaft in den Griff zu bekommen. Wie Sie gelesen haben, bestätigen auch Forschungsergebnisse grundsätzlich, wie wichtig Bewegung und Übungen bei Rückenschmerzen sind – von wenigen Ausnahmen einmal abgesehen.

Unsere Techniken wirksam kombiniert

Was meinen wir mit einer *systematisierten Vorgehensweise*? Das bedeutet, dass wir Ihnen drei Techniken der Selbsthilfe zur Verfügung stellen, die sich gegenseitig unterstützen. Am wichtigsten sind dabei unsere Übungen. Nutzen Sie zusätzlich noch die positiven Einflüsse der indirekten Faktoren, sind Sie für Ihren Weg in ein schmerzfreieres Leben gut gerüstet.

Die Liebscher & Bracht Übungen® – unser größter Hebel für Ihre Schmerzfreiheit

Wir starten mit dem größten und einflussreichsten Hebel für Sie – Selbsthilfe bei Rückenschmerzen durch Bewegung. Die Grundlage dafür bilden sechs Übungen, die darauf zielen, die überhöhten muskulären und faszialen Spannungen, die Sie in Jahren und Jahrzehnten aufgebaut haben, spürbar in Richtung Normalspannung zu senken. Erinnern Sie sich an den Schmerzsee in Kapitel 4? Die sechs Übungen senken gezielt die Gelenkkugeln immer weiter nach unten. Sie wirken oft schon, wenn Sie die Übungen zum ersten Mal durchführen.

Unsere sechs Übungen wirken, auch durch das spezielle, von uns angewendete Krafttraining, direkt auf eine häufige Ursache von Schmerzen. Sie mindern die zu hohen Spannungen, die zu den meisten Rückenschmerzen führen, zu einer Dauerbelastung und dem Verschleiß Ihrer Wirbelsäule. Die sechs Übungen können Sie aber nicht nur von Ihren Rückenschmerzen befreien. Sie ermöglichen es Ihnen auch, Ihr Leben so weiterleben zu können, wie Sie es gerne möchten. Sie müssen also nicht unbedingt das Sitzen einschränken, auf Ihren Lieblingssport verzichten, Ihr Hobby aufgeben oder beim Heben von Gegenständen auf eine besondere Körperhaltung achten, um Schmerzen in den Griff zu bekommen. Leben Sie einfach so, wie Sie sich am wohlsten fühlen, wie es Ihrem 24-Stunden-Bewegungsprofil entspricht. Die wichtigste Voraussetzung: Machen Sie unsere Übungen.

Sie können bei Ihrem 24-Stunden-Bewegungsprofil bleiben.

Ernährung, Umfeld, Psyche – die indirekten Faktoren unterstützen

Diese sechs Übungen ergänzen wir durch eine wohltuende, schmerzmindernde Ernährung, ein positives Umfeld und eine weniger stressige Lebensführung. Durch die indirekten Einflüsse erleichtern Sie Ihrem Körper den Abbau der Rückenschmerzen und – vor allem durch die Ernährung – die bessere Versorgung geschädigter Strukturen. Darüber hinaus profitieren Ihr gesamter Körper und Ihre ganze Gesundheit. Denn die Effekte, die diese sechs Übungen auf den Stoffwechsel haben, entfalten oft Synergien, durch die Sie regelrecht aufblühen können. So kann es nicht nur Ihrem Rücken besser gehen, sondern auch Ihre Lebensqualität kann wieder steigen.

Bei den indirekten Faktoren können Sie individuell unter einer Vielzahl von Möglichkeiten auswählen. Wenn Maßnahmen dabei sind, die für Sie keine Option darstellen, lassen Sie diese einfach aus und nutzen Sie andere. Bitte seien Sie dabei so experimentierfreudig wie möglich und gehen Sie unbedingt in Ihrem eigenen Tempo vor. Auch kleine Schritte können am Ende zum Ziel führen. Und sie verhindern, dass Sie sich am Anfang zu viel vornehmen und den Spaß am Ausprobieren verlieren.

Die Bonusteile: Osteopressur und Faszien-Rollmassage

Mit den sechs Übungen und ihren Varianten können Sie schon eine ganze Menge für einen gesunden Rücken, weniger Schmerzen und mehr Beweglichkeit tun. Ergänzend lernen Sie zwei weitere Selbsthilfe-Techniken kennen, die sich zusätzlich zu unseren Übungen einfach zuhause anwenden lassen: die Osteopressur und die Faszien-Rollmassage.

Diese Techniken zeigen wir Ihnen in zwei Bonuskapiteln. Alle Anleitungen in diesem Buch haben wir speziell für Rückenschmerzen in unterschiedlichen Bereichen zusammengestellt. Somit stehen Ihnen mit unseren Übungen, dem Einsatz der indirekten Faktoren, der Osteopressur und der Faszien-Rollmassage vielfältige Kombinationsmöglichkeiten offen. Probieren Sie alles in Ruhe aus und behalten Sie das bei, was Ihnen guttut. Erfahrungsgemäß können Sie dauerhaft am meisten profitieren, wenn Sie regelmäßig unsere Übungen machen.

Die Osteopressur – Rückenschmerzen wegdrücken?

Im ersten Bonusteil halten wir etwas Besonderes für Sie bereit: Sie lernen die vereinfachte Ausführung unserer Osteopressur, die von uns ausgebildete Ärzte und Therapeuten als Manualtherapie anwenden. Damit können Sie sich bei Rückenschmerzen »punktgenau« selbst helfen. Für diese Form der Osteopressur haben wir ein Set zum Drücken entwickelt, das Ihnen die effektive Anwendung leicht macht, ohne dass Sie sich überanstrengen. Alternativ können Sie natürlich andere passende Gegenstände benutzen.

Die Osteopressur setzt gezielt dort an, wo die Schmerzen nach unserem Modell geschaltet werden: an Rezeptoren in der Knochenhaut, die über zahlreiche Folgeprozesse den Alarmschmerz auslösen. Dies kann vor allem kurzfristig deutlich über die Effekte der Übungen hinausgehen. Damit ist die Osteopressur ein zusätzliches Tool, das es Ihnen ermöglicht, sich auch dann bei Rückenschmerzen zu helfen, wenn Sie unsere Übungen mal nicht machen können – zum Beispiel wenn Schmerzen oder Unbeweglichkeit zu stark sind. Oft kann das Drücken die Schmerzen so weit lindern, dass die Übungen danach wieder möglich sind.

Die Faszien-Rollmassage – die Schmerzen wegrollen?

Im zweiten Bonusteil zeigen wir Ihnen die Technik der Faszien-Rollmassage bei Rückenschmerzen. Sie wird mit Rollen und Kugeln durchgeführt, die wir speziell dafür entwickelt haben. Sie können aber auch passende Alternativen verwenden, die Sie in Ihrem Haushalt finden.

Kombinieren Sie das Ausrollen der Gewebe mit unseren Übungen und der Osteopressur. Erfahrungsgemäß verstärken sich die Effekte gegenseitig, oft potenzieren sie sich auch. Vielleicht fallen Ihnen die Übungen zunächst noch schwer, weil Sie so etwas noch nie oder schon seit vielen Jahren nicht mehr gemacht haben. In diesem Fall konzentrieren Sie sich erst mal auf die Osteopressur oder das Faszienrollen. Doch bitte lassen Sie die Übungen nicht dauerhaft weg, sondern probieren Sie es regelmäßig von Neuem – die Chance ist groß, dass Ihnen das Üben im Laufe der Zeit immer besser gelingt. Um Ihre Rückenschmerzen dauerhaft in den Griff bekommen zu können, sind schließlich die Übungen Ihr wichtigster Hebel. Sie setzen gezielt an den Verkürzungen der Muskeln und Faszien an, die wir für die wichtigste Ursache der meisten Rückenschmerzen halten.

Wenn Sie alle drei Techniken kombinieren, können sich Synergien ergeben.

Die Kombination unserer Techniken hat sich bewährt

Insgesamt stehen Ihnen im Rahmen unseres Selbsthilfeangebots also drei »körperliche« Techniken und drei indirekte Einflüsse zur Verfügung. Daraus können Sie nach Bedarf und entsprechend Ihrer Vorlieben auswählen und kombinieren – die Übungen sollten jedoch das Herzstück Ihrer Selbsthilfe bei Rückenschmerzen darstellen.

Kombinieren Sie Haupt- und Nebeneffekte.

Bitte vergegenwärtigen Sie sich noch einmal, dass unsere Übungen dafür entwickelt wurden, die Einseitigkeiten unseres 24-Stunden-Bewegungsprofils gezielt auszugleichen. Mit den Einseitigkeiten sind die unvollständig genutzten Gelenkwinkel beziehungsweise Wirbelsäulenwinkel gemeint, die nach unserem Modell den meisten Rückenschmerzen ursächlich zugrunde liegen. Indem Sie das Einnehmen dieser Winkel wieder möglich machen und sie dann tatsächlich nutzen, geben Sie dem Körper das, was er braucht, um Rückenschmerzen zu lindern oder ganz abzustellen.

Die Faszien-Rollmassage und die Osteopressur können dabei durch das Rollen und Drücken zwar die Effekte verstärken, die bei den Übungen durch gesundes Bewegen in allen Winkeln ausgelöst werden. Aber eigentlich sind es »nur« ergänzende Einflüsse, die die wichtigsten Effekte anschieben und unterstützen. Was dabei genau passiert, erklären wir Ihnen im jeweiligen Praxiskapitel.

Eine große Übungshilfe extra für Sie

Mit diesem Buch erhalten Sie außerdem Zugang zu einem kostenfreien Online-Bereich mit Übungsvideos aus unserer Liebscher & Bracht App. Darin leitet Sie Roland persönlich bei allen Übungen aus diesem Buch an – Schritt für Schritt und in Mitmachlänge. Dies gilt für die Übungen in allen Varianten, für die Osteopressur und für das Faszienrollen. Sie finden die Videos im Internet unter folgender Adresse: *www.liebscher-bracht.com/dhr*

Ihr Weg in die Schmerzfreiheit hat viele positive »Nebenwirkungen«

Bei der Beschreibung des Schmerzsees haben wir erklärt, dass für uns von Liebscher & Bracht die meisten Schmerzzustände im Körper die Folge von immer höheren Spannungen der Muskeln und Faszien sind. Wenn Sie nun durch das Senken dieser Spannungen in Richtung »Seegrund« die Schmerzen wieder beseitigen, dann können Sie eine Positivspirale in Gang setzen, die den ganzen Körper erfasst. Vielleicht haben Sie einen sehr langen Weg der Spannungssteigerung hinter sich, bis schließlich Schmerzen ausgelöst wurden. Das ist bei vielen unserer Patienten so. Daraus folgt jedoch nicht zwangsläufig, dass der Weg zurück die gleiche Zeit in Anspruch nehmen muss. Oft ist es sogar so, dass die Schmerzzone beim ersten Üben – vielleicht noch unterstützt durch Drücken im Rahmen der Osteopressur – schnell verlassen werden kann. Dann ist es entscheidend, die Spannungen mit Hilfe unserer Übungen konstant unter der »Wasseroberfläche«, der Schmerzgrenze, zu halten und sie immer weiter zu senken.

Sobald Sie damit beginnen, die hier beschriebenen Vorgehensweisen umzusetzen, können Sie neben der Schmerzlinderung verschiedene andere positive Effekte spüren. So steigern Sie Ihren Stoffwechsel, das heißt, dass Abfallprodukte, die sich im »Stoffwechsel-Notstandsgebiet« Ihrer Schmerzen, also dem Rumpf und den angrenzenden Gelenken und Gliedmaßen, abgelagert haben, wieder in Bewegung kommen, um ausgeschieden zu werden. Gleichzeitig können die Nährstoffe und der Sauerstoff die Zellen wieder besser erreichen. Das, was im Zwischenzellraum, also rund um die Zellen, geschieht, passiert auch in den Zellen selbst. Auch sie können sich von ihren Abfallprodukten erleichtern und die Stoffe aufnehmen, die sie benötigen, um gut zu funktionieren.

In der Folge kann sich der übermäßige Verschleiß in den Wirbelgelenken wieder auf ein Normalmaß reduzieren, weil der hohe Dauerdruck auf die Bandscheiben nachlässt. Durch das immer vollständigere Nutzen aller Winkel im Rahmen unserer Übungen werden die Bandscheiben und sämtliche von der Bewegung betroffenen Gewebe, also auch die Knorpel in den Wirbelgelenken, wieder zunehmend be- und entlastet. Dadurch werden die

Bandscheiben und die Knorpel wieder besser ernährt, sodass körpereigene Reparaturen in Gang kommen können. Bei einem Bandscheibenvorfall oder starker Arthrose kann die Regeneration jedoch ihre Grenzen haben, ebenso wenn ein Wirbelkörper schon stark geschädigt oder eingebrochen ist.

Unser Lebensstil hat auf alles Einfluss, was in uns und mit uns geschieht.

Falls Sie auch die Ernährungsvorschläge aus diesem Buch zu einem mehr oder weniger großen Teil umsetzen, kann diese gesündere Ernährung dazu beitragen, dass Ihr Körper die Reparaturvorgänge, die Entzündungen, abschließt. Er kann sich mit besserem »Material« mutmaßlich auch besser und schneller reparieren. Ihre Verdauung, die vielleicht schon eingeschränkt war, kann wieder besser werden und indirekt sogar Ihre Schmerzlinderung weiter unterstützen.[239]

Blut- und Lymphgefäße sowie Nerven, die oft durch die zu hohen Spannungen der Muskeln und Faszien abgedrückt werden, können wieder freier werden und die Flüssigkeiten oder Nervenimpulse ungehindert durchlassen. Das kann insbesondere bei den weitverbreiteten Ischiasschmerzen zu einer deutlichen Linderung der Beschwerden beitragen. An den Rumpf angrenzende Gelenke wie das Iliosakralgelenk (ISG), das Hüftgelenk und das Schultergelenk können beweglicher oder schmerzfreier werden, wenn damit in Verbindung stehende Faszienstrukturen nachgiebiger und neue Bewegungswinkel »erobert« werden.

Nehmen Sie Schmerzlinderung und Gesundheit in Ihre Hand

Die Liste der positiven Effekte ließe sich noch weiter fortsetzen. Wichtiger ist an dieser Stelle aber der Grundgedanke: Sie können sich darauf freuen, dass in sämtlichen Strukturen und Geweben Ihres Rumpfes und den angrenzenden Bereichen zunächst »aufgeräumt« und dann »renoviert« wird. Und die beste Nachricht zum Schluss: Das Ganze ist bis ins allerhöchste Alter möglich, wenn keine ernsten Schädigungen oder Erkrankungen im Wege stehen. Natürlich kann im höheren Alter der Stoffwechsel oft schon so träge sein, dass die Anlaufschwierigkeiten entsprechend größer sind. Aber viele sogenannte Alterserscheinungen oder Alterskrankheiten vernachlässigen aus unserer Sicht einen wichtigen Punkt: Die Ursachen für diese Erscheinungen oder Krankheiten können auch – und wir vermuten zu großen Teilen – in den einseitigen Bewegungsgewohnheiten oder ausgeprägtem Bewegungsmangel liegen, meist jahrzehntelang und häufig in Verbindung mit einer ungünstigen Ernährung.

Die Biologie gibt vor, dass wir Menschen rund um die Uhr auf Aktivierungsreize reagieren: Wir trainieren 24 Stunden täglich, wie wir in Kapitel 2 ausgeführt haben. Dieses Training absolvieren wir, ob wir uns dessen bewusst sind oder nicht, ob wir es wollen oder nicht, solange wir leben. Es liegt größtenteils in Ihrer Hand, wie Sie dieses Training gestalten. Dementsprechend können Sie sich mit zunehmendem Alter unbeweglicher, schmerzgeplagter und damit auch älter fühlen – oder beweglicher, schmerzfreier und jünger.

Wie können wir bestimmte Gene schalten?

Am Anfang des Buches haben wir Ihnen eine Antwort auf die Frage versprochen, wie es möglich sein kann, zumindest einige Gene, die der Gesundheit und Schmerzfreiheit förderlich sind, bestmöglich zu unterstützen, und andere Gene, die Krankheiten und Schmerzen begünstigen, bis zu einem gewissen Grad einzudämmen. Dazu einige Hinweise: Bewegen Sie sich vielfältig, so wie es in diesem Buch für den Rücken beschrieben ist. Ernähren Sie sich nach den Prinzipien, die Sie in diesem Buch kennenlernen – versuchen Sie es zumindest einige Wochen. Werfen Sie einen Blick auf möglicherweise negative Umfeldeinflüsse und stellen Sie sie, so gut es geht, ab. Und leben Sie ein möglichst stressfreies und glückliches Leben, auch wenn das oft die größte Herausforderung darstellt. Alle diese Faktoren könnten darüber mitentscheiden, welche Gene bei Ihnen auf welche Weise beeinflusst werden.

Kann es mehr Motivation geben, um jetzt voller Energie loszulegen und damit nicht nur Ihrem Rücken, sondern Ihrer Gesundheit insgesamt ganz viel Gutes zu tun?

Die Übungen helfen nicht oder die Schmerzen werden schlimmer?

Das Praktische an unserem Selbsthilfeangebot für Sie ist, dass die Ergebnisse meist eindeutig ausfallen – langfristig fast immer in die positive Richtung nachlassender Schmerzen, viel seltener in die negative Richtung gleichbleibender oder gar zunehmender Beschwerden.

Es kann vereinzelt vorkommen, dass Ihre Schmerzen nach dem Üben stärker sind als vorher. Das ist zunächst einmal kein Grund zur Sorge. Gerade wenn Sie sich lange nicht in dieser Form körperlich betätigt haben, kann es sein, dass Sie nach den Übungen – vielleicht auch in der folgenden Nacht oder über ein bis zwei Tage – ein unangenehmes Gefühl oder Schmerzen verspüren. Das ist meist völlig normal und kann bedeuten, dass Sie vielleicht zu intensiv geübt haben. Dieses Gefühl verschwindet meist schnell wieder, und Sie können die Übungen fortsetzen, wenn Sie sich wieder besser fühlen.

Sollten Sie bei Ihren Schmerzen jedoch trotz regelmäßigen Übens keine Verbesserung feststellen, sollten sie sich verschlechtern oder sollten neue Symptome hinzukommen, dann lassen Sie die Ursachen für Ihre Rückenschmerzen bitte durch einen Arzt abklären. In diesem Fall ist es wichtig, schwerwiegende Verletzungen oder organische Ursachen auszuschließen, die besondere medizinische Maßnahmen erforderlich machen. Wir empfehlen, sich an einen Arzt zu wenden, der mit unseren Übungen vertraut ist. Über unseren Therapeuten-Finder finden Sie auch Ärzte in Ihrer Nähe, die mit unserer Methode arbeiten: *www.liebscher-bracht.com/schmerztherapeuten-finden/*

Darüber hinaus kann es Situationen geben, in denen Sie schnellstmöglich einen Arzt aufsuchen sollten – bei Anzeichen von Notfällen, die Sie im Grunde auch deutlich als solche erkennen können. Das gilt bei Rückenschmerzen vor allem, wenn Ihre Schmerzen von schweren Symptomen begleitet werden: Neurologische Ausfälle, also Lähmungen oder anhaltende starke Taubheitsgefühle in den Beinen, gehören dazu. Auch Anzeichen für schwere organische Krankheiten oder Herz-Kreislauf-Erkrankungen machen es dringend erforderlich, dass Sie sich an einen Arzt wenden. Das sind vorrangig Atemnot, plötzliche Schweißausbrüche, heftige Kreislaufinstabilität und unvermittelt auftretende starke Schmerzen, die in Arme, Schultern oder Kiefer ausstrahlen.

Grundsätzlich gilt: Insbesondere unsere Osteopressur kann Hinweise darauf liefern, ob Ihre Schmerzen mit überhöhten Spannungen der Muskeln und Faszien zusammenhängen oder ob sie Symptome von Krankheiten oder anderen Ursachen sind. Wenn Sie sich auf die Übungen konzentrieren, tritt die Wirkung meist nicht so schnell ein. Es kann zwar sein, dass Ihr Schmerz überraschend schnell reduziert wird oder sogar ganz verschwindet. Aber die Wirkung hängt unter anderem davon ab, wie genau Sie die Übungen ausführen. Deswegen empfehlen wir Ihnen das Angebot der kostenfreien Videos zu nutzen, die wir speziell für Sie als Leser dieses Buches aufgenommen haben. Sie finden die Übungsvideos unter: *www.liebscher-bracht.com/dhr*

* * *

Resümee

Und nun wünschen wir Ihnen alles erdenklich Gute und viel Erfolg beim Umsetzen der Übungen und der Ratschläge zu den indirekten Faktoren. Nach allem, was Sie bisher erfahren haben, wissen Sie genau, welche großartigen Chancen Sie damit ergreifen können. Viel Erfolg und viel Spaß beim Üben!

Basis Ihrer Selbsthilfe – die Liebscher & Bracht Übungen® gegen Rückenschmerzen

Vorab beantworten wir ein paar grundlegende Fragen zu den Übungen, zum Beispiel wie oft und wie intensiv Sie trainieren sollten, wie schnell die Bewegungen sein sollten und wie lange Sie jeweils dehnen sollten. Alle Übungen und Varianten mit allen Abläufen finden Sie im exklusiv für Sie eingerichteten Online-Übungsbereich unter: *www.liebscher-bracht.com/dhr*

Wichtige Infos zu den Übungen

Die Dehnungszeiten einhalten

Versuchen Sie bitte, sich so exakt wie möglich an die vorgegebenen Zeitintervalle zu halten. So erzielen Sie die besten Ergebnisse beim kürzesten Zeiteinsatz. Die Faszie fängt erst an nachzugeben, wenn der Dehnungsreiz 30 Sekunden andauert. Daher scheinen kürzere Dehnungszeiten weniger effektiv zu sein.[240]

Das »Fließen« der Faszien, wie es in der Forschung heißt, beginnt also nach etwa 30 Sekunden. Bei unseren Übungen lassen wir diese Wirkung sich weitere 1,5 bis 2 Minuten entwickeln. Spätestens ab 3 Minuten wird das Verhältnis zwischen eingesetzter Zeit und Dehnungseffekt immer ineffizienter. Wenn Sie die Dehnungszeit beispielsweise auf 5 Minuten verdoppeln, erhöht sich der Effekt erfahrungsgemäß nur um wenige Prozent, Sie benötigen aber die doppelte Zeit.

Die richtige Intensität der Übungen

Unsere Übungen setzen »Veränderungsreize« für die Muskeln, Faszien, Bänder und Kapseln. Damit diese Reize optimal auf den

Körper wirken, benötigen sie genau die richtige Intensität der Anstrengung und Dehnung.

Die meisten Dehnungssysteme sehen vor, die Dehnung nicht weiter zu steigern, sobald das Dehnungsgefühl in leichten Schmerz umschlägt. Das kann in bestimmten Fällen gerechtfertigt sein. Der Körper soll davor geschützt werden, sich zu überfordern, vielleicht sogar zu schädigen oder zu verletzen. Die Konsequenz daraus ist jedoch, dass zu unterschwellig trainiert wird. Die Reizsetzung ist zu gering, als dass man damit den Körper animieren könnte, seine Fähigkeit zur Umstrukturierung vollständig auszuschöpfen. Die Effekte sind dann nicht nur schlechter, sie sind oft minimal im Vergleich zu unserer Vorgehensweise, einen deutlichen wahrnehmbaren Schmerz auszulösen, der aber unterhalb der Grenze zur Überforderung bleibt und gerade noch gut zu ertragen ist.

Der Schmerz darf also eine bestimmte Grenze nicht übersteigen, um in einem effektiven Rahmen zu üben – er darf diese Grenze aber auch nicht unterschreiten. Für diesen Rahmen können Sie ein gutes Gefühl entwickeln, indem Sie sich selbst und Ihren Körper während des Übens beobachten.

Intensität der Übungen

Damit wir Sie bei Ihren Übungen bestmöglich unterstützen und anleiten können, haben wir uns mittlerweile gegen eine nummerierte Skala entschieden. Den meisten Menschen fällt es leichter, anhand körperlicher Reaktionen und Gefühle die Intensität zu beurteilen, um ihre Übungen daran anzupassen.

- Ist die Intensität gering, üben Sie in einem bequemen Bereich. Es entstehen nur geringer bis mäßiger Druck und ein Spannungsgefühl, das Sie leicht ertragen können. In diesem Bereich, der Komfort-Zone, herrscht praktisch Stillstand.
- Um die Übungen auf den folgenden Seiten möglichst effizient durchzuführen, sollte ein deutlicher Schmerz entstehen, der für Sie noch gerade so erträglich ist. In dieser Effizienz-Zone sind Sie gedanklich und körperlich entspannt, und Ihr Atem kann trotz der hohen Intensität ruhig fließen. Der Übungsschmerz kann der gleiche Schmerz sein, den Sie

eigentlich loswerden möchten oder auch ein anderer, den Sie vor der Dehnung noch nicht wahrgenommen haben. Der Dehnungsschmerz muss nicht in den Bereich Ihres Schmerzes, den Sie loswerden möchten, hinein strahlen. Er kann durchaus weit davon entfernt sein. Aber egal, wo sie den Dehnungsschmerz spüren: Lassen Sie sich bitte von dessen Intensität leiten.

- Ist die Intensität zu hoch, können Sie den entstehenden Schmerz nur aushalten, indem Sie körperlich oder mental dagegenspannen. In diesem Bereich drohen Überforderung und Blockade. Reduzieren Sie dann die Intensität.

Damit Sie mit Ihren Übungen die besten Ergebnisse in möglichst kurzer Zeit erzielen, achten Sie darauf, in der von uns empfohlenen Effizienz-Zone zu bleiben. Das angestrengte Aushalten mit geballten Fäusten und zusammengebissenen Zähnen im »roten Bereich« sorgt oft für neue Anspannung. Da es jedoch das Ziel unserer Übungen ist, die vorhandenen Spannungen im muskulär-faszialen Gewebe zu reduzieren, ist es umso wichtiger, dass Sie beim Üben bewusst auf die Signale Ihres Körpers achten. Vor allem wenn Sie neu mit unseren Übungen oder der Osteopressur anfangen, sollten Sie sich immer wieder fragen: In welcher Intensität übe ich momentan? Die Aufteilung oben hilft Ihnen dabei, den Schmerzgrad zu beurteilen und im effizienten Bereich zu bleiben.

Der Effizienz-Korridor unserer Übungen

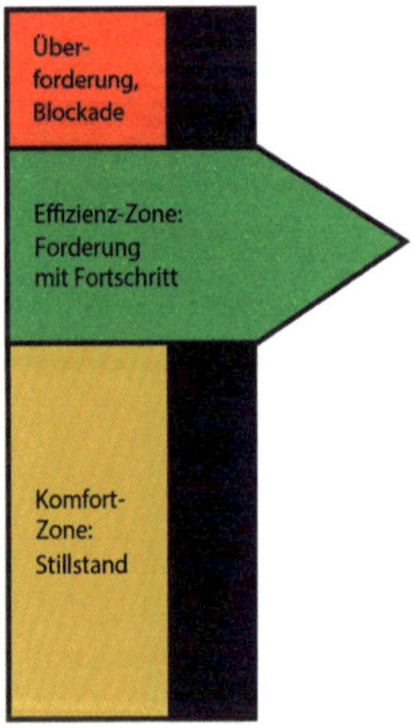

Vielleicht hilft Ihnen folgendes Bild, die drei Bereiche der Grafik noch besser nachzuvollziehen: Stellen Sie sich vor, Sie liegen entspannt in der warmen Sonne am Strand. Nun beginnt etwas zu schmerzen, und zwar genau so, wie die Dehnung, das Rollen oder das Drücken zu schmerzen beginnt, je mehr Sie hineingehen. Dieser Schmerz ist zunächst harmlos, Sie können entspannt liegen bleiben. Dann tut es mehr weh, aber auch das ist noch gut auszuhalten. Schließlich nimmt der Schmerz weiter zu. Jetzt sind Sie zwar hellwach und aufmerksam, können ihn aber immer noch ertragen, ohne sich körperlich oder geistig dagegen zu wehren. Wenn der Schmerz sich dann aber noch weiter steigert, kommt ein Punkt, bei dem Sie genau das tun müssen. Das ist dann die Schmerzintensität, ab der der Schmerz eben nicht mehr entspannt zu ertragen ist. Der Schmerz ist nun kein »Wohlfühlschmerz« mehr, wie wir sagen. Sobald er diese Intensität erreicht, müssen Sie kurz davor stoppen.

In der Effizienz-Zone erzielen Sie die besten Ergebnisse in der kürzest möglichen Zeit.

Langsame und bewusste Bewegungen

Den zweiten Sicherheitsfaktor, der dafür sorgt, dass Sie sich nicht überfordern, können Sie bestimmt sehr leicht berücksichtigen: Machen Sie die Übungen nur bewusst und langsam. Seien Sie in jeder Phase kontrolliert. Wenn Sie in die Position der jeweiligen Übung hineingehen, wenn Sie die Übung ausführen und wenn Sie wieder hinausgehen. Denn der Körper wird meist nur bei Bewegungen und Belastungen überbeansprucht, die so schnell sind, dass das Alarmsystem des Körpers – warnende Schmerzen – diese verletzenden Bewegungen oder Belastungen nicht rechtzeitig stoppen kann. Knochenbrüche, Sehneneinrisse, Kapselverletzungen und so weiter können ohne äußere Einflüsse beispielsweise durch Unfälle immer nur in schnellen Bewegungen bei Stürzen, im Abrutschen oder mit Schwung passieren. Bei langsam und bewusst ausgeführten Bewegungen, die bei den Übungen genau nach unseren Anleitungen ausgeführt werden, sind Schädigungen sehr unwahrscheinlich.

Um sicher zu üben, bewegen Sie sich immer ruhig und kontrolliert.

Die genauen Positionen sind wichtig

Bitte halten Sie sich beim Ausführen der Übungen exakt an die Beschreibungen und die Fotos. Konzentrieren Sie sich auf das, was beschrieben steht – was nicht beschrieben und auch auf den Fotos nicht erkennbar ist, ist für die Wirksamkeit der Übung nicht entscheidend. Dies können Sie nach Ihrem persönlichen Gefühl beliebig ausführen.

Probieren Sie immer zunächst die Grundübung. Wenn Sie Übungen solcher Art länger nicht oder noch nie gemacht haben, ist es völlig normal, dass sie Ihnen zunächst schwerfallen können. Daher gilt die Regel: Machen Sie das, was geht, und lassen Sie das, was noch nicht geht. Bitte versuchen Sie, so weit wie möglich in die Positionen hineinzukommen. Kommen Sie ansatzweise hinein, dann versuchen Sie die Position zunächst zumindest zu halten. Dann steigern Sie sich täglich, auch wenn es nur kleinste Fortschritte sind. Sollte es trotzdem nach einer bestimmten Zeit so anstrengend für Sie sein, dass Sie die Effizienz-Zone verlassen müssen, bevor die 2 Minuten um sind, reduzieren Sie die Dehnung oder brechen die Übung ab. Ruhen Sie sich so lange wie nötig aus und fangen Sie wieder an. Sie werden feststellen, dass die Zeiträume, die Sie im Effizienz-Korridor üben können, täglich länger werden.

Machen Sie sorgsam und genau die Übungen, die Ihnen möglich sind. Sie werden täglich sicherer darin.

Wenn Sie in die Position der Grundübung überhaupt nicht hineinkommen, versuchen Sie die einfacheren Varianten und wählen Sie von denen, die Sie ausführen können, die aus, die Sie am meisten fordert. Klappt sie immer besser, versuchen Sie immer mal wieder eine für Sie anspruchsvollere Variante. Sie werden sich im Laufe der Wochen oder spätestens einiger Monate steigern. Machen Sie sich bitte immer wieder klar, dass Ihr Körper auf diese Veränderungsreize reagieren muss und es bis ans Lebensende auch kann. Auch wenn solche Übungen ganz neu für Sie sind, lässt sich bestimmt eine Dosis finden, die machbar ist. Ihr Körper kann nicht anders, als sich anzupassen, deswegen dürfen Sie früher oder später mit Fortschritten rechnen.

In diesen Fällen müssen Sie achtsam und vorsichtig sein

Wie bereits ausgeführt sollten Sie besonders aufmerksam sein, wenn sich Ihre Rückenschmerzen trotz der Übungen oder der später erklärten Faszien-Rollmassage und Osteopressur überhaupt nicht reduzieren lassen, wenn sich Ihre Beschwerden verändern oder neue Symptome hinzukommen. Darüber hinaus gelten für unsere Übungen bei einigen Krankheitsbildern und Diagnosen besondere »Spielregeln«.

Bandscheibenvorfall und Verletzungen: Grundsätzlich spricht nichts dagegen, dass Sie unsere Übungen auch mit einem Bandscheibenvorfall durchführen. Vielmehr werden Bewegung und gezielte Mobilisation auch bei Bandscheibenverletzungen empfohlen. Gehen Sie in diesem Fall aber besonders vorsichtig in die Bewegungen und beobachten Sie Ihren Körper dabei. Falls sich etwas verschlechtern sollte, Sie sich unsicher sind oder sich etwas nicht richtig anfühlt, lassen Sie sich von Ihrem Arzt oder Ihrer Ärztin beraten, ob die Übungen in Ihrem Fall geeignet sind.

Natürlich gilt: Sollten Sie Anzeichen für Nervenschädigungen wie Lähmungserscheinungen, Gefühlsstörungen, Harn- und Blasenschwäche oder ähnliche Symptome bemerken, suchen Sie unbedingt ärztliche Hilfe. Das gilt auch dann, wenn andere schwere Symptome zusammen mit einer plötzlichen Veränderung Ihrer Rückenschmerzen einhergehen.

Bitte fragen Sie bei Unsicherheiten immer Ihren Arzt oder lassen Sie sich von einem unserer zertifizierten Therapeuten beraten.

Wenn Sie eine akute Verletzung haben, lassen Sie diese abheilen und beanspruchen Sie den entsprechenden Bereich Ihres Körpers möglichst nicht zu stark. Übungen, bei denen der verletzte Bereich nicht beansprucht wird, können Sie ganz normal durchführen. In vielen Fällen wird auch bei Verletzungen eine sanfte Mobilisation empfohlen. Besprechen Sie mit Ihrer Ärztin oder Ihrem Arzt, ob Sie unsere Übungen mit Ihrer Verletzung machen dürfen.

Osteoporose: Auch bei Osteoporose sind Mobilisierung und Kräftigung des Körpers wichtig. Trotzdem handelt es sich um eine komplexe Erkrankung, die Sie ernst nehmen sollten. Bevor Sie mit unseren Übungen beginnen, sollten Sie sich daher auf jeden Fall ärztlichen Rat holen, ob die Übungen für Sie geeignet sind.

Nach Operationen und bei künstlichem Gelenk: Auch mit künstlichen Gelenken können Sie die Übungen aus diesem Buch mitmachen. Wir empfehlen dies sogar, da die Muskeln und Faszien, die durch die Übungen angesprochen werden sollen, auch mit künstlichen Gelenken weiter am Schmerzgeschehen beteiligt sind. Halten Sie sich dennoch immer an die ärztlichen Empfehlungen für die Gelenkbewegung. Gerade wenn die Operation zum Gelenkersatz noch nicht länger als drei Jahre zurückliegt, sollten Sie besonders vorsichtig üben. Grundsätzlich gilt nach Operationen: Bitte holen Sie sich »grünes Licht« von Ihrem Arzt oder Ihrer Ärztin, bevor Sie mit den Übungen beginnen. Am besten ist es, wenn diese in unserer Therapie ausgebildet sind, denn dann können sie die Übungen besonders fundiert einschätzen.

Gleitwirbel: Besonders bei stark ausgeprägten Gleitwirbeln sollten Sie Übungen vermeiden, bei denen Sie die Lendenwirbelsäule stark nach hinten überstrecken beziehungsweise ins Hohlkreuz gehen. Deswegen ist es bei unserer Bauchübung (Überstreckung) so wichtig, dass Sie die Leisten nach vorne bringen und nicht den Bauch. So halten Sie die Überstreckung der Lendenwirbelsäule in Grenzen und überstrecken viel mehr in der Hüftgelenksachse. Sprechen Sie auch in diesem Fall mit Ihrem Arzt oder Ihrer Ärztin darüber, ob und in welchem Umfang Sie die Übung durchführen sollten.

Bei diesen Reaktionen müssen Sie aufpassen

Es ist völlig normal, dass der Schmerz kurzzeitig »nachhallt«, wenn Sie aus einer unserer Übungspositionen hinausgehen. Wenn Sie nach unseren intensiven Übungen so einen Schmerz überhaupt nicht fühlen, dann könnte es sogar sein, dass Sie in einer zu niedrigen Intensität geübt haben. Er ist also normal und quasi eine Belohnung für die getane Arbeit.

Wenn dieser Schmerz nach dem Verlassen der Position allerdings länger anhält und sich eher so anfühlt, als sei Ihr Körper mit dieser Übung überhaupt nicht einverstanden, als wäre jetzt eine bestimmte Stelle oder ein ganzer Bereich hochgradig gereizt, dann müssen Sie sehr aufmerksam sein. Denn das kann zum Beispiel bedeuten, dass der Körper durch eine zu hohe Intensität außerhalb der Effizienz-Zone bei der Übung überfordert wurde oder dass der Körper als Reaktion auf die Übung mit einer spontanen Gegenreaktion reagiert.

Wärme kann helfen, Schmerzen nach dem Üben zu lindern.

Tritt dies bei Ihnen auf, dann gehen Sie bitte – wenn möglich – direkt für etwa 20 Minuten in eine angenehm heiße Badewanne und entspannen Sie sich. Haben Sie keine Badewanne, dann nehmen Sie sich einen wasserfesten Hocker oder setzen Sie sich auf den Boden der Dusche und duschen Sie sich angenehm heiß, vor allem am Rumpf, von vorn und hinten ab. Meist stellt sich dann eine Besserung ein. Pausieren Sie ein, zwei Tage oder machen Sie die Übung, die eine solche Reaktion ausgelöst hat, am nächsten Tag in einer geringeren Intensität.

Gerne können Sie in solchen Fällen auch unseren MSM-Wärmeroller anwenden. Wenn Sie ein angenehmes Gefühl dabei haben, können Sie probieren, vor Ihren Übungen die umgebenden Bereiche, also den unteren Rücken, den Bauch, Unterleib und die obere Hälfte der vorderen Oberschenkel abzurollen. Es könnte sein, dass Sie überschießende Reaktionen dadurch verhindern.

Bitte beachten Sie außerdem: Der Dehnungsschmerz, den Sie beim Ausführen einer Übung auslösen sollten, muss deutlich wahrnehmbar sein. Er darf sich aber keinesfalls brennend, pulsierend oder scharf im Sinne von negativ spitz anfühlen. Bemerken Sie bei sich eine solche Reaktion, dann nehmen Sie die Intensität direkt zurück und holen Sie sich ärztlichen Rat, bevor Sie die entsprechende Übung erneut ausprobieren.

Erstverschlimmerungen – nicht wirklich schlimm

Wir haben es oben angesprochen: Vor allem wenn Sie lange Zeit keine Dehnungsübungen gemacht haben und keine Bewegungen, die große Winkelbereiche umfassen, kann es am Abend und in der Nacht, nachdem Sie mit unseren Übungen begonnen haben, zu Erstverschlimmerungen kommen. Das hängt damit zusammen, dass der Körper in verspäteter Reaktion auf diese ihm völlig unbekannte Beeinflussung reagiert. Er protestiert sozusagen gegen diese Maßnahme. Unsere Muskeln reagieren interessanterweise oft so, wie auch Menschen reagieren könnten. Manchmal eher zurückhaltend und Trainingsreize zulassend. Wenn Muskeln jedoch schon länger gestresst sind, kann ein zu starker Reiz zum »Dampfablassen« führen. Nutzen Sie auch in diesem Fall die entspannende Kraft des heißen Bades und der Wärme.

Die drei Schritte der Übungen

Die Vorgehensweise in den Übungen

Jede der sechs Übungen besteht aus einer Grundübung und mehreren Varianten, die meist etwas anspruchsvoller sind als die Grundübung. Die Grundübung und die Varianten werden immer in drei Schritten ausgeführt. Ausnahme ist die dritte Übung, die aus zwei Teilen besteht und im zweiten Teil durch einen vierten Schritt ergänzt ist.

Hier erklären wir ausführlich, wie die drei Schritte der Übungen in diesem Buch ausgeführt werden und welche Auswirkungen sie haben.

Schritt 1: Dehnen Nachdem Sie in die Position gegangen sind, dehnen Sie 30 Sekunden lang wie beschrieben immer weiter in die Position hinein. Sie »ziehen« am muskulär-faszialen Engpass, also dort, wo die Ihre Wirbelsäule unter Druck setzende und Schmerzen auslösende Unnachgiebigkeit sitzt. Dadurch, dass Sie daran ziehen, beginnt das Gewebe langsam nachzugeben. Während dieses Prozesses halten Sie den Dehnungsschmerz möglichst an der oberen Grenze der Effizienz-Zone. Sinkt er in die Komfortzone, gehen Sie weiter in die Dehnung hinein, bis er wieder im Effizienz-Korridor ist. Dies machen Sie 30 Sekunden lang zunehmend. Während dieser Zeit atmen Sie so ruhig und tief wie möglich durch die Nase ein und aus. Beim Einatmen halten Sie Ihre Dehnung, beim Ausatmen entspannen Sie automatisch, und Sie können die Dehnung vorsichtig und mit Gefühl verstärken.

Schritt 2: Anspannen und intensivieren Sie spannen die Muskelfasern in genau dem Engpass an, den Sie gerade dehnen – also dort, wo Sie die Dehnung fühlen. Dieses Krafttraining führt meist dazu, dass Spannungsknoten (Triggerpunkte) in Ihren Muskeln aufgelöst werden und Sie genau in den Positionen Kraft bekommen, in denen Sie zu schwach sind. Im Unterschied zur Triggerpunkt- oder Faszientherapie werden die Spannungsknoten in den Muskeln nicht durch einen Therapeuten von außen gelöst, wodurch eher die Symptome beseitigt werden, sondern durch das Normalisieren der Anspannungsprogramme. Als Reaktion schaltet der Körper – das Gehirn – die Spannung herunter. Dieses Krafttraining sollten Sie als Maximalkrafttraining begreifen: Je mehr Sie sich anstrengen, desto größer ist der Effekt. Der Körper stellt Ihnen dabei die Kraft zur Verfügung, die die Muskeln und Faszien vertragen können. Durch das Krafttraining in diesen Gelenkwinkeln werden Sie genau dort kräftiger, wo Sie die Kraft benötigen, um die Gelenke und die Wirbelkörper in die richtige Position zu bewegen. Diese Art von Krafttraining macht Ihre Muskeln im Gegensatz zu bestimmten Formen des herkömmlichen Krafttrainings kräftiger und gleichzeitig flexibler – genau das, was unser Körper im heutigen Bewegungsalltag braucht. Sie spannen 10 Sekunden lang mit voller Anstrengung an. Sie starten und ziehen gleichmäßig zunehmend – niemals ruckartig –, bis Sie an Ihrer Leistungsgrenze sind. Und last, but not least: Der Muskel produziert dabei Myokine, umso mehr, je kräftiger Sie anspannen. Myokine sind Hormone, die dabei helfen, dass Reparaturvorgänge in den Geweben abgeschlossen werden können und Entzündungen abklingen.[241]

Sie werden dort kräftiger, wo Sie Kraft benötigen.

Unser Krafttraining macht Muskeln gleichzeitig flexibler.

Intensivieren: Schritt 1 wird wiederholt, aber diesmal dehnen Sie nur 20 Sekunden lang. Sie atmen wieder so ruhig und tief wie möglich durch die Nase ein und aus. Beim Einatmen halten Sie Ihre Dehnung, beim Ausatmen entspannen Sie. Beim Beenden des Anspannens behalten Sie den Dehnungswinkel vollständig bei. Sie sollten nach dem Anspannen also keinen Millimeter aus der Dehnung herausgehen. Sie dehnen immer weiter hinein, wie bei Schritt 1 beschrieben.

Anspannen: Schritt 2 wird wiederholt, nur dass Sie jetzt ein Stück weiter in der Dehnung sind. Mehr Spannungsknoten oder -linien können erfasst und aufgelöst, die entsprechenden Anspannungsprogramme verbessert und optimiert werden.

Intensivieren: Schritt 1 wird wiederholt. Steigern Sie langsam und vorsichtig, sodass Sie am besten immer an der oberen Grenze Ihrer Effizienz-Zone dehnen.

Anspannen: Schritt 2 wird wiederholt, nur dass Sie jetzt noch ein Stück weiter in der Dehnung sind, wieder ein weitergehender Gelenkwinkel gekräftigt wird und noch intensiver Spannungsknoten beseitigt werden können.

Intensivieren: Schritt 1 wird wiederholt. Steigern Sie langsam und vorsichtig und bleiben Sie oben im Effizienz-Korridor.

Dehnen, Anspannen, Verstärken – das sind die drei Elemente unserer Übungen.

Schritt 3: Verstärken Bei diesem Schritt kommt im Rahmen unseres Modells nun ein wichtiges Training für die Ansteuerungsprogramme des Gehirns hinzu, die damit besser gestaltet werden sollen. Die Gegenspieler der Muskeln und Faszien, die in den ersten beiden Schritten immer mehr auseinandergezogen und drei Mal angespannt wurden, werden so kräftig wie möglich angespannt. Auch hier ist es wichtig, dass Sie Maximalkrafttraining machen. Dass Sie sich also so sehr anstrengen, wie es sich gerade noch gut anfühlt. Diese Anspannung, die 10 Sekunden kontinuierlich gesteigert werden soll, führt in unserem Verständnis zu einer weiteren Intensivierung der Dehnung, da der Körper die gedehnten Muskelfasern »auf der anderen Seite« dadurch noch einmal entspannt und Sie den Winkel noch einmal steigern können. Dieses Anspannen speichert die Ansteuerung des Gelenkes im neu eroberten Gelenkwinkel ab. Je regelmäßiger Sie üben, umso besser können Sie diese Ansteuerung abrufen.

Das zeichnet die Liebscher & Bracht Übungen® aus

Einseitige Bewegungen lassen Schmerzen entstehen – ausgleichende Bewegungen können Schmerzen nehmen. Diese Erkenntnis macht unsere Übungen zum Herzstück Ihrer Selbsthilfe. Die Liebscher & Bracht Übungen sind dabei mehr als einfache Krankengymnastik. Sie gehen auch über das hinaus, was Sie vielleicht in Sachen Dehnung vom Sport kennen.

Ihre Intensität und Ausgestaltung bringt Ihr Schmerzempfinden exakt an den Punkt, an dem Ihr Körper damit beginnt, zu hohe Spannungen zu normalisieren. Passivdehnung, Gegenspannen und Aktivdehnung sollen die Gelenkbewegung langfristig verbessern, weil sie das Gewebe flexibilisieren und kräftigen. Die zeitliche Einteilung der Übungsschritte ist so gewählt, dass Sie mit dem geringsten Zeiteinsatz das bestmögliche persönliche Ergebnis erreichen können.

Ein vollständiges Übungsprogramm für Muskeln und Faszien

Nun können Sie nachvollziehen, warum es sich für Sie lohnen kann, unsere Übungen wirklich regelmäßig zu machen – an sechs Tagen pro Woche, am besten ein Leben lang. Die Spannungen Ihrer Muskelfasern können normalisiert, Spannungsknoten und -linien entfernt, die zu schwachen Winkel gekräftigt, der gesamte Stoffwechsel in den Muskelfasern hochgefahren und die Ansteuerungen so optimiert werden, dass die Gelenkführung reibungsloser funktioniert. Die Faszienstruktur wird »renoviert«, die Wasserbindungsfähigkeit wird erhöht, Verklebungen werden gelöst, Verfilzungen bilden sich zurück, die Durchgängigkeit für Nährstoffe und Sauerstoff verbessert sich, ebenso der Abtransport von Abfallstoffen. Sie können Körperkraft bekommen, wo vorher Schmerz war. Die durch die Übungen gebildeten Myokine wirken entzündungshemmend.

Der Unterschied: Das spezielle Krafttraining unserer Übungen

Um die Linderung ihrer Rückenschmerzen zu beschleunigen oder überhaupt erst möglich zu machen, empfehlen wir unseren Patienten, zumindest vorübergehend auf bestimmte Formen des einseitigen Krafttrainings zu verzichten. Unser in die Übungen eingebautes, spezielles Krafttraining hat mehrere Eigenschaften, die nicht nur für Schmerzpatienten von großem Nutzen sind. Es kommt zu keiner weiteren unphysiologischen Spannungserhöhung durch aufsummierte Restkontraktionen, spannungserhöhende Triggerpunkte normalisieren sich, das Fasziennetz wird auf Länge und Flexibilität trainiert, der Kraftzuwachs ist funktionell und findet vor allem in den endgradigen Winkelbereichen großer Muskelschwäche statt, das Kräfteverhältnis der Gegenspieler wird optimiert, und wir gehen davon aus, dass die Myokinausschüttung bei unserem endgradigen Krafttraining sehr intensiv ist. Myokine sind die »Muskelhormone«, die immer besser erforscht werden. Kurz zusammengefasst: Unser Krafttraining macht die Muskeln physiologisch stärker und gleichzeitig flexibler und entspannter. Die vor allem für Schmerzpatienten ungünstigen Einflüsse der Spannungserhöhung und Verkürzung werden vermieden.

15 Minuten am Tag

Sie lernen in diesem Buch sechs Übungen. Je nachdem, in welchem Bereich Ihres Rückens Sie Schmerzen haben, sollten Sie drei bis fünf dieser Übungen an sechs Tagen pro Woche oder zumindest jeden zweiten Tag ausführen. Und je nachdem, wie viel Zeit Sie investieren können oder wollen, stellen Sie sich Ihr individuelles Programm zusammen. Die meisten Menschen möchten nicht mehr als 15 Minuten einsetzen. Die gute Nachricht lautet: Unser Übungssystem ist so gestaltet, dass es meist ausreicht, an sechs Tagen in der Woche diese 15 Minuten zu üben.

Lassen Sie einfach Ihren Wecker früher klingeln.

Sie haben keine 15 Minuten zur Verfügung? Sie sind bis zum Anschlag eingebunden und könnten ohne diese 15 Minuten Ihre täglichen Aufgaben nicht erfüllen? Sie gehen schon ohne zusätzliche Übungen auf dem Zahnfleisch? Wir verstehen, wie herausfordernd der Alltag bei vielen Menschen ist. Doch wir haben einen Vorschlag für Sie: Wann klingelt morgens Ihr Wecker? Um 6.30 Uhr? Wie wäre es, wenn er ab morgen um 6.15 Uhr klingelt? Die Chancen stehen gut, dass diese 15 investierten Minuten Ihnen mehr Zeit zur Verfügung stellen, als sie Zeit kosten. Warum? Weil sich je nach der Stärke Ihrer Rückenschmerzen, die sie vorher am konzentrierten Arbeiten hinderten, Ihre Leistungsfähigkeit deutlich erhöhen kann. Probieren Sie es doch am besten gleich morgen mal aus. Es geht meistens schnell, bis daraus eine Routine wird, die sie immer weniger Überwindung kostet.

Investieren Sie täglich 15 Minuten für Ihr Training.

Aber auch wenn Sie für die Übungen, die für Sie wichtig sind, länger brauchen, haben wir eine einfache Lösung für Sie: Schieben Sie eine Übung auf den nächsten Tag und dann zwei auf den dritten und so weiter. So machen Sie zwar nicht alle Übungen täglich, aber doch ausreichend viele. Oder Sie teilen die Übungen auf zwei Tage auf und absolvieren den einen Teil Montag, Mittwoch und Freitag und den anderen Dienstag, Donnerstag und Samstag – auch dann bekommt Ihr Körper genug wichtige Impulse, damit Sie sich besser fühlen können. Das liegt daran, dass die Übungen sich in ihrer Wirkung teilweise überschneiden. Ihr Körper hat also mit dem Umbau und der Renovierung in jedem Fall genug zu tun.

So kombinieren Sie die Übungen

Rückenschmerzen im unteren Rücken: 1, 2, 3, 4

Diese vier Übungen erfordern eine Netto-Übungszeit – damit meinen wir die reine Übungszeit ohne das Wechseln der Positionen – von 14 bis 16 Minuten. Sinnvoll ist diese Reihenfolge: 1, 3, 2, 4. Falls dies Sie überfordert und Sie sich zunächst langsam an das Training gewöhnen möchten, verteilen Sie die Übungen, und zwar machen Sie jeweils zwei Übungen an jeweils drei Tagen. Wir empfehlen Ihnen diese Kombinationen:

- Montags, mittwochs und freitags: Übungen 1 und 3
- Dienstags, donnerstags und samstags: Übungen 2 und 4

Rückenschmerzen im oberen Rücken: 3, 4, 6

Hier fällt eine Netto-Übungszeit von etwa 12 Minuten an, sodass Sie alle Übungen täglich machen können. Wählen Sie dabei die Reihenfolge 6, 3, 4.

Falls Sie noch mehr unserer Übungen für andere Körperbereiche in Ihrem Trainingsplan haben, können Sie die Übungen natürlich wie beschrieben auf zwei Tage verteilen.

Rückenschmerzen im unteren Rücken, in das Iliosakralgelenk, Gesäß oder Bein strahlend: 1, 2, 3, 4, 5

Bei diesem größeren Schmerzbereich kommen Sie auf eine Netto-Übungszeit von 20 Minuten, die Reihenfolge lautet 1, 3, 2, 5. Wir empfehlen Ihnen hier wieder die Aufteilung auf zwei Tage.

- Montags, mittwochs und freitags: Übungen 1 und 3
- Dienstags, donnerstags und samstags: Übungen 2 und 5

Übung 4 können Sie nach Ihrem Gefühl mit einer der Übungsgruppen kombinieren. Oder auch von Woche zu Woche wechseln.

Rückenschmerzen im oberen und unteren Rücken: 1, 2, 3, 4, 6

Auch hier empfehlen wir Ihnen die Aufteilung auf zwei Tage. Sie ergänzen die Übung 6 beim oben beschriebenen Programm für den unteren Rücken, und zwar an den Tagen, an denen Sie die Übungen 1 und 3 machen.

- Montags, mittwochs und freitags: Übungen 1, 3 und 6
- Dienstags, donnerstags und samstags: Übungen 2 und 4

Rückenschmerzen im oberen und unteren Rücken, in das ISG, Gesäß oder Bein ausstrahlend: 1, 2, 3, 4, 5, 6

In diesem Fall absolvieren Sie bitte das volle Programm, verteilt auf zwei Tage:

- Montags, mittwochs und freitags: Übungen 1, 3 und 4
- Dienstags, donnerstags und samstags: Übungen 2, 6 und 5

Sechs einfache Übungen bei Rückenschmerzen

Beginnen Sie immer mit der Grundübung. Sie ist diejenige, die von den meisten zumindest im Ansatz ausgeführt werden kann und die durchschnittlich die besten Ergebnisse bringt. Gehen Sie nur auf einfachere Varianten, wenn die Grundübung überhaupt nicht möglich ist. Probieren Sie dann immer wieder die Grundübung, bis sie Ihnen gelingt. Wenn Ihnen die Grundübung und die leichteren Varianten nicht mehr intensiv genug sind, probieren Sie die anspruchsvolleren Varianten. Falls es mehrere Möglichkeiten gibt, wechseln Sie immer mal wieder die Varianten. Die jeweils wechselnden Beanspruchungen werden Ihnen in der Regel guttun.

Alle sechs Übungen mit sämtlichen Varianten als Mitmachvideos finden Sie auch online unter: liebscher-bracht.com/dhr.

Unsere Hilfsmittel bei diesen Übungen und Ersatzgegenstände

Bei einigen Übungen nutzen wir unsere Faszienrollen zum Unterlegen und unsere Übungsschlaufe, um die Arme zu »verlängern«. Statt der Faszienrollen können Sie auch ein dickes Buch unterlegen. Gute Alternativen für die Schlaufe sind ein Handtuch oder ein Gürtel, der so eingestellt ist, dass er die richtige Länge hat.

Unser kostenloser Video-Übungsbereich für alle Übungen aus diesem Buch

Wir haben uns noch ein Extra für Sie als Leser dieses Buches einfallen lassen. Damit Sie den größtmöglichen Nutzen aus dem Buch ziehen, haben wir alle Übungen aus diesem Buch für Sie auf Video aufgezeichnet und stellen Ihnen diese in einem kostenfreien Bereich innerhalb der Liebscher & Bracht App zur Verfügung. In diesen Videos leitet Roland Sie in Mitmachlänge an und führt Sie Schritt für Schritt durch die Übungen. Wir empfehlen Ihnen herzlich, davon Gebrauch zu machen unter: *www.liebscher-bracht.com/dhr*

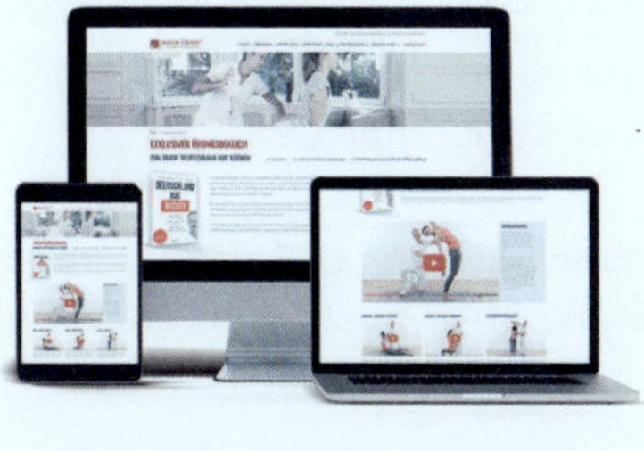

Die Gestaltung unseres Online-Übungsbereichs

1 – Hängende Leiste

Grundübung: In den Vierfüßlerstand gehen und die Leisten nach unten hängen lassen

Diese Übung mindert die zu hohen Spannungen an der Vorderseite Ihres Körpers – eine der Hauptursachen von Rückenschmerzen.

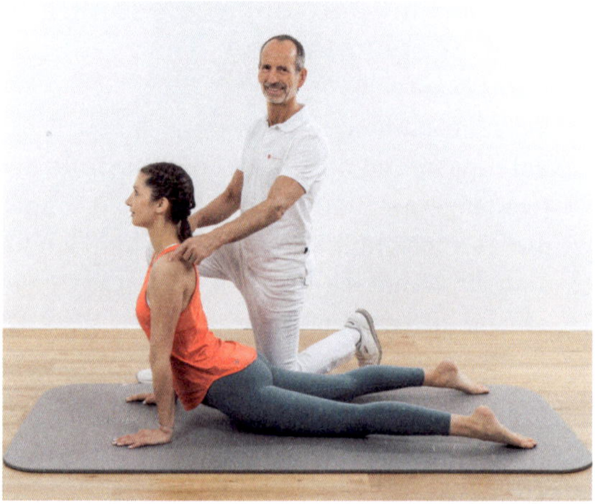

Grundübung 1

Schritt 1: Dehnen Gehen Sie in den Vierfüßlerstand, Arme und Oberschenkel senkrecht, die Hände zeigen um 45 ° nach außen. Schieben Sie die Hände so weit nach vorn, dass Sie Ihr Becken durchhängen lassen können. Senken Sie Ihr Becken, Leisten voran, 30 Sekunden lang vorsichtig so weit wie möglich ab. Dabei möglichst wenig ins Hohlkreuz gehen, indem Sie den Bauch so anspannen, dass Ihr Schambein nach vorn oben kommt. Die richtige Übungsposition fällt leichter, wenn Sie beim Durchhängen den Bauchnabel so weit wie möglich zurück Richtung Wirbelsäule ziehen.

Schritt 2: Anspannen und intensivieren Drücken Sie Ihre Knie 10 Sekunden lang mit möglichst viel Kraft gegen den Boden, als wollten Sie sie in einem Bogen durch die Erde nach vorn vor den Bauch ziehen. Dabei darf sich das Becken nicht heben. Stoppen Sie diese gegenspannende Kraft und lassen Sie die Leisten, Schambein voran, 20 Sekunden weiter nach unten sinken. Wiederholen Sie diesen Schritt noch zwei Mal.

Schritt 3: Verstärken Nun lassen Sie sich nicht nur passiv nach unten sinken, sondern spannen die rückwärtigen Muskeln an, damit die Leisten noch mehr nach unten geschoben werden.

Variante 1: Aus der Bauchlage erst auf die Unterarme aufstützen, dann die Arme strecken und den Oberkörper aufrichten

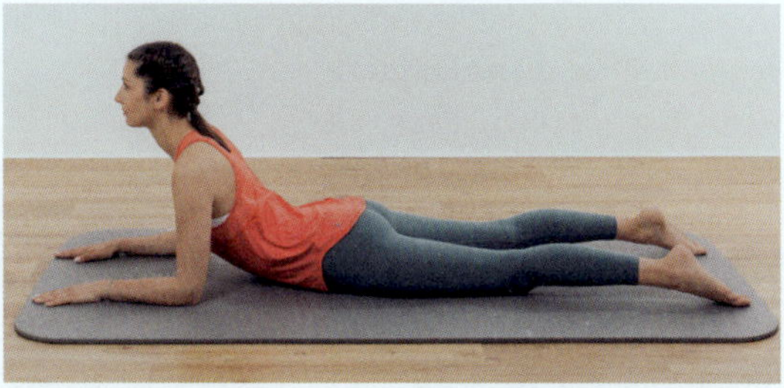

Variante 1 der Grundübung

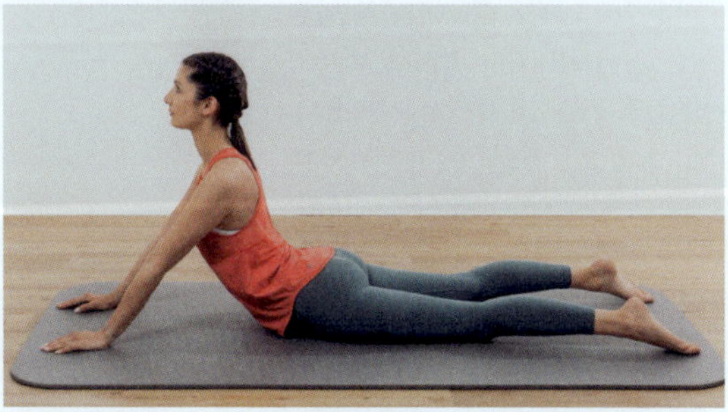

Vierfüßlerstand, Hände weit vorn

Diese Variante absolvieren Sie, wenn Sie die Ausgangsposition der Grundübung nicht einnehmen können, weil Sie Probleme mit den Knien haben oder nicht genug Kraft im Arm-Schulter-Bereich, um sich mit gestreckten Armen aufstützen zu können. Oder wenn Sie vorn noch so verkürzt sind, dass Sie sich gar nicht oder nur minimal nach hinten überstrecken können.

Mit zunehmender Beweglichkeit des Rückens können Sie Stück für Stück die Höhe steigern, bis die Arme ganz gestreckt sind. Zum Schluss können Sie sogar noch Ihren Kopf nach hinten nehmen, um an die Decke zu schauen.

Der Ablauf der Übung entspricht der Grundübung.

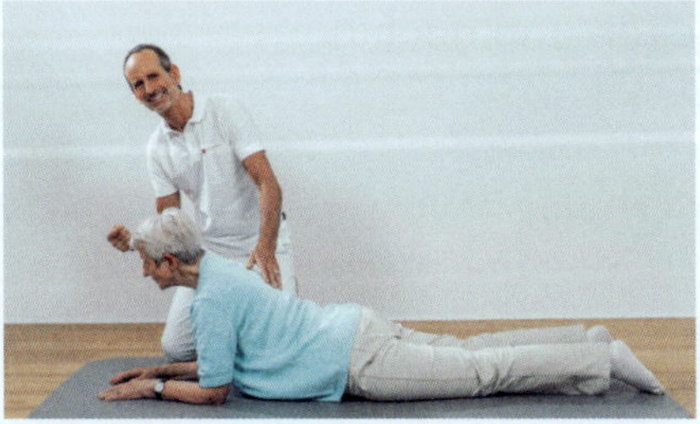

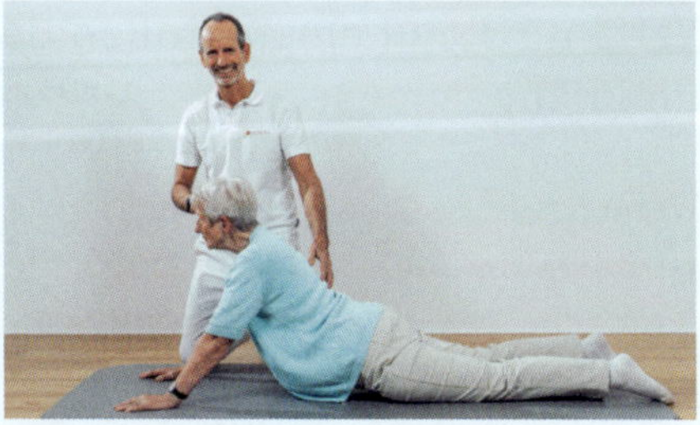

Ruth führt Ihnen hier einige Übungen vor. Wenn Sie alte Menschen kennen, die sich eine solche Beweglichkeit in ihrem Alter nicht vorstellen können, zeigen Sie ihnen gerne unsere Übungen.

Variante 2: Mit gestreckten Armen durchhängen, ein Knie zur Seite schieben, sodass der Fuß an der Knieinnenseite des anderen Beines anliegt

Versuchen Sie diese Variante, wenn Sie merken, dass Sie vorn noch so verkürzt und unnachgiebig sind, dass die Schwerkraft nicht reicht, um genug Dehnung zu erzeugen. Indem Sie ein Knie zur Seite schieben, bekommen Sie mehr Zugkraft auf der Seite des gestreckten Beins. Machen Sie diese Übung immer mal wieder, da bei ihr noch andere Muskel- und Faszienzüge gedehnt werden.

Der Ablauf der Übung entspricht der Grundübung.

Wiederholen Sie dies zur anderen Seite.

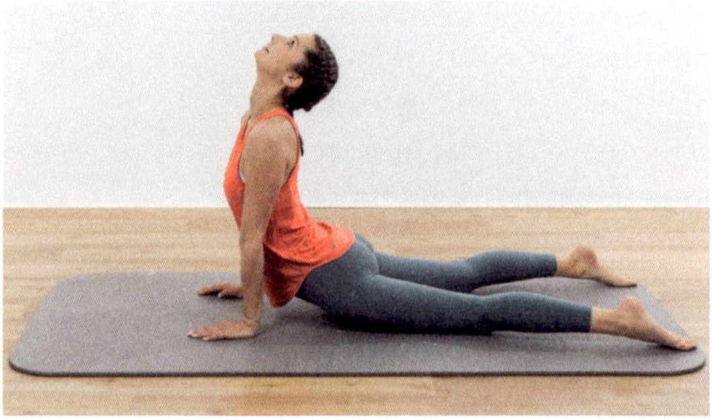

Vierfüßlerstand, Leisten nach unten schieben

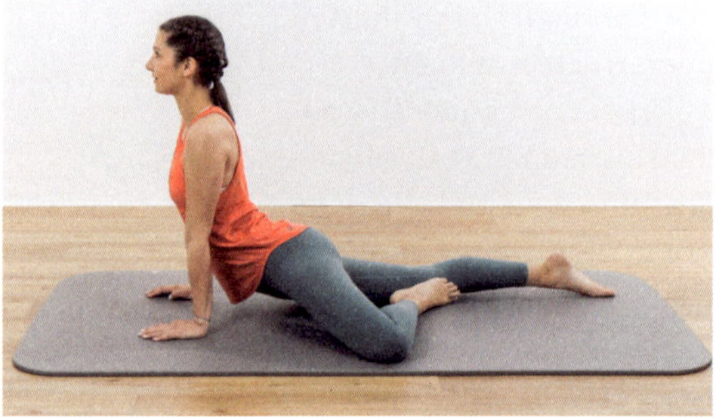

Variante 2 der Grundübung 1

Variante 3: Auf einen großen Ball legen und nach hinten überhängen lassen

Wenn Sie Bedenken haben, dass Ihre Wirbelsäule beziehungsweise die Bandscheiben zu sehr belastet werden könnten, hilft Ihnen diese Variante, Sicherheit zu bekommen. Der Gymnastikball, auf dem Sie liegen, oder eine andere weiche Unterlage, die Sie von hinten abstützt, hält die Wirbelkörper mehr auf Abstand. Leider können Sie hier das Gegenspannen nur bedingt durchführen, da der Boden als Gegenkraft fehlt.

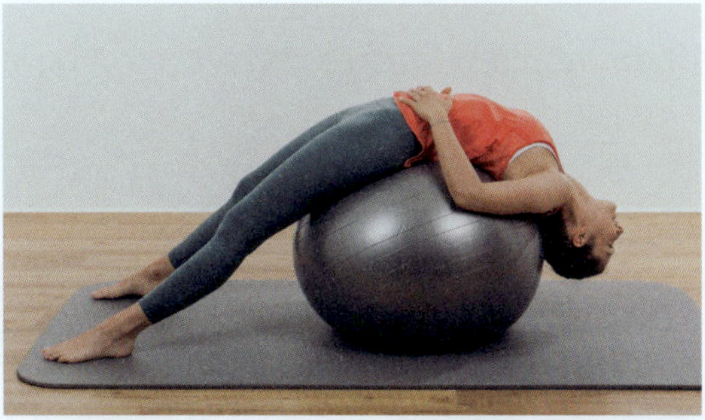

Variante 3 der Grundübung 1 mit Ball

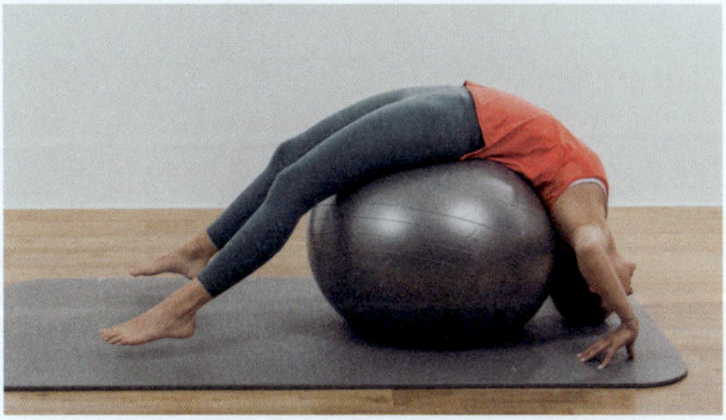

Überhängen mit Ball und Anspannung

Schritt 1: Dehnen Legen Sie sich mit dem Rücken auf einen Gymnastikball, dabei stützen Sie sich mit den Füßen ab, sodass Sie eine sichere Position einnehmen. Lassen Sie sich 30 Sekunden lang vorsichtig immer mehr hängen, dabei gehen Sie möglichst wenig ins Hohlkreuz, indem Sie Ihren Bauch so anspannen, dass Ihr Schambein nach vorn oben kommt.

Schritt 2: Anspannen und intensivieren Spannen Sie Ihren Bauch und Ihre Leisten 10 Sekunden lang langsam zunehmend an. Die Füße bleiben auf dem Boden, damit Sie das Gleichgewicht nicht verlieren. Stoppen Sie diese hebende Kraft und lassen Sie sich für 20 Sekunden noch weiter nach unten sinken. Wiederholen Sie diesen Schritt noch zwei Mal.

Schritt 3: Verstärken Lassen Sie sich nicht mehr nur passiv nach unten sinken, sondern spannen Sie die rückwärtigen Muskeln an, damit die Leisten noch mehr nach oben gedrückt werden.

Sie können die Balance auf dem Ball auch mit den Händen statt den Füßen halten. Oder Sie benutzen einen Ball, der genau die richtige Höhe hat, dass Sie mit den Händen und den Füßen den Boden erreichen. Bitte üben Sie diese Variante immer sehr vorsichtig und holen Sie sich gerade am Anfang Unterstützung, zum Beispiel durch Ihren Partner oder Ihre Partnerin.

Üben mit dem Rückenretter

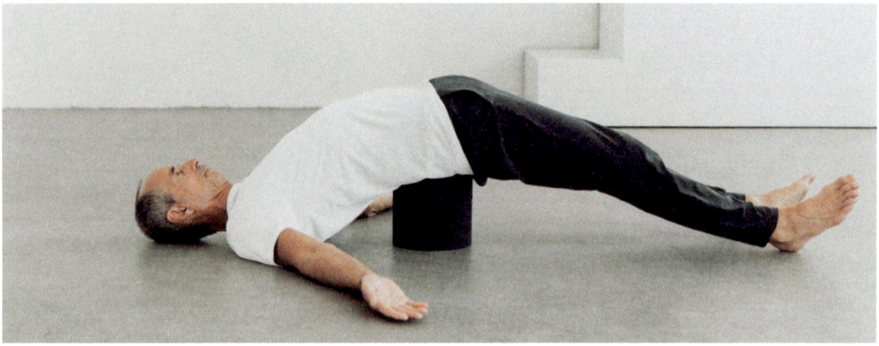

Sie möchten die Überstreckung nach hinten noch einfacher erreichen und im Bereich der Lendenwirbelsäule und der Brustwirbelsäule so zeitsparend, kraftschonend und bequem wie möglich üben? Dann gehen Sie die »Verkürzungen« vorne am Körper mit unserem Rückenretter an. Dazu legen Sie sich einfach gemütlich auf ihn und lassen sich intensiv passiv dehnen. Gleichzeitig entspannen durch den Druck des Aufliegens die verspannten Muskeln auf der Rückseite des Rumpfes.

Der Rückenretter macht die anderen Übungen aus diesem Buch zwar nicht überflüssig, aber er erleichtert Ihnen die wichtigste Arbeit, die notwendig ist, um einen schmerzfreien, sich wohlfühlenden und beweglichen Rücken in guter Haltung entwickeln zu können. Mit Hilfe des Rückenretters werden die verkürzten, zu hoch angespannten Muskeln und Faszien im Brust-, Bauch- und Hüftbereich wieder lang und geschmeidig genug, um sie entspannt zu trainieren. Besonders empfehlenswert ist das Üben auf dem Rückenretter zum Tagesausklang am Abend. Mehr zum Rückenretter unter: *https://shop.liebscher-bracht.com/dehnen/der-rueckenretter/*

Variante 4: Auf einen Tisch legen und jeweils ein Bein hängen lassen, das andere Knie an die Brust ziehen

Dies ist eine sehr effiziente Variante, die von den meisten Menschen zumindest im Ansatz durchgeführt werden kann. Bitte stellen Sie bei dieser Variante vor dem Üben unbedingt sicher, dass der Tisch stabil genug ist. Er darf nicht kippen oder verrutschen.

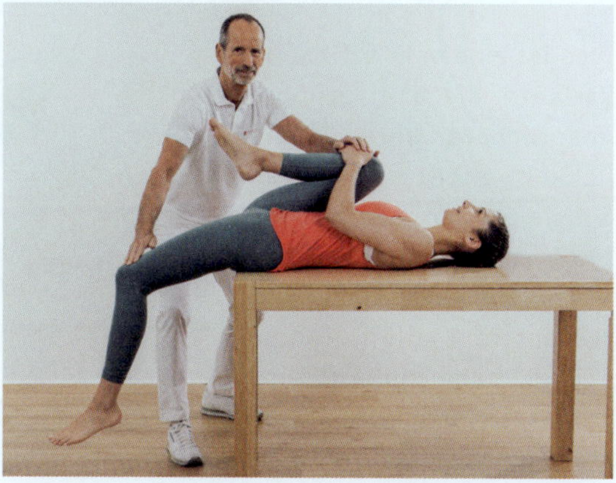
Variante 4 der Grundübung 1 auf Tisch

Schritt 1: Dehnen Legen Sie sich mit dem Rücken auf einen Tisch, das Gesäß liegt am Rand. Ziehen Sie ein Knie so weit wie möglich an die Brust, wobei ein Partner helfen kann. Lassen Sie das andere Bein 30 Sekunden lang vorsichtig immer mehr nach unten hängen oder von einem Partner vorsichtig am Knie zunehmend nach unten drücken. Gehen Sie dabei möglichst wenig ins Hohlkreuz, indem Sie sicherstellen, dass Ihr an die Brust gezogenes Knie in dieser Position bleibt.

Schritt 2: Anspannen und intensivieren Spannen Sie langsam steigernd 10 Sekunden so an, als ob Sie Ihr hängendes Bein nach oben ziehen wollten. Auch dabei darf sich das andere Knie nicht von der Brust entfernen. Stoppen Sie diese hebende Kraft und lassen Sie das hängende Bein für 20 Sekunden noch weiter nach unten sinken beziehungsweise von Ihrem Partner vorsichtig weiter nach unten drücken. Wiederholen Sie diesen Schritt noch zwei Mal.

Schritt 3: Verstärken Lassen Sie das hängende Bein nicht mehr nur passiv nach unten sinken, sondern ziehen Sie es zusätzlich so kräftig wie möglich nach unten.

Wiederholen Sie die Übung zur anderen Seite.

Variante 5: Auf den Bauch legen, mit den Ellenbogen aufstützen, ein Knie zur Seite schieben und den Fuß der anderen Seite mit der Schlaufe heranziehen

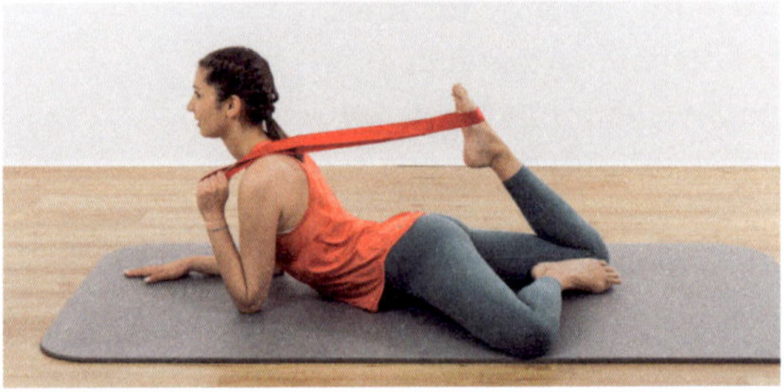
Variante 5 der Grundübung 1 mit Schlaufe

Dies ist eine sehr effiziente Variante, die aber erhöhte Ansprüche an Ihre Beweglichkeit stellt. Probieren Sie sie einfach aus und tasten Sie sich heran. Gerade wenn Sie zum Beispiel Fahrradfahren, Laufen, Tennis spielen oder Rudern, also Sportarten betreiben, die stark spannungserhöhend für Ihre Hüftbeuger sind, kann diese Übung sehr befreiend für Ihren Rücken sein. Falls Sie die Entlastung des Rückens noch steigern möchten, legen Sie eine feste Erhöhung unter das Knie derjenigen Seite, auf der Sie den Fuß heranziehen.

Schritt 1: Dehnen Legen Sie sich auf den Bauch, stützen Sie sich mit den Ellenbogen ab, die Unterarme liegen auf dem Boden. Schieben Sie ein Knie zur Seite. Das andere Bein beugen Sie und drücken die Leiste fest gegen den Boden. Ziehen Sie mit der Schlaufe Ihren Fuß möglichst weit Richtung Gesäß. Verringern Sie den Abstand 30 Sekunden lang immer mehr und erhöhen Sie damit die Dehnung.

Schritt 2: Anspannen und intensivieren Während Sie 10 Sekunden lang Ihre Leiste und das Knie so fest wie möglich gegen den Boden drücken, spannen Sie das Bein mit maximaler Kraft so an, als ob Sie es strecken wollten. Dabei darf es sich nicht bewegen. Stoppen Sie diese Kraft und ziehen Sie den rechten Fuß mit der Schlaufe 20 Sekunden lang weiter Richtung Gesäß. Wiederholen Sie diesen Schritt noch zwei Mal.

Schritt 3: Verstärken Ziehen Sie den Fuß des gebeugten Beins zusätzlich mit eigener Kraft so weit wie möglich Richtung Gesäß.

Wiederholen Sie die Übung zur anderen Seite.

Variante 6: Auf den Bauch legen, mit gestrecktem Arm auf eine Hand aufstützen, Becken durchhängen lassen, beide Füße mit der Schlaufe heranziehen

Diese Variante ist noch etwas anspruchsvoller als die 5. Dafür spart sie Zeit, da Sie beide Füße gleichzeitig heranziehen. Hier müssen Sie sehr darauf achten, dass Sie nicht zu sehr ins Hohlkreuz kommen. Also lieber weniger stark dehnen und dafür das Becken so stehen lassen, dass das Schambein unten bleibt.

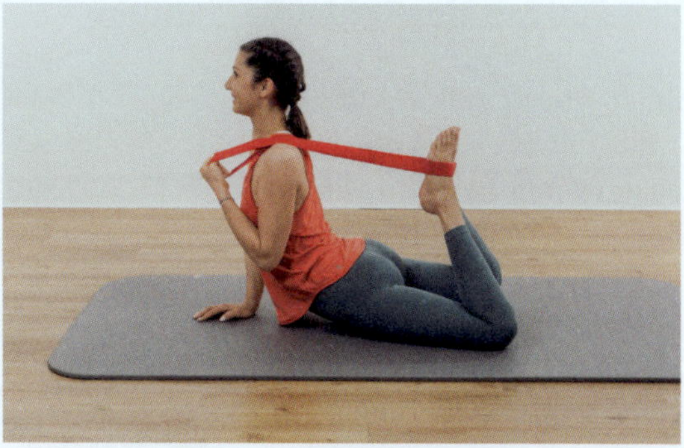

Variante 6 der Grundübung 1 mit beiden Füßen in Schlaufe

Schritt 1: Dehnen Mit der Schlaufe beide Füße möglichst weit Richtung Gesäß ziehen. Verringern Sie den Abstand 30 Sekunden lang immer mehr und erhöhen Sie damit die Dehnung.

Schritt 2: Anspannen und intensivieren 10 Sekunden lang die Leiste und die Knie so fest wie möglich gegen den Boden drücken, die Beine in Streckrichtung mit maximaler Kraft anspannen. Sie dürfen sich nicht bewegen. Dann die Füße 20 Sekunden lang weiter Richtung Gesäß ziehen. Wiederholen Sie diesen Schritt noch zwei Mal.

Schritt 3: Verstärken Die Beine nicht nur mit der Schlaufe, sondern zusätzlich mit eigener Kraft die Füße so weit wie möglich Richtung Gesäß ziehen.

2 – Fuß am Gesäß

Grundübung: In der Bauchlage das übende Knie hochlegen und den Fuß mit der Schlaufe Richtung Gesäß ziehen

Diese Übung soll wie Übung 1 die zu hohen Spannungen an der Vorderseite Ihres Körpers reduzieren, aber mehr im Bereich der Hüfte und des Oberschenkels. Vor allem ein Anteil des großen Oberschenkelmuskels, der auch an der Hüftbeugung beteiligt ist, wird gedehnt.

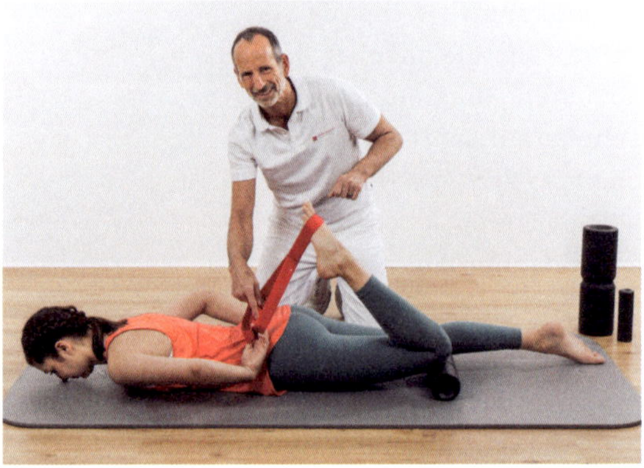

Grundübung 2 mit Fuß am Gesäß

Schritt 1: Dehnen Legen Sie sich auf den Bauch, halten Sie den Kopf möglichst gerade, zur Verstärkung können Sie Ihre Stirn auf den Boden legen. Drücken Sie Ihre Leiste fest gegen den Boden und ziehen Sie mit der Schlaufe Ihren Fuß dicht an Ihr Gesäß. Das Knie unterstützen Sie mit einer Faszienrolle oder mit einem Buch. Falls Sie Ihren Fuß mit den Händen greifen können, ziehen Sie mit einer Hand Ihren Fußrücken und mit der anderen Ihre Zehen Richtung Gesäß. Verringern Sie diesen Abstand 30 Sekunden lang zunehmend.

Schritt 2: Anspannen und intensivieren Drücken Sie Ihre Leiste weiter gegen den Boden, während Sie 10 Sekunden lang Ihr Bein, das Sie halten, in Streckrichtung mit maximaler Kraft gegenspannen. Dabei darf es sich nicht bewegen. Stoppen Sie diese Kraft und ziehen Sie den Fuß 20 Sekunden lang weiter Richtung Gesäß. Wiederholen Sie zwei Mal.

Schritt 3: Verstärken Ziehen Sie den Fuß zusätzlich mit eigener Muskelkraft so weit wie möglich Richtung Gesäß.

Machen Sie die Grundübung und alle Varianten jeweils mit beiden Beinen.

Variante 1: Bei der gleichen Übung das Knie nicht hochlegen und den Fuß mit der Schlaufe Richtung Gesäß ziehen

Wenn es Ihnen etwas schwerfällt, sich mit gestreckter Hüfte auf den Bauch zu legen, beginnen Sie mit dieser Variante.

Der Ablauf der Übung entspricht der Grundübung.

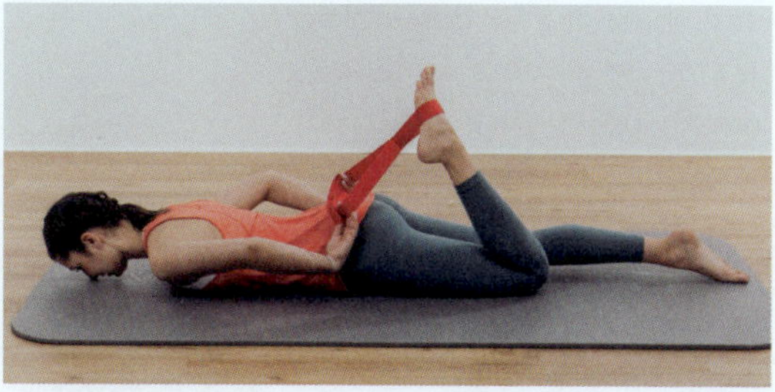

Variante 1 der Grundübung 2 mit Knie am Boden

Variante 2: Bei der gleichen Übung das Knie nicht hochlegen, ein Handtuch unter Bauch und Leiste legen und den Fuß mit der Schlaufe Richtung Gesäß ziehen

Wenn Sie sich nicht mit gestreckter Hüfte auf den Bauch legen können, legen Sie bitte ein entsprechend gefaltetes Handtuch unter Bauch und Leiste. Mit der Zeit verringern Sie die Erhöhung immer weiter, bis Sie am Boden angekommen sind.

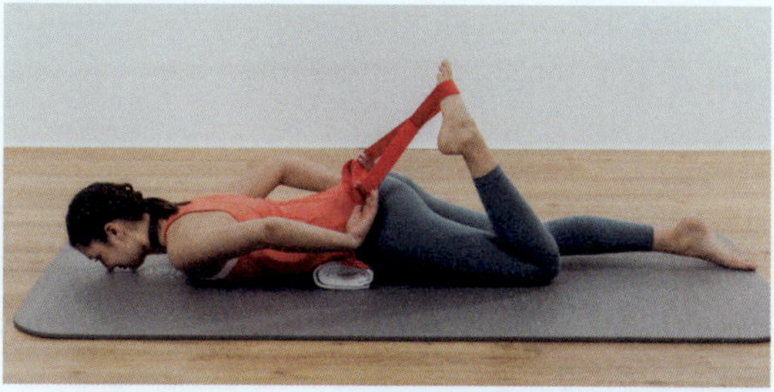

Variante 2 der Grundübung 2
mit Handtuch unterm Bauch

Der Ablauf der Übung entspricht der Grundübung.

Variante 3: Knie hochlegen, Rumpf aufgestützt

Wenn Sie schon gut gedehnt sind, hilft Ihnen diese Variante, die vordere Linie immer flexibler zu gestalten. Sie benötigen dazu eine gewisse Kraft in Schultern und Armen, aber bei regelmäßigem Training kann es Ihnen immer leichter fallen.
Der Ablauf der Übung entspricht der Grundübung.

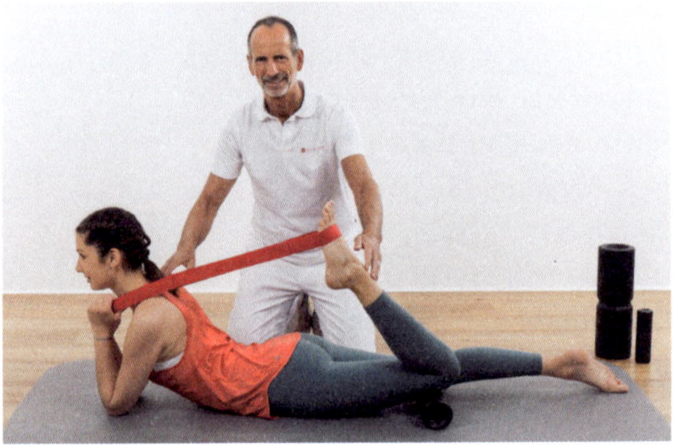

Variante 3 der Grundübung 2 mit hochgelegtem Knie

Schritt 1: Dehnen Legen Sie sich auf den Bauch und unterstützen Sie das Knie mit einer Faszienrolle oder einem Buch. Stützen Sie die Ellbogen auf, drücken Sie Ihre Leiste fest gegen den Boden und ziehen Sie mit der Schlaufe Ihren Fuß möglichst dicht an Ihr Gesäß. Verringern Sie diesen Abstand 30 Sekunden lang zunehmend.

Schritt 2: Anspannen und intensivieren Drücken Sie Ihre Leiste weiter gegen den Boden, während Sie 10 Sekunden lang Ihr Bein, das Sie halten, in Streckrichtung mit maximaler Kraft gegenspannen. Dann ziehen Sie den Fuß 20 Sekunden lang weiter Richtung Gesäß. Wiederholen Sie diesen Schritt noch zwei Mal.

Schritt 3: Verstärken Ziehen Sie den Fuß zusätzlich mit eigener Muskelkraft so weit wie möglich Richtung Gesäß.

Variante 4: Fersensitz

Diese Variante können Sie wählen, um auch Ihren Knien etwas Gutes zu tun. In diesem Fall sollten Sie täglich üben, bis Sie bequem im Fersensitz sitzen können. Ab da kann die Übung auch Ihre Rückenschmerzen immer weiter verbessern.

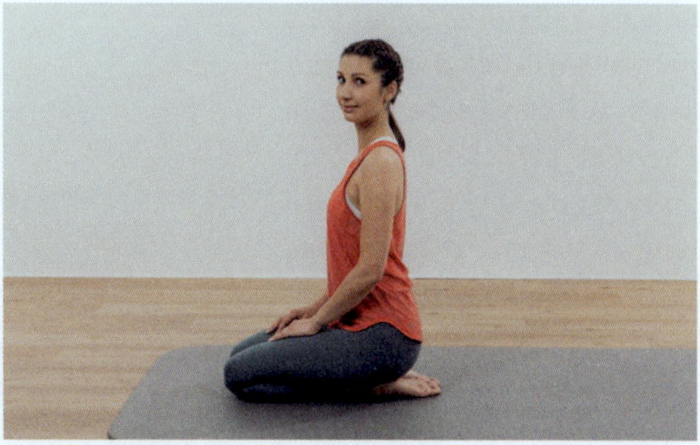

Variante 4 der Grundübung 2 im Fersensitz

Schritt 1: Dehnen Setzen Sie sich in den Fersensitz, die Füße sind gestreckt. Wenn Sie sich noch nicht entspannt setzen können, bringen Sie Ihren Rumpf zur Entlastung so weit wie möglich nach vorn. Oder Sie stützen sich vorne mit den Händen auf und heben das Gesäß etwas an. Verringern Sie den Abstand zwischen Gesäß und Fersen 30 Sekunden lang zunehmend.

Schritt 2: Anspannen und intensivieren Drücken Sie Ihren Fußrücken 10 Sekunden lang mit maximaler Kraft gegen den Boden. Dabei darf der Kniewinkel sich nicht verändern. Stoppen Sie diese Kraft und vergrößern Sie die Dehnung, egal in welchem Kniewinkel Sie üben, 20 Sekunden lang weiter Richtung Gesäß. Wenn Sie Ihre Fersen berühren, lassen Sie sich weiter nach unten sinken. Wiederholen Sie diesen Schritt noch zwei Mal.

Schritt 3: Verstärken Beugen Sie die Knie nicht nur allein durch den Druck der Schwerkraft, sondern ziehen Sie zusätzlich mit eigener Muskelkraft der Beinbeuger die Ferse so weit wie möglich Richtung Gesäß.

Variante 4a: Fersensitz, Arme gestreckt

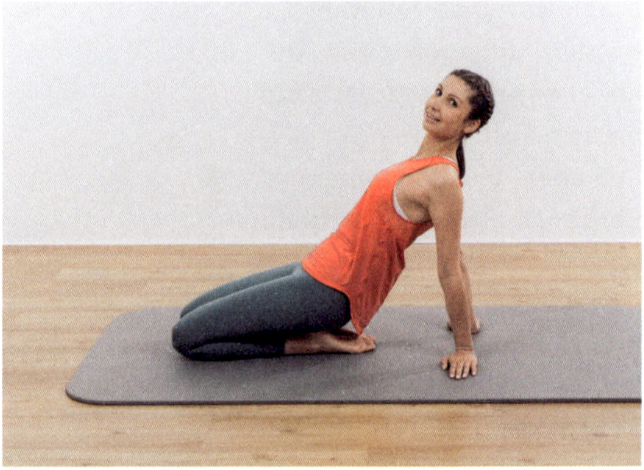

Variante 4a der Grundübung 2 im Fersensitz

Schritt 1: Dehnen Sobald Sie mit vollem Druck der Schwerkraft auf den Fersen sitzen können, strecken Sie sich im Hüftgelenk 30 Sekunden lang zunehmend nach hinten. Ausschlaggebend ist dabei, dass Sie zunächst das Becken vollständig »mit nach hinten nehmen«. Dafür achten Sie bitte darauf, dass Sie den vorderen Bauchmuskel anspannen, den Bauchnabel Richtung Wirbelsäule und dadurch das Becken nach hinten unten ziehen. In der Anfangsphase sollte sich der Rumpf in sich, vor allem im Bereich der Lendenwirbelsäule, kein bisschen überstrecken.

Schritt 2: Anspannen und intensivieren Drücken Sie Ihren Fußrücken 10 Sekunden lang mit maximaler Kraft gegen den Boden. Versuchen Sie, dabei den Rumpf ohne Einsatz der Hände zu halten oder nach oben zu ziehen. Stoppen Sie diese Kraft und lassen Sie Ihr Gesäß 20 Sekunden lang weiter nach unten sinken. Wiederholen Sie diesen Schritt noch zwei Mal.

Schritt 3: Verstärken Ziehen Sie mit eigener Muskelkraft der Beinbeuger die Ferse so weit wie möglich Richtung Gesäß.

Variante 4b: Fersensitz mit Ablegen nach hinten, auf Unterarme gestützt

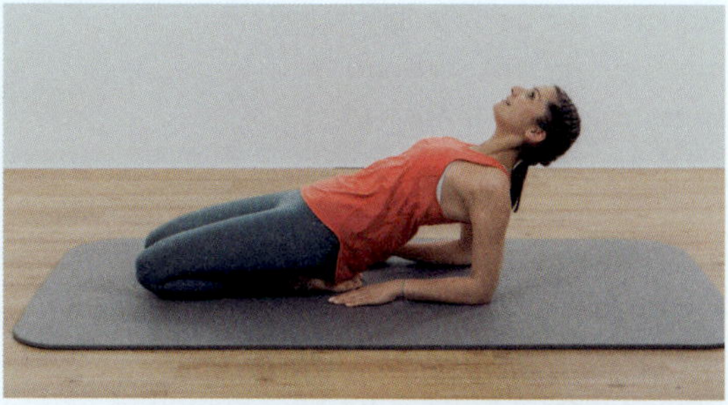

Variante 4b der Grundübung 2 im Fersensitz auf Unterarme gestützt

Der Übungsablauf ist der gleiche wie bei der Variante zuvor.

Schritt 1: Dehnen Stützen Sie sich im Fersensitz auf den Ellenbogen ab und strecken Sie sich in Ihrem Hüftgelenk 30 Sekunden lang zunehmend nach hinten. Achten Sie darauf, dass Sie den vorderen Bauchmuskel anspannen und mit ihm das Becken nach hinten unten ziehen. In der Anfangsphase sollte sich der Rumpf in sich, vor allem im Bereich der Lendenwirbelsäule, kein bisschen überstrecken.

Schritt 2: Anspannen und verstärken Drücken Sie Ihren Fußrücken 10 Sekunden lang mit maximaler Kraft gegen den Boden. Versuchen Sie dabei, den Rumpf ohne Einsatz der Hände zu halten oder nach oben zu ziehen. Stoppen Sie diese Kraft und lassen Sie Ihr Gesäß 20 Sekunden lang weiter nach unten sinken. Wiederholen Sie diesen Schritt noch zwei Mal.

Schritt 3: Verstärken Ziehen Sie mit eigener Muskelkraft der Beinbeuger die Ferse so weit wie möglich Richtung Gesäß.

Bitte bleiben Sie auch beim Gegenspannen in der Effizienz-Zone, damit der Rumpf inklusive Becken gerade und stabil bleiben kann.

Variante 4c: Fersensitz mit vollständigem Ablegen nach hinten

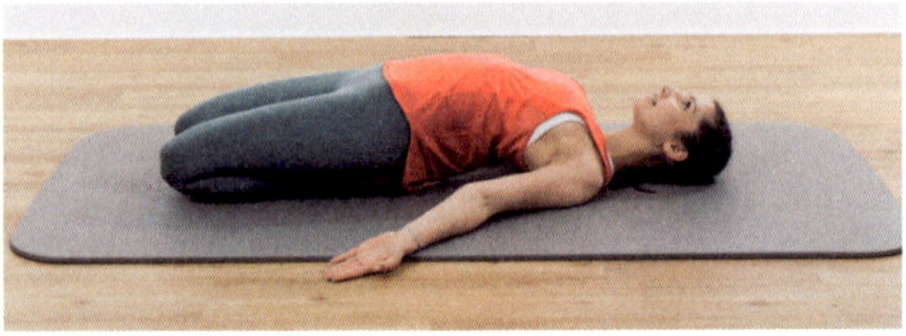

Variante 4c der Grundübung 2 im Fersensitz mit vollständigem Ablegen

Der Übungsablauf der drei Schritte ist der gleiche wie bei der Variante zuvor. Je tiefer Sie nach hinten überstrecken oder sich sogar ablegen können, kann es dazu kommen, dass das Becken nicht vollständig nach hinten unten mitgenommen werden kann. Denn ganz am Ende, kurz vor dem Ablegen, müssen Sie zunehmend in der Lendenwirbelsäule überstrecken, weil der Zug auf die hüftbeugenden Muskeln und Faszien so groß wird. Stoppen Sie das Überstrecken, bevor die Knie vom Boden abheben, und halten Sie diese zusammen, da Sie sonst der Dehnung ausweichen. Wenn Sie noch nicht ganz unten sind und das Abstützen mit den Armen schwierig wird, können Sie Ihren Kopf überstrecken und sich mit diesem abstützen, bis Sie schließlich mit dem Rücken auf dem Boden liegen. Natürlich ist es in allen Zwischenpositionen auch möglich, etwas Festes unterzulegen.

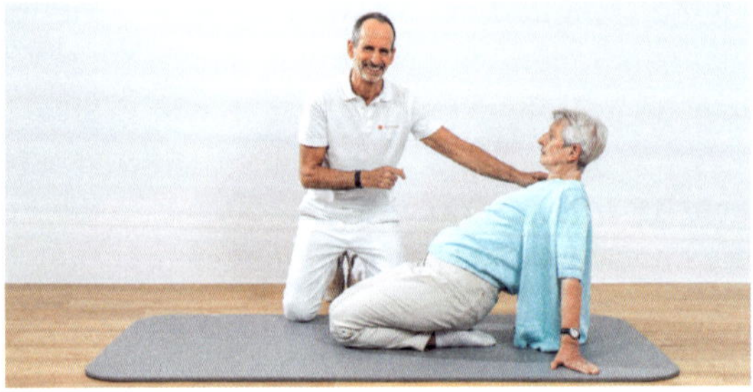

Ruth mit 91 Jahren in dieser Position dank unserer Übungen. Wenn Sie selbst älter und noch ein gutes Stück von dieser Beweglichkeit entfernt sind, ist das überhaupt kein Problem. Beginnen Sie auf allen vieren und senken Sie Ihr Gesäß in Richtung Fersen, indem Sie Ihre Knie zunehmend beugen. Auch wenn das anfangs kaum geht, üben Sie täglich weiter. Jeder Tag einen Millimeter bedeutet nach zehn Tagen ein Zentimeter. Es kann natürlich auch schneller gehen. Irgendwann sitzen Sie auf den Fersen, sind aber noch nach vorne gebeugt. Irgendwann ist wahrscheinlich auch Ihr Rumpf gerade. Warum das möglich ist? Weil der Körper bis an sein Lebensende auf ein solches Training reagiert und sich anpasst. Das Wichtigste? Üben Sie regelmäßig und bleiben Sie dran.

Variante 5: Dehnung der Hüftbeuger

Diese Variante wirkt sehr direkt, ist aber nicht so einfach einzustellen. Deswegen müssen Sie schon ein gewisses Körpergefühl entwickelt haben, bis Sie diese Übung optimal gegen Ihre Rückenschmerzen einsetzen können. Um sie effizient ausführen zu können, benötigen Sie eine Couch oder einen Stuhl.

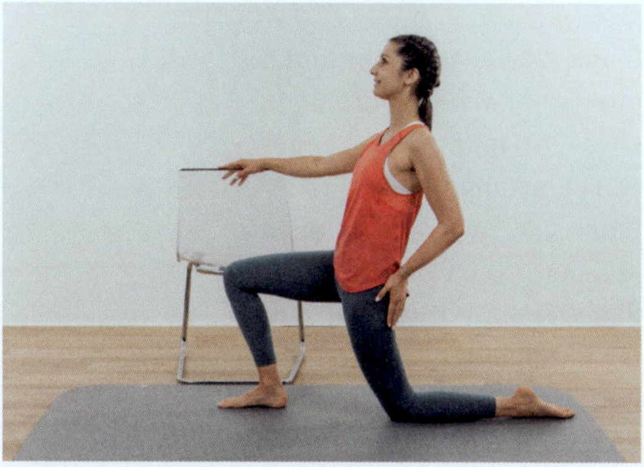

Variante 5 der Grundübung 2

Schritt 1: Dehnen Gehen Sie in die Position, die auf der Abbildung zu sehen ist. Stellen Sie das Becken gerade, indem Sie das Schambein mit den Bauchmuskeln hochziehen. Um die Dehnung zu intensivieren, drücken Sie Ihr Gesäß und damit die Leiste so weit wie möglich nach vorn. Achten Sie darauf, nicht ins Hohlkreuz zu gehen, während Sie mit dem Schultergürtel über dem Knie der gedehnten Seite bleiben. Schieben Sie das gerade gestellte Becken 30 Sekunden lang zunehmend nach vorn.

Schritt 2: Anspannen und intensivieren Drücken Sie Ihren Fußrücken 10 Sekunden lang mit maximaler Kraft gegen den Boden und gleichzeitig das Knie schräg nach vorn unten in den Boden hinein, sodass es nicht rutschen kann. Dabei darf der Hüftgelenkswinkel sich nicht verändern. Stoppen Sie diese Kraft und vergrößern Sie die Dehnung 20 Sekunden lang, indem die Leiste weiter nach vorn wandert. Wiederholen Sie diesen Schritt noch zwei Mal.

Schritt 3: Verstärken Während Sie die Leiste weiter nach vorn schieben, spannen Sie zusätzlich das Gesäß an und helfen dadurch dem Hüftgelenk, durch Muskelkraft noch weiter zu überstrecken.

Variante 6: Dehnung der Hüftbeuger mit zusätzlichem Hochziehen des Fußes

Diese Variante wirkt noch intensiver als Variante 5, da ein wichtiger hüftbeugender Muskelstrang wesentlich intensiver einbezogen wird.

Der Übungsablauf ist der gleiche wie bei Variante 5.

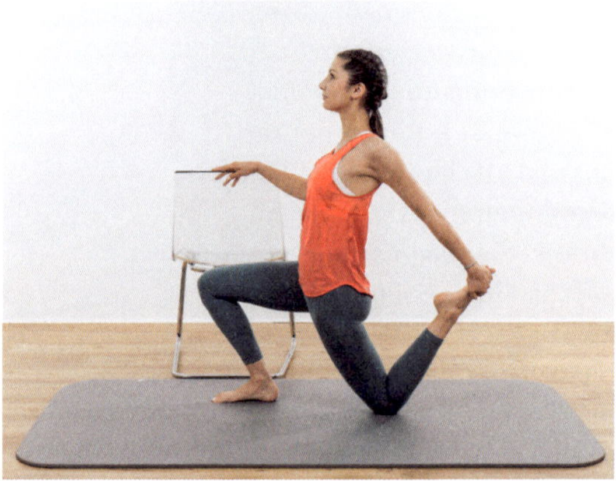

Variante 6 der Grundübung 2

Schritt 1: Dehnen Gehen Sie in die Position, die auf der Abbildung zu sehen ist. Stellen Sie das Becken gerade und drücken Sie Ihr Gesäß und damit die Leiste so weit wie möglich nach vorn. Achten Sie darauf, nicht ins Hohlkreuz zu gehen. Schieben Sie das Becken 30 Sekunden lang zunehmend nach vorn.

Schritt 2: Anspannen und intensivieren Drücken Sie Ihren Fußrücken 10 Sekunden lang mit maximaler Kraft gegen die Hand und gleichzeitig das Knie schräg nach vorn unten in den Boden hinein. Stoppen Sie diese Kraft und drücken Sie die Leiste 20 Sekunden lang weiter nach vorn. Wiederholen Sie diesen Schritt noch zwei Mal.

Schritt 3: Verstärken Während Sie die Leiste weiter nach vorn schieben, spannen Sie das Gesäß und zusätzlich auch die Beinbeuger an.

Variante 7: Dehnung der Hüftbeuger mit hinterem Fuß am Gesäß

Die beiden Übungspositionen dieser Variante sind ziemlich anspruchsvoll und wirken noch intensiver. Um sie effizient ausführen zu können, benötigen Sie eine Couch oder einen Stuhl.

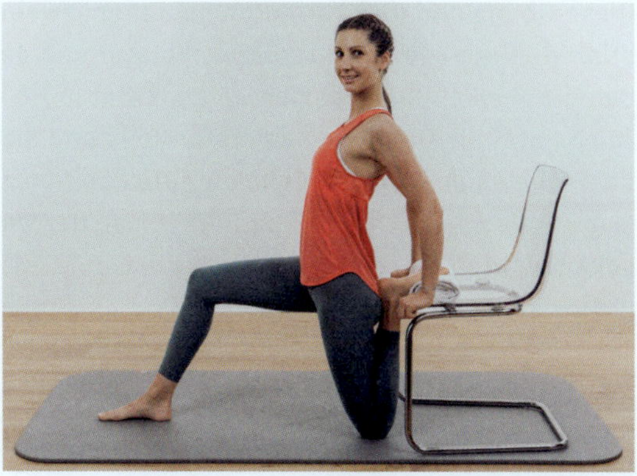

Variante 7 der Grundübung 2

Der Übungsablauf der drei Schritte ist der gleiche wie bei der Variante zuvor. Der Fußrücken drückt jetzt gegen einen Stuhl oder eine Couch.

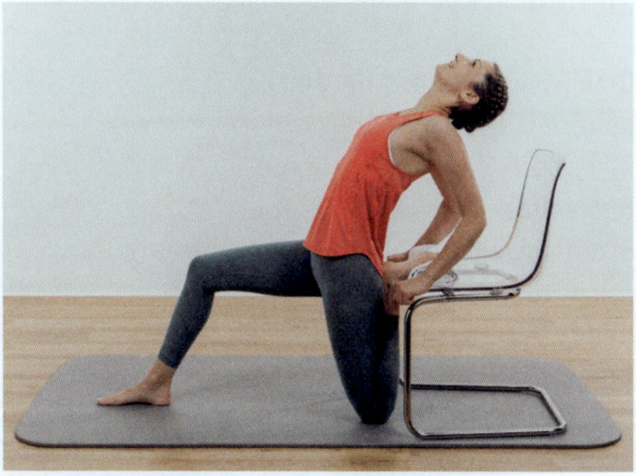

Klassische Hüftbeugerübung mit hinterem Fuß am Gesäß und gekipptem Rumpf

Der Übungsablauf der drei Schritte ist der gleiche wie bei der Variante oben. Der Fußrücken drückt gegen den Stuhl oder die Couch, aber zusätzlich kippt der Rumpf noch nach hinten, um die Dehnung zu intensivieren.

3 – Ausrichtung der Wirbelsäule

Diese Übung und ihre Varianten bestehen jeweils aus zwei Teilen. Teil I dehnt bestimmte Bereiche der Rückenmuskulatur und der Gesäßmuskeln. Außerdem werden die Muskeln und Faszien an der Front in Höhe der Brustwirbelsäule gedehnt. Teil II nutzt die Dehnung des ersten Teils und die Dehnung in der Rückenlage, um die Wirbelsäule in eine möglichst gute Position zu bringen. Während die Übungen 1 und 2 also die zu hohen Spannungen an der Vorderseite des Körpers reduzieren sollen, wird in dieser Übung die Wirbelsäule mit Muskeln und Faszien umgeben, die sie schützen und flexibel stabilisieren können.

Teil I

Grundübung: Sitzend den Rumpf nach vorn sowie in die Beugung ziehen

Diese Übung dehnt die Hartspannstränge der Rückenstrecker, die die meisten Menschen im Nacken, der Brustwirbelsäule und im Bereich der Lendenwirbelsäule haben und die deren Überstreckung (Hyperlordose) immer weiter fördern. Hier lösen wir die *reaktive Anspannung* auf, also die Folge der Verkürzungen an der Vorderseite des Körpers.

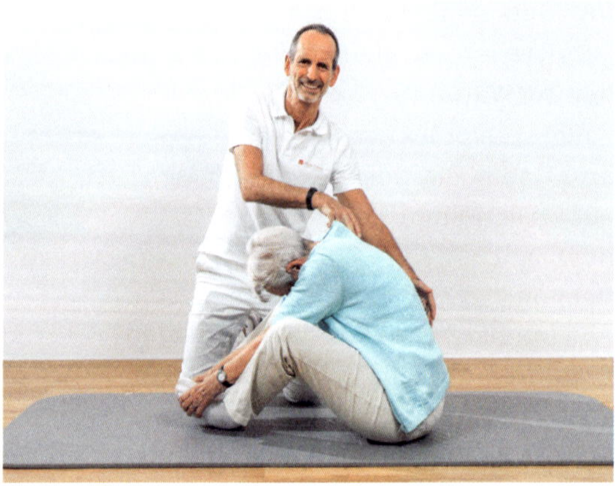

Grundübung 3 (Teil I)

Schritt 1: Dehnen Setzen Sie sich auf den Boden, beugen Sie die Knie ein wenig und legen Sie die Fußsohlen aneinander. Umgreifen Sie die Fußspitzen mit beiden Händen. Ziehen Sie den Rumpf nach vorn und lassen Sie den Kopf hängen. Steigern Sie diese Dehnung 30 Sekunden lang immer weiter. Wenn die Dehnung eher im Bereich der inneren Oberschenkel zu spüren ist, strecken Sie die Knie mehr. Wenn die Dehnung eher an der Rückseite der Oberschenkel zu spüren ist, beugen Sie die Knie mehr.

Schritt 2: Anspannen und intensivieren Ziehen Sie Ihren Rumpf 10 Sekunden lang mit möglichst viel Kraft gegen Ihre haltenden Hände nach hinten. Körper und Kopf dürfen sich dabei nicht bewegen. Stoppen Sie diese Anspannung und ziehen Sie 20 Sekunden Ihren Körper weiter nach vorn. Wiederholen Sie diesen Schritt noch zwei Mal.

Schritt 3: Verstärken Ziehen Sie den Rumpf zusätzlich mit der Kraft der vorderen Muskeln so weit wie möglich nach vorn.

Variante 1: Sitzend den Rumpf nach vorn und den Kopf nach unten ziehen

Diese Variante wählen Sie, wenn Sie in der Grundübung keine ausreichende Dehnung mehr spüren oder wenn Sie Rückenschmerzen im Übergang zur Halswirbelsäule haben.

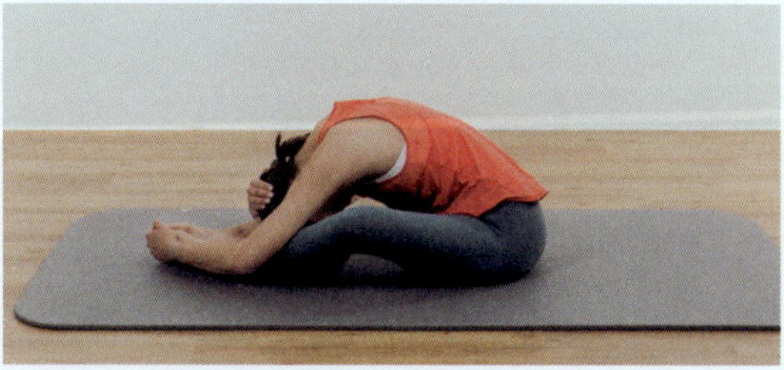

Variante 1 der Grundübung 3 mit Kopf unten (Teil I)

Schritt 1: Dehnen Setzen Sie sich auf den Boden, beugen Sie die Knie ein wenig und legen Sie die Fußsohlen aneinander. Umgreifen Sie die Fußspitzen und Ihren oberen Hinterkopf. Ziehen Sie mit einer Hand den Rumpf nach vorn, mit der anderen den Kopf nach unten. Steigern Sie beide Dehnungen 30 Sekunden lang immer weiter.

Schritt 2: Anspannen und intensivieren Ziehen Sie Ihren Rumpf und den Kopf 10 Sekunden lang mit möglichst viel Kraft gegen Ihre haltenden Hände nach hinten und oben. Körper und Kopf dürfen sich dabei nicht bewegen. Stoppen Sie diese Anspannung und ziehen Sie 20 Sekunden beide weiter nach vorn und unten. Wiederholen Sie diesen Schritt noch zwei Mal.

Schritt 3: Verstärken Ziehen Sie zusätzlich zum Zug mit den Händen Rumpf und Kopf mit eigener Kraft so weit wie möglich nach vorn und unten.

Variante 2: Sitzend nach vorn ziehen und den Rumpf seitlich nehmen und/oder drehen

Wenn Sie mehr Muskeln und Faszien des Rückens erreichen möchten, lassen Sie diese Variante immer mal wieder in Ihren Übungsablauf einfließen und suchen Sie nach zusätzlichen Spannungsfeldern. Durch einen seitlichen Zug oder eine Drehung des Rumpfes erreichen Sie hier mehr Dehnungswiderstand.

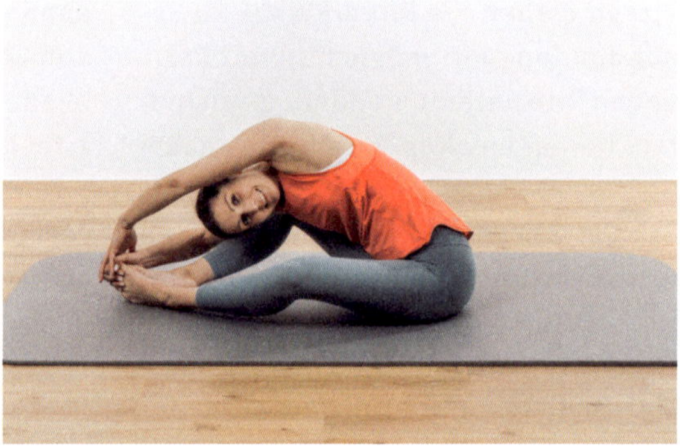

Variante 2 der Grundübung 3 mit seitlich gedrehtem Rumpf (Teil I)

Der Übungsablauf ist der gleiche wie bei Variante 1.

Variante 3: In Rückenlage die Brustwirbelsäule überstrecken

Diese Variante eignet sich hervorragend, um die Rückbildung eines Rundrückens (Hyperkyphose) zu unterstützen. Vor allem wenn Sie schon viele Jahre oder sogar seit der Kindheit damit zu tun haben, kann dies jedoch Geduld erfordern.

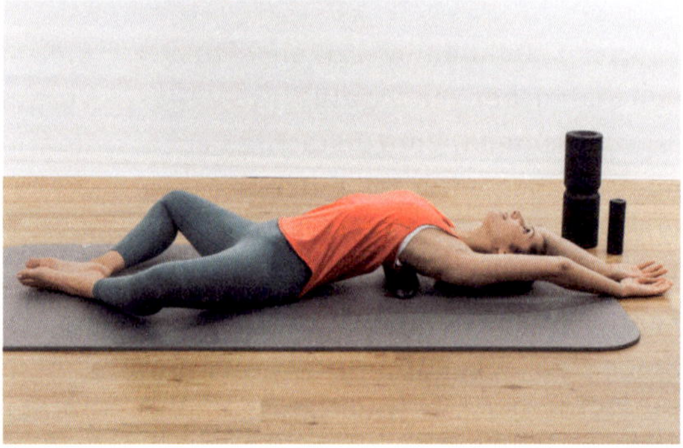

Variante 3 der Grundübung 3 mit überstreckter Brustwirbelsäule (Teil I)

Schritt 1: Dehnen Setzen Sie sich auf den Boden, beugen Sie Ihre Knie ein wenig und nehmen Sie die Fußsohlen aneinander. Legen Sie sich nach hinten und unterlegen Sie die Stelle des Brustkorbes, an der Sie die stärkste

Dehnung vermuten, mit einer Faszienrolle, dem Rückenretter oder einigen Büchern in der passenden Höhe. Falls diese zu hart sind, polstern Sie sie mit einem Kissen oder Handtuch ab. Legen Sie die Arme über Ihrem Kopf ab und rollen Sie so lange suchend hin und her, bis Sie eine Position gefunden haben, in der Sie gut in Ihrer Effizienz-Zone üben können. Dann lassen Sie Schultern, Kopf und Arme von der Schwerkraft 30 Sekunden lang zunehmend in die Dehnung ziehen.

Schritt 2: Anspannen und intensivieren Ziehen Sie sich 10 Sekunden lang mit möglichst viel Kraft der vorderen, also beugenden Muskeln gegen die Schwerkraft nach oben. Aber setzen Sie nur so viel Kraft ein, dass sich der Körper und Kopf dabei nicht aufwärts bewegen. Stoppen Sie diese Anspannung und lassen Sie sich für 20 Sekunden weiter nach unten in die Überstreckung sinken. Wiederholen Sie diesen Schritt noch zwei Mal.

Schritt 3: Verstärken Ziehen Sie sich zusätzlich zum Zug der Schwerkraft noch mit der Kraft Ihrer rückwärtigen Muskeln so weit wie möglich nach unten.

Teil II

Grundübung in Rückenlage

In Teil II der Übung nutzen wir die vorher durchgeführten Dehnungen, um zu stark ausgeprägte »Kurven« der Wirbelsäule, das zu starke Hohlkreuz und den Rundrücken ebenso wie den überstreckten Nacken wieder Stück für Stück in Richtung einer physiologischen Krümmung zu trainieren. Den Boden nutzen wir quasi als Lineal.

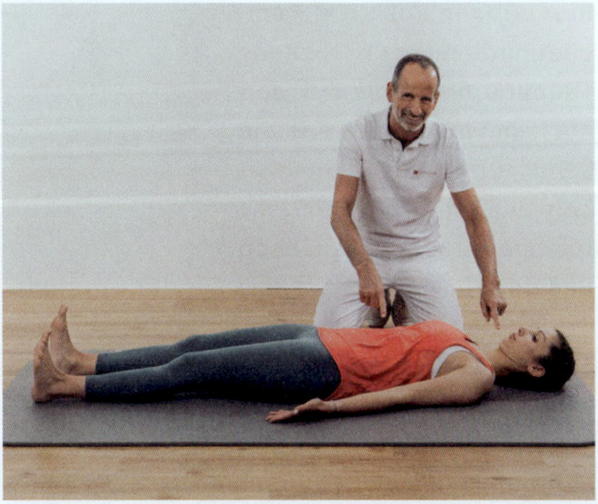

Grundübung 3 in Rückenlage (Teil II)

Legen Sie sich nach Durchführung von Teil I der Übung auf den Rücken und stellen Sie die Beine auf. Ziehen Sie Ihr Kinn Richtung Kehlkopf, sodass die Halswirbelsäule möglichst nah zum Boden kommt. Halten Sie die Wirbelsäule am tiefsten Punkt und ziehen Sie den Bauch Richtung Boden, sodass Ihre Lendenwirbelsäule möglichst nah zum Boden kommt. Stoppen Sie in dem Moment, in dem Sie merken, dass Sie Ihre Lendenwirbelsäule nur dann weiter absenken können, wenn die Halswirbelsäule nach oben geht. Halten Sie die Hals- und die Lendenwirbelsäule am tiefsten Punkt und senken Sie Ihre Knie so weit zum Boden, wie Sie die anderen Positionen halten können. Senken Sie zusätzlich Ihre Schultern so weit wie möglich Richtung Boden. Halten Sie diese Position für mindestens 2 Minuten. Vergewissern Sie sich immer wieder, ob alle angesprochenen Körperbereiche gleichbleibend tief gezogen bleiben, und steigern Sie die nach unten ziehenden Kräfte immer weiter, so stark, wie Sie können. Entspannen Sie sich anschließend und bleiben Sie für einige Minuten liegen.

Variante 1

Mit dieser Variante erleichtern Sie Ihren unteren Rücken und können ihn von Spannungen befreien. Vor allem wenn Sie sie mit der Grundübung aus Teil I kombinieren.

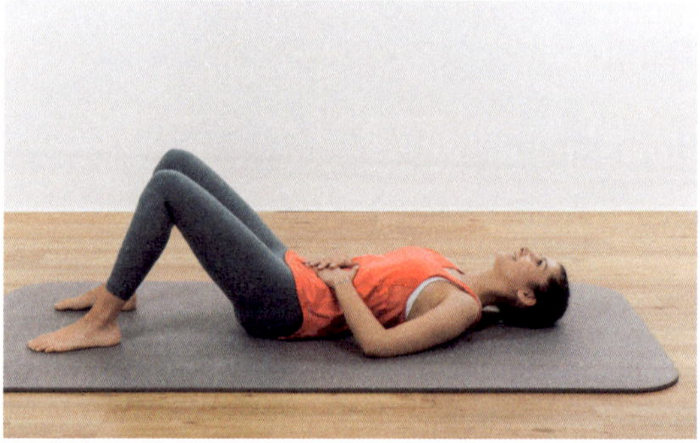
Variante 1 der Grundübung 3 (Teil II)

Legen Sie sich auf den Rücken und stellen Sie die Beine auf. Halten Sie die Wirbelsäule am tiefsten Punkt und ziehen Sie den Bauch Richtung Boden, sodass Ihre Lendenwirbelsäule möglichst nah zum Boden kommt. Halten Sie die Lendenwirbelsäule für mindestens 2 Minuten an diesem Punkt. Vergewissern Sie sich immer wieder, ob die Lendenwirbelsäule am Boden ist, und steigern Sie die nach unten ziehenden Kräfte immer weiter, so stark, wie Sie können. Entspannen Sie sich anschließend und bleiben Sie für einige Minuten liegen.

Variante 2

Wenn Sie sich auf die Befreiung Ihres oberen Rückens und den Übergang zum Nacken konzentrieren möchten, machen Sie diese Variante.

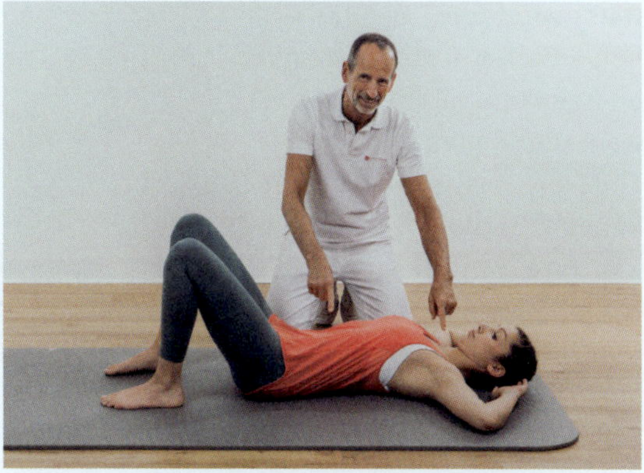

Variante 2 der Grundübung 3 (Teil II)

Legen Sie sich auf den Rücken und stellen Sie die Beine auf. Ziehen Sie Ihr Kinn Richtung Kehlkopf, sodass die Halswirbelsäule möglichst nah zum Boden kommt. Halten Sie die Wirbelsäule am tiefsten Punkt und ziehen Sie den Bauch Richtung Boden, sodass Ihre Lendenwirbelsäule möglichst nah zum Boden kommt. Stoppen Sie in dem Moment, in dem Sie merken, dass Sie Ihre Lendenwirbelsäule nur dann weiter absenken können, wenn die Halswirbelsäule nach oben geht. Halten Sie diese Position für mindestens 2 Minuten. Vergewissern Sie sich immer wieder, ob alle angesprochenen Körperbereiche gleichbleibend tief gezogen bleiben, und steigern Sie die nach unten ziehenden Kräfte immer weiter, so stark, wie Sie können. Entspannen Sie sich anschließend und bleiben Sie für einige Minuten liegen.

Variante 3

Wenn Sie erreichen möchten, dass Ihre Wirbelsäule und die benachbarten Gelenke noch freier werden, dann trainieren Sie diese anspruchsvolle Variante, Dabei können Sie einzelne Ansteuerungen schrittweise hinzunehmen, bis der Ablauf vollständig gelingt.

Legen Sie sich auf den Rücken und stellen Sie die Beine auf. Ziehen Sie Ihr Kinn Richtung Kehlkopf, sodass die Halswirbelsäule möglichst nah zum Boden kommt. Halten Sie die Wirbelsäule am tiefsten Punkt und ziehen Sie den Bauch Richtung Boden, sodass Ihre Lendenwirbelsäule möglichst nah zum Boden kommt. Stoppen Sie in dem Moment, in dem Sie merken, dass Sie Ihre Lendenwirbelsäule nur dann wei-

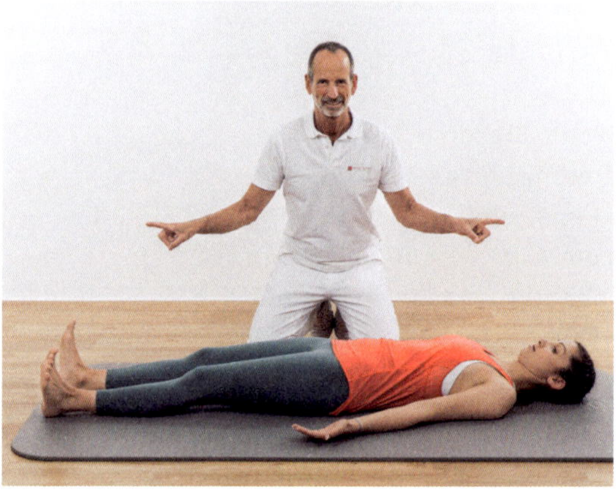
Variante 3 der Grundübung 3 (Teil II)

ter absenken können, wenn die Halswirbelsäule nach oben geht. Halten Sie die Hals- und die Lendenwirbelsäule am tiefsten Punkt und senken Sie Ihre Knie so weit zum Boden, wie Sie die anderen Positionen halten können. Senken Sie zusätzlich Ihre Schultern so weit wie möglich Richtung Boden. Nun strecken Sie zunächst den Hals aus dem Rumpf und ziehen dann die Beine aus der Hüfte heraus lang. Halten Sie diese Position für mindestens 2 Minuten. Vergewissern Sie sich immer wieder, ob alle angesprochenen Körperbereiche gleichbleibend tief gezogen bleiben, und steigern Sie die nach unten ziehenden Kräfte immer weiter, so stark, wie Sie können. Entspannen Sie sich anschließend und bleiben Sie für einige Minuten liegen.

4 – Gedrehte Wirbelsäule

Die Rotation der Wirbelsäule ist besonders wichtig, da sie vor allem kleine Muskelstränge an der Wirbelsäule erfasst, die im Alltag meist so gut wie nie genutzt werden. Diese kleinen Muskeln sind sehr wichtig für die Feinansteuerung und den Stoffwechsel direkt im Bereich der Wirbelkörper – also auch für die Gesundheit der Bandscheiben und den gesamten Rücken.

Machen Sie die Grundübung und alle Varianten zu beiden Seiten.

Grundübung: Rotation auf einem Stuhl sitzend

Schritt 1: Dehnen Setzen Sie sich auf einen Stuhl und haken Sie Ihre Füße in dessen Beine ein. Drehen Sie Ihren Körper zur Seite, führen Sie die Hand vor der Brust zur Stuhllehne und ziehen Sie den Körper in die Rotation. Mit der anderen Hand führen Sie Ihren Kopf in die gleiche Richtung und ziehen nun Körper und Kopf 30 Sekunden lang immer weiter in die Rotation.

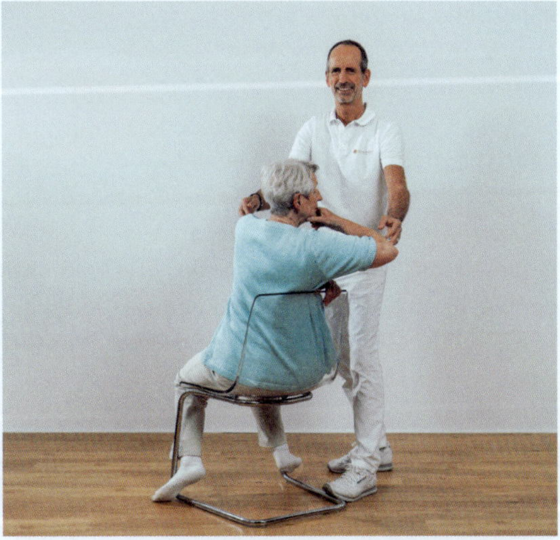

Grundübung 4 mit Rotation auf Stuhl

Schritt 2: Anspannen und intensivieren Spannen Sie Ihren Körper und Ihren Kopf 10 Sekunden lang mit möglichst viel Kraft gegen die haltenden Hände an, indem Sie Rumpf und Kopf zurückdrehen wollen. Dabei dürfen sich Rumpf und Kopf nicht bewegen. Stoppen Sie diese anspannende Kraft behutsam und ziehen Sie dann Körper und Kopf mit beiden Händen 20 Sekunden lang zunehmend weiter in die Rotation. Wiederholen Sie diesen Schritt noch zwei Mal.

Schritt 3: Verstärken Ziehen Sie zusätzlich zum Zug mit den Händen Ihren Rumpf und den Kopf mit eigener Kraft so weit wie möglich in die Rotation.

Variante 1: Rotation stehend

Wenn Sie auch den Bereich unterhalb des Beckens durch die Rotation trainieren möchten und Ihrem Beckenbereich noch zusätzliche Dehnungsreize bieten möchten, ist diese Ganzkörper-Variante gut geeignet. Sie können sie immer mal wieder als Erweiterung in Ihren Übungsplan einfließen lassen.

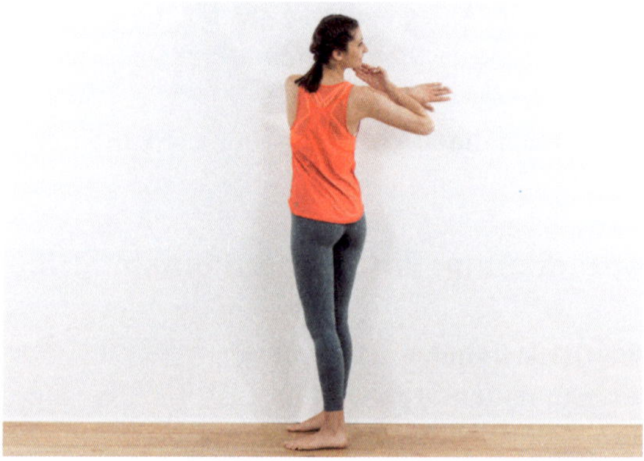

Variante 1 der Grundübung 4

Schritt 1: Dehnen Stellen Sie sich seitlich vor eine Wand. Die Füße stehen parallel und schulterbreit auseinander, die Knie sind gestreckt. Drehen Sie Ihren Körper zur Wand und ziehen Sie ihn mit der Hand, die von der Wand abgewandt ist, immer weiter in die Rotation. Dann ziehen Sie mit der anderen Hand Ihren Kopf in die gleiche Richtung. Ziehen Sie Körper und Kopf 30 Sekunden lang immer weiter in die Rotation.

Schritt 2: Anspannen und intensivieren Spannen Sie Ihren Körper und Ihren Kopf 10 Sekunden lang mit möglichst viel Kraft gegen die haltenden Hände an, indem Sie Rumpf und Kopf zurückdrehen wollen. Dabei dürfen sich Rumpf und Kopf nicht bewegen. Stoppen Sie diese anspannende Kraft behutsam und ziehen Sie dann Körper und Kopf mit beiden Händen 20 Sekunden lang zunehmend weiter in die Rotation. Wiederholen Sie diesen Schritt noch zwei Mal.

Schritt 3: Verstärken Ziehen Sie zusätzlich zum Zug mit den Händen Ihren Rumpf und den Kopf mit eigener Kraft so weit wie möglich in die Rotation.

Variante 2: Rotation in Hüfte und Rumpf nach vorn gebeugt

Dies ist eine Variante für Fortgeschrittene, die noch zusätzliche muskulärfasziale Strukturen aktiviert. Bitte machen Sie auch diese Variante zunehmend ergänzend zur Grundübung.

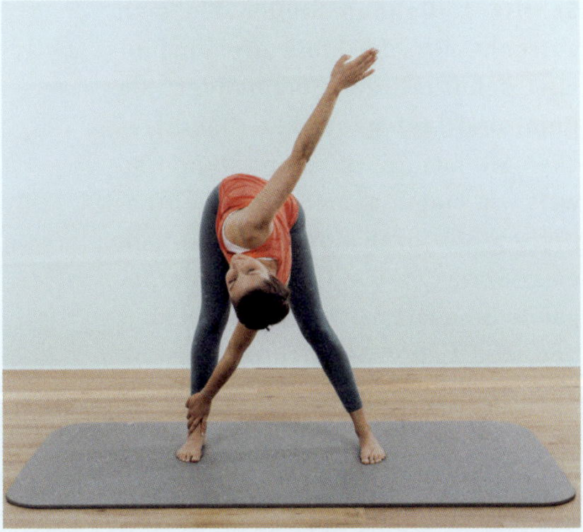

Variante 2 der Grundübung 4

Schritt 1: Dehnen Stellen Sie sich aufrecht hin, die Füße stehen parallel etwas mehr als hüftbreit auseinander, die Knie sind gestreckt. Beugen Sie sich in Hüfte und Rumpf so weit wie möglich nach vorne unten. Drehen Sie Ihren Körper aktiv nach einer Seite, bis Sie das gegenüberliegende Bein mit der Hand greifen können, und ziehen Sie sich zunehmend 30 Sekunden lang immer weiter in die Rotation. Ziehen Sie, wie auf dem Bild zu sehen, mit dem anderen Arm so nach hinten oben, dass die Rotation unterstützt wird. Wenn Sie auch im oberen Rücken oder dem Übergang zur Halswirbelsäule Schmerzen haben, können Sie mit dieser Hand zusätzlich Ihren Kopf in die Rotation ziehen.

Schritt 2: Anspannen und intensivieren Spannen Sie Ihren Körper – und eventuell Ihren Kopf – 10 Sekunden lang mit möglichst viel Kraft gegen die haltenden Hände an, indem Sie Rumpf und Kopf zurückdrehen wollen. Dabei dürfen sich weder Rumpf noch Kopf bewegen. Stoppen Sie diese anspannende Kraft behutsam und ziehen Sie dann Körper und eventuell Ihren Kopf 20 Sekunden lang zunehmend weiter in die Rotation. Wiederholen Sie diesen Schritt noch zwei Mal.

Schritt 3: Verstärken Ziehen Sie zusätzlich zum Zug mit den Händen Ihren Rumpf und den Kopf mit eigener Kraft so weit wie möglich in die Rotation.

Variante 3: Rotation nach hinten überstreckt

Auch diese Variante ist für Fortgeschrittene. Sie ist noch einmal anspruchsvoller als Variante 2 und erfasst noch mehr Strukturen im meist stark verkürzten vorderen Bereich des Körpers.

Schritt 1: Dehnen Stellen Sie sich aufrecht hin, die Füße stehen parallel schulterbreit auseinander, die Knie sind fast gestreckt. Überstrecken Sie sich in Hüfte und Rumpf so weit wie möglich nach hinten unten. Drehen Sie Ihren Körper aktiv nach einer Seite, bis Sie das gegenüberliegende Bein mit der Hand greifen können, und ziehen Sie sich zunehmend 30 Sekunden lang immer weiter in die Rotation. Verstärken Sie Ihre Rotation mit der anderen Hand, indem Sie den Arm nach oben über den Kopf zu der Seite ziehen, in die Sie sich drehen. Wenn Sie auch im oberen Rücken oder am Übergang zur Halswirbelsäule Schmerzen haben, können Sie mit dieser Hand auch zusätzlich Ihren Kopf in die Rotation drücken.

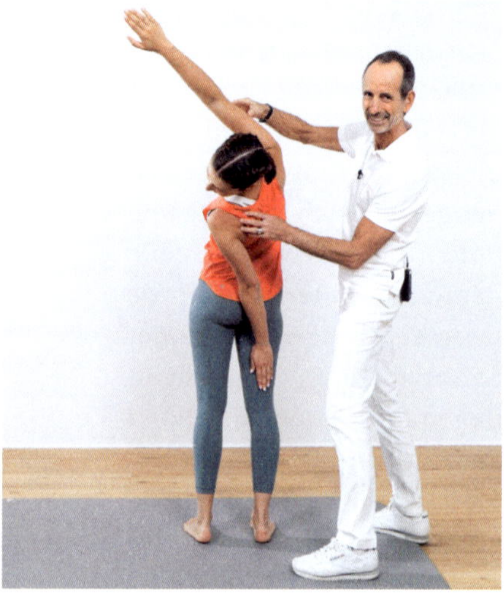

Variante 3 der Grundübung 4

Schritt 2: Anspannen und intensivieren Spannen Sie Ihren Körper – und eventuell Ihren Kopf – 10 Sekunden lang mit möglichst viel Kraft gegen die haltenden Hände an, indem Sie Rumpf und Kopf zurückdrehen wollen. Dabei dürfen sich weder Rumpf noch Kopf bewegen. Stoppen Sie diese anspannende Kraft behutsam und ziehen Sie dann Körper und eventuell

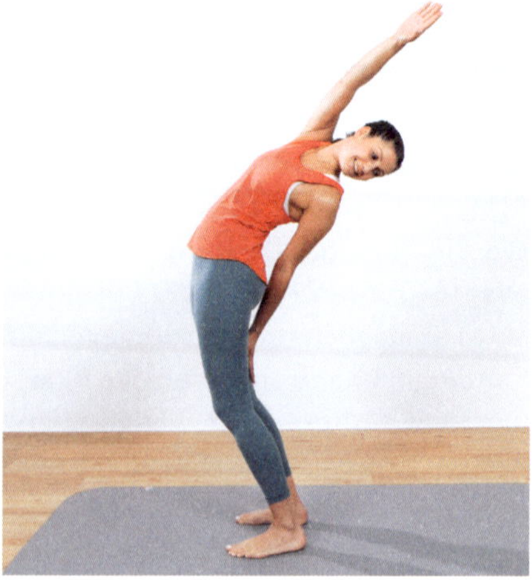

In Rotation

Ihren Kopf 20 Sekunden lang zunehmend weiter in die Rotation. Wiederholen Sie diesen Schritt noch zwei Mal.

Schritt 3: Verstärken Ziehen Sie zusätzlich zum Zug mit den Händen Ihren Rumpf und den Kopf mit eigener Kraft so weit wie möglich in die Rotation.

5 – Entspannung für Gesäß und Lende

Diese Übung kann eine wahre Wohltat sein, wenn Ihre Rückenschmerzen auch ins Gesäß oder noch tiefer strahlen. Sie befreit oft so zuverlässig, dass Sie anschließend das Gefühl haben können, Ihr Bein wäre viel leichter. Der Hintergrund ist, dass die meisten Menschen heute viel zu stark angespannte Hüftbeuger haben und die Gesäßmuskeln der Gegenspieler sind. Sie müssen dem Zug des Hüftbeugers nach vorn dauernd gegenhalten und sind deswegen bei vielen Menschen stark angespannt. Machen Sie die Grundübung und alle Varianten zu beiden Seiten.

Grundübung: Auf dem Stuhl sitzend im Hüftgelenk nach vorn beugen

Schritt 1: Dehnen Setzen Sie sich auf einen Stuhl und legen Sie ein Bein auf dem anderen Knie bzw. Oberschenkel ab. Gehen Sie vollständig ins Hohlkreuz, dann gehen Sie mit Ihrem gesamten Rumpf für 30 Sekunden zunehmend nach vorn, sodass sich nur der Winkel des Hüftgelenkes ändert. Wichtig: Bleiben Sie die ganze Zeit möglichst vollständig im Hohlkreuz.

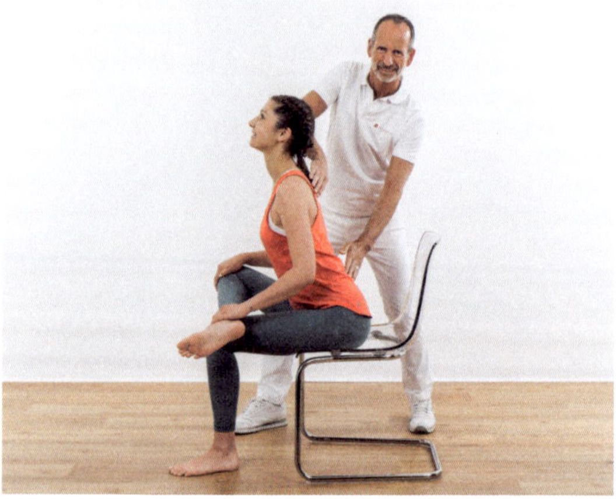

Grundübung 5

Schritt 2: Anspannen und intensivieren Drücken Sie Ihren Unterschenkel 10 Sekunden lang mit möglichst viel Kraft nach unten gegen das Knie bzw. den Oberschenkel. Dabei darf sich der Körper nicht bewegen und der Hüftwinkel nicht verändern. Stoppen Sie diese drückende Kraft und beugen Sie 20 Sekunden immer weiter Ihr Hüftgelenk, indem Sie weiter mit dem Rumpf nach vorn gehen. Auch jetzt bleiben Sie die ganze Zeit möglichst vollständig im Hohlkreuz. Wiederholen Sie diesen Schritt noch zwei Mal.

Schritt 3: Verstärken Ziehen Sie, während Sie mit dem Rumpf nach vorn gehen, den querliegenden Unterschenkel so kräftig wie möglich nach oben Richtung Brust. Setzen Sie dafür Ihre volle Hüftkraft ein, auch wenn sich das Bein kein bisschen bewegt.

Variante 1: Auf dem Stuhl sitzend das Knie mit den Händen vor die andere Brust ziehen

Diese Variante sollten Sie ausprobieren, wenn Sie in der Grundübung das Gefühl haben, nicht richtig an die Anspannung im Gesäß zu kommen.

Schritt 1: Dehnen Setzen Sie sich auf einen Stuhl, gehen Sie vollständig ins Hohlkreuz und ziehen Sie Ihr Knie für 30 Sekunden zunehmend nach oben vor die Brust der anderen Körperseite. Wichtig: Bleiben Sie die ganze Zeit möglichst vollständig im Hohlkreuz.

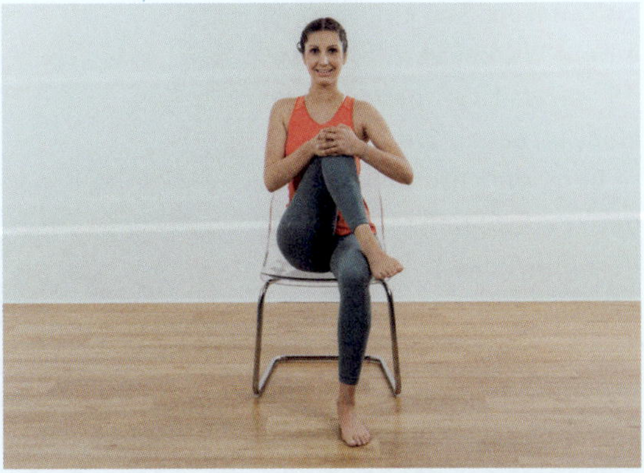

Variante 1 der Grundübung 5

Schritt 2: Anspannen und intensivieren Ziehen Sie Ihr Knie 10 Sekunden lang mit möglichst viel Kraft gegen die haltenden Hände diagonal nach unten. Dabei darf sich der Körper nicht bewegen und der Hüftwinkel nicht verändern. Stoppen Sie diese Kraft und ziehen Sie 20 Sekunden lang Ihr Knie immer weiter zur Brust. Auch jetzt bleiben Sie die ganze Zeit möglichst vollständig im Hohlkreuz. Wiederholen Sie diesen Schritt noch zwei Mal.

Schritt 3: Verstärken Ziehen Sie das Knie nicht nur mit den Händen zur Brust, sondern auch mit Ihrer eigenen Hüftkraft nach oben.

Variante 2: Auf dem Boden, ein Bein vorn um 90 °, 45 ° oder 135 ° gebeugt, das andere nach hinten gestreckt

Diese Variante ist die Königsübung, um gleichzeitig das Gesäß und den Hüftbeuger auf der anderen Seite zu dehnen. Je mehr Sie Ihren Rumpf nach vorn lehnen, desto intensiver wird die Gesäßdehnung beim vorderen Bein. Dies gilt für diese und die beiden folgenden Varianten, die sich nur durch den Grad des vorne abgewinkelten Beines unterscheiden.

Schritt 1: Dehnen Setzen Sie sich auf den Boden, positionieren Sie ein Bein in einem Winkel von 90 ° bzw. 45 ° bzw. 135 ° gebeugt vor sich, strecken Sie das andere Bein nach hinten und drehen es möglichst weit auf den Fußrücken. Drehen Sie das Becken und bewegen Sie den Rumpf so, dass Sie den Hüftstachel auf der Seite des nach hinten gestreckten Beines immer näher an die vor Ihnen abgelegte Ferse führen. Stützen Sie sich so ab, dass Sie 30 Sekunden lang diese Drehbewegung durchführen können.

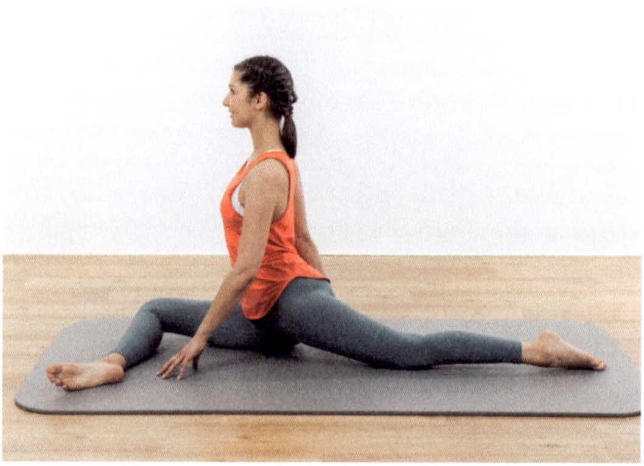

Variante 2 der Grundübung 5 mit 90°

Schritt 2: Anspannen und intensivieren Drücken Sie Ihren vorderen Fuß und Ihr hinteres Knie 10 Sekunden lang mit möglichst viel Kraft gegen den Boden. Dabei darf sich der Körper nicht bewegen. Stoppen Sie diese Kräfte und nähern Sie den Hüftstachel 20 Sekunden immer weiter der Ferse an. Wiederholen Sie diesen Schritt noch zwei Mal.

Schritt 3: Verstärken Ziehen Sie zusätzlich zum dehnungsverstärkenden Eindrehen der Hüfte aus eigener Hüftkraft das vordere Bein nach oben, auch wenn es sich dabei kein bisschen bewegt.

Die Ausführung mit 45 ° trainieren Sie, wenn Ihnen der 90 °-Winkel noch zu schwerfällt oder wenn Sie merken, dass Sie im 45 °-Winkel mehr Dehnung erzeugen können.

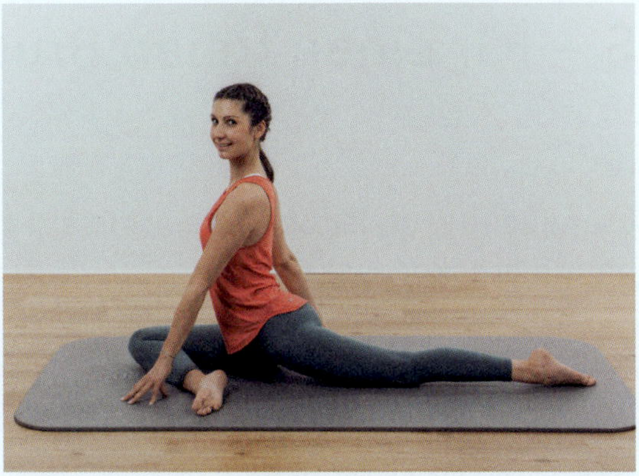

Variante 2 der Grundübung 5 mit 45°

Die Ausführung mit 135 ° trainieren Sie, wenn Ihre Rückenschmerzen nicht nur bis ins Gesäß, sondern auch noch am Außenbein entlang nach unten ziehen. Dieser Effekt kann bis zum Fuß gehen.

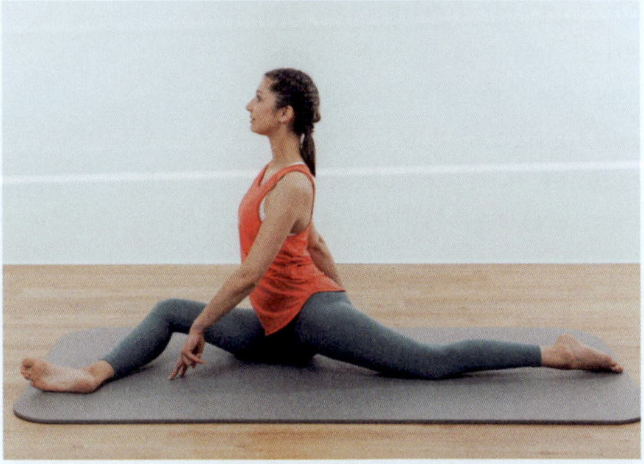

Variante 2 der Grundübung 5 mit 135°

6 – Für einen freien Brustkorb

Grundübung: In der Ecke die Arme auf 10 °, 30 ° und 45 ° nach hinten drücken lassen

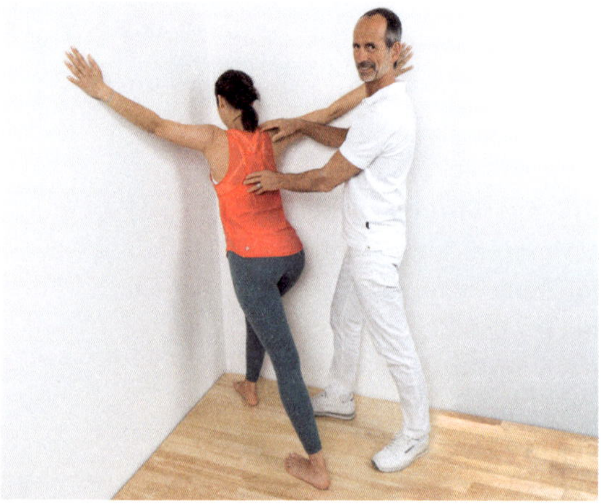
Grundübung 6

Dies ist eine unserer wichtigsten Übungen überhaupt. Dadurch, dass wir die Arme so gut wie immer vor dem Körper haben, verkürzen die Muskeln im Bereich der Brust meist stark. Dies zieht uns die Schultern vor und zusammen mit dem Bauchmuskel in den Rundrücken. Das, was der fehltrainierte Bauchmuskel und Hüftbeuger aus biomechanischer Sicht für die Lendenwirbelsäule bedeuten, das bedeutet der fehltrainierte Brustmuskel für die Brustwirbelsäule. Deswegen geht es bei dieser Übung um eine zunehmende Befreiung des Brustkorbes. Wenn Sie nach dieser Übung die Ecke verlassen, spüren Sie meist direkt, wie sich diese Befreiung anfühlt.

Schritt 1: Dehnen Stellen Sie sich vor eine Ecke und legen Sie die gestreckten Arme 10 ° bzw. 30 ° bzw. 45 ° über der Horizontalen gegen die Wände. Lehnen Sie sich mit dem Brustbein voran so in die Ecke, dass Ihre Hände von den Wänden 30 Sekunden lang zunehmend nach hinten gedrückt werden.

Schritt 2: Anspannen und intensivieren Drücken Sie beide Hände 10 Sekunden so kräftig wie möglich gegen die Wände. Der Körper darf sich dabei nicht bewegen. Stoppen Sie diese Anspannung und gehen Sie dann 20 Sekunden so weit wie möglich mit dem Brustbein weiter in die Ecke hinein. Wiederholen Sie diesen Schritt noch zwei Mal.

Schritt 3: Verstärken Ziehen Sie zusätzlich zum In-die-Ecke-Lehnen die Arme mit Schulterkraft so kräftig wie möglich nach hinten.

Die Ausführung mit 30 ° trainieren Sie, wenn Ihre Rückenschmerzen über die Brustwirbelsäule hinaus bis zum Nacken verlaufen.

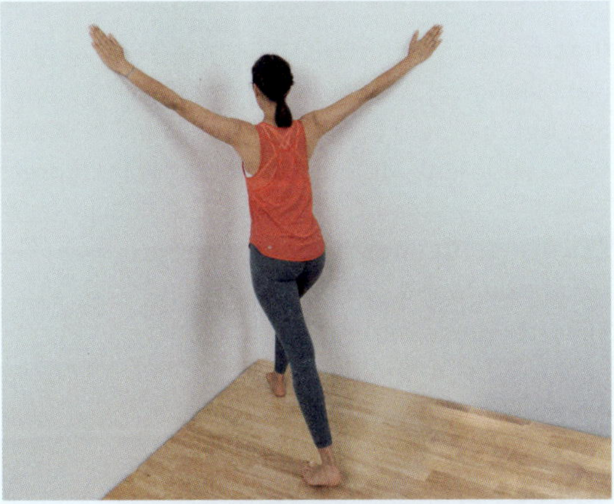

Grundübung 6 in Ausführung mit 30°

Die Ausführung mit 45 ° trainieren Sie, wenn Ihre Rückenschmerzen in der Brustwirbelsäule an Schmerzen im Nacken-Schulter-Bereich ankoppeln.

Machen Sie die Varianten zu beiden Seiten.

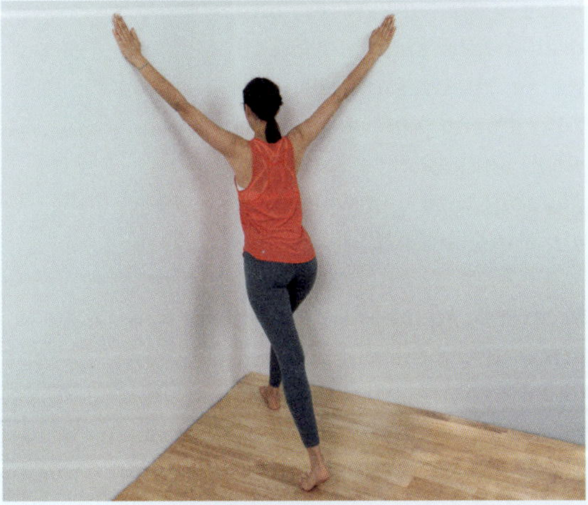

Grundübung 6 in Ausführung mit 45°

Variante 1: Einen Arm auf 10 °, 30 ° und 45 ° nach hinten drücken lassen

Diese Variante nutzen Sie als Abwechslung zur Grundübung, wenn Sie das Gefühl haben, isolierter direkt im Schultergelenk dehnen zu müssen, und wenn Sie im Bereich der Schultern einseitig verkürzt sind. Die Einsatzbereiche der verschiedenen Winkel entsprechen denen bei der Grundübung.

Schritt 1: Dehnen Stellen Sie sich so an die Wand, dass Ihre Schulter diese berührt, und heben Sie den Arm, bis er in einem Winkel von 10 ° bzw. 30 ° bzw. 45 ° über der Horizontalen an der Wand liegt. Drücken Sie mit der anderen Hand gegen die Wand und drehen Sie sich auf diese Weise 30 Sekunden lang zunehmend von der Wand weg, sodass Ihre Schulter gedehnt wird und weiterhin die Wand berührt.

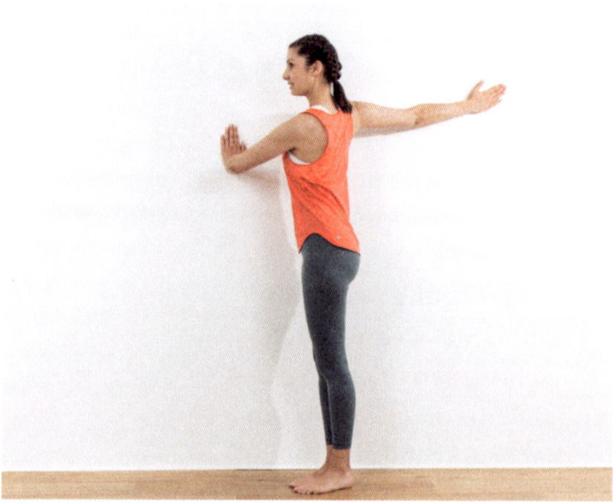

Variante 1 der Grundübung 6

Schritt 2: Anspannen und intensivieren Drücken Sie den an der Wand anliegenden Arm 10 Sekunden lang mit möglichst viel Kraft gegen dieselbe. Dabei darf sich die Schulter nicht von der Wand entfernen. Stoppen Sie diese Anspannung und drehen Sie sich dann 20 Sekunden lang so viel wie möglich weiter. Wiederholen Sie diesen Schritt noch zwei Mal.

Schritt 3: Verstärken Ziehen Sie zusätzlich zum Wegdrehen von der Wand den anliegenden Arm mit Schulterkraft so kräftig wie möglich von der Wand weg.

Die Ausführung mit 30° trainieren Sie, wenn Ihre Rückenschmerzen über die Brustwirbelsäule hinaus bis zum Nacken verlaufen.

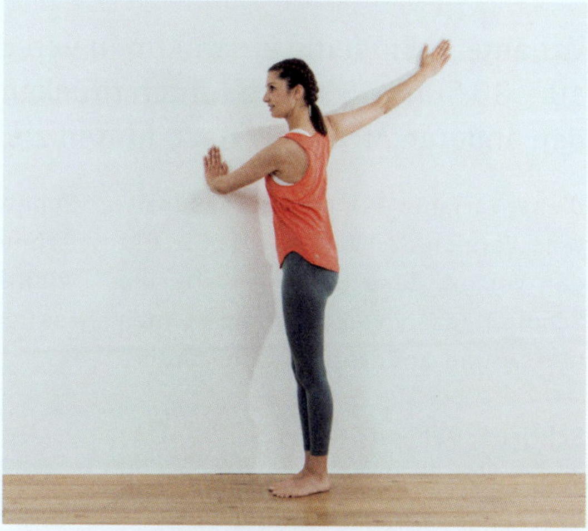

Grundübung 6 in Ausführung mit 30°

Die Ausführung mit 45° trainieren Sie, wenn Ihre Rückenschmerzen in der Brustwirbelsäule an Schmerzen im Nacken-Schulter-Bereich ankoppeln.

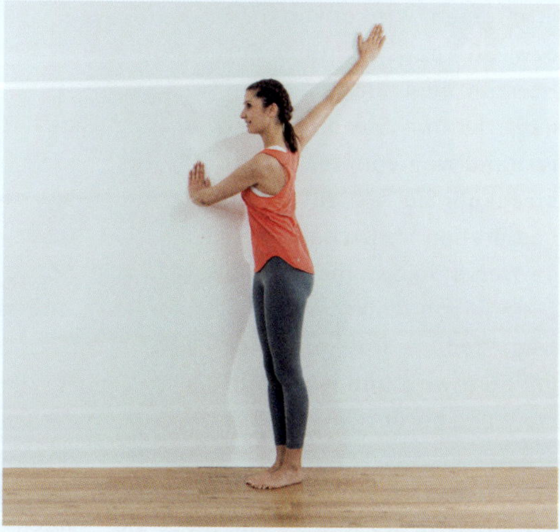

Grundübung 6 in Ausführung mit 45°

Variante 2: Einseitig einen Arm in verschiedenen Winkeln von 10 °, 30 ° und 45 ° nach hinten drücken lassen und gleichzeitig den anderen Arm aktiv nach hinten ziehen

Diese Variante ist die fortgeschrittene Version der Variante 1. Sie hat den Vorteil, dass Sie einerseits die Schulter passiv von der Wand dehnen lassen und andererseits die andere Schulter aktiv dehnen. Die passive Dehnung ist stärker, die aktive kann wichtige Ansteuerungsprogramme festigen.

Schritt 1: Dehnen Stellen Sie sich so an die Wand, dass Ihre Schulter diese berührt, und heben Sie den Arm, bis er in einem Winkel von 10 ° bzw. 30 ° bzw. 45 ° über der Horizontalen an der Wand liegt. Führen Sie die andere Hand weg von der Wand, strecken Sie sie zur Seite und drehen Sie sich auf diese Weise 30 Sekunden lang zunehmend von der Wand weg, sodass Ihre Schulter gedehnt wird und weiterhin die Wand berührt.

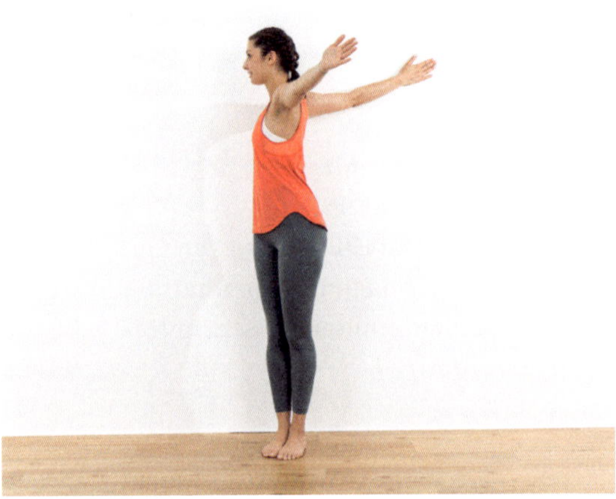

Variante 2 der Grundübung 6

Schritt 2: Anspannen und intensivieren Drücken Sie den an der Wand anliegenden Arm 10 Sekunden lang mit möglichst viel Kraft gegen dieselbe. Dabei darf sich die Schulter nicht von der Wand entfernen. Stoppen Sie diese Anspannung und drehen Sie sich dann 20 Sekunden lang so viel wie möglich weiter. Wiederholen Sie diesen Schritt noch zwei Mal.

Schritt 3: Verstärken Ziehen Sie zusätzlich zum Wegdrehen von der Wand den anliegenden Arm mit Schulterkraft so kräftig wie möglich von der Wand weg.

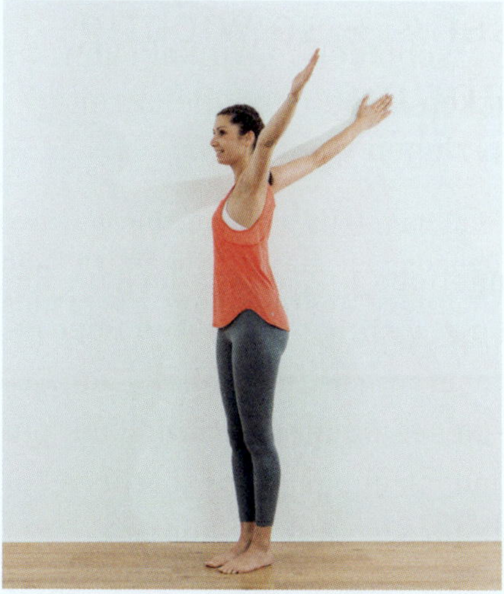

Grundübung 6 in Ausführung mit 30°

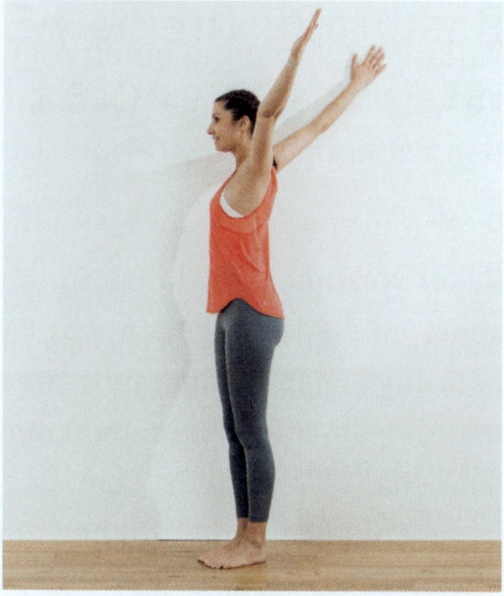

Grundübung 6 in Ausführung mit 45°

Die Ausführung mit 30 ° trainieren Sie, wenn Ihre Rückenschmerzen über die Brustwirbelsäule hinaus bis zum Nacken verlaufen.

Die Ausführung mit 45 ° trainieren Sie, wenn Ihre Rückenschmerzen in der Brustwirbelsäule an Schmerzen im Nacken-Schulter-Bereich ankoppeln.

Übungstipp

Greifen Sie beim Üben immer mal wieder auf Ihren exklusiven Online-Übungsbereich in unserer App unter *www.liebscher-bracht.com/dhr* zurück, um sich zu vergewissern, dass Sie die Übungen korrekt durchführen. So können Sie noch schnellere Fortschritte erzielen und immer mit einem guten Gefühl üben.

Das große Thema »Essen« – so wichtig ist eine geeignete Ernährung

Bevor wir Ihnen konkrete Ernährungstipps und einige leckere Rezepte an die Hand geben, hat Petra die wichtigsten Fakten über Ernährung zusammengestellt, die in unserem Zusammenhang von Bedeutung sind. Das kann im Rahmen dieses Buches natürlich nur ein sehr kleiner Ausschnitt sein. Er soll jedoch einige grundsätzliche Zusammenhänge verdeutlichen, die Sie für sich nutzen können.

Nach unserem Modell sind in den meisten Fällen zu hohe Spannungen der Muskeln und Faszien die Ursache der Schmerzen. Alles, was diese Spannung senkt, kann helfen, Rückenschmerzen entgegenzuwirken. Dazu zählt auch die Ernährung. Ihr direkter Einfluss auf Schmerzen ist wahrscheinlich geringer als die der Bewegung und unserer Übungen. Die ernährungsmedizinische Forschung ist dynamisch und liefert zum Teil widersprüchliche Ergebnisse. Und doch steht bereits fest: Das, was Sie essen, hat einen großen Einfluss auf Ihre körperliche und psychische Gesundheit insgesamt – mit allen Wechselwirkungen, die sich dadurch indirekt auf Ihr Wohlbefinden und schließlich Ihre Schmerzen ergeben.

Sie erhalten hier deshalb einen Überblick darüber, wie Sie Ihre Ernährung auf Grundlage unseres Modells bewusst einsetzen können, um die Spannung Ihrer Muskeln weiter zu reduzieren, Ihre Gewebe wieder basischer zu machen und Ihren Körper bei Reparaturen, also Entzündungen, bestmöglich zu unterstützen.

Natürlich berichten wir dabei auch von unseren persönlichen Erfahrungen, doch wir möchten Sie keinesfalls zum Vegetarismus oder zum Veganismus »bekehren«. Wir beide sind überzeugte »95-Prozent-Veganer«, wir haben uns aufgrund unserer Erfahrung bewusst dafür entschieden.

Petra befasst sich seit über 40 Jahren mit Ernährungsmedizin. Sie hat die Auswirkungen von unterschiedlichsten Ernährungsformen an ihren Patienten gesehen und untersucht. Petras Wissen und alle diese Erfahrungen haben uns das gelehrt, was wir heute umsetzen. Und diese Vorschläge geben wir an Sie weiter. Lesen Sie, bekommen Sie ein Gefühl, testen Sie diese Vorschläge – oder auch andere, die Ihnen geeignet erscheinen. Auf diese Weise finden Sie im Laufe der Zeit heraus, welche Ernährung für Sie am besten geeignet ist.

Welchen Einfluss hat die Ernährung auf Rückenschmerzen?

Auch wenn weitere Forschung in diesem Bereich notwendig ist – ja, in vielen Fällen können Sie Ihre Rückenschmerzen mit dem, was Sie essen, ein Stück weit beeinflussen. Die Ernährungsmedizin weiß, dass bestimmte Nahrungsmittel positive Wirkungen auf die Gesundheit haben, andere hingegen negative. Indirekt können sich dadurch schmerzverstärkende oder schmerzlindernde Effekte ergeben.

Alles, was dem Körper nicht guttut, versetzt ihn in Stress. Dieser erhöht die Muskelspannung, was wiederum Schmerzen begünstigt.

Bei ihren Patienten beobachtete Petra, dass deren Schmerzen bei Ernährungsumstellungen manchmal abnahmen, manchmal nicht. Als wir unsere Schmerztherapie entwickelten, erkannten wir, was dahinterstecken kann: Alles, was dem Körper nicht guttut, versetzt ihn in Stress. Dieser erhöht den Muskeltonus, die Muskelspannung. Ist diese aufgrund eines nicht optimalen Bewegungsmusters bereits erhöht, kann eine ungünstige Ernährungsweise bereits vorhandene Schmerzen verstärken – auch Ihre Rückenschmerzen.

Optimieren Sie Ihre Ernährung, sinkt die Grundspannung der Muskeln, der Körper entspannt sich, und Sie können Ihre Schmerzlinderung unterstützen. Damit ist zwar nicht die häufige Grundursache der zu hohen Spannungen – die zu wenig genutzten Bewegungswinkel unserer Gelenke – beseitigt, aber sie wirkt mutmaßlich weniger schmerzerzeugend.

Tierische Eiweiße sind zu meiden

2015 hat die WHO rotes Fleisch, also Rind, Schwein und Schaf, sowie verarbeitetes Fleisch, also Wurstwaren und zum Beispiel gepökeltes oder geräuchertes Fleisch, als krebserzeugend deklariert.[242]

Mehrere Inhaltsstoffe in Fleisch und Wurstprodukten sind entzündungsfördernd.

Seither ist der Verbraucher zumindest gewarnt und kann selbst entscheiden, ob er den Verbrauch reduziert oder gar ganz einschränkt. Aber auch bei weißem Fleisch, wie Huhn oder Pute, können nach unserer Ansicht gleich mehrere Inhaltsstoffe zu einer erhöhten Anspannung der Muskulatur im Körper beitragen. Die Arachidonsäure, eine Fettsäure, die nur in tierischen Nahrungsmitteln vorhanden ist, triggert die körpereigene Bildung von entzündungsfördernden Botenstoffen, weil sie in den Geweben des Körpers Reparaturbedürfnisse auslöst.[243] Hinzu kommt eine latente Übersäuerung, die durch den hohen Anteil bestimmter Aminosäuren im Fleisch entsteht. In der Folge ist die Wasserbindungsfähigkeit im Bindegewebe reduziert, was wohl eine schlechtere Versorgung der Zellen und Entsorgung der Abfallstoffe nach sich zieht. Und schließlich enthält Fleisch insgesamt wesentlich mehr Entzündungen auslösende Omega-6-Fettsäuren als pflanzliche Lebensmittel, was wiederum zu einer Erhöhung des Muskeltonus und damit indirekt zu Schmerzen beitragen kann.

Unser Tipp lautet daher: Reduzieren Sie tierische Eiweiße, das heißt vor allem rotes Fleisch und Geflügel, im Sinne Ihrer allgemeinen Gesundheit idealerweise auch Eier sowie alle Produkte aus Milch, wie Quark, Käse und Joghurt.[244] Milch ist einzig und allein für die Wachstumszeit der Säuglinge gedacht. Hier erfüllt sie genau die Aufgaben, die die Evolution dieser Nahrung zugedacht hat. Dieses komplexe Lebensmittel aktiviert und deaktiviert 12 000 unserer insgesamt 25 000 Gene. Sie ist für die exakte Bildung von Wachstumshormonen zusammengesetzt und bildet zu einem großen Teil die Grundlage dafür, dass in den ersten drei Lebensjahren das gesamte Immunsystem perfekt aufgebaut wird. Es findet also eine gewaltige Beeinflussung unserer Körperabläufe statt – optimiert für Säuglinge. Können Sie sich vorstellen, wie der Körper eines Erwachsenen auf diese vielfältige Aktivierung des Wachstums reagiert? Immer mehr Forschungsergebnisse bringen das Wachstum von Krebszellen mit Milch in Verbindung.[245]

Bei Rückenschmerzen und anderen Schmerzen sollten Sie also den Konsum von tierischen Nahrungsmitteln einschließlich der Tiermilch und ihrer Produkte einschränken oder zeitweise ganz darauf verzichten. Doch wie sieht es mit Fisch aus, der wegen seines hohen Gehalts an Omega-3-Fettsäuren immer wieder empfohlen wird? Unserer Einschätzung nach und mit Blick auf die Forschung ist auch hier Vorsicht geboten, gerade bei übermäßigem Konsum. Meeresfisch ist oft mit Schwermetallen belastet.[246] Bei den Aquakulturen finden sich zwar keine giftigen Schwermetalle, dafür aber verschiedenste Arzneimittel wie Antibiotika, Hormone und entzündungshemmende Substanzen, mit denen die Tiere in der Massenfischzucht behandelt werden. Wenn Sie nicht auf Fisch verzichten möchten, empfehlen wir Ihnen Hering und Matjes, da sie reich an der entzündungshemmenden Eicosapentaensäure (EPA) sind. Natürlich gilt hier wie so oft: Die Dosis macht das Gift und entscheidet, ob die negativen Effekte schwerer wiegen als die gesundheitsfördernden Aspekte.

Milch ist perfekt für Säuglinge. Die Wirkung bei Erwachsenen ist umstritten.

Was ist mit Fisch?

Bevorzugen Sie pflanzliche Produkte

Die meisten pflanzlichen Lebensmittel sind gut für unseren Körper. Sie liefern genau die Inhaltsstoffe, die für einen reibungslosen Stoffwechsel sorgen können. Darüber hinaus enthalten sie Substanzen, die beispielsweise Entzündungen zum Abheilen bringen und so diese Prozesse auf natürliche Weise beenden und Stoffwechselstörungen verbessern.

Frische und pflanzliche Lebensmittel sollten deshalb den Löwenanteil Ihres Speiseplans ausmachen. Jeder Schritt in diese Richtung kann helfen, sich besser zu fühlen. Dadurch machen Sie es Ihrem Körper in der Regel leichter, Reparaturarbeiten schneller und in besserer Qualität ablaufen zu lassen. Aber wie gesagt: Alles in Ihrem Tempo! Wir wollen Ihnen keinesfalls Ihr Fleisch und Ihren Käse wegnehmen, sondern wir möchten Ihnen die Informationen geben, die Sie brauchen, damit Sie selbst entscheiden können, welchen Weg Sie gehen möchten. Wenn Sie auf tierische Produkte nicht verzichten möchten, dann fahren Sie sie doch einfach schrittweise herunter. Und wer weiß: Wenn Sie spüren, dass es

Ihnen mit weniger tierischen Produkten besser geht, empfinden Sie es nicht mehr als Verzicht, sondern als Gewinn.

Die Lebensmittel, die wir Ihnen unten vorstellen, wirken in besonderem Maße antientzündlich. Darüber hinaus stellen sie viele wertvolle Bau- und Hilfsstoffe für eine gute Versorgung Ihrer Muskeln, Faszien und Bandscheiben zur Verfügung. Kombinieren Sie diese speziell antientzündlichen Lebensmittel mit weiteren vollwertigen pflanzlichen Lebensmitteln, die Ihre Basisernährung darstellen: Vollkornreis oder Pseudogetreide wie Hirse, Buchweizen, Amarant und Quinoa. Als weitere pflanzliche Eiweißquellen empfehlen wir Ihnen Hülsenfrüchte. Diese sind umso wichtiger, je geringer der Anteil an tierischen Produkten in Ihrer Ernährung ist. Verstehen Sie die Auflistung bitte als Anregungen für Ihren Speiseplan. Probieren Sie, was Sie mögen, und freuen Sie sich auf neue, gesunde Geschmackserlebnisse.

Noch ein Tipp: Beziehen Sie die Lebensmittel so weit wie möglich aus kontrolliert biologischem Anbau. Je weniger gekocht, eingefroren, industriell verarbeitet usw. die Lebensmittel sind, desto besser. Ausnahmen bestätigen hierbei die Regel. Zum Beispiel enthalten gekochte Tomaten mehr verfügbares Lycopin, ein hocheffizientes Antioxidans, das freie Radikale vernichten kann, die als einer der Hauptauslöser für Entzündungen gelten. Greifen Sie trotzdem auch auf frische Tomaten zurück, weil sie mehr von den Vitaminen enthalten, die durch den Kochprozess verloren gehen, wie das bei den meisten B-Vitaminen sowie beim Vitamin C der Fall ist.

Meistens gilt: Je frischer, desto besser.

Entzündungen können abklingen

Wie oben beschrieben, gehen wir davon aus, dass tierische Lebensmittel übersäuernd und entzündungsfördernd wirken können. Mit Entzündungen haben wir uns bereits im Abschnitt ab Seite 120 befasst. Sie werden häufig für Schmerzen verantwortlich gemacht und deswegen als deren Ursache bekämpft. Für uns greift das zu kurz, wie wir dargelegt haben. Eine Entzündung »entzündet« einen Heilungsprozess, sie möchte immer reparieren. Bei den meisten »körperinneren« Entzündungen kommt es deshalb darauf an, diesen Prozess zu unterstützen.

Ungeeignete Nahrung, der Überfluss an unerwünschten Stoffen oder die Unterversorgung mit Nährstoffen lösen Reparaturvorgänge in unterschiedlichen Körpergeweben aus. Diese Bereiche »entzünden« sich, um alle Materialien bereitzustellen, alle Maßnahmen zu ergreifen, um diese Notsituation zu lösen. Aber weil der betreffende Mensch nichts an seiner Lebensweise ändert, werden die Gewebe weiterhin belastet, sodass die Reparaturvorgänge nicht abgeschlossen werden können. Dadurch kann die Entzündung »entgleisen«, sie kann chronisch werden. Medikamente kommen zum Einsatz, um die Entzündung einzudämmen. Bekanntestes Beispiel ist hier das Kortison (mehr dazu in Kapitel 5).

Die moderne Lebensweise fördert Entzündungen

Die Auswirkungen von lange anhaltenden entzündlichen Zuständen im Körper sind immer besser erforscht. Sie gehen weit über die »Reparaturentzündungen« des Knorpels, der Sehnen und anderer Strukturen unseres Bewegungsapparates hinaus.

Entzündungen nur mit Medikamenten zu bekämpfen, ist oft nicht zielführend.

Wenn wir uns ungünstig ernähren, wenn wir zu wenig Nährstoffe, Vitamine, Mineralien, Spurenelemente oder sekundäre Pflanzenstoffe zuführen, wenn wir zu viele tierische Eiweiße, raffinierten Zucker, industriell verarbeitete Nahrung essen, wenn wir in dauernder Überforderung und mit Ängsten leben, wenn es uns »schlecht geht« und wir weiteren negativen Einflüssen unseres Umfelds ausgesetzt sind – dann muss der Körper reparieren, ausgleichen und neutralisieren. Dadurch entstehen überall »Reparaturbemühungen« in Form von Entzündungen.

Auf Dauer machen sie uns krank. Chronische Entzündungen ebnen fast sämtlichen modernen Erkrankungen den Weg oder scheinen zumindest daran beteiligt zu sein: Herz-Kreislauf-Krankheiten[247], Diabetes[248], Autoimmunerkrankungen[249], Krebs[250] sowie Altersdemenz[251].

Beendet werden Entzündungsprozesse auf natürliche Weise, wenn sie ihre Funktion erfüllt haben. Das heißt, wenn die Stoffwechselentgleisung beseitigt ist oder die Struktur repariert ist. Je gesünder wir leben, desto besser unterstützen wir dies. Immer dann, wenn wir diese Form der Entzündungen biochemisch oder biophysikalisch »mit Gewalt« beenden, stören wir den vom Körper initiierten Heilungs- oder Regenerationsprozess.

Was hat ein dicker Bauch mit Entzündungen zu tun?

Bauchfett ist tückischer als Fettpolster an Hüften und Oberschenkeln.

Haben Sie sich schon einmal gefragt, weshalb das Bauchfett, also ein stark vorgewölbter Bauch, heute so verbreitet ist? Früher war eher das sogenannte Hüftgold ein Thema. Doch inzwischen gehören dicke Bäuche zum normalen Bild auf den Straßen. Die Gründe dafür liegen in unserer Lebensweise und damit auf der Hand: eine hochkalorische, tierproteinreiche Ernährung, zu wenig und unausgeglichene Bewegung und zu viel Stress. Diese Lebensweise begründet das Verlangen unseres Körpers, ausreichende Stoffe für die Entzündungsreaktionen zu horten, um sie dann im Notfall zur Verfügung stellen zu können. Nämlich dann, wenn unsere Lebensweise aus dem Ruder läuft.

Das Risiko von Bauchfett

Ein dicker Bauch ist für viele nicht nur aus ästhetischen Gründen ein Problem. Er kann auch zu Rückenschmerzen beitragen, direkt und indirekt. Mehr noch: Zu viel Bauchfett kann ein Hinweis darauf sein, dass Sie bereits krank sind. Das Heimtückische daran ist, dass der »dicke« Bauch zunächst verborgen bleibt. Das Bauchfett legt sich nämlich erst unsichtbar um die Organe im Bauchraum, bevor es als dicker Bauch zu sehen ist.

Wenn Sie möchten, holen Sie sich ein Maßband und messen Sie Ihren Bauchumfang. Bereits ab 80 Zentimetern haben Frauen ein erhöhtes Risiko für Herz-Kreislauf-Erkrankungen und Alterszucker. Bei Männern liegt die kritische Grenze bei 94 Zentimetern.[252] Kritisch deshalb, weil der dicke Bauch anzeigen kann, dass in Ihrem Körper zu viele Entzündungen aktiv sind. Bauchfett stellt nämlich Entzündungsfaktoren, sprich Reparaturstoffe, her, ist also ein Gradmesser für die Häufigkeit der Reparaturvorgänge im Körper. Bauchfett produziert unaufhörlich Reparatur- und Botenstoffe, die die Entzündungen beenden sollen. Vor allem im viszeralen (»schlechten«) Bauchfett werden Substanzen gebildet, die verschiedene Prozesse im Stoffwechsel beeinflussen können.

Beteiligt sind unter anderem Botenstoffe, die neben chronischen Entzündungen auch die Insulinresistenz begünstigen sollen.[253]

Diese Ernährung lässt das Bauchfett schmelzen und kann vor Entzündungen schützen

Doch wie können Sie Ihr Bauchfett reduzieren? Neben Bewegung kann die Lösung für Sie in hochwertiger pflanzlicher Nahrung liegen. Wenn Sie auf Fleisch, Fisch, Käse und Eier nicht ganz verzichten möchten, dann schränken Sie diese Nahrungsmittel probeweise etwas ein und füllen Ihren Teller zum Ausgleich mit einer entsprechend großen Menge an Salat, Gemüse und Kräutern. Einfach mit allem, was an Essbarem in der Natur wächst. Damit schaffen Sie eine Balance zwischen sauer und basisch verstoffwechselten Nahrungsmitteln: Alle Nahrungsmittel tierischen Ursprungs wirken sauer auf den Körper, wogegen die meisten Nahrungsmittel pflanzlichen Ursprungs basisch wirken. Ausnahme sind Hülsenfrüchte, die aber deutlich weniger übersäuern als tierische Produkte. Je höher der Pflanzenanteil Ihrer täglichen Nahrung ist, desto leichter kann es Ihnen fallen, übermäßiges Bauchfett abzubauen.

Schauen wir uns etwas näher an, welche pflanzlichen Lebensmittel Sie dabei unterstützen können, ein gesundes Körpergewicht zu erreichen und indirekt auch Ihren Rückenschmerzen entgegenzuwirken.

Beeren sind wertvoll

Sie zählen zu Recht zu den Superfoods: Blaubeeren, Himbeeren, Erdbeeren, Brombeeren, Johannisbeeren, Aronia-Beeren, Cranberrys und Acaibeeren. Sie alle enthalten einzigartige Stoffe für unsere Gesundheit. Wir halten sie für das gesündeste Obst, sie schmecken himmlisch und enthalten wenig Zucker.

Die wichtigsten Wirksubstanzen sind die sekundären Pflanzenstoffe. Ihnen wird eine enorme antioxidative und entzündungshemmende Kraft zugesprochen.[254] Damit können sie ein funktionierendes Immunsystem unterstützen und dazu beitragen, Leber und Gehirn zu schützen. Nicht von ungefähr spricht die Ernährungsmedizin davon, dass Krebszellen keine Beeren mögen.[255] Insbesondere Himbeeren und Erdbeeren enthalten große Mengen an Ellagsäure, Heidelbeeren, Brombeeren und Acaibeeren an Anthocyanidine. Diese sekundären Pflanzenstoffe schaffen es, freie Radikale – das sind Sauerstoffverbindungen, die an der Schädigung oder Zerstörung von Zellen beteiligt sein können – unter Kontrolle zu halten.

Je intensiver die Farben von Obst und Gemüse, desto höher sind ihre positiven Wirkungen auf Ihre Gesundheit.

Der hohe Gehalt an Vitaminen, Mineralien und gesunden antientzündlichen Fettsäuren bringt unseren gesamten Stoffwechsel ins Gleichgewicht. Die Kombination all dieser Wirkstoffe und die daraus entstehenden Synergien erklären die einzigartigen Eigenschaften der Beeren als wahres Gesundheitselixier. Es werden sogar Beerendiäten bei fiebrigen Krankheiten, Gelenkbeschwerden sowie Blasen- und Nierenkrankheiten eingesetzt.

Je dunkler die Beeren, desto mehr dieser wundervollen Stoffe stecken in ihnen. Also kaufen Sie dunkelrote Erdbeeren, kräftig leuchtende Himbeeren, schwarze Brombeeren, dunkelblaue Heidelbeeren und schwarze Johannisbeeren. Dies gilt übrigens für alle Obst- und Gemüsesorten: Je intensiver die Farben, desto wirksamer sind ihre krebshemmenden Eigenschaften und generell die positiven Einflüsse auf Alterungs- und Krankheitsprozesse.

Weitere Früchte

Obst im Allgemeinen ist ein wichtiger Lieferant von vielen Vitalstoffen, die unser Körper für einen optimalen Stoffwechsel benötigt. Ohne ausreichend Vitamine, Mineralstoffe und Spurenelemente ist der Körper in einer Stresssituation. Dies versetzt – wie Sie bereits wissen – Ihre Muskeln in erhöhte Anspannung und kann Ihre Schmerzen verstärken. In Ananas, Mangos und Papayas sind zusätzlich Enzyme enthalten, die den heilenden Entzündungsprozess unterstützen, sodass dieser beendet werden kann. Mögen Sie eher heimische Obstsorten, dann achten Sie darauf, dass Sie sich für alte Sorten entscheiden. Diese werden in der Regel wesentlich besser vertragen, enthalten weniger Zucker und oft auch mehr Vitalstoffe als die neuen gezüchteten Sorten.

Schwefelhaltige Gemüsesorten – für eine gute Knorpelversorgung

Für eine gute Versorgung der Knorpelanteile in der Bandscheibe benötigen wir das Mineral Schwefel. Die Bandscheiben brauchen es für ihren Stoffwechsel, es ist aber auch Bestandteil der Bänder, die für die elastische Stabilität der Wirbelsäule eine große Rolle spielen. Darüber hinaus hilft Schwefel bei der Entgiftung, wirkt ausgleichend auf unseren Körper und senkt dadurch wieder dessen Spannung und die Schmerzen. Es ist ganz einfach, die Ernährung diesbezüglich optimal zu gestalten, denn es gibt jede Menge Gemüsesorten mit einem hohen Schwefelanteil. Hierzu gehören alle Kohlsorten wie Brokkoli, Grünkohl, Rotkohl, Weißkohl und andere mehr, die im Praxisteil übersichtlich aufgeführt sind. Ebenso enthalten Lauchgewächse wie Lauch, Zwiebeln und Knoblauch, Kresse, Meerrettich und Senf viel Schwefel.

Das Mineral Schwefel – wichtig für Ihren Körper

Vielleicht haben Sie auch schon von der Substanz MSM gehört. Hinter diesem Begriff verbirgt sich Methylsulfonylmethan, eine organische Schwefelverbindung, die in verschiedenen Produkten zu finden ist, so auch in unserem Premium Nahrungsergänzungsmittel »Arthro Forte+«. Die Einnahme von Nahrungsergänzungen ersetzt jedoch nicht die gesunde Ernährung. Denn, wie das Wort schon sagt, diese Mittel ergänzen die Nahrung und nicht umgekehrt. Doch wenn Sie auf eine gesunde Ernährung achten und diese bei Bedarf mit einem hochwertigen Vitalstoffpräparat ergänzen, dann unterstützen Sie Ihren Körper für den Heilungsvorgang in optimaler Weise.

Auch Kräuter können helfen

Kräuter sind in der Naturheilkunde gerade zur Schmerzlinderung seit jeher unentbehrlich. Egal, ob es sich um Lippenblütler handelt, wie Zitronenmelisse, Rosmarin, Minze oder Basilikum, oder um Doldenblütler, wie Anis, Fenchel, Dill, Sellerie und viele andere. Es sind insbesondere die sekundären Pflanzenstoffe in den Kräutern, denen wir ihre positiven Wirkungen auf unsere Gesundheit zu verdanken haben. Dabei handelt es sich um Farb-, Duft- und Aromastoffe, die Pflanzen zum Beispiel zur Abwehr von Schädlingen dienen.

Schon die alten Heilkundigen, allen voran Hildegard von Bingen, wussten, dass gegen fast jede Krankheit ein Kraut gewachsen ist, und das ganz ohne Nebenwirkungen. Dieses Wissen wird inzwischen teilweise wiederentdeckt – natürliche Schmerzstiller liegen, ob als Ergänzung oder Alternative zu gängigen Schmerzmitteln, weiter voll im Trend.

Entzündungshemmende Eigenschaften werden vielen Kräutern zugesprochen: Rosmarin, Salbei, Basilikum, Petersilie, Oregano, Schnittlauch, Thymian, Liebstöckel, Koriander oder Dill.

Insbesondere Wildkräuter haben zahlreiche positive Wirkungen.

Besonderes Augenmerk sollten wir den Wildkräutern schenken. Sie haben einen sehr hohen Gehalt an Chlorophyll, die wahrscheinlich am meisten gesundheitsfördernde Nahrungskomponente in allen Grünpflanzen, die möglicherweise sogar das Risiko für Darmkrebs senken kann.[256] Darüber hinaus enthalten Wildkräuter alle lebenswichtigen Nährstoffe, alle Fettsäuren in ausreichender Menge sowie deutlich mehr Bitterstoffe, Gerbstoffe und Pflanzenhormone als die gewöhnlichen Kulturkräuter. Die ganze Power der Wildkräuter steckt zum Beispiel in einem grünen Smoothie. Auf Seite 320 finden Sie unsere Rezeptidee für einen Wildkräutersmoothie.

Wildkräuter wachsen ohne jegliche Hilfe, stehen kostenfrei zur Verfügung und sind teilweise das ganze Jahr verfügbar. Im Kühlschrank halten sie sich gewaschen bis zu fünf Tage. Viele wachsen in Gärten und werden als Unkraut angesehen, doch im Salat oder grünen Smoothie werden sie zur Köstlichkeit. Die drei häufigsten Wildkräuter, die auch als Heilpflanzen bezeichnet werden, sind Giersch, Brennnessel und Spitzwegerich. Wir stellen Sie Ihnen im Folgenden etwas genauer vor, um Ihnen Lust auf diese Schätze der Natur zu machen.

Wichtige Kräuter

Giersch finden Sie in fast allen Gärten in schattiger Lage. Er wird von März bis November geerntet, getrocknet hält er ein Jahr. Die komplette Pflanze ist essbar; besonders schmackhaft sind die jungen Blätter mit Blüten und Stängel. Sein Geschmack erinnert an Petersilie. Er schmeckt herrlich in Salaten; gemischt mit Bärlauch, Olivenöl und Meersalz entsteht ein delikates verdauungsanregendes Pesto zu Pasta, Pellkartoffeln oder Spargel. Der aus ihm zubereitete Tee und die Umschläge mit frisch zerquetschtem

Kraut können durch ihre entzündungshemmende, harnsäurelösende Wirkung bei Gicht und sonstigen Schmerzen helfen.

Die **Brennnessel** wird von vielen gefürchtet, doch alles von ihr ist essbar. Stängel, Blüten, Blätter und Samen eignen sich hervorragend für grüne Smoothies. Ernten Sie mit Handschuhen und schneiden Sie etwa 10 Zentimeter von den Spitzen ab. Getrocknete Brennnessel dient im Winter als wohlschmeckendes Gewürz auf Salaten und Gemüse. Sie enthält weitaus mehr Eiweiß, Vitamin C und Kalzium als Kopfsalat. Ihre Heilwirkungen erstrecken sich auf den gesamten Körper. Sie wirkt als Tee oder Gemüse entspannend und kann Schmerzen lindern.

Spitzwegerich ist eine der ältesten Heilpflanzen, die es ganzjährig gibt. Sie finden ihn auf lehmigen Wiesen und Äckern. Sie können die gesamte Pflanze verwenden, besonders gut schmecken die jungen zarten Blätter und Knospen mit ihrem champignonartigen Geschmack. Spitzwegerich wirkt blutreinigend, schmerzlindernd und heilt Entzündungen. Auflagen aus seinen frischen Blättern helfen bei Schmerzen, Verletzungen, Wunden und Entzündungen. Tee und Saft wirken insgesamt entspannend. Aus Wegerich wird Flohsamen gewonnen, ein Bestandteil von Petras glutenfreiem Lieblingsbrot. Das Rezept finden Sie auf Seite 320 f. Der hohe Anteil an entzündungshemmenden Omega-3-Fettsäuren kann im Körper positiv auf die Schmerzreduzierung wirken.[257]

Ballaststoffreiche Ernährung – warum?

Ballaststoffe – alles andere als Ballast

Der Begriff Ballaststoffe klingt zwar beschwerend und überflüssig, aber hier geht es um faserhaltige – ballaststoffreiche – Lebensmittel, wie sie nur im Pflanzenreich zu finden sind und die letztlich für Erleichterung sorgen. Die positiven Eigenschaften der Ballaststoffe sind mittlerweile gut erforscht, und so liegt auch Petras Fokus als Ernährungsmedizinerin auf diesen wertvollen Nahrungsbestandteilen. Sie sind für ein schnelleres Sättigungsgefühl verantwortlich, verbessern die Verdauungstätigkeit durch ein höheres Stuhlvolumen und stellen eine hervorragende Nahrung für unser Mikrobiom dar, insbesondere für die Darmbakterien.

Sie senken nachweislich den Blutcholesterinwert und den Blutzuckerspiegel, kräftigen unser Immunsystem und scheinen zudem das Risiko bestimmter Krebsarten zu senken.[258]

War in den vergangenen Jahrtausenden eine tägliche Ballaststoffzufuhr von täglich 50 bis 100 Gramm die Normalität, so kommen viele von uns nur noch auf klägliche 15 Gramm. Als Folge funktionieren der Darm und unsere Verdauung nicht mehr so, wie sie sollten. Verdauungsprobleme sind entsprechend weitverbreitet, der Ballaststoffmangel und der hohe Konsum an tierischen Eiweißen sind die wichtigsten Gründe dafür.

Den höchsten Ballaststoffgehalt finden wir in Hülsenfrüchten und Vollkorngetreide, aber auch in Quinoa, Amarant, Hirse und Buchweizen. Essen wir zusätzlich noch viel Gemüse, Salat und Obst, sichern wir uns den notwendigen Anteil an Ballaststoffen. Unser Rezept für eine ballaststoffreiche Linsensuppe finden Sie auf Seite 321.

Basische Ernährung – ein alter Hut?

Basische Ernährung ist aktueller denn je. Eine basenbetonte Ernährungsweise, so viel weiß man inzwischen, gilt als Grundvoraussetzung für unsere Gesundheit. Natürlich gibt es in unserem Körper Organsysteme, die dafür sorgen, dass ein Übermaß an sauren Stoffwechselprodukten ausgeschieden wird: Darm, Nieren, Haut und Lunge. Oft werden diese Systeme aber durch die »Säureflut« überlastet – der Körper lagert die Säuren mehr und mehr im Fasziengewebe ab. In saurem Milieu lässt die Wasserbindungsfähigkeit der Faszien nach.[259] Und auch in den Zwischenzellräumen kann es gewissermaßen zu einem Wassermangel kommen. Über das Wasser aber werden wichtige Nährstoffe zu den Zellen gebracht und Stoffwechselabfälle entsorgt. Ist diese Ver- bzw. Entsorgung eingeschränkt, dann verklebt und »verfilzt« unser fasziales Gewebe immer mehr, erhöht seine Spannung und wird unelastisch. Das trägt, so glauben wir, zur Entstehung von Rückenschmerzen bei.

Basisch und sauer – der Unterschied macht's.

Intervallfasten kann Sie unterstützen

Die Nahrungsaufnahme ist ein Grundbedürfnis des Menschen, doch unser Körper benötigt dabei Ruhephasen. Bitte machen Sie sich noch einmal bewusst, dass die Ernährungsweise ein indirekter Faktor der Schmerzentstehung sein kann. Dass sich der negative Einfluss einer ungünstigen Ernährung potenziert, wenn wir quasi ununterbrochen essen, liegt auf der Hand.

Umgekehrt können feste Essenspausen viele positive Effekte auslösen: Während des Fastens wird überall im Körper repariert und recycelt. Es wird kein Insulin ausgeschüttet, was die Krebsaktivität mindern kann.[260] Die Bauchspeicheldrüse kann sich erholen, sodass Ihr Risiko für Typ-2-Diabetes sinken kann.[261] Auch Ihre gesunden Darmbakterien können sich in dieser Zeit vermehren, während die schlechten gemindert werden.[262] Dies ist wichtig für ein gut arbeitendes Immunsystem, das Entzündungsprozesse – und damit indirekt auch Schmerzen – in den Griff bekommen kann.

Unser Tipp für eine alltagstaugliche Form des Fastens: Intervallfasten nach der 16:8-Methode. Täglich 16 Stunden fasten und während der 8 Stunden zwei bis drei Mal essen.

Synergien nutzen

Gehen wir zurück zur Entstehung Ihrer Rückenschmerzen. Einseitige oder zu wenig Bewegung, so unser Modell, führt zu einer Anspannung, die sowohl den Muskel als auch die Faszien verkürzt. Das körpereigene Alarmprogramm wird aktiviert, und als dessen Ausdruck wird ein Alarmschmerz geschaltet. Durch unsere Bewegungsübungen können Sie diesen Kreislauf meist zuverlässig durchbrechen. Ernähren Sie sich dazu möglichst pflanzlich und nach den Prinzipien des Intervallfastens, unterstützen Sie Ihren gesamten Körper zusätzlich. Es kann dann ein wahrer Gesundheitsturbo mit Synergien entstehen, die mehr sind als die Summe der einzelnen positiven Auswirkungen. Sie fahren die Anspannung, die im gesamten Körper herrscht, herunter, reduzieren gezielt die Spannungen im Bereich des Rumpfes, fahren den Stoffwechsel in dem von unseren Übungen aktivierten Bereich des Rückens hoch und leiten die ungeheuer wirkungsvollen Effekte des Fastens ein.

Wenn Sie später einmal Ihre Rückenschmerzen im Griff haben, können Sie natürlich auch unsere anderen Übungen ausprobieren, die Sie zum Beispiel kostenfrei auf unserem YouTube-Kanal finden: *www.youtube.com/@liebscher.bracht.* So arbeiten Sie gezielt in allen muskulär-faszialen Engpässen des Körpers, die für Schmerzen verantwortlich sein können.

Die verblüffenden Wirkungen des Intervallfastens

Weil es so wichtig für Ihre Gesundheit sein kann, kommen wir an dieser Stelle noch einmal zurück auf die vielen Vorteile des Intervallfastens. Was also passiert da in Ihrem Körper genau, wenn Sie ihn in den Intervallfastenmodus bringen und sich zugleich überwiegend pflanzlich ernähren?

Wie Sie sicherlich wissen, sind wir genetisch an Phasen ohne Essen angepasst, weil es in unserer gesamten Evolution immer wieder Perioden gab, in denen es keine oder nur sehr wenig Nahrung gab. Der Körper lernte, diese Perioden klug und bestmöglich zu nutzen. Damit die Zeit ohne Nahrung gut überstanden werden kann, macht Fasten gute Laune,[263] man bekommt mentale Power und hat das Gefühl »Ich schaffe das«, damit man überlebt. In diesen Fastenphasen wird in unserem Körper »aufgeräumt«, die abgelagerten Abfälle werden entfernt, und Schäden werden repariert. Diese Regenerationsprozesse beginnen nach etwa 12 Stunden ohne Nahrung, weswegen man schon bei 16-stündigem Intervallfasten in den Genuss der gesunden Effekte kommt.[264]

Unser Körper verfügt über erstaunliche Kräfte zur Selbstheilung.

Unser »innerer Arzt« – so nennen wir die Reparaturprogramme, die fest im Körper eingebaut sind – läuft zu Hochform auf. Allerdings ist das nur in den Zeiten möglich, in denen der Magen völlig leer ist. Dann nämlich beginnen unsere Anti-Aging-Gene aus der Gruppe der Sirtuine zu arbeiten. Diese Substanzen sind wie kleine Reparaturarbeiter, die im Körper ausschwärmen und die Fähigkeit haben, bis in die Zellkerne hinein Reparaturen durchzuführen. Aber wie gesagt passiert das alles nur, wenn der Magen leer ist.[265]

Fasten wird quasi zum Frühjahrsputz. Nicht mehr benötigte Stoffe werden entfernt, Schäden werden repariert. Dabei wird die Fracht, so der Fachbegriff für den »Zellmüll«, in ihre Bestandteile zerlegt, um wieder neu verwertet werden zu können. Ist es nicht unglaublich genial, wie unser Körper für uns sorgt? Wir legen Ihnen ans Herz, ihn dabei bestmöglich zu unterstützen.

Intervallfasten ist zudem »entzündungshemmend«, da in der Fastenphase Reparaturvorgänge abgeschlossen werden können. Dadurch können Entzündungen abklingen. Besonders interessant: Bei bestimmten Patienten scheinen die Fasteneffekte sogar die Nebenwirkungen einer Chemotherapie zu reduzieren.[266]

Machen Sie sich Sorgen um Ihre Eiweißversorgung, wenn Sie sich bevorzugt pflanzlich ernähren? Das ist meist unbegründet. Ebenso wie der Körper im Fastenmodus den Zellmüll recycelt, tut er das auch mit den wiedergewonnenen Eiweißmolekülen. Wichtig ist, dass Sie Ihre Muskeln beim Sport und mit unseren Übungen ausreichend fordern und auf die vielen hervorragenden pflanzlichen Proteinquellen setzen: allen voran Getreide, Pseudogetreide und Hülsenfrüchte. Auch Leinsamen und Chiasamen liefern Ihnen wertvolles Eiweiß.

Das Intervallfasten umsetzen

Haben Sie Lust bekommen, unseren Vorschlägen zu folgen? Vielleicht möchten Sie es zunächst für eine begrenzte Zeit ausprobieren? Auf jeden Fall sollten Sie sich sehr leckere pflanzliche Rezepte zubereiten. Denn wenn Sie schon nur in einem begrenzten Zeitraum essen, dann sollte es Ihnen natürlich schmecken. Sie finden einige Beispielrezepte ab Seite 318, viel mehr Rezepte in Petras Büchern, außerdem viele Informationen über diese Art von Ernährung auf Petras YouTube-Kanal: *www.youtube.com/@dr.petrabracht*

Auch können Sie beim Intervallfasten täglich neu entscheiden, ob Sie einen weiteren Intervallfastentag durchführen oder einen Tag aussetzen. Ein Intervallfastentag pro Woche ist besser als keiner. Zwei, drei oder vier können Ihrer Gesundheit natürlich noch wesentlich zuträglicher sein. Längere Phasen über Wochen oder Monate machen sich in den meisten Fällen deutlich bemerkbar.

Sollten Sie nicht ganz auf tierische Produkte verzichten wollen, wählen Sie bitte möglichst Bioqualität und gleichen Sie den Anteil mit Pflanzenkost aus.

Wir sind immer wieder davon angetan, wenn wir Patienten wiedersehen, die das Intervallfasten über mehrere Wochen durchgeführt haben. Sie sehen nach solch einer Umstellung in der Regel deutlich entspannter und deswegen manchmal auch um Jahre jünger aus.

Das Intervallfasten kann eigentlich jeder durchführen. Sollten Sie unsicher sein, fragen Sie bitte Ihren Arzt. Schwangere und stillende Frauen sollten Rücksprache mit ihrem Arzt halten. Vorsicht geboten ist bei Untergewicht, insbesondere bei Essstörungen wie Bulimie oder Anorexie. Auch bei Kindern besteht das Risiko eines Nährstoffmangels durch längere Fastenperioden.

Das Schöne ist: Es geht bei diesem Ernährungsmodell nicht darum, auf vieles zu verzichten, sondern darum, dass Sie vieles zusätzlich geschenkt bekommen. Denn Sie wissen am besten, was es bedeutet, sich wieder besser zu fühlen, nebenbei ein paar Kilos loszuwerden, mehr Freude an Bewegung zu empfinden und dadurch auch Ihre Selbsthilfe bei Rückenschmerzen zusätzlich zu unterstützen. Das ist doch einen Versuch wert. Eines können wir Ihnen schon jetzt verraten: Die meisten, die dieses Ernährungsprogramm zwei Wochen konsequent umgesetzt haben, bleiben dabei. Denn es bietet viel Flexibilität und Freiheit, und sie möchten auf ihr neues Körpergefühl nicht mehr verzichten.

Ein neues Körpergefühl kann entstehen.

Hochwertige Vitalstoffpräparate – brauchen wir sie?

Bevor wir nun an die Umsetzung gehen, möchten wir Ihnen einige Informationen zu dem viel diskutierten Thema der Nahrungsergänzungsmittel geben. Brauchen wir sie? Die Antwort muss differenziert ausfallen. Sowohl die Deutsche Gesellschaft für Ernährung e. V. (DGE) als auch das Robert-Koch-Institut (RKI) und das Bundesinstitut für Risikobewertung (BfR) betonen: Wer gesund ist, sich einigermaßen ausgewogen ernährt und sich regelmäßig im Freien aufhält, braucht keine Nahrungsergänzungsmittel. Dem stimmen wir teilweise zu. Denn zur Unterstützung bei Schmerzen und eben auch bei bestimmten Krankheiten kann es sinnvoll sein, die eigene Ernährung unter die Lupe zu nehmen und nach ärztlicher Absprache die Einnahme von Nahrungsergänzungsmitteln in Betracht zu ziehen. Je nachdem, um welches Vitamin, welchen Mineralstoff oder welches Spurenelement es geht, gibt es außerdem unterschiedliche Risikogruppen für einen Mangel. Ältere Menschen und Menschen mit besonderer Ernährungsweise, beispielsweise Veganer, zählen dazu.

Sprechen Sie mit Ihrem Arzt, wenn Sie Medikamente nehmen.

Aber stellt uns die Natur denn ohnehin nicht alles zur Verfügung, was wir für eine gesunde Ernährung benötigen? Stimmt natürlich, aber nur wenn wir auch entsprechend leben: immer frische Nahrung zu sich nehmen, biologisch angebaut, in der Sonne gereift, von der Ernte direkt in den Mund, ein Leben ohne Stress und Druck, ausreichend Sonnenkontakt und dadurch genügend Vitamin D, viele abwechslungsreiche und bis ins hohe Alter täglich natürliche Bewegungsabläufe. Und das alles in einer gesunden Natur.

Sie werden zustimmen, dass heute die meisten von uns weit entfernt davon sind. Eine Ernährung mit vielen tierischen Produkten und hohen Mengen an Zucker trägt zur Spannungserhöhung der Muskeln, Verdrängung des Wassers aus den Faszien und damit zur eingeschränkten Elastizität des Gewebes bei. Hinzu kommt der allgegenwärtige Stress. Um all dies kompensieren zu können, benötigt unser Körper jede Menge Mikronährstoffe. Je geringer der Anteil an tierischen Produkten, Zucker und anderen belastenden Stoffen in der Ernährung ausfällt, desto weniger muss Ihr Körper ausgleichen. Auch Lebensmittel aus kontrolliert biologischem Anbau tragen zum Ausgleich bei.

Wenn Sie diesen Prozess unterstützen möchten, dann sind Nahrungsergänzungsmittel in vielen Fällen eine gute Möglichkeit. Gerade wenn Ihre Ernährung aktuell eher aus Lebensmitteln mit einer geringen Mikronährstoffdichte besteht, zum Beispiel Fast Food oder Fertigprodukte, kann die zusätzliche Einnahme hochwertiger Nahrungsergänzung sinnvoll sein. Dasselbe gilt, wenn Sie rauchen oder regelmäßig Alkohol trinken.

Nahrungsergänzung aus einer Hand

Unser neues Basispulver+ ist ein hochwertiges Nahrungsergänzungsmittel in praktischer Pulverform – vegan, gluten- und lactosefrei. Es enthält essenzielle Mikronährstoffe, mit denen Sie eine grundlegende Versorgung Ihres Körpers unterstützen können: B-Vitamine, Vitamin D und C sowie Mineralstoffe und Spurenelemente wie Magnesium und Eisen. Inhaltsstoffe, Dosierung und das Zusammenspiel der Nährstoffe sind sorgfältig aufeinander abgestimmt, damit Ihr Körper sie optimal aufnehmen und verwerten kann.

Sie möchten noch mehr für Ihr Wohlbefinden tun? Dann legen wir Ihnen die Kombination des Basispulvers+ mit einem von insgesamt vier Zusatzpräparaten ans Herz. Beispielsweise enthält Osteo Komplex+ wichtige Mikronährstoffe speziell für Knochen, Arthro Forte+ für Knorpel und Faszien.

Mehr Informationen zu unseren neuen Nahrungsergänzungsmitteln und den empfohlenen Kombinationsmöglichkeiten finden Sie unter: *https://shop.liebscher-bracht.com/nahrungsergaenzungsmittel/*

Nahrungsergänzungsmittel – auch unsere – sind kein Muss

Aufgrund unserer – vor allen Dingen Petras – langjährigen Erfahrung empfehlen wir Ihnen aber, sie für sich zu nutzen, wenn keine ärztliche Empfehlung dagegen spricht. Wir legen Schmerzpatienten nahe, sie zumindest für sechs Monate zu testen. Je nach individueller Situation können die Effekte nach etwa drei Monaten spürbar werden. Vitalstoffe wirken nicht wie Medikamente, sondern sie fügen sich in unseren Metabolismus ein und regulieren ihn jeden Tag. Nach sechs Monaten können Sie auf der Grundlage der bis dahin gemachten Erfahrungen eine fundierte Entscheidung

Sprechen Sie mit Ihrem Arzt, wenn Sie Medikamente nehmen.

treffen, ob Sie sich weiter damit versorgen wollen. Falls Sie Arzneimittel nehmen, können Sie Nahrungsergänzungen meist problemlos mit diesen kombinieren. Fragen Sie in diesem Fall aber bitte Ihren Arzt, ob er eine Einnahme entsprechender Präparate bei Ihnen für sinnvoll hält. Bevor Sie insbesondere die fettlöslichen Vitamine (A, K, D und E) über eine Nahrungsergänzung zuführen, lassen Sie bitte Ihre jeweiligen Werte über einen Urin- oder Bluttest bestimmen und behalten Sie sie gemeinsam mit Ihrem Arzt im Blick. Das kann die Gefahr einer Überdosierung reduzieren.

Grundsätzlich sind wir trotz dieser Einschränkungen davon überzeugt: Eine gute Versorgung mit Vitalstoffen kann Ihren Weg zu weniger Schmerzen auf ganz natürliche Weise unterstützen. Denn sind Sie ausreichend versorgt mit den richtigen Mikro- und Makronährstoffen, sind Ihre Muskeln und Faszien im Normalfall entspannter.

* * *

Resümee

Zum Schluss dieses Abschnitts möchten wir Ihnen noch eine frohe Botschaft mit auf den Weg geben: Die Ernährung, die Ihre Schmerzlinderung unterstützen kann, hat hervorragende »Nebenwirkungen«: Sie kann dazu beitragen, die Entstehung diverser Krankheiten, allen voran Zivilisationskrankheiten, zu verhindern und Ihre gesamte Gesundheit zu verbessern. Das ist noch ein Grund mehr, für sich herauszufinden, welche Ernährung am meisten dabei hilft, Ihren Rückenschmerzen entgegenzuwirken.

Im folgenden Abschnitt bekommen Sie konkrete Vorschläge, wie Sie unsere Ernährungsempfehlungen umsetzen können. Das Gleiche haben wir für Sie in Form von Maßnahmen auf der Ebene der Psyche und des Umfelds zusammengestellt. Wählen Sie in Ruhe aus. Beginnen Sie, die Dinge zu reduzieren, die ohnehin keine größere Bedeutung für Sie haben, und stattdessen jene in Ihr Leben zu integrieren, die Ihnen leichterfallen.

Alles zählt – nutzen Sie die indirekten Alltagseinflüsse

Wir haben bereits die Einflüsse des Lebensstils beschrieben, die Schmerzen verstärken oder mindern können. Hier haben wir alle Zusammenhänge noch einmal übersichtlich und in Listen für Sie zusammengestellt, sodass Sie wählen können, welche schmerzverstärkenden Einflüsse Sie minimieren und welche potenziell schmerzmindernden Sie nutzen möchten. Gleichzeitig können Ihnen diese Zusammenhänge Hinweise darauf liefern, warum Sie vielleicht wieder Schmerzen bekommen haben oder warum diese stärker geworden sind. Damit haben Sie alle Informationen, die Sie benötigen, um Ihre Schmerzen über die Übungen hinaus positiv zu beeinflussen.

Hilfreiches Wissen um die Zusammenhänge

Unsere Schmerztherapie ist so aufgebaut, dass Sie immer besser nachvollziehen können, was in Ihrem Körper passiert. Stellen Sie sich vor, Sie wachen eines Morgens mit Rückenschmerzen auf, und Sie wissen nicht, weshalb Sie diese Schmerzen haben, haben verschiedene Befürchtungen, überlegen, ob Sie zum Arzt oder »in die Röhre« müssen – kurzum: Sie sind Ihren Schmerzen ausgeliefert. *Oder* Sie wachen mit Rückenschmerzen auf und fangen direkt an, darüber nachzudenken, welche der Übungen Ihres Programms Sie in letzter Zeit vernachlässigt haben oder welche Ihrer Aktivitäten am Vortag sich wohl so ausgewirkt haben könnten. Und Sie machen nun die entsprechenden Übungen, um diesen Schmerz wieder zu lindern oder abzustellen. Im ersten Fall fühlen Sie sich vielleicht hilflos und unsicher. Im zweiten Fall sind Sie selbstbestimmt und wissen, wie Sie sich mit guten Chancen selbst helfen können.

Die Körperübungen sind das wichtigste Element auf Ihrem Weg in ein schmerzfreieres Leben. Mit den nachfolgenden Listen bekommen Sie noch mehr Möglichkeiten an die Hand, sich selbst zu helfen: über den gezielten Einsatz der indirekten Faktoren. Falls Sie selbst Therapeut sind, können Sie diese Listen natürlich für sich persönlich nutzen, aber auch Ihre Patienten noch einmal stärker sensibilisieren. Oft liefern die indirekten Faktoren Erklärungen für Rückfälle oder dafür, warum Schmerzen zeitweise wieder häufiger auftreten. Sie als Profi haben damit weitere Erklärungsmöglichkeiten, auf die Sie bei Bedarf zurückgreifen können.

Unser Lebensstil hat einen großen Einfluss auf Schmerzen.

Wie Sie mit den Listen umgehen

Jeder Mensch lebt in einem Umfeld, das er im besten Fall selbst gewählt hat und in dem er sich hoffentlich wohlfühlt. Trifft das bei Ihnen nicht zu, dann sollten Sie versuchen, dies zu ändern – auch wenn es banal klingt und oft einfacher gesagt ist als getan. Denn wir leben dieses Leben in diesem Körper nur einmal. Das sollte Grund genug sein, anzustreben, sich in diesem Leben möglichst wohlzufühlen. Natürlich gibt es Sachzwänge. Aber viele von ihnen erlegen wir uns selbst auf. Also können wir sie auch wieder selbst ablegen. Sie treffen die Entscheidung. Machen Sie sich bewusst, dass Sie selbst über Ihr Leben bestimmen dürfen. Wenn Sie zulassen, dass andere über Ihr Leben bestimmen, dann ist auch das – von Ausnahmen abgesehen – Ihre Entscheidung.

Manche Einflüsse können wir nicht kontrollieren, aus manchen Zwängen können wir uns nur schwer lösen. Dennoch gibt es viele Verbesserungsmöglichkeiten, die uns nicht viel abverlangen, außer dass wir vielleicht unsere Gewohnheiten ändern müssen. Auf den folgenden Seiten haben wir die Einflüsse aus den Bereichen Ernährung, Umfeld und Psyche aufgelistet und machen Ihnen Vorschläge, wie Sie negative Einflüsse abstellen und positive nutzen können. Suchen Sie sich diejenigen heraus, bei denen Sie sich vorstellen können, etwas zu ändern. Machen Sie aber langsam, Sie sollten nicht sofort alles umkrempeln. Weniger ist mehr. Setzen Sie lieber einige wenige Punkte dauerhaft um, als dass Sie sich mehr vornehmen und dann nach kurzer Zeit wieder aufgeben, weil Sie überfordert sind.

Rückenschmerzen lindern und die Gesundheit verbessern

Überfordern Sie sich nicht. Nehmen Sie sich zunächst nur wenige Punkte vor, die Sie ändern möchten.

Wir haben es bereits erläutert, möchten es hier aber noch einmal ganz deutlich sagen. In diesem Buch geht es um Rückenschmerzen und wie Sie diese selbstständig und vor allem auf Dauer besser in den Griff bekommen können. Wenn Sie unseren Vorschlägen folgen, kann sich das aber auch positiv auf Ihre gesamte Gesundheit auswirken. Und zwar oft schon dann, wenn Sie unsere Übungen machen, denn Schmerzen und Bewegungseinschränkungen gehen mit einem stark reduzierten Stoffwechsel einher, der zur Minderversorgung der Zellen und zum verringerten Abtransport der Stoffwechselabfälle führt. Unsere Übungen öffnen genau die Engpässe im Körpergewebe, in denen diese Veränderungen stattfanden. Diese negativen Entwicklungen können in eine Positivspirale umgedreht werden.

Je mehr nun die indirekten Faktoren zur Schmerzreduzierung genutzt werden, desto intensiver kann sich diese Positivspirale entwickeln. Denn warum werden die Schmerzen in diesen Fällen reduziert? Weil der Körper sich wohlfühlt und deswegen entspannt. Alles, was ihm guttut, ist gesund für ihn. Deswegen ist die Linderung Ihrer Rückenschmerzen eng mit der Verbesserung Ihrer gesamten Gesundheit verknüpft. Wir sagen Ihnen das deswegen so deutlich, um Ihre Motivation, möglichst viele dieser indirekten Faktoren positiv zu nutzen, so weit wie möglich zu steigern.

Mit der richtigen Ernährung zur Schmerzlinderung beitragen

Die Informationen in diesem Abschnitt basieren auf Petras 40-jähriger Erfahrung und Beobachtung unzähliger Patienten und deren Krankheits- und auch Heilungsverläufe.

Empfehlenswerte Lebensmittel

Essen Sie diese pflanzlichen Lebensmittel und kombinieren Sie nach Herzenslust.

Obst
Ananas
Äpfel – alte Sorten
Beeren aller Art
Birnen – alte Sorten
Mangos
Melonen
Nektarinen
Papayas
Pfirsiche
Pflaumen
Trauben
Zitrusfrüchte

Salat
Chicorée
Eichblattsalat
Eisbergsalat
Endivie
Feldsalat
Kopfsalat
Radicchio
Römersalat
Rucola
Schnittsalat

Gemüse
Artischocken
Auberginen
Avocados
Bärlauch
Blumenkohl
Brokkoli
Chinakohl
Gurken
Kartoffeln
Knoblauch
Kohl (Grünkohl, Rotkohl, Rosenkohl, Schwarzkohl, Weißkohl)
Kohlrabi
Kürbisse
Meerrettich
Möhren
Paprika
Pastinaken
Porree
Radieschen
Rote Bete
Schwarzwurzel
Sellerie
Spinat
Steckrüben
Süßkartoffeln
Tomaten
Topinambur
Wasabi
Wirsing
Zucchini
Zwiebeln

Hülsenfrüchte
Bohnen (Feuerbohnen, grüne, weiße und schwarze Bohnen, Saubohnen)
Erbsen
Erdnüsse
Kichererbsen
Linsen
Lupinen
Sojabohnen
Zuckerschoten

Kräuter
Basilikum
Dill
Estragon
Majoran
Minze
Oregano
Petersilie
Rosmarin
Schnittlauch
Thymian
Zitronenmelisse

Wildkräuter
Beinwell
Brennnessel
Gänseblümchen
Giersch
Löwenzahn
Spitzwegerich
Vogelmiere

Gewürze
Anis
Cayennepfeffer
Chili
Fenchel
Gewürznelke
Ingwer
Kardamom
Kümmel

Kurkuma
Muskatnuss
Pfeffer
Safran
Vanille
Zimt

Getreide
nur in Vollkornqualität
eher alte Getreidesorten
Amarant
Buchweizen
Emmer
Hafer
Hirse
Kamut
Quinoa
Roggen
Urkorn
Vollkornreis

Nüsse
Cashewnüsse
Haselnüsse
Macadamianüsse
Mandeln
Paranüsse
Pekannüsse
Pistazien
Walnüsse

Samen
Chiasamen
Granatapfelsamen
Hanfsamen
Kürbiskerne
Leinsamen
Sesam
Sonnenblumenkerne

Öle
Öle nur kalt gepresst, dunkel und kühl aufbewahren
Chiasamenöl
Hanföl
Kokosfett zum Braten
Leinsamenöl
Olivenöl
Rapsöl
Walnussöl

Getränke
Fruchtsäfte, frisch gepresst, mit Wasser verdünnt
grüner Tee, Kräutertees
reines Wasser ohne Kohlensäure

Unsere Ernährungstipps bei Rückenschmerzen

- Intervallfasten, zum Beispiel nach der 16:8-Methode
- nicht oder so spät wie möglich frühstücken
- so früh wie möglich zu Abend essen
- Industrienahrung meiden
- alle Produkte so frisch wie möglich
- kontrolliert biologische Produkte

Weniger empfehlenswerte Nahrungsmittel

Tierische Produkte
Buttermilch
Dickmilch
Eier
Fisch
Fleisch, besonders rotes Fleisch
Joghurt
Käse, alle Sorten
Milch (Frischmilch, H-Milch, laktosefreie Milch, Magermilch, Rohmilch, Vorzugsmilch)
Molke
Quark
Wurst, alle Sorten

Getränke
Alkohol
Früchtetees
koffeinhaltige Getränke
zuckerhaltige Getränke (fast alle Softdrinks, Limonaden usw.)

Sonstiges
Zucker
Weißmehl
Backwaren
Weizen

Diese tierischen Nahrungsmittel wirken in Maßen nicht schmerzverstärkend: Butter, saure Sahne, süße Sahne, Schmand.

Leckere Rezeptideen

Beerensmoothie

Für 2 Portionen

- 500 g gemischte Beeren
- frische Minze nach Belieben
- 1 Dattel nach Belieben
- 1 Stück Avocado nach Belieben
- 1 kleine Banane nach Belieben
- 1 Handvoll gehackte Nüsse
- 1 EL Kokosraspel
- Kakaobohnen

Die Beeren in den Mixer geben und nach Geschmack weitere Zutaten hinzufügen.

Alles pürieren, in eine Schale füllen und mit gehackten Nüssen, Kokosraspeln und zerstoßenen Kakaobohnen bestreuen. Genießen und im beerigen Feinschmeckerhimmel schweben.

Obstsalat

Für 2 Portionen

- 500 g gemischtes Obst
- etwas Zitronen-, Orangen- oder Grapefruitsaft

Nach Belieben

- Zimt
- Vanille
- Ingwer
- Kardamom
- frische Minze
- Zitronenmelisse
- Basilikum

Das Obst in mundgerechte Stücke zerkleinern und sofort Zitrussaft darüberträufeln. Dies bewahrt die wertvollen Vitamine.

Dann das Obst je nach Lust und auch Jahreszeit mit Zimt, Vanille, Ingwer, Kardamom oder frischer Minze, Zitronenmelisse oder Basilikum würzen. Das bringt Abwechslung und jedes Gewürz und jedes Kraut kann seine spezifische Wirkung entfalten.

Essen Sie den Obstsalat als Vorspeise.

Zwiebel-Knoblauch-Brot mit Brokkoli-Blumenkohl-Salat

Für 2 Portionen

Für das Zwiebel-Knoblauch-Brot

- 1–2 rote Zwiebeln
- 2–3 Knoblauchzehen
- 1 TL Kokosöl
- Senf
- Meerrettich
- Pfeffer
- Salz
- 4 Scheiben vom Haferflockenbrot
- Kresse

Für den Brokkoli-Blumenkohl-Salat

- 800 g Brokkoli und Blumenkohl
- Zitronensaft
- Leinöl
- süßer Senf
- Pfeffer
- Kurkuma
- 1 kleine rote Zwiebel
- frische Kräuter, z. B. Minze, Basilikum, Koriander, Petersilie

Rote Zwiebeln würfeln und mit viel Knoblauch im heißen Kokosöl dünsten. Senf und etwas Meerrettich unterrühren, leicht pfeffern und salzen.

Brokkoli und Blumenkohl in mundgerechte Stücke schneiden und bissfest dämpfen.

Für das Dressing Zitronensaft mit Leinöl, süßem Senf, Pfeffer und Kurkuma verrühren. Die rote Zwiebel in kleine Würfel schneiden und unterrühren.

Blumenkohl und Brokkoli mit dem Dressing mischen und den Salat nach Belieben mit frischer Minze, Basilikum, Koriander und Petersilie bestreuen.

Das Brot in Scheiben schneiden und toasten. Die gedünsteten Zwiebeln auf den Brotscheiben verteilen und mit Kresse bestreuen.

Wildkräutersmoothie

Für 2 Portionen

- ca. 75 g Babyspinat
- 1 kleiner Apfel
- 2 Orangen
- 1/2 Mango
- 1/2 Avocado
- 1/2 Banane
- etwas Wasser oder grüner Tee nach Belieben
- 2 Handvoll Wildkräuter nach Saison

Alles in einem Mixer pürieren und sofort genießen.

Variieren Sie mit verschiedenen Salatblättern, einigen Blättern von Möhre, Roter Bete oder Kohlrabi. Auch unterschiedliche Obstsorten sind möglich, ebenso verschiedene Gewürze wie Vanille, Zimt oder Kardamom. So lassen sich die unterschiedlichsten »süßen« grünen Smoothies zubereiten. Einen besonderen Geschmack gibt frische Minze.

Haferflockenbrot mit Flohsamen

Für 1 Brot

- 150 g Haferflocken
- 135 g Sonnenblumen- oder Kürbiskerne
- 90 g geschroteter Leinsamen
- 65 g Nüsse nach Wahl
- 2 EL Chiasamen
- 4 EL Flohsamenschalenpulver
- 1 TL Meersalz
- 1 EL Agavensirup oder Kokosblütenzucker

Alle Zutaten in eine Schüssel geben und vermischen. 350 – 400 ml Wasser hinzufügen und alles etwa 5 Minuten zu einem glatten Teig verkneten.

Eine Backform mit Backpapier auskleiden und den Teig hineingeben. Mit einem Tuch abdecken und am Besten über Nacht stehen lassen.

Am nächsten Tag den Backofen auf 180 °C vorheizen.

Die Brotoberfläche mit etwas Wasser einpinseln und das Brot auf der mittleren Schiene 30 Minuten backen.

Das Brot aus der Form nehmen, nochmals mit Wasser einpinseln und auf dem Rost weitere 30 Minuten backen.

Dieses schmackhafte und zudem noch gesunde Brot mit Flohsamen ist leicht herzustellen.

Linsensuppe

Für 2 Portionen

- 250 g Tellerlinsen
- 1 rote Zwiebel
- 1 Stange Staudensellerie
- 1 Stange Lauch
- 2 Möhren
- 1 TL Kokosfett
- 2 Lorbeerblätter
- 1 TL Kurkuma
- Pfeffer
- 1 TL Salz
- frischer Koriander

Tellerlinsen etwa zwei Stunden in Wasser einweichen.

Die Zwiebel fein würfeln. Staudensellerie, Lauch und Möhren putzen und klein schneiden. Das Kokosfett in einem Topf erhitzen und die gewürfelte Zwiebel darin leicht andünsten.

Die Linsen abgießen, unter fließendem Wasser kurz abspülen, anschließend in den Topf geben.

Staudensellerie, Lauch, Möhren und Lorbeerblätter zu den Linsen geben, mit Kurkuma, Pfeffer und Salz würzen.

Mit etwa 750 ml Wasser auffüllen und die Linsen auf kleinster Flamme so lange garen lassen, bis sie die gewünschte Bissfestigkeit erreicht haben. Mit frischem Koriander bestreuen und servieren.

Umfeldeinflüsse auf Schmerzen

Positive Umfeldeinflüsse

Nutzen Sie diese positiven Umfeldeinflüsse – sie können Ihnen helfen, entspannter zu werden.

- Wärme
- heißes Wannenbad
- Sonne
- Infrarotstrahlung
- ruhige und gemütliche Umgebungen
- frische Luft
- bei offenem Fenster schlafen
- baubiologisch untersuchter Schlafplatz
- mobil am besten über Headsets oder Freisprechanlagen telefonieren
- sich nicht dauerhaft näher als 3 Meter zum WLAN-Router aufhalten
- WLAN nachts ausschalten
- Betten, Möbel, Böden, Vorhänge, Farben in möglichst biologisch-natürlicher Qualität
- kontrolliert biologische Kosmetika, Seifen, Shampoos, Deodorants usw. benutzen

Elektrosmog – ein wichtiges Thema?

Bevor wir Ihnen unsere Liste der negativen Umfeldeinflüsse vorstellen, möchten wir noch unsere ganz persönlichen Erkenntnisse schildern. Wir haben seit fast 35 Jahren Erfahrung mit diesem Thema und kennen den Baubiologen Wolfgang Maes aus unserer Anfangszeit, als die Einflüsse des Elektrosmogs noch kein großes Thema waren. Inzwischen ist das anders, und es haben sich die Hinweise gemehrt, dass magnetische Wechselfelder Krebserkrankungen fördern könnten. Ein umfangreiches Portal der Uniklinik Aachen fasst wissenschaftliche Forschungsergebnisse zu den Wirkungen elektromagnetischer Felder systematisch zusammen. Mehr als 25 000 Publikationen sind zurzeit dort erfasst.[267] In einigen Studien konnte bereits ein direkter Zusammenhang zwischen Handystrahlung und einem erhöhten Risiko für Hirntumore nachgewiesen werden.[268]

Ob Elektrosmog tatsächlich gefährlich ist, darüber streiten die Experten, seit es Mobilfunk gibt. Fest steht jedoch: Es gibt Menschen, die sich in einem »strahlenden« Umfeld weniger wohlfühlen – aus welchen Gründen auch immer. Man spricht von Elektrohypersensibilität, kurz EHS. Auch wenn die Studienlage noch unklar und weitere Forschung in diesem Bereich nötig ist, lautet daher unser Rat: Schieben Sie das Thema Elektrosmog und Umfeldeinflüsse nicht komplett zur Seite und probieren Sie in Ruhe einige unserer Tipps aus.

Negative Umfeldeinflüsse

Meiden Sie diese negativen Umfeldeinflüsse – durch sie können Sie sich unwohl fühlen.

- Kälte (außer absichtlich herbeigeführte, zeitlich begrenzte Gesundheitsreize)
- Feuchtigkeit
- Schlafen bei geschlossenen Fenstern
- Luftbelastung
- Lärmbelastung
- eingeschaltetes Mobiltelefon auf dem Nachttisch
- mobil am Ohr telefonieren
- zu starke Strahlung von Mobilfunkanlagen
- zu wenig Abstand zu Transformatoren oder Trafohäuschen
- Wohngifte in Betten, Möbeln, Böden, Vorhängen, Farben, Holzschutzmitteln
- mit schädigenden Stoffen belastete Kosmetika, Seifen, Shampoos, Achselsprays usw.

Einfluss der Psyche auf Schmerzen

Positive psychische Einflüsse

- erfülltes Leben
- erfüllender Beruf
- Eustress, also erfüllender, beschwingender, anregender Stress
- glückliche Partner- und Familienbeziehungen
- angenehmer Freundeskreis
- angenehmes soziales Umfeld
- eine entspannte, heitere Gelassenheit in allen Lebenslagen

Negative psychische Einflüsse

- belastende Lebensumstände
- ein ungeliebter Beruf
- negativer Disstress
- Lebenspartner und Freunde, die mehr belasten, als dass sie Freude bereiten
- ein soziales Umfeld, das man nicht mag
- ständige Anspannung, dauerhaft negative Gemütsverfassung und schlechte Laune

Die indirekten Faktoren nutzen

Fühlen Sie sich von all den Listen überfordert und haben Sorge, das nicht zu schaffen? Keine Panik! Erstens wäre es ein großer Fehler, alle oder auch nur viele Punkte davon gleich umsetzen zu wollen. Gehen Sie die Punkte in Ruhe und nach reiflichem Überlegen an. Zweitens vergessen Sie bitte nicht, dass Sie meist allein durch die Übungen, vor allem wenn Sie noch die Osteopressur und die Faszien-Rollmassage hinzunehmen, eine sehr große Chance haben, Ihre Rückenschmerzen deutlich zu reduzieren oder sogar beseitigen zu können. Sie müssen sich mit diesen indirekten Faktoren also überhaupt keinen Stress machen. Sie können nach unserer Erfahrung einfach dabei helfen, alle Gelenkkugeln nach unten sinken zu lassen, sodass Sie sich rundum entspannter fühlen.

* * *

Resümee

Damit ist die Basis für Ihre Selbsthilfe bei Rückenschmerzen gelegt. Geben Sie Ihrem Körper die richtige Bewegung, essen Sie geeignete Lebensmittel, leben Sie in einem möglichst unbelasteten Umfeld und erfreuen Sie sich einer gesunden Psyche – dann haben Sie beste Voraussetzungen geschaffen.

Wir freuen uns aber sehr, Ihnen darüber hinaus im folgenden Bonusteil zwei weitere Selbsthilfetechniken vorstellen zu können: die Osteopressur und die Faszien-Rollmassage. Sie können die Übungen an entscheidender Stelle ergänzen.

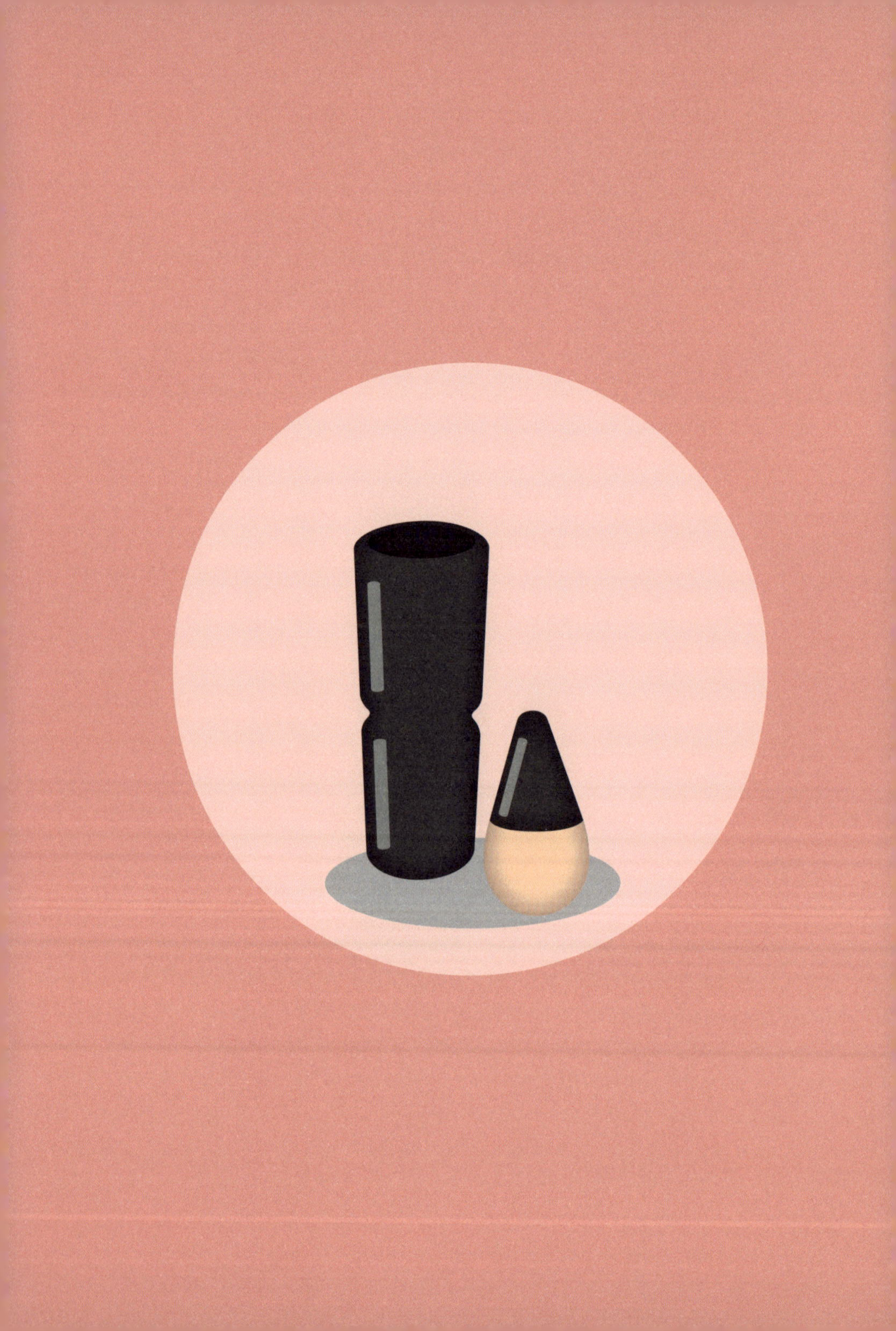

Kapitel 9

Unser Bonuskapitel – ergänzen Sie die Übungen mit Drücken und Rollen

Osteopressur bei Rückenschmerzen

Mit diesem Buch möchten wir Ihnen sämtliches Wissen zur Verfügung stellen, das Sie brauchen, um sich bei Rückenschmerzen selbst helfen zu können. Diesen Anspruch erfüllen unsere sechs Körperübungen, die Sie schon kennengelernt haben. Die Osteopressur und die Faszien-Rollmassage erweitern Ihre Möglichkeiten zur Selbsthilfe noch einmal beträchtlich. Allerdings benötigen Sie für diese Techniken Hilfsmittel (Drücker und Faszienrollen bzw. -kugeln), die wir speziell für diese Anwendungen entwickelt haben, um beste Ergebnisse erreichen zu können. Daher haben wir sie hier in diesem Bonusteil untergebracht. Alternativ können Sie auch Gegenstände aus dem Haushalt verwenden.

Wie auch die Übungen finden Sie beide Techniken exklusiv als Mitmachvideos unter *www.liebscher-bracht.com/dhr*. Nutzen Sie gerne diesen extra für Sie eingerichteten Online-Übungsbereich innerhalb der Liebscher & Bracht App, damit Sie alle Übungen so korrekt wie möglich ausführen.

Den Rücken schmerzfrei drücken?

Die Technik der Osteopressur kann Ihnen kurzfristig helfen.

Die Osteopressur ergänzt unser Angebot an Selbsthilfemaßnahmen, die Sie bei Rückenschmerzen anwenden können. In einer professionellen Form wird sie von Zertifizierten Liebscher & Bracht-Therapeuten bei Schmerzpatienten eingesetzt. Vor einigen Jahren haben wir diese Technik so modifiziert, dass auch Laien sie sicher und einfach für sich nutzen können.

Für die ideale Umsetzung der Osteopressur haben wir zudem ein spezielles Hilfsmittel entwickelt, das »Schmerzfrei-Drücker-Set«.

Die »Drücker« ermöglichen Ihnen, fest definierte Stellen am Körper bestmöglich mit Druck zu versehen. Wenn Sie unser Drücker-Set nicht haben, können Sie sich mit Alltagsgegenständen behelfen. Welche dafür geeignet sind, erfahren Sie weiter unten.

Osteopressur und Alarmschmerz

Die Osteopressur soll Rezeptoren deaktivieren.

Wie Sie bereits wissen, sind zu hohe Spannungen, die wir uns unbewusst selbst antrainieren, gemäß unserem Modell der Hauptgrund für Beschwerden am Bewegungsapparat. Sie können einerseits zu Rückenschmerzen führen und andererseits zum Verschleiß und zu Schädigungen Ihrer Wirbelsäule. Diese Spannungen gehen von den Faszien aus und von den Muskelfasern selbst, beides zusammen ergibt die Gesamtspannung. Wir haben 72 Stellen an den Knochen des menschlichen Körpers definiert, an denen im Fall von Schmerzen offenbar bestimmte – sogenannte interstitielle – Rezeptoren als »Alarmschmerzrezeptoren« geschaltet sind. Wir sagen dazu, dass sie aktiviert sind. Die Gehirnforschung liefert Hinweise darauf, dass wir dazu in der Lage sind, an diesen vor allem in der Knochenhaut vorkommenden Rezeptoren die zu hohen Spannungen der Muskelfasern zu »resetten«. Wir vermuten, dass wir an diesen Rezeptoren vereinfacht gesagt die Spannungsprogramme im Gehirn auf die Werkseinstellung zurücksetzen können. Das kennen Sie bestimmt von elektronischen Geräten. Wenn man zu viele verschiedene Einstellungen vorgenommen hat und zur ursprünglichen Einstellung zurück möchte, dann kann man mit einer bestimmten Tastenkombi alles zurücksetzen und den Ausgangszustand wiederherstellen.

Die vereinfachte Version der Osteopressur

Bei zu stark gespannten Muskeln sind die Osteopressurpunkte sehr schmerzempfindlich.

Bei der vereinfachten Form der Osteopressur nutzen wir dasselbe Prinzip wie bei der Profivariante: Wir »deaktivieren« die »Alarmschmerzrezeptoren«. Ärzte, Heilpraktiker und Physio- sowie andere Therapeuten lernen die Osteopressur in unseren Ausbildungen zum Zertifizierten Liebscher & Bracht-Therapeuten. Jedem Schmerz sind an den Knochen des Menschen bestimmte Punkte, Linien oder Flächen zugeordnet, an denen diese

Alarmschmerzrezeptoren nach unserem Verständnis geschaltet sind. Versehen Sie diese Punkte mit einem bestimmten Druck, dann schalten sich die Spannungen im Gehirn auf das Normalmaß herunter – so interpretieren wir den meist beobachtbaren Effekt der Schmerzlinderung. In der Regel – schätzungsweise in 90 Prozent der Fälle – wird die Spannung abgesenkt. Teilweise – in geschätzten 10 Prozent – wird die Spannung erhöht. Letzteres könnte dann der Fall sein, wenn der Körper in seinen Bemühungen, sich selbst vor zu großem Schaden zu bewahren, Muskelfasern deaktiviert hat.

Die Bereiche, die wir Rückenschmerzen zuordnen, und die entsprechenden Punkte, an denen Sie sich selbst drücken können, besprechen wir in diesem Kapitel.

Um Ihnen ein Gefühl dafür zu geben, was es mit diesen Stellen an den Knochen auf sich hat, drücken Sie bitte mit der Fingerbeere des Mittelfingers, also der gewölbten Innenfläche des vordersten Fingergliedes, auf die Mitte Ihrer Stirn. Sie fühlen dort einen mehr oder weniger deutlichen Druck, aber keinen Schmerz, richtig? Jetzt wandern Sie mit demselben Finger entlang der Oberkante Ihres Schlüsselbeins immer weiter nach innen Richtung Kehlkopf. Ganz innen, wo das Schlüsselbein endet, fühlen Sie meist eine kleine Knochenspitze oder einen Knubbel. Wenn Sie dort ein wenig drücken, merken Sie meist eine deutlich höhere Empfindlichkeit als auf der Stirn. Drücken Sie etwas fester, wird es schmerzhaft.

Sobald die Spannungen sich auflösen, lässt die Empfindlichkeit der Osteopressurpunkte nach.

Was ist der Unterschied zwischen diesen beiden Stellen? Bei beiden handelt es sich um Knochen mit wenigen Millimetern Haut darüber. Warum tut die Stirn nicht weh, während das Schlüsselbein an dieser Stelle schmerzt? Weil sich die Knochen unterscheiden: An einem Knochen – Ihrer Stirn – sind keine Rezeptoren als Alarmschmerzrezeptoren geschaltet, während an dem anderen Knochen – am oberen Ende des Schlüsselbeins – diese Rezeptoren geschaltet, also aktiviert sind. Warum ist das so? Weil die meisten Menschen einen verspannten Nacken haben. Und daran ist oft auch die zu hohe Spannung des Muskels schuld, dessen Ursprung am Schlüsselbein so empfindlich ist.

So funktioniert die Osteopressur

Wenn Sie bei der Osteopressur auf diese von uns systematisierten Knochenbereiche drücken, nutzen Sie die Verbindung der Rezeptoren zu Ihrem Nervensystem. Sie »schalten« auf diese Weise die meist zu hohen Spannungen der damit zusammenhängenden Muskelpartien ab und einige wenige wieder an. Diese Wiederherstellung der normalen Muskelfunktion führt nach unserer Erklärung dazu, dass die vom Körper gemessene Bedrohung der Wirbelsäule oder der Bandscheiben abnimmt oder nicht mehr vorhanden ist. Da nun die Struktur nicht mehr bedroht ist und keine Muskeln mehr überlastet werden, kann die Schmerzreaktion des Körpers nachlassen. Für Sie bedeutet das, dass Ihr Rückenschmerz weniger stark ausfällt oder sogar ganz verschwindet.

Natürlich müssen wir dafür sorgen, dass sich diese Situation festigt und es Ihnen dauerhaft besser gehen kann. Die Osteopressur kann dabei helfen, dass Sie besser in die Übungspositionen kommen, dass Sie Hinweise darauf erhalten, dass tatsächlich muskulär-fasziale Spannungen an Ihren Rückenschmerzen beteiligt sind, und nicht zuletzt, dass Sie sich bei akuten Rückenschmerzen selbst helfen können.

Lassen Sie sich bei Unsicherheit von einem unserer Therapeuten anleiten.

Sie trauen sich das noch nicht zu? Sie haben Bedenken, etwas falsch zu machen? Dann gehen Sie gerne zu einem der nach unserer Methode ausgebildeten Ärzte oder Therapeuten und lassen sich zumindest einmal mit der Osteopressur behandeln. Dann erfahren Sie, wie es sich beim Drücken anfühlen sollte, wo die Stellen sind, und bekommen mehr Sicherheit, diese Technik zuhause selbst durchzuführen. Unsere Zertifizierten Liebscher & Bracht-Therapeuten zeigen Ihnen auch, wie Sie die richtigen Stellen selbst finden können und was bei den jeweiligen Punkten zu beachten ist.

Die Technik der Osteopressur

Nehmen Sie das entsprechende Teil unseres Drücker-Sets und drücken Sie zunächst vorsichtig auf die beschriebene Stelle. Drücken Sie langsam steigernd so fest darauf, dass Sie einen Schmerz erzeugen, der sich gerade noch als Wohlfühlschmerz beschreiben lässt. Bleiben Sie auf dieser Stelle und lassen Sie den Druck seine Wirkung tun, die darin besteht, dass der Körper jetzt die Normalisierung der Spannungen der Muskeln einleitet, die durch ihre zu hohe Spannung meist Mitverursacher Ihrer Rückenschmerzen sind. Sobald das Gehirn reagiert, lässt die Empfindlichkeit des gedrückten Punktes nach. Ihre Schmerzstufe in der oberen Effizienz-Zone reduziert sich. Sobald der Schmerz deutlich nachgelassen hat, drücken Sie fester oder verändern den Winkel ein bisschen, damit Sie wieder in den oberen Bereich der Effizienz-Zone kommen. Das wiederholen Sie so lange, bis Sie diesen deutlichen Wohlfühlschmerz nicht mehr auslösen können. Dann ändern Sie ein bisschen die Druckrichtung, obwohl Sie auf dem Punkt bleiben. Erhöhen Sie den Druckschmerz wieder und warten Sie, bis er nachlässt. Wenn die Stelle, an der Sie sich drücken, eine Fläche oder eine Linie ist, wandern Sie weiter und »suchen das Gebiet ab«. Immer wenn Sie einen deutlichen Schmerz kurz unterhalb Ihres »roten Bereichs« auslösen können, verharren Sie und warten, bis der Schmerz an dieser Stelle spürbar nachlässt.

Wichtiger Hinweis

Bei der Behandlung von Linien oder Flächen verschaffen Sie sich vorher einen Überblick, wo die empfindlichsten Stellen sind. Nur dort behandeln Sie sich dann ausgiebig. Manchmal sind bestimmte Punkte empfindlich, und Sie können dort gut einen deutlichen Wohlfühlschmerz auslösen. Doch dann schalten diese Punkte nicht herunter. Bleiben Sie in diesem Fall trotzdem 1 bis 2 Minuten drauf und gehen Sie dann zum nächsten Punkt. Möglicherweise hängt die Ursache mit dem Zustand Ihrer Faszie zusammen. Wenn Sie anschließend die in diesem Buch beschriebenen Übungen machen, kann sie sich neu ausrichten, weil sie ja durch die normalisierte Spannung mit beeinflusst wird. Obwohl manchmal Punkte nicht herunterschalten, ist also die Wahrscheinlichkeit groß, dass die Osteopressur eine Wirkung entfaltet. Sie nutzen bei dieser Technik schließlich fest im Körper angelegte Bahnen.

Können Sie an einem Punkt keinen Schmerz im oberen Bereich Ihrer Effizienz-Zone auslösen, ist er entweder nicht empfindlich oder Sie drücken an der falschen Stelle. Variieren Sie Winkel und Stellung auf dem beschriebenen Punkt ein bisschen. So lässt sich oft die richtige Stelle finden.

Das zeichnet die Osteopressur nach Liebscher & Bracht aus

Es gibt am gesamten Körper 72 Bereiche an den Knochenoberflächen, an denen sich nach unserer Erfahrung die meisten Schmerzen des Bewegungsapparats »abschalten« lassen, oft schon nach kurzer Zeit. Diese Punkte hat Roland in zwanzigjähriger Arbeit systematisiert, sodass es für jeden Schmerz am Körper eine genaue »Bedienungsanleitung« gibt. Es ist also klar erkenntlich, welche Punkte gedrückt werden müssen, um einen bestimmten Schmerz für eine bestimmte Zeit stark reduzieren oder ganz beseitigen zu können. Bevor er wiederkommen kann, sollen die Übungen dafür sorgen, dass die vermuteten Schmerzursachen zunehmend beseitigt werden. Das funktioniert in der Praxis häufig auch dann, wenn die Schmerzen »chronisch« sind, wenn Schäden wie Bandscheibenvorfälle oder Gleitwirbel vorliegen oder wenn sich Entzündungen im Bereich der Schmerzen befinden. Eine Auswahl der für Rückenschmerzen wichtigen Punkte, die Sie als Laie selbst bei sich drücken können, lernen Sie hier als vereinfachte Form der Osteopressur kennen.

Entscheidend für den Erfolg: die richtige Intensität beim Drücken

Die richtige Intensität bei der Osteopressur

Über unsere Intensitätsbereiche haben wir bei den Übungen schon gesprochen (siehe Seite 237 f.). Die Beurteilung der Schmerzstärke ist hier dieselbe.

In der Komfort-Zone spüren Sie die Steigerung der Intensität wie folgt:

- Sie bemerken ein leichtes Druckgefühl beim Berühren des Punktes.
- Sie spüren ein leichtes Belastungsgefühl, weit entfernt von einem Schmerz.

- Das Belastungsgefühl ist gut fühlbar, aber noch kein Schmerz.
- Das Belastungsgefühl wird deutlich, ist aber immer noch kein Schmerz.
- Das Belastungsgefühl wird noch größer, ein beginnender Druckschmerz wird fühlbar.
- Das Belastungsgefühl wandelt sich in einen leichten Druckschmerz.

In der Effizienz-Zone lässt sich die Schmerzsteigerung folgendermaßen beschreiben:

- Der Druckschmerz wird gut fühlbar, lässt sich aber leicht ertragen.
- Der Druckschmerz wird deutlich, ist aber erträglich. Sie können gut loslassen und entspannt atmen.
- Der Druckschmerz wird sehr deutlich, lässt sich aber gerade noch positiv ertragen. Sie können gerade noch entspannt weiteratmen. Dies ist der Wohlfühlschmerz an der oberen Grenze Ihrer Effizienz-Zone.

Die Intensität im oberen Bereich Ihrer Effizienz-Zone ermöglicht die besten Ergebnisse.

Im Bereich von Überforderung und Blockade stellt sich die steigende Intensität meist so dar:

- Der Druckschmerz wird zu einem belastenden Schmerz. Er ist nur auszuhalten, wenn Sie beginnen, sich mental oder körperlich dagegen anzuspannen. Sie möchten ihn stoppen, können nicht mehr entspannt durchatmen.
- Sie müssen stark gegenspannen, um den Schmerz auszuhalten. Sie beginnen die Luft anzuhalten, möchten sich wehren.

Manchmal steigert sich das Druckgefühl nicht so gleichmäßig, sondern es springt zum Beispiel aus der Komfort-Zone direkt in den Bereich der Überforderung. Erschrecken Sie dann nicht, sondern reduzieren Sie den Druck, bis der Schmerz nachlässt.

Die Osteopressur wirkt am besten, wenn der Druckschmerz an der oberen Grenze Ihrer Effizienz-Zone liegt. In diesem Bereich erzielen Sie erfahrungsgemäß die besten Ergebnisse in der kürzesten Zeit.

Sicher üben

Wenn Sie Übungen wie unsere noch nie gemacht haben, sich noch nie selbst gedrückt haben, auch mit der Faszien-Rollmassage noch keine Erfahrung haben, tasten Sie sich Stück für Stück an diese Techniken heran. Um die bestmöglichen Ergebnisse zu erzielen, gehen Sie so vor, wie wir es bei den Übungen beschrieben haben. Drücken Sie langsam und bewusst und führen Sie die Osteopressur nur aus, wenn Sie ein gutes Gefühl dabei haben. Bei Krankheiten oder Schädigungen, die ein Risiko darstellen könnten, sprechen Sie bitte unbedingt mit Ihrem Arzt.

Hören Sie auf Ihren Körper und achten Sie darauf, wie er reagiert.

Falls Sie einen Arzt in der Nähe haben, der unsere Ausbildung absolviert hat, hat das den Vorteil, dass er zuverlässig einschätzen kann, ob Sie die Osteopressur bei sich durchführen können. Insbesondere wenn Sie Gefäßablagerungen haben und Blutverdünnungsmittel nehmen müssen, sichern Sie sich ab, bevor Sie mit der Osteopressur beginnen.

Prinzipiell ist Ihr Körper in Bereichen, in denen er anfällig ist, viel schmerzempfindlicher. Wenn Sie also wie beschrieben langsam vorgehen und nicht in Ihren »roten Bereich« kommen, gestalten Sie das Drücken so sicher wie möglich. Und wenn Sie an bestimmten Stellen das Gefühl haben, dort lieber nicht drücken zu wollen, dann lassen Sie diese Stellen einfach aus. Sie haben durch die Übungen, die anderen Punkte bei der Osteopressur und die verschiedenen Faszien-Rollmassagen so viele andere Möglichkeiten, dass es kein Nachteil für Sie ist, wenn Sie den einen oder anderen Punkt weglassen.

Speziell entwickelt für die Osteopressur: unser Drücker-Set

Es gibt viele Geräte für manuelle Behandlungen aus den unterschiedlichsten Materialien, aber sie sind oft zu hart, nicht auf unsere Technik abgestimmt und vor allem nicht für die selbstständige Anwendung geeignet. Daher haben wir ideal auf unsere Vorgehensweise abgestimmte Drücker entwickelt. Durch ihre Form und Härtegrade können Sie mit ihnen beste Ergebnisse erzielen.

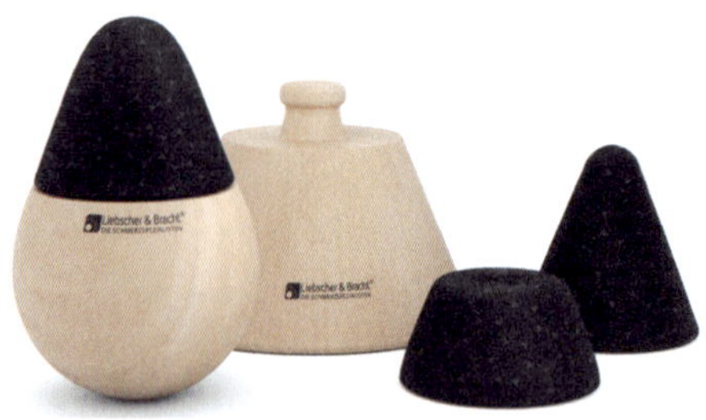

Unser Drücker-Set

Damit Sie schon aufgrund des Materials Spaß daran haben, die Drücker einzusetzen, haben wir bei Griffstück und Halter Holz als Material verwendet und es so bearbeitet, dass es sehr angenehm in der Hand liegt.

Im Drücker-Set finden Sie zwei Halter, auf die Sie die Aufsätze einfach aufstecken können: ein rundes Griffstück für Ihre Hand und ein kegelförmiges Haltestück zum Abstützen am Boden oder der Wand. Die Punkte, die Sie mit den Händen nicht gut erreichen können, drücken Sie, während Sie am Boden oder auf einem Stuhl sitzen oder sich gegen eine Wand lehnen. So erreichen Sie alle für Ihre Selbsthilfe wichtigen Punkte.

Die Aufsätze gibt es in drei Ausführungen. Die Spitze eignet sich für Stellen, die wir eher punktuell erreichen wollen. Die Rundspitze verteilt den Druck auf eine größere Fläche, sodass wir zeitsparend eine deutlich größere Anzahl der Rezeptoren schalten können. Die Flachspitze eignet sich für Linien und noch größere Flächen. Jede Spitze gibt es in verschiedenen Härtegraden. Auch unsere härtesten Aufsätze geben noch gut nach, sodass es sehr unwahrscheinlich ist, sich zu sehr zu beanspruchen.

Alternative Gegenstände für die Osteopressur

Wenn Sie unsere speziellen Drücker noch nicht haben, gibt es verschiedene Alternativen. Der Ersatzgegenstand darf auf keinen Fall hart sein, daher scheiden Holz, Metall, Plastik oder Glas aus. Abgesehen davon, dass die beabsichtigte Wirkung wahrscheinlich nicht eintritt, besteht bei harten, unnachgiebigen Materialien Verletzungsgefahr. Sie ist umso höher, je extremer die Spitze geformt ist. Daher ist die Nachgiebigkeit des Materials extrem wichtig. Durchforsten Sie eventuell das Kinderzimmer nach kleinen und weichen Gummibällen oder suchen Sie beim Hundespielzeug. Zum Beispiel gibt es nachgiebige Knochenattrappen oder Ähnliches für Hunde. Achten Sie gleichzeitig darauf, dass das Griffende gut im

Handballen liegt, damit Sie Ihre Finger beim Halten nicht überfordern. Sie merken schon: Mit konkreten Tipps tun wir uns hier etwas schwer. Das ist letztlich auch der Grund, warum wir für Ihre Selbsthilfe spezielle Drücker entwickelt haben.

Das Besondere an unserem Drücker-Set

Es gibt für unterschiedlichste manualtherapeutische Anwendungen eine große Auswahl an Druck- und Massagehilfen. Für unsere Osteopressur mussten wir spezielle Drücker entwickeln, da wir im Unterschied zu den meisten anderen Manualtherapien den Druck direkt oder nah am Knochen einwirken lassen. Deswegen benötigen wir bei großem Druck gleichzeitig eine leichte und fingerschonende Handhabung. Der Griff muss sehr gut in der vollen Hand liegen, und gleichzeitig müssen die für unsere Bereiche geeigneten Formen und Weich-hart-Abstufungen zur Verfügung stehen. Holz, das der Hand schmeichelt, und das bewährte neutrale Material der Rollen waren die geeignete Lösung.

Wann und wie lange sollten Sie sich drücken?

Sie dürfen das Drücken pro Stelle einmal täglich ausüben – vor allem zu Beginn, wenn Sie Ihren Körper dabei unterstützen möchten, möglichst schnell die stärksten Schmerzen hinter sich zu lassen. Aber auch wenn Sie das Drücken in der Zeit danach nur zwei oder drei Mal pro Woche wiederholen, können Sie deutlich merken, welche Fortschritte Sie erzielen und wie es Sie neben der Schmerzlinderung auch bei den Übungen unterstützt.

Ihr Umgang mit Schmerzzuständen kann sich dadurch verändern. Vielleicht werden Sie Schmerzen künftig zum Anlass nehmen, zu überlegen, bei welcher Gelegenheit Sie sich zu hohe Muskelspannungen zugezogen haben könnten. Sie werden sich die jeweiligen Körperbereiche bewusst machen, die

Osteopressur anwenden und, wenn Sie merken, dass Sie richtiglagen, die entsprechenden Übungen wieder regelmäßiger machen. Natürlich können Sie das Drücken auch wunderbar mit den Übungen kombinieren, indem Sie gezielt genau in dem Muskelstrang die Spannung senken, von dem Sie wissen, dass er Sie bei der nachfolgenden Übung daran hindert, gut und weit in die Position zu kommen.

Auch die Osteopressur ist Training

Die Osteopressur können Sie einmal täglich ausführen.

Es ist nicht möglich, gleich die volle Sicherheit zu haben, doch Sie werden im Laufe der Zeit Ihren Körper und die Stellen, die Ihnen schnell Erleichterung verschaffen, immer besser kennenlernen. Das geht Schritt für Schritt, wird mit jedem Üben besser, und Sie werden immer sicherer. Nutzen Sie auch die Videoanleitungen, die Roland für Sie aufgenommen hat. Am bewegten Bild können Sie noch einmal viel besser nachvollziehen, wie Sie die richtigen Stellen finden, welche Körperpositionen sich eignen und worauf Sie sonst noch achten sollten. Im Zweifel konsultieren Sie gerne einen in unserer Schmerztherapie ausgebildeten Arzt oder Therapeuten, der Ihnen die Punkte individuell an Ihrem Körper zeigen kann.

So kombinieren Sie die Punkte der Osteopressur

Rückenschmerzen im unteren Rücken: 1 (untere Hälfte der Wirbelsäule), 2, 3, 4

Beginnen Sie an den Punkten 2, 3 und 4. Dadurch senken Sie die Spannungen an der Vorderseite Ihres Körpers, die eine häufige Ursache von Rückenschmerzen sind. Wenn sie reduziert sind, kann Ihr Körper im wahrsten Sinne des Wortes aufatmen. Anschließend drücken Sie die Punkte des Bereiches 1, aber nur auf der unteren Hälfte der Wirbelsäule. Damit mindern Sie die »reaktiven« Anspannungen an der Rückseite Ihres Körpers.

Rückenschmerzen im unteren Rücken, die in das ISG, Gesäß oder Bein ausstrahlen: 1 (untere Hälfte der Wirbelsäule), 2, 3, 4, 5
Hier gehen Sie genauso vor wie bei Rückenschmerzen im unteren Rücken, nehmen jedoch ganz zum Schluss den Bereich 5 hinzu.

Rückenschmerzen im oberen Rücken: 1 (obere drei Viertel der Wirbelsäule), 3, 6
Beginnen Sie mit dem Bereich 3. Dadurch kann die reaktive Spannung entlang der gesamten Wirbelsäule sinken. Anschließend normalisieren Sie die Spannungen vorne an der Brust (6). Als Folge kann sich der obere Rücken, der die ganze Zeit Haltearbeit gegen die zu hohen Zugkräfte von vorne leisten musste, entspannen. Zum Schluss gehen Sie entlang der oberen drei Viertel der Wirbelsäule, um auch dort zu hohe Spannungen aufzulösen.

Rückenschmerzen im oberen und unteren Rücken: 1, 2, 3, 4, 6
Hier gehen Sie vor wie bei den Rückenschmerzen im oberen bzw. unteren Rücken beschrieben. Starten Sie mit den Bereichen 2, 3, 4, 6 an der Körpervorderseite und drücken Sie zum Schluss die gesamte Wirbelsäule, also 1, an den druckempfindlichen Stellen.

Rückenschmerzen im oberen und unteren Rücken, in das ISG, Gesäß oder Bein ausstrahlend: 1, 2, 3, 4, 5, 6
Auch hier starten Sie wieder mit allen Bereichen an der Vorderseite, also mit 2, 3, 4 und 6. Anschließend bearbeiten Sie Ihre Wirbelsäule, also 1, und ganz zum Schluss das Gesäß, also 5.

Lerntipp: Nutzen Sie zum exakten Finden der Bereiche, angeleitet von Roland, den exklusiven Online-Übungsbereich unter: *www.liebscher-bracht.com/dhr*

Druckbereich 1

Druckbereich 1 verläuft entlang der Brustwirbelsäule und der Lendenwirbelsäule bis hinunter zum Kreuzbein. In diesem Bereich sind Sie mit unserer Selbsthilfetechnik meist dazu in der Lage, in kurzer Zeit einen Großteil der dort eintrainierten Spannungen herauszunehmen – oft unabhängig davon, wie lange diese dort schon vorhanden sind.

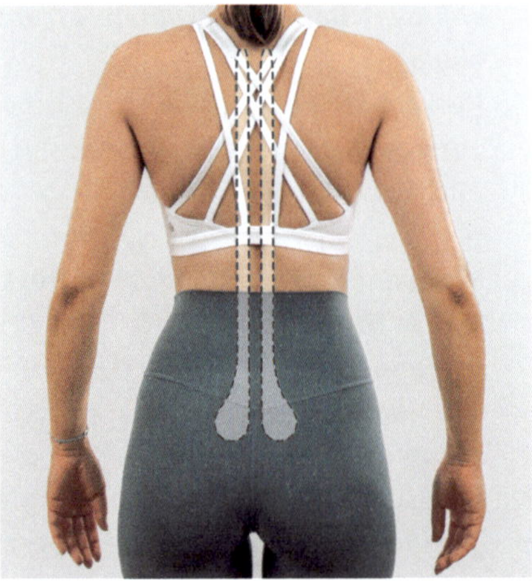

Druckbereich 1

Die passenden Drücker

- Spitze oder Rundspitze oder Flachspitze; weich, mittel oder hart
- Haltestück für das Drücken an einer Wand oder am Boden
- Immer mit der Flachspitze beginnen

Die Osteopressur

Tasten Sie dort, wo Sie an der Wirbelsäule mit den Händen hinkommen, die Knochenspitzen, die meist dicht unter der Oberfläche liegen. Die empfindlichen Stellen suchen Sie direkt neben diesen Knochen bis etwa 2 Zentimeter (an der Brustwirbelsäule) oder 3 Zentimeter (an der Lendenwirbelsäule) links oder rechts daneben. Suchen Sie mit der Spitze oder der Rundspitze direkt neben diesen Knochenspitzen und dann mit der Flachspitze mehr nach außen. Drücken Sie im Bereich der Lendenwirbelsäule auch von hinten seitlich gegen die äußere Linie des Bereiches. Am unteren Ende der

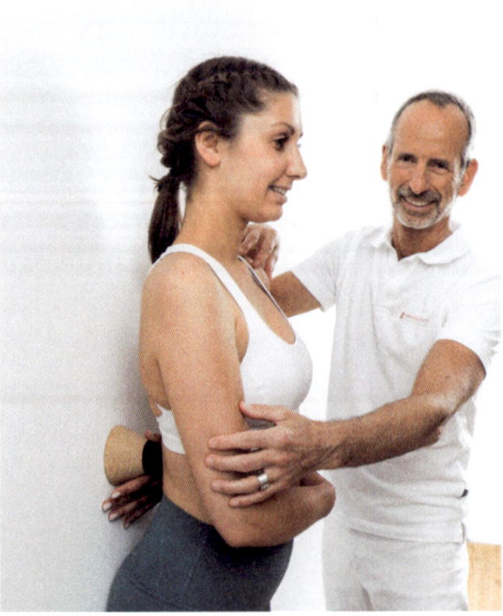

Mit Rundspitze an der Wand

Linien, wo die Flächen sich tropfenförmig ausweiten, probieren Sie das Drücken mit der Rundspitze, im oberen Bereich des Kreuzbeins auch mit der Flachspitze.

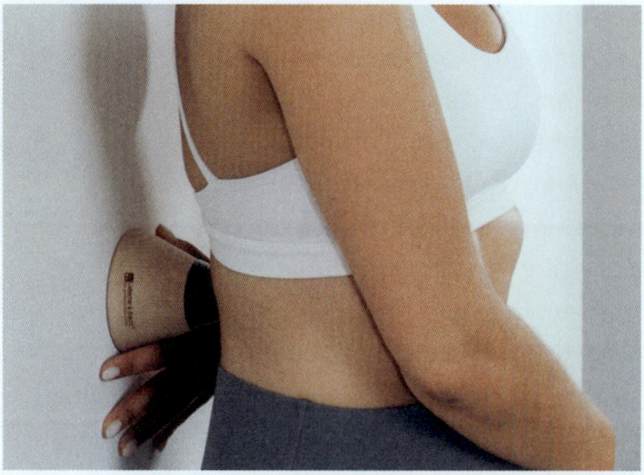

Rundspitze in Nahaufnahme

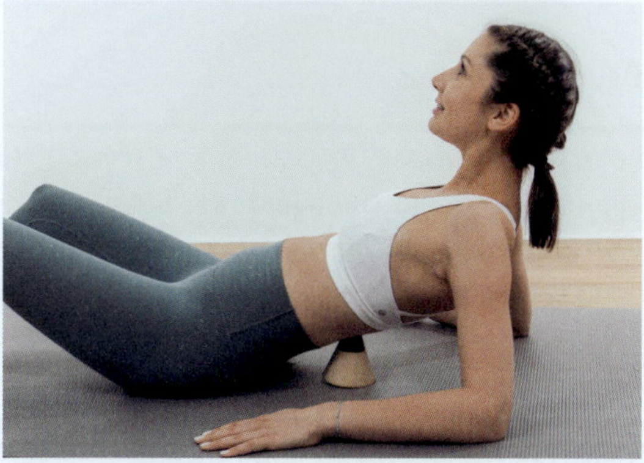

Flachspitze auf dem Boden

Osteopressur 1

Mit der Rundspitze auf dem Kegel an der Wand Lehnen Sie sich vorsichtig so gegen die Wand, dass Sie die Druckintensität jederzeit unter Kontrolle haben. Beginnen Sie ganz vorsichtig mit dem weichsten Aufsatz, den Sie haben. Ist dieser zu schmerzhaft, obwohl Sie sich erst leicht dagegenlehnen, fangen Sie mit der Flachspitze und dem weichsten Aufsatz an und steigern den Druck dann immer weiter, so wie die Empfindlichkeit abnimmt. Drücken Sie von hinten, aber auch von der Seite, vor allem wenn Sie die Lendenwirbelsäule unterhalb des Rippenbogens als Ziel haben. Dort sind meist hohe Empfindlichkeiten, die darauf warten, gesenkt zu werden. Daher kommt oft das blockierte Gefühl eines festgezurrten breiten Gürtels rund um Ihre Taille, das durch den Druck von der Seite gut gemindert oder ganz beseitigt werden kann.

Halten Sie den Kegel und setzen Sie ihn so oft an, bis Sie im richtigen Bereich sind und ein gutes Gefühl haben.

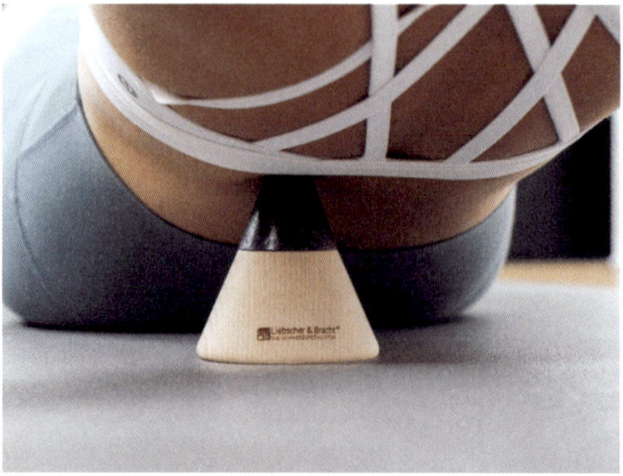

Rundspitze in Nahaufnahme

Osteopressur 2
Mit der Flach- oder Rundspitze auf dem Kegel in der Rückenlage am Boden Stellen Sie am Boden sicher, dass Sie sich gut abstützen können. Am besten suchen Sie zunächst an der Wand die richtigen Stellen. Sie sollten nicht mit der Schwerkraft arbeiten, bevor Sie Ihren Körper in diesem Bereich beim Drücken kennengelernt haben.

Probieren Sie die Stellen entlang der Wirbelsäule auf der ganzen Linie und drehen Sie Ihren Körper in verschiedene Winkel, um den besten Effekt herauszufinden.

Druckbereich 2

In diesem Bereich können Sie die Spannung Ihres Hüftbeugers, der bei vielen Menschen dauerhaft fehltrainiert ist, so gut normalisieren, dass der Rücken meist sofort »leichter« wird. Er befindet sich an der Innenseite der Oberschenkel. In Höhe des Schrittes rechtwinklig zur Längsachse des Körpers nach außen bis zu einer Lücke zwischen den deutlich fühlbaren Muskeln an der Vorderseite und der Innenseite des Oberschenkels. Diese Lücke können Sie tasten, wenn Sie sich auf den Rücken legen, das Knie um 90 Grad anwinkeln und das Bein nach außen fallen lassen. Da der Muskelstrang an der Innenseite des Oberschenkels irgendwann anspannen muss, um das Bein zu halten, wird er deutlich dicker, und Sie können fühlen, wo er in Richtung Vorderseite endet. Genau in diese Lücke hinein müssen Sie sich vorsichtig vortasten.

An diesem Punkt müssen Sie erhöhte Vorsicht walten lassen. Oft kommt man ohne Probleme an den Knochen oder zumindest in seine Nähe, doch manchmal liegt die Schlagader ungünstig, und Sie können das Pochen spüren, so wie Sie Ihren Puls am Handgelenk fühlen können. Tasten Sie sich dann unbedingt so lange von verschiedenen Winkeln heran, bis das Pochen nicht mehr zu spüren ist. Erst dann setzen Sie die Rundspitze an und versuchen an den Punkt zu gelangen, den Sie mit den Fingern vorher ertastet haben. Seien Sie aber vorsichtig und prüfen Sie immer wieder, ob Sie an der richtigen Stelle sind. Wenn es Ihnen nicht gelingt, in diesem Bereich eine Stelle zu finden, an der es nicht pocht, dann lassen Sie diesen Punkt aus. Die restlichen Punkte können Ihre Schmerzen immer noch ausreichend reduzieren. Wenn Sie möchten, gehen Sie zu einem der bei uns ausgebildeten Ärzte oder Therapeuten und lassen sich anleiten.

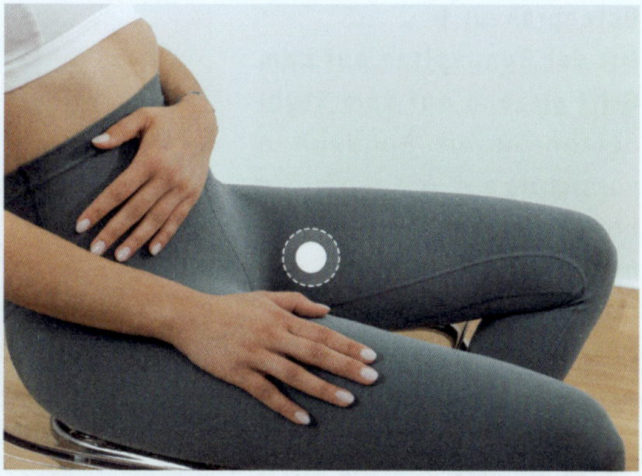
Druckbereich 2

Die passenden Drücker

- Spitze oder Rundspitze; weich, mittel oder hart
- Griffstück
- Mit Rundspitze beginnen

Die Osteopressur

Suchen Sie die Lücke zwischen dem großen Muskel vorne am Oberschenkel und dem großen Muskel an der Innenseite des Oberschenkels mit den Fingern. Wenn Sie diese Lücke fühlen können, setzen Sie vorsichtig zunächst die weichste Rundspitze, die Sie haben, in diese Lücke und suchen einen trockenen Schmerz, der also nicht brennt. Dies bedeutet, dass Sie Druck auf den Knochen geben, auf dessen Oberfläche die Rezeptoren sitzen, deren Druckempfindlichkeit wir reduzieren möchten. Probieren Sie auch andere Spitzen und ggf. Härtegrade aus und wählen Sie die Spitze, bei der Sie sich am wohlsten fühlen.

Achten Sie unbedingt darauf, Ihre Effizienz-Zone nicht zu verlassen. Wenn Sie in die Nähe der Schlagader kommen, was Sie am Pochen merken, müssen Sie besonders vorsichtig sein. Auf dieses Pochen müssen Sie beim Drücken auf jeden Fall achten. Im Zweifel lassen Sie den Punkt einfach aus.

Osteopressur 1
Mit der Rundspitze auf dem Griff sitzend auf dem Stuhl
Setzen Sie die Rundspitze vorsichtig auf und gehen Sie hin und her, bis Sie die Lücke gefunden haben. Dann drücken Sie aus verschiedenen Winkeln vorsichtig hinein, bis Sie einen »trockenen« Druckschmerz spüren, der nachlässt, wenn Sie mit gleichbleibendem Druck darauf verharren.

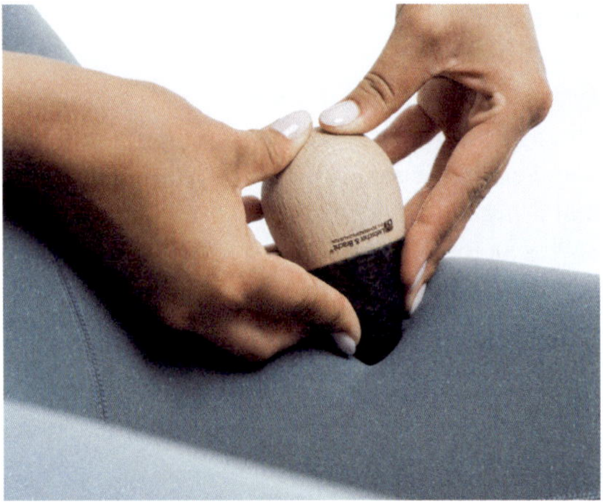
Rundspitze im Sitzen

Druckbereich 3

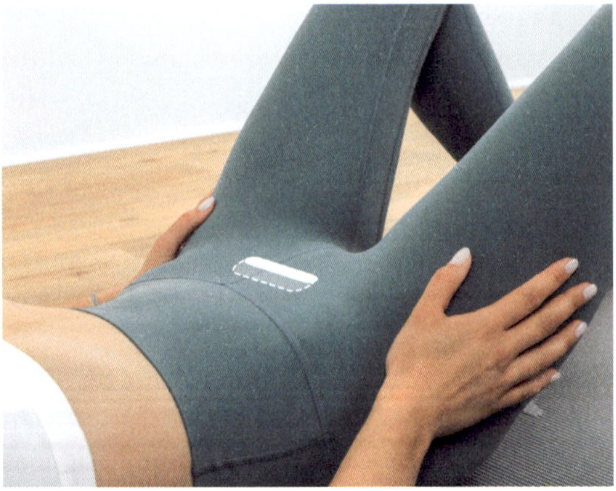
Druckbereich 3

Dieser Bereich am Unterbauch kann die meisten Rückenschmerzen bereits reduzieren, wenn nur er alleine gedrückt wird, da er den geraden Bauchmuskel entspannt. Er besteht aus einer Linie. Wenn Sie vom Bauchnabel ausgehend nach unten tasten, stoßen Sie irgendwann auf einen Knochen, Ihr Schambein. Tasten Sie nun vorsichtig mit Ihren Fingern nach rechts und links, um seine Abmessungen zu fühlen. Diese Knochenkante ist der Druckbereich 3. Nur ein kleiner Bereich in der Mitte wird ausgelassen.

Die passenden Drücker

- Flachspitze; weich, mittel oder hart
- Griffstück

Die Osteopressur

Ertasten Sie mit den Fingern der linken Hand die Schambeinkante und suchen Sie deren Mitte. Legen Sie Ihren Zeigefinger auf die Mitte und setzen Sie mit der rechten Hand vorsichtig die Flachspitze auf der Knochenkante auf, und zwar halbschräg von vorne oben. Greifen Sie dann das Griffstück mit den Fingern beider Hände und bauen Sie langsam Druck auf. Wenn die Empfindlichkeit heruntergeschaltet ist, können Sie zur Verstärkung den Winkel etwas flacher oder steiler stellen und dann die jeweils hinzukommenden Empfindlichkeiten herunterschalten.

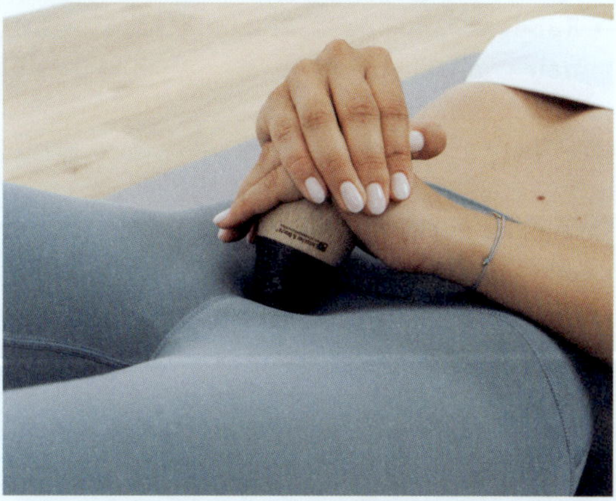

Flachspitze im Liegen

Osteopressur 1
Mit der Flachspitze auf dem Griffstück

Druckbereich 4

Dieser Bereich entspannt den – wenn fehltrainiert – äußerst »giftigen«, Schmerzen bringenden langen Anteil des großen Oberschenkelmuskels. Er liegt etwas schräg unter dem Hüftstachel und besteht aus einem Punkt von etwa 1 Zentimeter Durchmesser. Der Hüftstachel ist zumindest rechts ziemlich spitz dort zu fühlen, wo bei einer traditionellen Jeans das Geldtäschchen sitzt. Wenn Sie vom Hüftstachel ausgehend nach

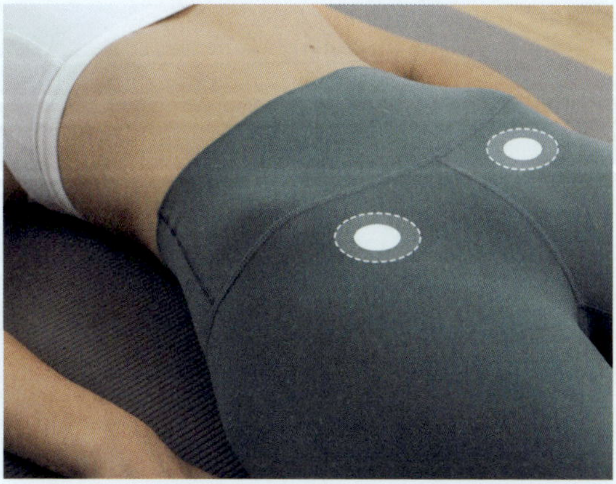

Druckbereich 4

unten (meist etwa 2 bis 3 Zentimeter) und etwas zur Körpermitte (meist etwa 1 bis 2 Zentimeter) tasten, können Sie eine Erhöhung fühlen, die meist sehr empfindlich ist. Das ist der Druckbereich 4. Auch hier gilt wieder, dass Ihr Finger kein Pochen spüren darf. Wenn es beim Ertasten des richtigen Punktes unter Ihren Fingern pocht, suchen Sie in diesem Bereich so lange, bis es nicht mehr zu spüren ist. Normalerweise sind Sie am richtigen Punkt weit genug entfernt von einem Blutgefäß.

Die passenden Drücker

- Rundspitze oder Flachspitze; weich, mittel oder hart
- Griffstück; wenn Sie sehr sicher sind, das Haltestück

Die Osteopressur

Tasten Sie mit den Fingern der linken Hand die Region unter dem Hüftstachel ab und suchen Sie die empfindliche Erhöhung. Legen Sie Ihren Zeigefinger auf die Mitte dieser Erhöhung und setzen Sie mit der rechten Hand vorsichtig die Flachspitze verschiedener Härten auf der Erhöhung auf und dann die Rundspitze. Entscheiden Sie sich für die Form, bei der Sie sich am wohlsten fühlen.

Greifen Sie dann das Griffstück mit den Fingern beider Hände und bauen Sie langsam Druck auf. Wenn die Empfindlichkeit bei gleichbleibendem Druck abnimmt, können Sie zur Verstärkung den Winkel etwas verändern oder vorsichtig den Druck erhöhen.

Osteopressur 1
Mit der Rundspitze oder der Flachspitze auf dem Griff in Rückenlage am Boden

Osteopressur 2
Mit der Rundspitze oder der Flachspitze auf dem Haltestück in Bauchlage am Boden Wenn Sie genau wissen, wohin der Druck gerichtet sein muss, und wenn Sie sich sehr sicher abstützen können, drücken Sie den Punkt

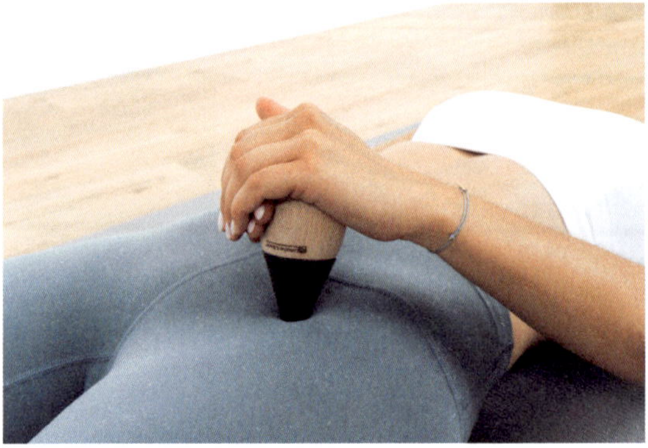

Rundspitze im Liegen

in dieser Position. Alternativ können Sie sich gegen eine Wand lehnen.

Druckbereich 5

Dieser Bereich ist sehr groß, denn es handelt sich um das ganze Gesäß. Dadurch, dass das Gesäß bei den meisten Menschen sehr verspannt ist, können Sie ihn am Anfang täglich drücken, Sie werden immer Spannungen finden. Hinten wird der Bereich jeweils vom Rand des Kreuzbeins und der Kante des Beckens – des Darmbeins – begrenzt. Nach vorne verläuft die Verbindungslinie zwischen dem Hüftstachel und dem Knochenvorsprung des Oberschenkels, der seitlich etwa 10 Zentimeter unter dem Hüftstachel zu fühlen ist. Nach unten reicht der Bereich bis zum Sitzbein. Das ist der Knochen, auf dem Sie sitzen.

In diesem gesamten Bereich wimmelt es bei vielen Menschen von Anspannungen, die es zu lösen gilt. Denn durch die immer mehr verfilzten und nach vorne ziehenden Faszien der Hüft-

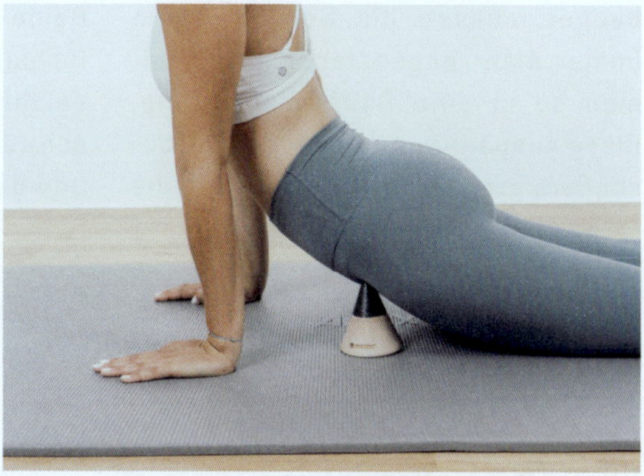

Rundspitze in Bauchlage

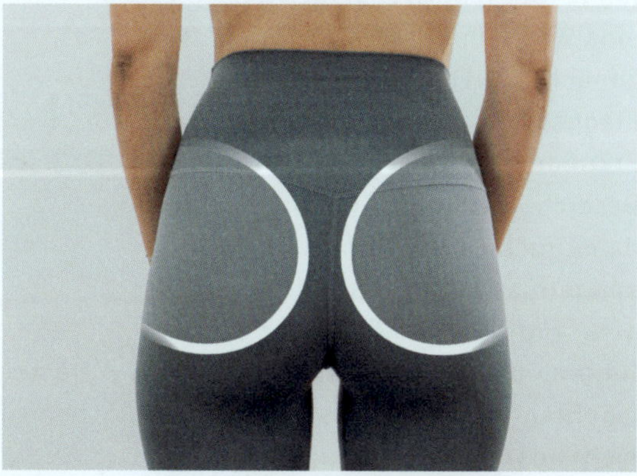

Druckbereich 5 hinten

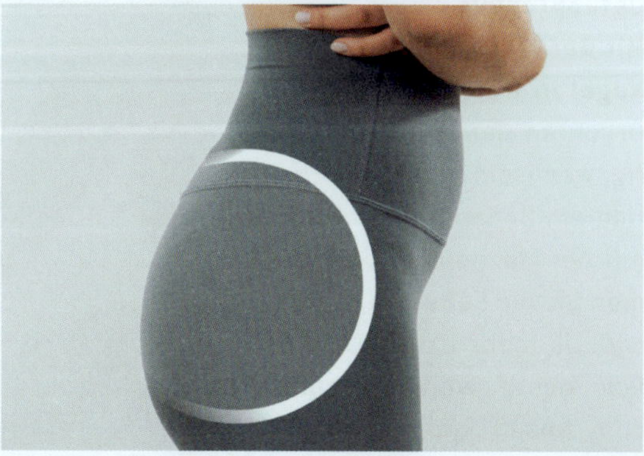

Druckbereich 5 seitlich

beuger müssen die Gesäßmuskeln immer mehr gegenziehen und kommen so in eine Daueranspannung. Diese Anspannung kann, wenn Sie besonders groß ist, den Blutfluss in die Beine behindern, auf Nerven wie den Ischias drücken, bis er brennt, und zu solchen Effekten wie der Fußheberschwäche oder dem Kribbeln in Füßen und Beinen beitragen.

Die passenden Drücker

- Spitze, Rundspitze oder Flachspitze; weich, mittel oder hart
- Haltestück, an gut erreichbaren Stellen auch das Griffstück

Osteopressur 1

Mit der Rundspitze auf dem Kegel gegen die Wand gelehnt Stellen Sie sich an eine Wand und beginnen Sie zunächst mit der weichsten Flachspitze, die Sie haben. Erkunden Sie diesen ganzen Bereich. Drücken Sie sich dabei nicht nur von hinten, sondern auch von der Seite, also von außen. Wenn Sie fühlen, dass Sie kräftiger drücken möchten und stärkeres Gegenlehnen nicht ausreicht, wählen Sie ggf. einen härteren Aufsatz oder wechseln zu den spitzeren Formen.

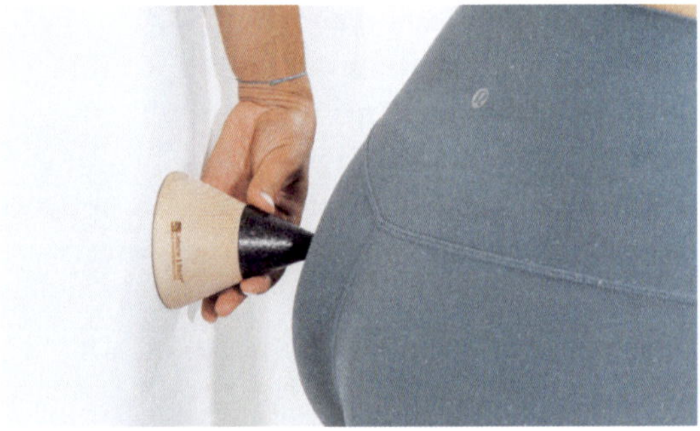

Rundspitze an der Wand

Osteopressur 2

Mit der Flachspitze auf dem Kegel in Rückenlage Ist der Druck an der Wand zu niedrig, wechseln Sie zu der Position am Boden. Beginnen Sie mit der Flachspitze und nehmen Sie die Füße nah ans Gesäß. Je mehr Druck Sie wollen, desto weiter entfernt vom Gesäß können Sie die Füße aufstellen.

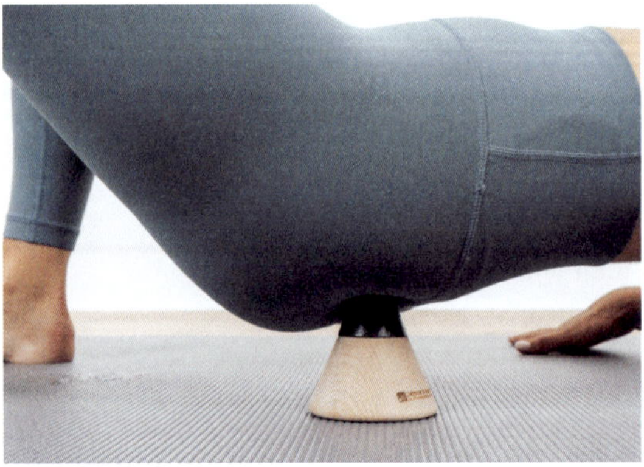

Flachspitze im Liegen

Druckbereich 6

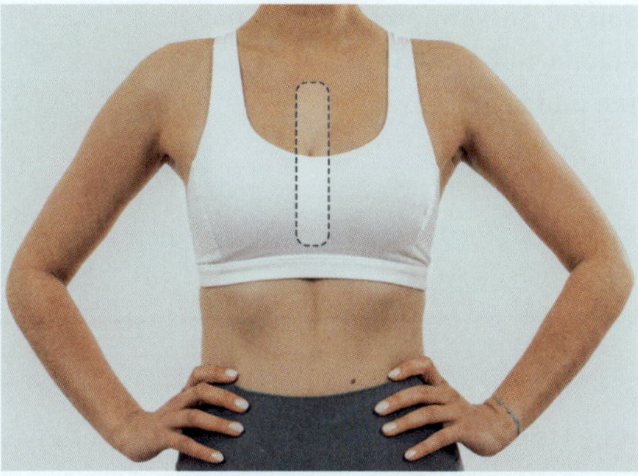

Druckbereich 6

Dieser Bereich ist leicht aufzuspüren. Dort können Sie Ihren großen Brustmuskel so entspannen, dass das Brennen zwischen den Schulterblättern verschwinden kann. Er beginnt an der Oberkante des Brustbeins unterhalb der Kehle und geht bis zum sogenannten Schwertfortsatz. Das ist die Spitze, die unten am Brustbein mehr oder weniger gut fühlbar ein Stückchen Richtung Bauch ragt. Wenn Sie die Mitte Ihres Brustbeins tasten und von dort nach rechts oder links außen, dann fühlen Sie, wo die Wölbungen der Rippen beginnen. Dort etwa befinden sich die beiden Außenkanten Ihres Brustbeins. Entlang dieser Außenseiten suchen Sie druckempfindliche Stellen, ebenso in den meist sehr empfindlichen Winkeln am unteren Ende des Brustbeins. Auf diesem Streifen und entlang dieser Winkel erreichen Sie die Schaltstellen für Ihren großen Brustmuskel. Nach unserer Erfahrung ist er für die meisten Rückenschmerzen entlang der Brustwirbelsäule und vor allem den brennenden Schmerz zwischen den Schulterblättern verantwortlich.

Die passenden Drücker

- Spitze oder Rundspitze, bei extremer Druckempfindlichkeit anfangs auch die Flachspitze; weich, mittel oder hart
- Haltestück oder Griffstück

Osteopressur 1

Mit der Spitze auf dem Griff auf dem Boden liegend oder auf einem Stuhl sitzend Tasten Sie zunächst mit den Fingern einer Hand den Rand Ihres Brustbeins ab und setzen Sie dann vorsichtig die Rundspitze Ihres weichsten Aufsatzes entlang des Brustbeinrandes auf. Je mehr Sie merken, dass die Stellen größeren Druck vertragen können, desto härter darf der Aufsatz sein und desto spitzer. Ist Ihr Brustbein so empfindlich, dass Sie mit den spitzen Aufsätzen nur sehr leicht drücken können, dann benutzen Sie die Flachspitze. So können Sie mehr Fläche auf einmal bearbeiten und sparen Zeit.

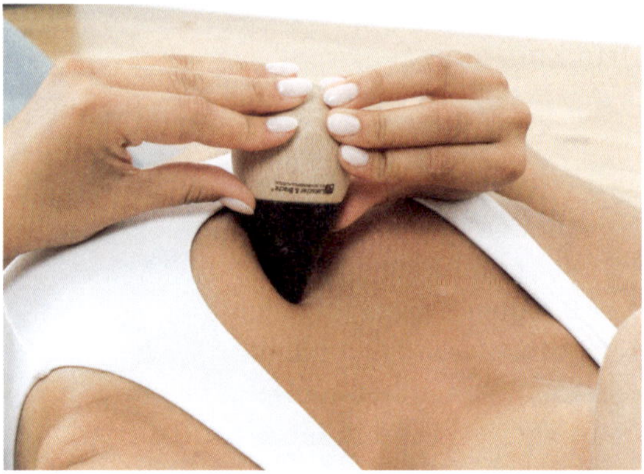

Spitze auf dem Boden liegend

Osteopressur 2
Mit der Spitze auf dem Handstück frontal gegen die Wand lehnend Nutzen Sie den Druck der Wand und gehen Sie so vor wie oben beschrieben. Sie sollten sich aber nur vorsichtig bewegen und immer erst mit der Flachspitze beginnen. Steigern Sie die Intensität langsam.

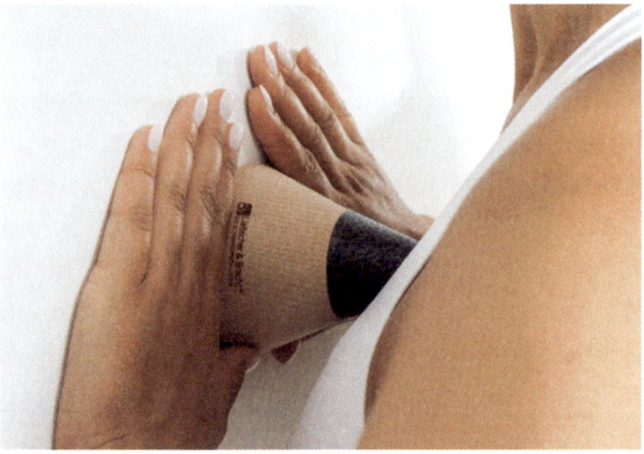

Spitze gegen die Wand

Warum wir Ihnen unsere Hilfsmittel empfehlen

Unsere Übungen, die Sie weiter oben im Buch finden und direkt ausprobieren können, bilden die Grundlage unseres Selbsthilfe-Angebots für Sie. Dafür benötigen Sie keinerlei Hilfsmittel. Auf unserem YouTube-Kanal warten mehr als 1000 kostenfreie Videos mit vielen weiteren Übungen & Tipps gegen Schmerzen von Kopf bis Fuß auf Sie: *www.youtube.com/@liebscher.bracht*

Die zusätzlichen Selbsthilfetechniken der beiden Bonusteile, die Osteopressur und die Faszien-Rollmassage, sind auf die Benutzung der von uns speziell zu diesem Zweck entwickelten Hilfsmittel abgestimmt. Sie können sie in unserem Online-Shop *www.liebscher-bracht.com/shop* bestellen und erhalten sie etwa zwei Tage später. Dasselbe gilt für unsere »Retter« – die verschiedenen Dehnungshilfen, die wir mittlerweile entwickelt haben. Bei Rückenschmerzen legen wir Ihnen insbesondere den »Rückenretter« und den »ISG-Ischias-Retter« ans Herz.

Natürlich können Sie sich auch immer mit Alternativen aus Ihrem Haushalt behelfen. Das kostet Sie ein wenig Zeit, das Üben ist etwas umständlicher und eventuell auch nicht ganz so wirksam wie mit den Originalen. Aber probieren Sie es einfach selbst aus.

- Statt der Medi-Rolle können Sie eine mit Wasser gefüllte 1,5-Liter-Plastikflasche verwenden, die Sie mit einem dünnen Tuch umwickeln können.
- Statt der Mini-Rolle können Sie sich mit einer entsprechend abgesägten Holzstange oder einer schmalen länglichen Spraydose behelfen, die mit einem Tuch oder sonstigem Material umwickelt ist, das die Härte ausreichend abpolstert.
- Für die Medi-Kugel und die Mini-Kugel eignen sich als Ersatz entsprechend große Bälle aus dem Kinderzimmer oder aus Ihrem Sportbedarf, die aber unbedingt eine etwas nachgiebige Oberfläche haben sollten.
- Als Drücker können Sie weichere Gummiteile aus Küche und Kinderzimmer oder Hundespielzeug verwenden. Geeignet sind auch große Weinkorken, die sich entsprechend in Form schneiden lassen.

Die Faszien-Rollmassage bei Rückenschmerzen

Eine weitere Selbsthilfetechnik, mit der Sie unabhängig von fremder Hilfe Ihren Rückenschmerzen entgegenwirken können, ist unsere Faszien-Rollmassage. Das Faszienrollen bei uns orientiert sich an ganz bestimmten Prinzipien, weil wir es auf die Bedürfnisse von Menschen mit Schmerzen ausrichten. Wir verwenden dafür zum Beispiel spezielle Rollen, die wir eigens für diesen Zweck entwickelt haben. Mit diesen Rollen erzielen Sie erfahrungsgemäß die bestmöglichen Ergebnisse, Sie können stattdessen aber auch andere Rollen, Bälle oder geeignete Haushaltsgegenstände verwenden. Dazu geben wir Ihnen weiter unten konkrete Tipps. Wie bei den Körperübungen und der Osteopressur finden Sie auch zur Faszien-Rollmassage angeleitete Videos im Online-Übungsbereich exklusiv für Sie unter: *www.liebscher-bracht.com/dhr*

Warum wir rollen

Alles, was unser Körper benötigt, um schmerzfrei und ohne unnatürlich hohen Verschleiß an der Wirbelsäule oder anderen Bereichen des Rückens funktionieren zu können, ist in uns »eingebaut«. Da wir unsere Bewegungswinkel aber nur noch zu einem Bruchteil nutzen, wie Sie weiter vorne gelesen haben, sammeln sich im Zwischenzellraum Stoffwechselrückstände an. Sie können dazu beitragen, dass die Faszien noch weniger nachgeben, weil sie an Elastizität einbüßen. Diese Fehlentwicklungen können Sie durch das regelmäßige Trainieren unserer Übungen nach und nach umkehren. Mit den Rollen lassen sich diese Prozesse beschleunigen. Stellen Sie sich vor, ein Raum ist besonders verdreckt, über Jahrzehnte hinweg haben sich Rückstände angesammelt. Dann dauert es eine Weile, bis man mit dem normalen Haushaltsbesen durchkommt, weil der Dreck klebt und sich verfestigt hat. Hätte man regelmäßig gefegt, wäre das nicht passiert. Aber so kann es durchaus sinnvoll sein, zunächst mit einer Industriekehrmaschine durchzugehen, damit so schnell wie möglich eine neue Grundsauberkeit hergestellt wird. Stark vereinfacht können Sie sich die Funktion der Rollen so vorstellen.

Mit dem Rollen Ihren Stoffwechsel anschieben

Mit der Faszien-Rollmassage können Sie Stoffwechselprozesse beschleunigen

Unsere Faszien-Rollmassage verfolgt zwei große Ziele. Das erste besteht darin, den Stoffwechsel im schmerzenden, bewegungsarmen Bereich wieder anzuschieben. Stellen Sie sich das Fasziengewebe vor wie einen schmutzigen Schwamm. Durch das Rollen wollen wir ihn ausdrücken, damit im Zuge dessen frisches Wasser aus den Kapillaren – den Haargefäßen – nachfließen kann. Wir versuchen dadurch, in den Gewebeschichten hängen gebliebene Ablagerungen zu lösen, damit sie wieder in Stoffwechselvorgänge eingebunden werden und den Körper über die Ausscheidungsorgane verlassen können. Damit wollen wir das Fasziengewebe mit neuer Flüssigkeit versorgen und der Übersäuerung entgegenwirken, die unserer Ansicht nach vor allem in lange unbewegten Bereichen des Gewebes besteht. Dies soll die Wasserbindungsfähigkeit der Faszie erhöhen, wodurch die Schichten wieder besser gleiten und Verklebungen aufgelöst werden können.

Sie können sich bestimmt gut vorstellen, welche Synergien möglich sind, wenn unsere Übungen mit der Osteopressur und der Faszien-Rollmassage kombiniert werden. Da wird gründlich aufgeräumt, damit sich die normalen Funktionen wieder Stück für Stück entfalten können. Um in dem dichten Fasergewebe, wo sich Flüssigkeit nur wenig bewegen kann, überhaupt entsprechende Effekte erzielen zu können, ist jedoch die richtige Anwendungstechnik entscheidend. Weiter unten lesen Sie mehr darüber.

Mit dem Rollen auf Entspannung schalten

Ziel Nummer zwei ist es, eine möglichst große Entspannung zu bewirken. Diese kann dazu beitragen, dass sich Ihre Rückenschmerzen weiter verringern. Die Entspannung soll dadurch ausgelöst werden, dass wir mit Hilfe des Rollens bestimmte Rezeptoren schalten – darunter freie Nervenendigungen der sensiblen Nervenzellen des Rückenmarks, die in allen schmerzempfindlichen Geweben des Körpers vorkommen. Das Faszienrollen nach unserer Technik kann damit ähnliche Effekte auslösen wie die, die durch die Osteopressur in speziellen Bereichen der Knochen erzielt werden. Hier machen wir uns also die Erkenntnis zunutze, dass Faszien schmerzempfindlich sind und bei der Schmerzmessung und -wahrnehmung offenbar eine wichtige Rolle spielen.

Die Rolltechnik nach Liebscher & Bracht

Um die beschriebenen Effekte zu erzielen, nutzen wir eine spezielle Technik des Rollens. Aus der Faszienforschung ist bekannt, dass bestimmte Zellen im Bindegewebe (Fibroblasten) sensibel auf Richtungs- und Spannungsänderungen reagieren. Dank ihrer Zellfortsätze können sie Signale aus ihrer Umgebung aufnehmen – zum Beispiel mechanische Reize durch Bewegung. Wir gehen davon aus, dass durch das Faszienrollen solche »Bewegungssignale« ins Gewebe gebracht werden können, wenn sehr druckvoll und durchgängig gerollt wird. Auf diese Weise könnte die Faszien-Rollmassage als Auftraggeber für die Fibroblasten dienen, um die Struktur der Faszie anzupassen und gesund zu erhalten. Dies unterstützt die Wiederherstellung der Scherengitterstruktur und stellt dadurch größere Flexibilität im Bindegewebe her.

Unsere spezielle Rolltechnik: Wir rollen sehr langsam, sehr intensiv und meist nur in eine Richtung.

Wir rollen sehr langsam, damit es überhaupt erst möglich wird, die Zwischenzellflüssigkeit durch die extrem kleinen Zwischenräume zu drücken. Bei schnellem Rollen würden wir wohl einfach darüber hinwegrollen. Natürlich müssen wir gleichzeitig so fest wie möglich aufdrücken. Daher sind unsere Rollen tendenziell kleiner und nach außen hin etwas weicher als vergleichbare Modelle. Auf diese Weise können Sie auch an empfindlichen Stellen sehr fest drücken. Aufgrund der weichen Oberfläche wird das Gewebe geschont, und Sie können tiefer eindringen, ohne nur darüber hinwegzurollen. Unter der Oberfläche wird das Material härter, wodurch genügend Druck aufgebaut wird, um einen guten Effekt zu erzielen.

Geschwindigkeit, Druck und Grifftechnik

Aus Erfahrung mit vielen Patienten wissen wir, dass Sie selbst von alleine die optimale Rollgeschwindigkeit und den richtigen Druck wählen, wenn Sie sich darauf konzentrieren, dass Sie eine zähe Flüssigkeit durch sehr kleine Zwischenräume hindurch bewegen. Probieren Sie es also einfach aus. Was die Intensität angeht, gilt hier das Gleiche, was wir bei den Übungen und der Osteopressur bereits besprochen haben: Die Intensität des Druckschmerzes muss unterhalb des Bereiches bleiben, indem Sie eine Überforderung oder Blockade auslösen würden. Allerdings haben Sie beim Rollen meist auch dann noch eine gute Wirksamkeit, wenn Sie in den unteren Bereichen Ihrer Effizienz-Zone bleiben. In diesem Fall setzen Sie einfach so viel Kraft ein, wie Sie haben.

Auf Seite 333 f. haben wir erläutert, wie Sie die Intensität des Druckschmerzes einstufen können.

Auch die Grifftechnik ergibt sich aus dem beschriebenen Ziel, Zwischenzellflüssigkeit durch extrem kleine Zwischenräume zu drücken. Sie greifen die Rolle oder Kugel am besten mit den Fingerspitzen beider Hände, denn nur so gelingt es, den Druck mit den Fingern der einen Hand zu halten, während die Finger der anderen Hand umgreifen, um das Weiterrollen vorzubereiten. Sie sollten beim Umgreifen so weit wie möglich ein Nachlassen des Druckes vermeiden, da sonst die Flüssigkeit zurückflutet.

Wir rollen nur in eine Richtung

Gemäß unseren Zielen ist es wichtig, nur in eine Richtung zu rollen. Auch die Faszienforschung ist inzwischen mehrheitlich der Meinung, dass die Rollrichtung entscheidend ist – aus zwei einfachen Gründen:

1. Der Körper besteht aus zwei Arten von Blutgefäßen, den Arterien und den Venen. Die Arterien transportieren das Blut mit dem Herzschlag vom Herzen weg; die Venen transportieren das

Blut mit dem Herzschlag zum Herzen hin. Damit das Blut in den Venen nicht immer wieder zurückfließt, enthalten Venen die sogenannten Venenklappen. Einige Wissenschaftler gehen davon aus, dass diese Venenklappen sehr sensibel sind und bei falscher Anwendung der Faszienrolle umschlagen könnten. Diese Annahme ist zwar durchaus anzuzweifeln, wir empfehlen Ihnen aber vorsichtshalber, die Faszien-Rollmassage immer nur zum Herzen hin durchzuführen – in diese Richtung, die gleichzeitig die Richtung des Lymphflusses ist, sind die Venenklappen nämlich ausgerichtet. Damit gehen Sie auf Nummer sicher, denn die entsprechenden wissenschaftlichen Belege stehen noch aus.

2. Ein zweiter Grund für eine bestimmte Rollrichtung ist im Abtransport der Zwischenzellflüssigkeit zu sehen. Wenn Sie mit Ihrer Faszienrolle immer nur vor- und zurückrollen, schieben Sie die abgelagerte Flüssigkeit nämlich nur von einer Stelle zur anderen. Im ungünstigsten Fall verhindern Sie damit, dass die neue nährstoffhaltige Zwischenzellflüssigkeit nachfließen kann.

Wir rollen in Richtung des Lymphflusses, also immer von den Händen und Füßen Richtung Brustraum.

Das bedeutet: Wir rollen immer von den Händen und Füßen und auch vom Scheitel Richtung Brustraum. Wiederholen wir das Rollen, dann beginnen wir wieder an derselben Stelle und rollen nicht zurück. Beim Rollen mit den Kugeln und je nach Bereich, in dem wir rollen, kann das anders aussehen. Dies wird später genau erklärt.

Die Eigenschaften unserer speziellen Rollen

Oben haben wir schon darüber gesprochen, weshalb unsere Rollen tendenziell kleiner und an der Oberfläche etwas weicher sind als die meisten vergleichbaren Modelle. Bei der Medi-Rolle und der Maxi-Rolle kommt eine umlaufende Vertiefung hinzu, die sogenannte Wirbelsäulenentlastung. Durch sie ist es möglich, die Umgebung der Wirbelsäule und empfindlicher Knochenlinien mit deutlich mehr Druck versehen zu können, bevor der Druckschmerz am Knochen zu hoch wird – für schonendes und zugleich druckvolles Rollen am Rücken.

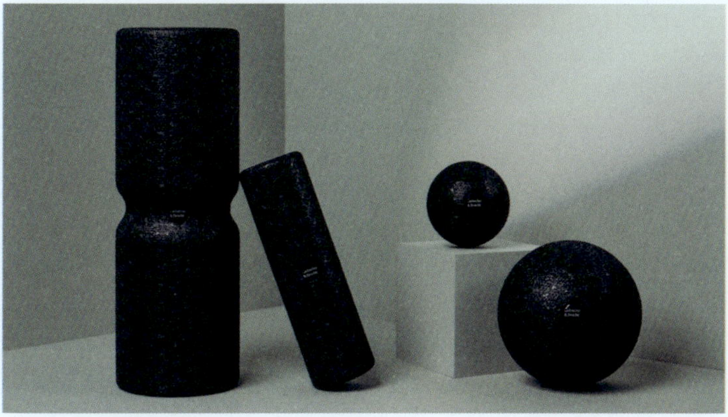

Unser Faszien-Set

Mini-Rolle: Für die Brustmuskulatur
Mini-Kugel: Für Knochenränder am Becken, Rippenbogen und Oberschenkel
Medi-Rolle: Für die langen Linien der Wirbelsäule und des Oberschenkels
Medi-Kugel: Für Gesäß und Bauch
Maxi-Rolle: Für die langen Linien der Wirbelsäule und des Oberschenkels
Kugel-Rolle (nicht mehr erhältlich): Für Taille, Becken, Rippenbogen, Oberschenkel

Das unterscheidet unsere Faszienrollen

Die Rollen und Kugeln wurden speziell für Menschen mit Schmerzen entwickelt. Sie sind geringer im Durchmesser und weicher, damit mit hohem Druck gerollt werden kann und eine bessere Tiefenwirkung gewährleistet ist. Die Wirbelsäulenentlastung schützt Knochen und andere empfindliche Strukturen. Die Größen und Formen können unsere Selbsthilfebereiche gut bearbeiten. Alle Teile haben eine mit dem Energiemuster »Blume des Lebens« veredelte Oberfläche.

Alternativen zu unseren Rollen und Kugeln

Statt der **Mini-Rolle** können Sie eine etwa 5 Zentimeter dicke und 20 Zentimeter lange Holzstange verwenden. Wickeln Sie einige Lagen Küchenpapier um die Stange, bis die Oberfläche weicher wird. Anschließend fixieren Sie das Ganze mit Krepp-Klebeband.

Statt der **Mini-Kugel** suchen Sie unter den Bällen Ihrer Kinder oder Ihres Hundes einen festen, aber trotzdem leicht nachgebenden Ball, der etwas kleiner als ein Tennisball ist.

Statt der **Medi-Rolle** können Sie ein Nudelholz verwenden, das Sie ziemlich dick mit Küchenpapier umwickeln. Das Ganze fixieren Sie mit Krepp-Klebeband. Lassen Sie aber in der Mitte etwa 2 Zentimeter aus, damit die Dornfortsätze der Wirbelsäule nicht mit dem Holz belastet werden.

Statt der **Medi-Kugel** nehmen Sie einen härteren Ball mit etwa 9 Zentimeter Durchmesser.

Als Ersatz für die **Maxi-Rolle** müssen Sie im Haushalt oder im Bastelkeller irgendetwas suchen, das etwa 12 Zentimeter Durchmesser hat und das Sie dann ebenso wie die Medi-Rolle umwickeln können. Oder Sie kaufen im Baumarkt eine Styroporstange mit diesem Durchmesser und brennen mit einem Schneidedraht für Styropor möglichst gleichmäßig die umlaufende Vertiefung hinein. Falls Sie eine herkömmliche Rolle besitzen, wenn möglich eine weichere Ausführung, können Sie in dieser mit einem scharfen Messer die umlaufende Vertiefung herausarbeiten.

Für die **Kugel-Rolle** (nicht mehr erhältlich) können Sie einen American Football benutzen, er darf nur nicht zu hart sein. Wenn nötig, umwickeln Sie die Spitze auch wieder mit Küchenpapier und fixieren Sie dieses mit Krepp-Klebeband.

Die speziellen Effekte der Kugel-Rolle

Die Kugel-Rolle vereint zunächst die Vorteile einer Kugel mit denen einer Rolle. Die Kugel verdrängt Gewebe beim Rollen mehr oder weniger in alle Richtungen, da sie kreisförmig aufliegt und in Spiralen bewegt wird. Die Rolle wirkt linienförmig und kann vor allem in eine Richtung verdrängen. Die Wirkungsfläche der Kugel-Rolle hingegen ist ein Oval und kombiniert somit beides. Wird sie jetzt noch in einer Schaukelbewegung eingesetzt, findet ein Auspressen des Gewebes statt. Zusätzlich kann mit der Spitze so intensiv und gezielt in Gewebebereiche hineingerollt werden, wie das mit einer Kugel nicht möglich ist.

So kombinieren Sie die Bereiche der Faszien-Rollmassage

Rückenschmerzen im unteren Rücken: 1, 2, 3, 5
Beginnen Sie mit den Bereichen 2 und 3, letzteren für rechts und links. Rollen Sie dann den Bereich 5 auf beiden Seiten und zum Schluss den Bereich 1.

Rückenschmerzen im oberen Rücken: 1 (von der Mitte der Lendenwirbelsäule bis zum Beginn des Nackens), 2, 6
Beginnen Sie mit dem Bereich 2, fahren Sie fort mit 6 auf beiden Seiten und rollen Sie abschließend den Bereich 1.

Rückenschmerzen im oberen und unteren Rücken: 1, 2, 3, 5, 6
Beginnen Sie mit dem Bereich 3 auf beiden Seiten, rollen Sie anschließend Bereich 2 und dann 6 auf beiden Seiten. Fahren Sie fort mit Bereich 5 auf beiden Seiten und rollen Sie zum Schluss Bereich 1.

Rückenschmerzen im unteren Rücken, in das ISG, Gesäß oder Bein ausstrahlend: 1, 2, 3, 4, 5
Beginnen Sie mit Bereich 3 auf beiden Seiten und machen Sie weiter mit Bereich 2. Fahren Sie fort mit 4 und 5 auf beiden Seiten und rollen Sie zum Schluss Bereich 1.

Rückenschmerzen im oberen und unteren Rücken, in das ISG, Gesäß oder Bein ausstrahlend: 1, 2, 3, 4, 5, 6
Beginnen Sie mit Bereich 3 auf beiden Seiten und machen Sie weiter mit Bereich 2. Fahren Sie fort mit 4 und 5 und dann 6 jeweils auf beiden Seiten und rollen Sie zum Schluss Bereich 1.

So werden Sie immer sicherer
Von unseren Übungen und Techniken ist die Faszien-Rollmassage am schwersten in einem Buch zu vermitteln. Mit Fotos und Text kann sie naturgemäß nur angedeutet werden. Deswegen ist es uns so wichtig, Ihnen exklusiv den Online-Übungsbereich mit ausführlichen Videos vor allem auch zum Faszienrollen zur Verfügung zu stellen. Nutzen Sie ihn so oft, bis Sie neben den Bereichen vor allem die Intensität und die Rollgeschwindigkeit genau nachvollzogen haben.

www.liebscher-bracht.com/dhr

Wann und wie oft sollten Sie rollen?

Es ist prinzipiell egal, wann Sie rollen. Sie können vor den Übungen rollen, dann bereiten Sie die Übungen vor. Oder Sie rollen danach, dann helfen Sie dem Körper, den Umbau schneller anzuschieben. Beides hat Vor- und Nachteile.

Idealerweise rollen Sie einmal pro Tag, und das an sechs Tagen in der Woche. Da das langsame und ruhige Rollen etwas Zeit braucht, empfehlen wir, abends zu rollen, zum Beispiel während Sie fernsehen. Das sind perfekte Gelegenheiten, das Rollen nebenbei zu absolvieren, vor allem wenn Sie genug Übung haben.

Rollbereich 1

Der Rollbereich 1 reicht vom Gesäß in Höhe der Steißbeinspitze bis zum Beginn der Halswirbelsäule. Hier können Sie »reaktive« Anspannungen und Verhärtungen herausrollen. Machen Sie das gerne einmal täglich, gerade wenn Sie aktuell Rückenschmerzen haben.

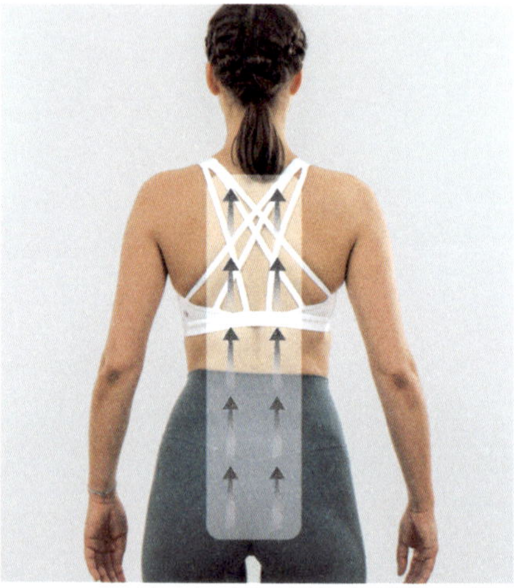

Rollbereich 1

Faszien-Rollmassage 1 Lehnen Sie sich mit der Medi-Rolle an eine Wand, die Rolle liegt etwa in der Höhe des Steißbeins. Gehen Sie in die Knie, sodass die Rolle über das Gesäß hinweg Richtung Rücken rollt. Wenn Sie die Knie nicht weiter beugen können, greifen Sie die Rolle, lösen sich von der Wand und halten die Rolle gegen Ihren Rücken gepresst. Dann richten Sie sich auf oder gehen sogar auf die Zehenspitzen, lehnen sich wieder gegen die Wand und gehen wieder in die Knie, sodass die Rolle nach oben rollt. Dies wiederholen Sie so lange, bis die Rolle am Nacken angekommen ist.

Wiederholen Sie das Rollen noch zwei Mal: einmal mit dem Körper mehr nach links gedreht und einmal mehr nach rechts gedreht.

Faszien-Rollmassage 2 Platzieren Sie die Maxi-Rolle auf dem Boden auf der Höhe Ihres Steißbeins. Stützen Sie sie hinten mit Ihren Händen ab und rollen Sie das Kreuzbein entlang. Lehnen Sie sich zunehmend weiter nach hinten, je mehr Sie im Bereich des unteren Rückens rollen, bis Sie sich auf den Unterarmen aufstützen. Rollen Sie die Brustwirbelsäule entlang. Setzen Sie Ihr Gesäß ab oder halten Sie es mit den Füßen aufgestützt in der Luft. Beenden Sie das Rollen, kurz bevor Sie die Halswirbelsäule erreichen.

Wiederholen Sie das Rollen noch zwei Mal: einmal mit Ihrem Körper mehr nach links gedreht und einmal mehr nach rechts gedreht.

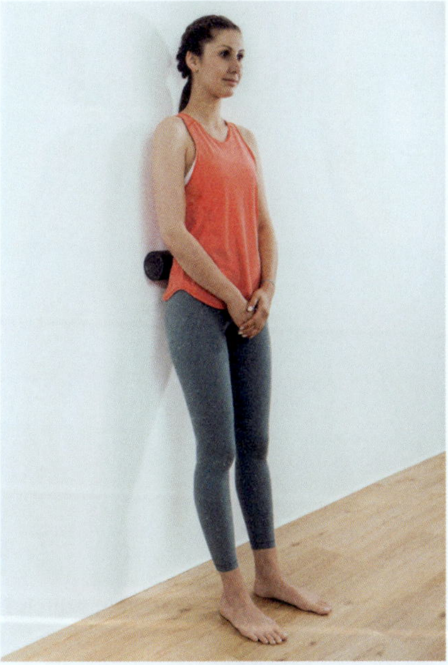

Rollen an der Wand 1

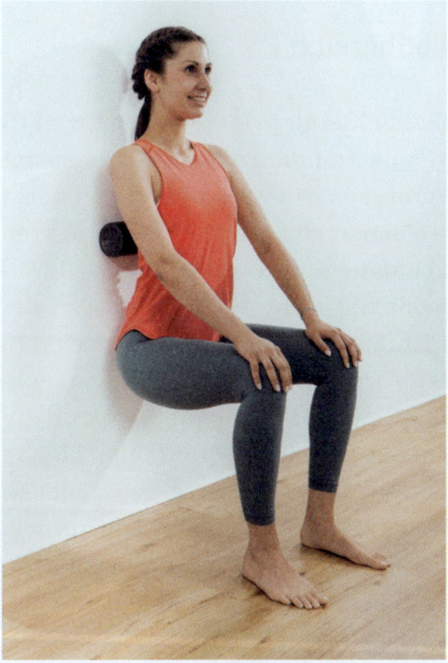

Rollen an der Wand 2

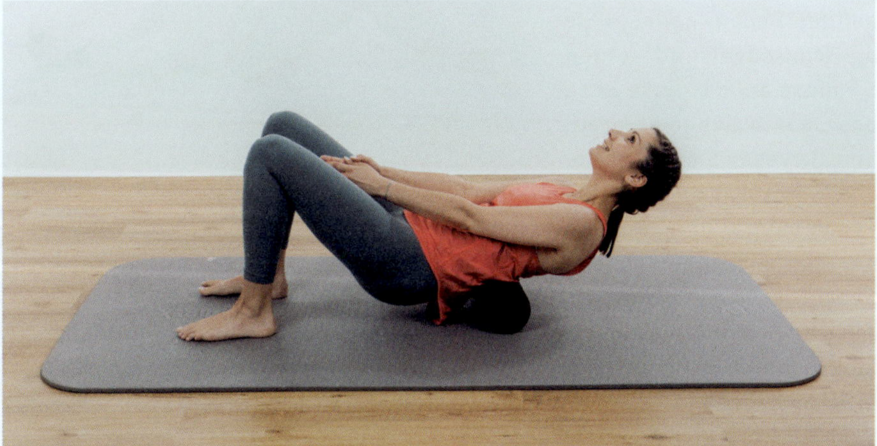

Rollen auf dem Boden

Rollbereich 2

Dieser Bereich ist ein sehr wichtiger, da dort die Anspannungen an der Vorderseite Ihres Körpers gemindert werden können. Er führt vom oberen Schambeinrand zur rechten Darmbeinspitze, von dort entlang an der rechten Darmbeinkante bis zur rechten Körperseite, dann hoch zum rechten Rippenbogen, dann dort entlang bis zur Spitze des Brustbeins und an der linken Körperseite den gleichen Weg bis zum Schambeinrand zurück. Die Fläche, die innerhalb dieser Umrandung liegt, gehört ebenso zu diesem Rollbereich.

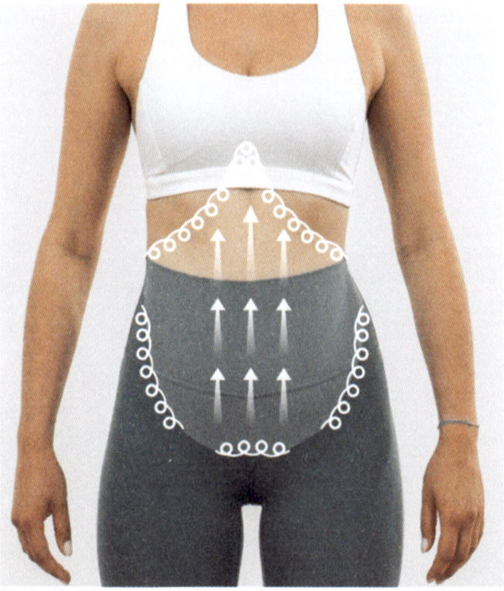
Rollbereich 2

Faszien-Rollmassage 1 Legen Sie sich in Rückenlage auf den Boden, nehmen Sie die Mini-Kugel und setzen Sie diese auf das linke Ende des oberen Schambeinrandes. Bewegen Sie sie in winzigen Spiralen entlang des Schambeinrandes, bis Sie am rechten Ende angekommen sind. Gehen Sie nun mit etwas größeren Spiralen am Innenbereich der Leiste entlang Richtung Hüftstachel. Im Bereich unterhalb dieses Hüftstachels etwas nach innen werden Sie einen deutlich druckempfindlichen Bereich spüren. Rollen Sie diesen in kleinen Spiralen sorgfältig frei. Gehen Sie dann hoch zum Hüftstachel und von diesem aus

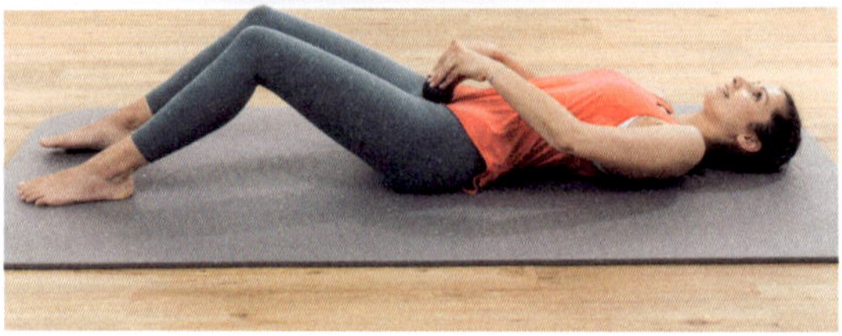
Rollen auf dem Boden mit Mini-Kugel

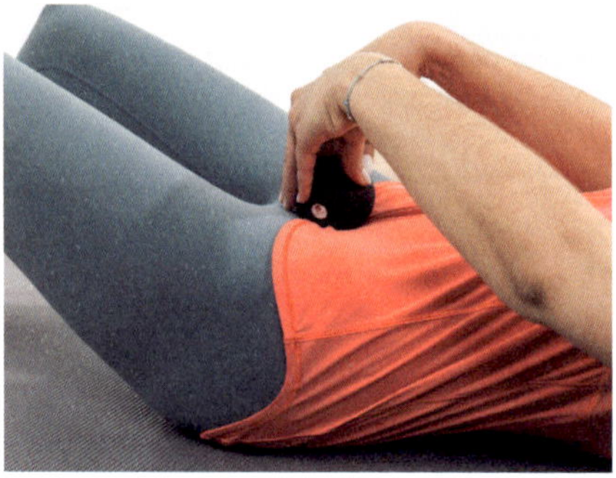
Mit Mini-Kugel in Nahaufnahme

in sehr kleinen Spiralen am Rand des Darmbeins entlang, bis Sie an dessen seitlichstem Punkt rechts angekommen sind. Versuchen Sie den Druck mit der Mini-Kugel möglichst nicht von vorne, sondern von oben auf die Kante auszuüben. Nun wechseln Sie zur Kante des Rippenbogens. Meist ist der Abstand zwischen dem Rand des Darmbeins und dem des Rippenbogens genau so groß, dass die Mini-Kugel gerade so hineinpasst. Bewegen Sie die Mini-Kugel in kleinen Schlaufen entlang des Rippenbogens, bis Sie am Schwertfortsatz, also am unteren Ende Ihres Brustbeins, angekommen sind. In diesem »Bermudadreieck der Angespanntheit« – so nennen wir es – lohnt es sich immer, etwas zu verweilen und die zu hohen Spannungen zunehmend abzuarbeiten. Anschließend rollen Sie den Weg links so herunter, wie Sie ihn rechts hochgegangen sind.

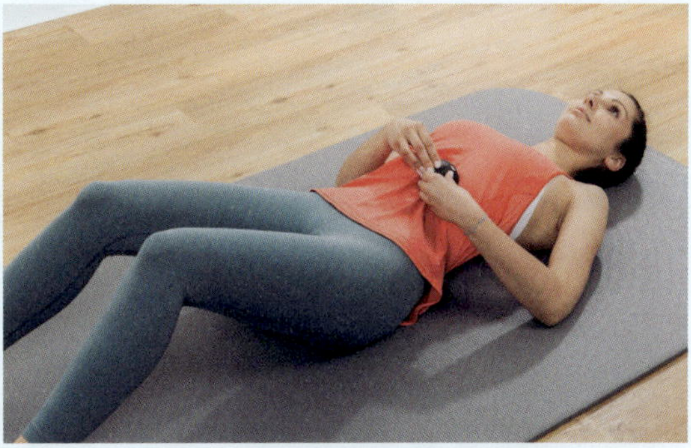

Mit Mini-Kugel zum Rippenansatz

Faszien-Rollmassage 2 Legen Sie sich in Rückenlage auf den Boden, nehmen Sie die Kugel-Rolle und setzen Sie diese mittig am Schambeinrand auf. Rollen Sie nun Richtung Brustbein, bis Sie an diesem angekommen sind. Rollen Sie anschließend noch eine Linie etwas seitlich zur Mitte links und eine Linie etwas seitlich zur Mitte rechts. Verwenden Sie neben dem gleichmäßigen Rollen auch das »Schaukelrollen«, eine spezielle Technik, die mit der Kugel-Rolle möglich ist. Dabei kippen Sie die Kugel-Rolle mit der Längsachse von links nach rechts und umgekehrt, während Sie immer höher Richtung Brustbein rollen.

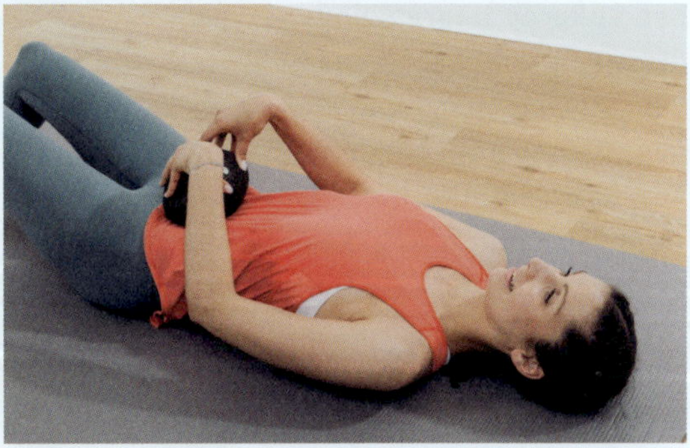

Mit Kugel-Rolle auf dem Boden

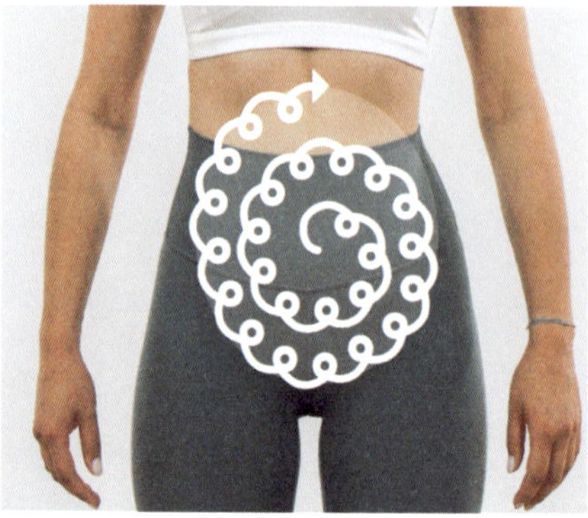

Spiralen mit Mini-Kugel

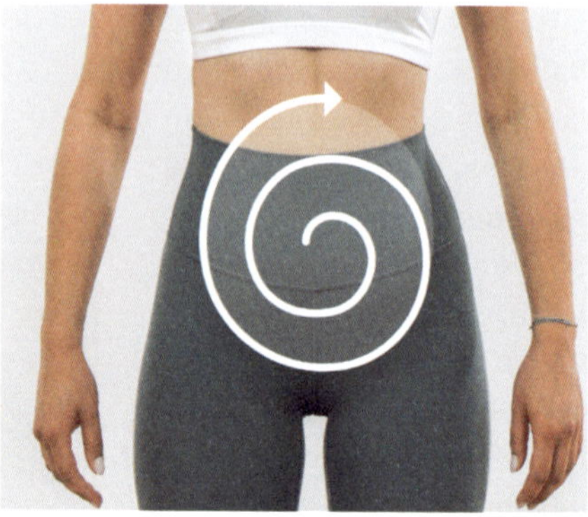

Spiralen mit Medi-Kugel

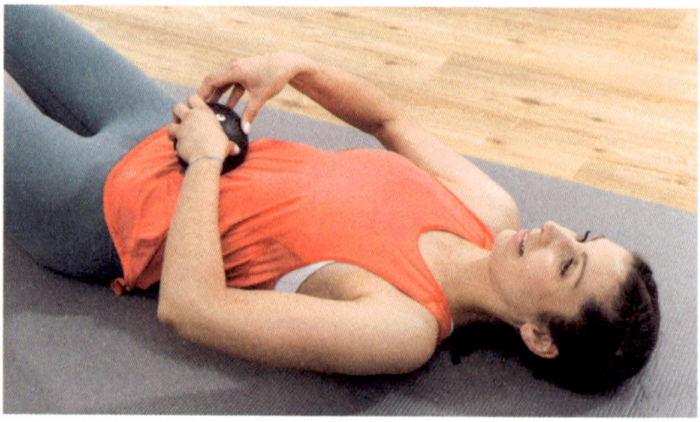

Rollen mit Medi-Kugel

Faszien-Rollmassage 3 Legen Sie sich auf den Rücken, nehmen Sie die Medi-Kugel und positionieren Sie diese auf Ihrem Bauchnabel. Gehen Sie nun mit der Kugel in kleinen Spiralen immer weiter nach außen, bis Sie an den äußeren Begrenzungen dieses Bereiches – Schambein, Hüftstachel, Rippenbogen, Brustbein – angekommen sind. Alle Spiralen sind »rechtsdrehend«. Wenn Sie außen angekommen sind, bewegen Sie sich wieder zurück zur Mitte. Bitte beachten Sie, dass beim Nach-innen-Gehen die große Schlaufe genau umgedreht verläuft wie beim Nach-außen-Gehen.

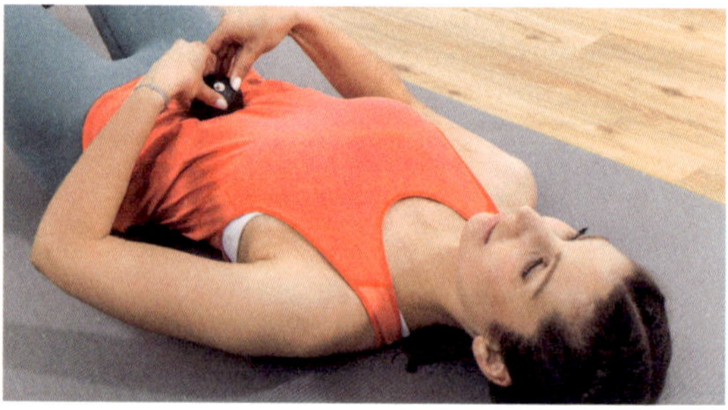

Rollen mit Mini-Kugel

Faszien-Rollmassage 4 Bei diesem Rollen verfahren Sie genauso wie bei der letzten Variante mit der Medi-Kugel. Der Unterschied besteht darin, dass die große Schlaufe nun mehr »Umdrehungen« beinhaltet, da die Mini-Kugel viel kleiner ist.

Rollbereich 3

An diesem Bereich können Sie Ihre »schweren Beine« leichter machen. Rollen Sie bis hoch unter den Hüftstachel, damit Sie den langen Anteil des großen Oberschenkelmuskels gut erfassen. Dieser Bereich verläuft nämlich vom Knie unterhalb der Kniescheibe auf der Vorderseite des Oberschenkels hoch bis zum Hüftstachel.

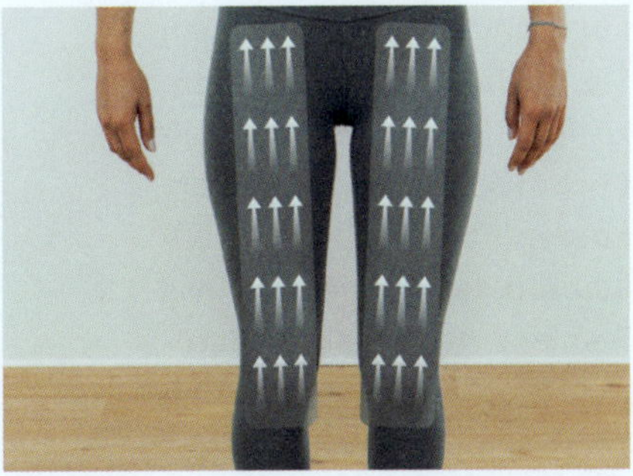

Rollbereich 3

Faszien-Rollmassage 1 Setzen Sie sich mit ausgestreckten Beinen auf den Boden, nehmen Sie die Medi-Rolle mit den Händen und setzen Sie diese unterhalb der Kniescheibe auf. Rollen Sie nun in Richtung Hüftstachel. Zunächst vorsichtig über die Kniescheibe und dann den Oberschenkel entlang. Sobald Sie in die Nähe der Leiste kommen, lehnen Sie sich mit dem Rumpf zurück, sodass Sie schließlich – in der Rückenlage angekommen – bis an den Hüftstachel rollen können.

Wiederholen Sie das Rollen dieses Bereiches noch zwei Mal: einmal, während Sie die Längsachse der Rolle etwas nach links kippen, und noch einmal, während Sie die Längsachse etwas nach rechts kippen.

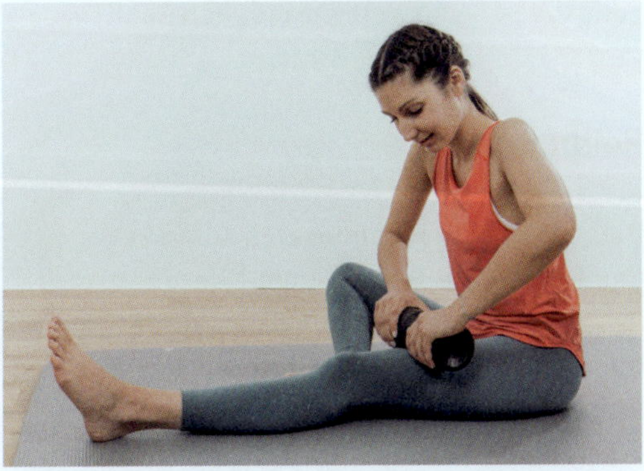

Rollen mit Medi-Rolle von Knie bis Hüfte

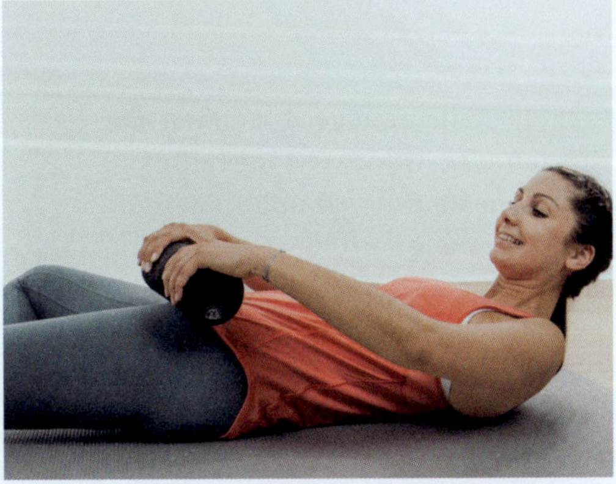

Mit der Medi-Rolle bis zum Hüftstachel

Faszien-Rollmassage 2 Legen Sie sich in Bauchlage auf den Boden und legen Sie beide Beine auf die Maxi-Rolle, sodass sich deren höchster Punkt direkt am oberen Rand der Kniescheibe befindet. Stellen Sie Ihre Beine so ein, dass die Fußrücken senkrecht nach unten zeigen, und rollen Sie dann bis hoch zum Hüftstachel.

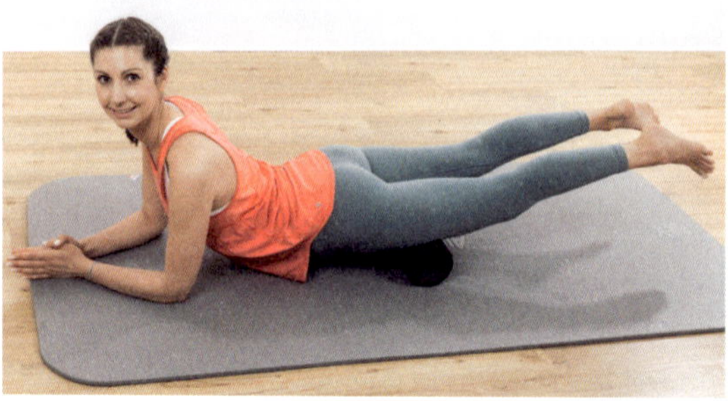

Mit der Maxi-Rolle in Bauchlage

Drehen Sie in einem zweiten Durchgang die Füße so weit wie möglich nach innen und in einem dritten Durchgang um etwa 30 Grad nach außen.

Rollbereich 4

Dieser wichtige Rollbereich umfasst das komplette Gesäß: vom Übergang des Oberschenkels über das Gesäß nach oben bis hin zum oberen Rand des Beckens.

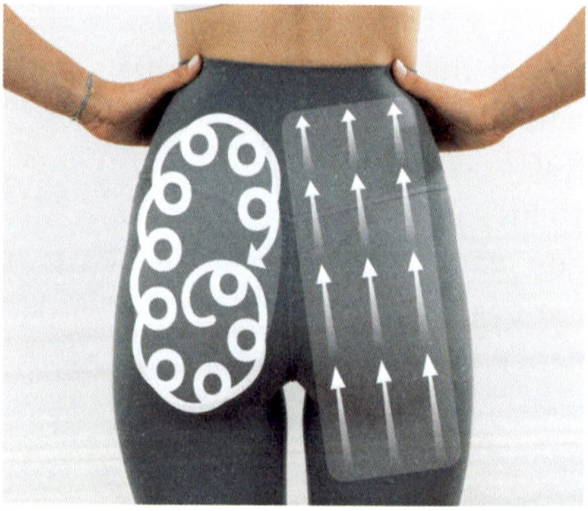

Rollbereich 4

Faszien-Rollmassage 1 Lehnen Sie sich an der Wand mit dem Gesäß gegen die Medi-Kugel und finden Sie zunächst die empfindlichen Stellen, indem Sie den ganzen Bereich in Spiralen absuchen. Wenn Sie entsprechende Stellen finden, dann rollen Sie diese nach und nach in kleinen Spiralen nach, um Ihr Gesäß gezielt zu entspannen.

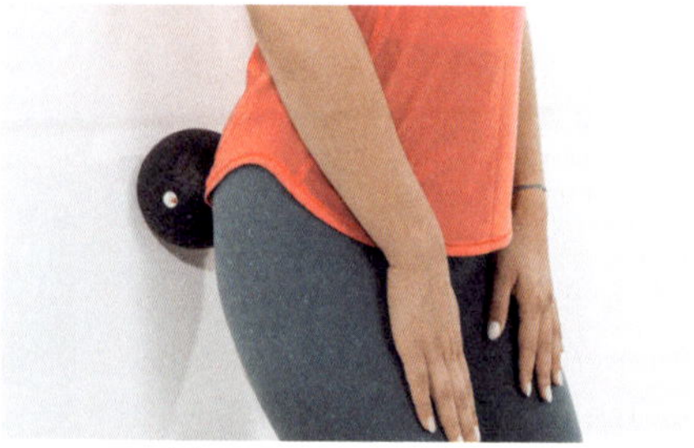

Mit der Medi-Kugel an der Wand

Faszien-Rollmassage 2 Setzen Sie sich auf den Boden und rollen Sie nun mit der Schwerkraft Ihr Gesäß ebenso wie an der Wand mit der Medi-Kugel in Spiralen ab. Beginnen Sie im Sitzen und machen Sie im oberen Teil des Bereiches im Liegen weiter.

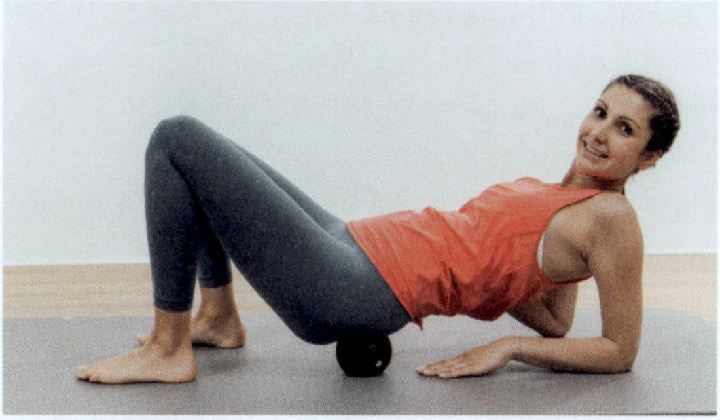

Mit der Medi-Kugel im Liegen

Faszien-Rollmassage 3 Legen Sie auf dem Boden die Medi-Rolle auf einer Seite des Gesäßes so unter, dass deren inneres Ende nur bis zur Körpermitte reicht. Rollen Sie dann bis hoch ans obere Ende des Beckens. Im nächsten Durchgang drehen Sie sich ein bisschen, sodass die Rolle mehr außen ihre Wirkung entfaltet. Wiederholen Sie das so lange, bis Sie fast ganz auf der Seite liegen.

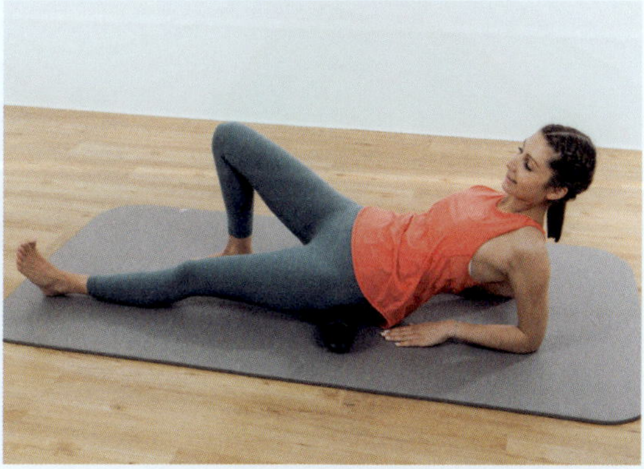

Mit der Medi-Rolle bis zum oberen Ende des Beckens

Faszien-Rollmassage 4 Setzen Sie sich auf die Maxi-Rolle, sodass diese am unteren Ende des Gesäßes positioniert ist. Rollen Sie nun über das Gesäß, bis Sie am oberen Rand des Beckens angekommen sind. Durch das Abstützen mit Ihren Händen können Sie für jeden Winkel die optimale Druckkraft einstellen.

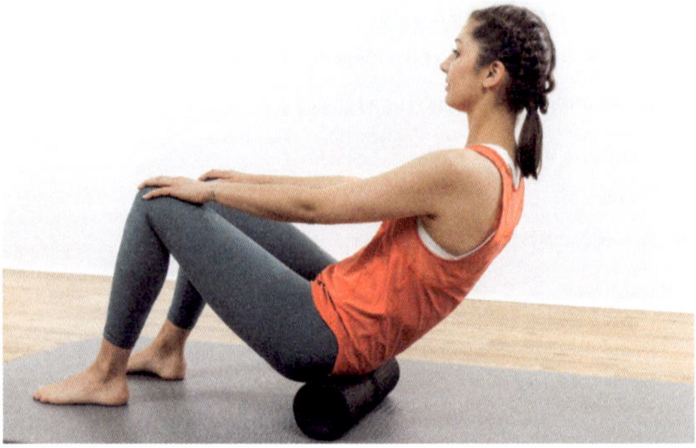
Mit der Maxi-Rolle im Sitzen

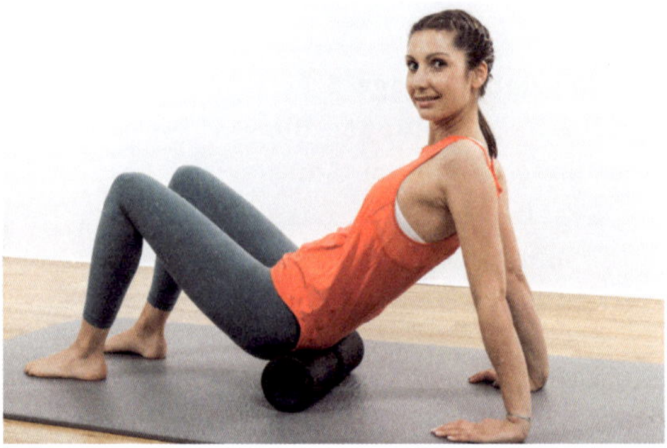
Maxi-Rolle mit abgestützten Händen

Üben mit dem ISG-Ischias-Retter

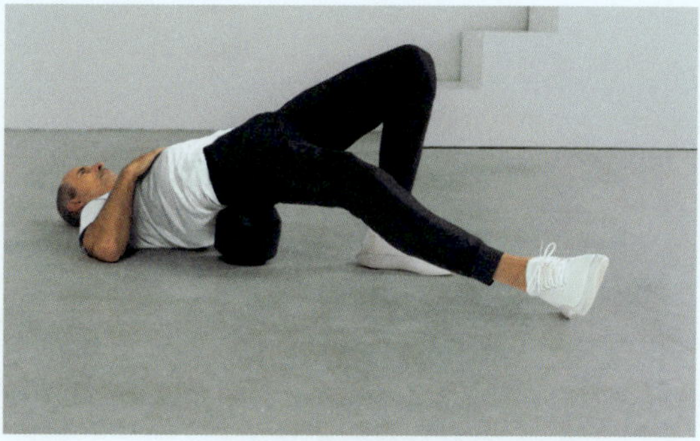

Der ISG-Ischias-Retter kombiniert Dehnung und Massage. Wie Sie bereits wissen, stecken hinter ISG- und Ischiasschmerzen meist zu hohe Spannungen. Vor allem zwei Muskelgruppen sind daran beteiligt: die hüftbeugenden Muskeln vorne und die Gesäßmuskeln als Hüftstrecker hinten am Körper. Genau an diesem Spannungsgefüge setzt der Retter an – und zwar auf zweifache Weise:

- Indem Sie sich auf den ISG-Ischias-Retter setzen oder sich dagegenlehnen, kann Ihre Gesäßmuskulatur durch den entstehenden Druck entspannen. Kreisende, wippende Bewegungen verstärken diesen Effekt.
- Lehnen Sie sich zusätzlich mit Ihrem Oberkörper nach hinten, können auch die »verkürzten« Hüftbeuger wieder an Länge gewinnen und flexibler werden. Die Zugkräfte, gegen die Ihre Gesäßmuskulatur reaktiv anspannen muss, lassen nach, und ein befreiender Effekt auf den Ischiasnerv kann sich einstellen.

Rollbereich 5

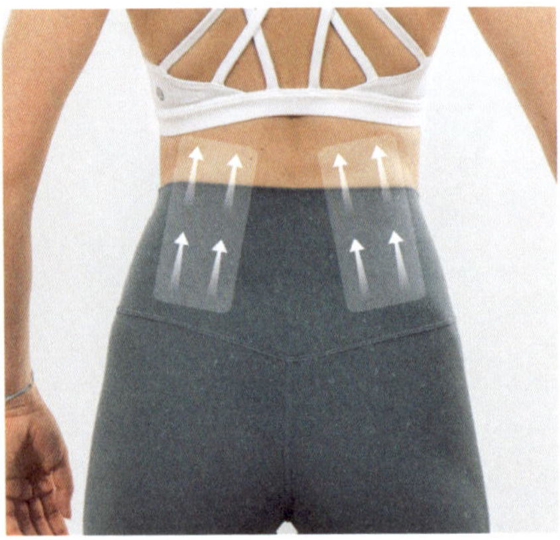

Rollbereich 5 hinten

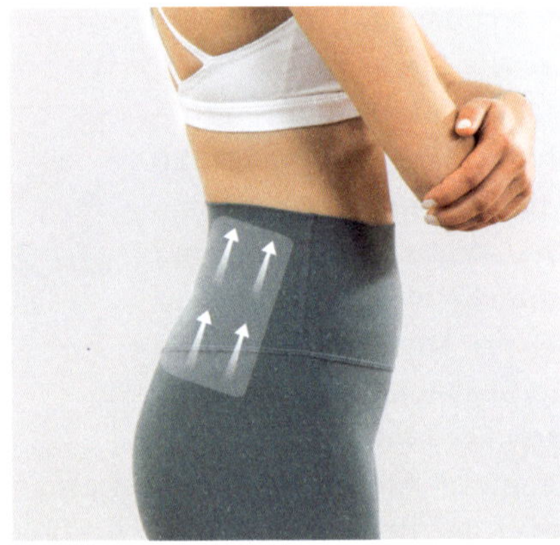

Rollbereich 5 seitlich

Dieser Bereich ist wichtig, wenn Sie zum Beispiel ein blockierendes Gefühl am unteren Rücken verspüren. Er umfasst die Lende, also vor allem das Stück zwischen Becken und Rippenbogen. Hier lohnt es sich, viel Zeit zu investieren, um ihn gut und systematisch abzuarbeiten.

Faszien-Rollmassage 1 Legen Sie auf dem Boden die Kugel-Rolle mit einer Spitze seitlich gegen die Lendenwirbelsäule, sodass Sie so weit wie möglich in diesen Bereich hineinrollen können. Drehen und positionieren Sie sich so, dass Sie auch die meist sehr empfindlichen Stellen seitlich an der Lendenwirbelsäule vorsichtig, aber ausgiebig mit rollendem Druck versehen können.

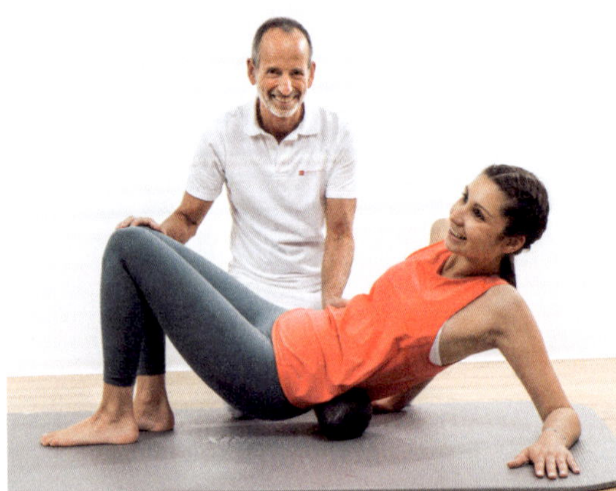

Mit der Kugel-Rolle an der Lendenwirbelsäule

Rollbereich 6

Dieser Bereich kann Ihnen Erleichterung im Bereich des Brustraums verschaffen. Er »öffnet« ihn und kann dadurch dazu beitragen, dass Sie aufrechter stehen können. Er umfasst das Brustbein, den unteren Rand des Schlüsselbeins bis außen zur Schulter und die gesamte Brust bis zur Achselhöhle. Meiden Sie als Frau das Rollen Ihrer Brust.

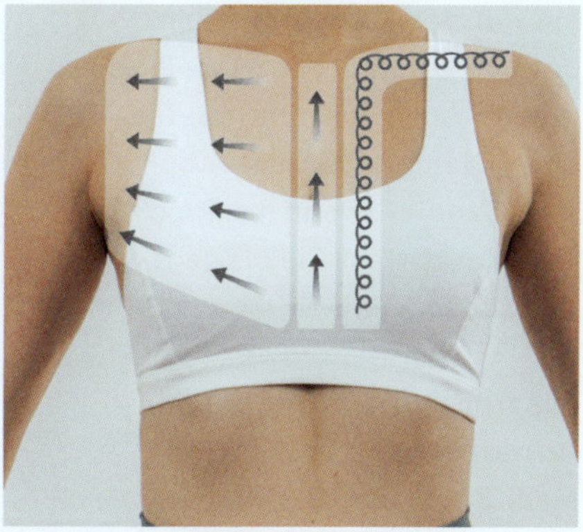

Rollbereich 6

Faszien-Rollmassage 1
Legen Sie sich in Rückenlage auf den Boden, rollen Sie vom unteren Rand des Brustbeins auf einer Seite in kleinen Spiralen gerade hoch bis zum Schlüsselbein und dann an der Unterkante des Schlüsselbeins entlang nach außen zur Schulter.

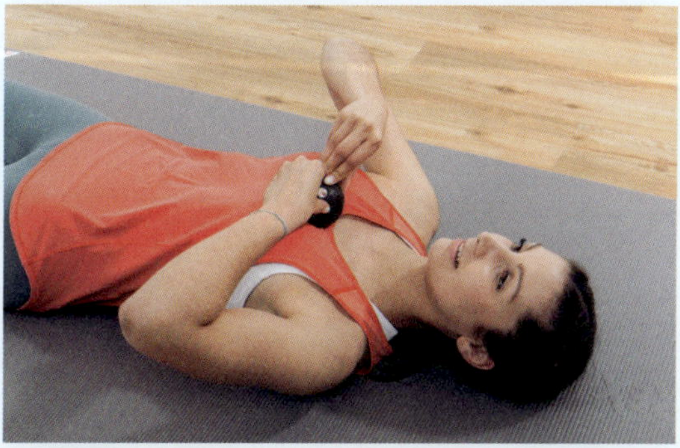

Mini-Kugel in Rückenlage

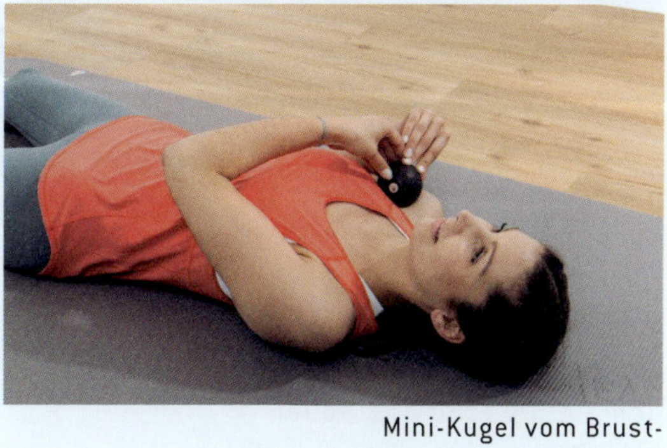

Mini-Kugel vom Brust- übers Schlüsselbein zur Schulter

Faszien-Rollmassage 2 Legen Sie sich in Rückenlage auf den Boden und rollen Sie mit der Kugel-Rolle vom unteren Ende am Brustbein gerade hoch bis ans obere Ende. Nehmen Sie den Kopf etwas zurück, wenn das Kinn verhindert, dass Sie bis ganz nach oben kommen.

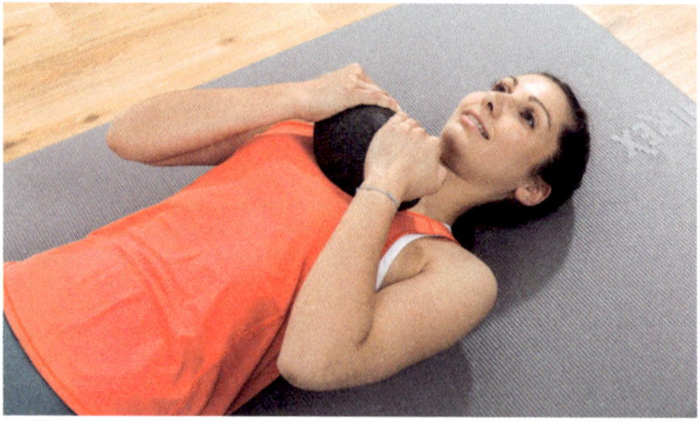

Kugel-Rolle in Rückenlage

Faszien-Rollmassage 3 Alternativ nehmen Sie die Medi-Kugel mit den Fingern beider Hände. Oder Sie lehnen sich gegen eine Wand und bearbeiten mit der Medi-Kugel das Brustbein über dessen ganze Fläche mit kleinen Spiralen.

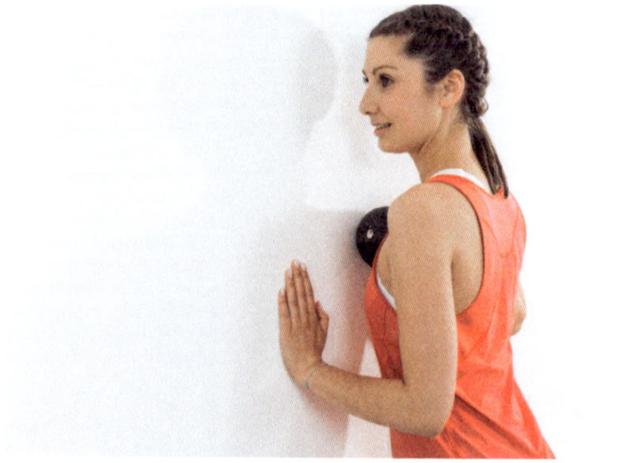

Medi-Kugel am Brustbein

Faszien-Rollmassage 4 Legen Sie sich Wir Rückenlage auf den Boden und rollen Sie mit der Mini-Rolle vom Brustbein beginnend bis zur Achsel. Beginnen Sie parallel zur Brustbeinkante und ändern Sie den Winkel während des Rollens so, dass Sie mit der Mitte der Rolle an der Achsel ankommen. Meiden Sie als Frau das Rollen Ihrer Brust.

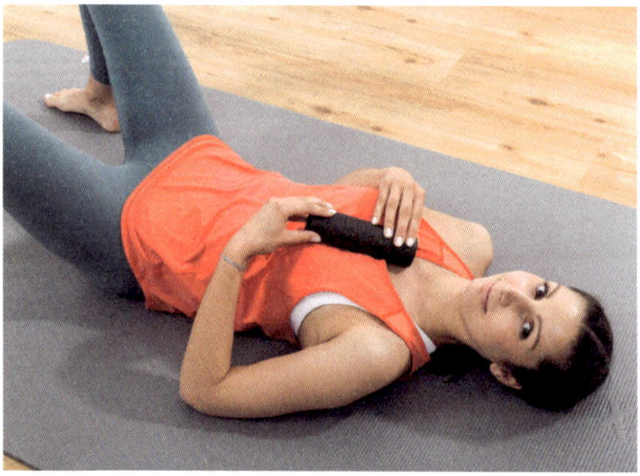

Mit der Mini-Rolle über das Brustbein

So geht es weiter – beginnen Sie noch heute

Jetzt wissen Sie eine ganze Menge über die Hintergründe Ihrer Rückenschmerzen. Sie kennen unser Erklärungsmodell und können jederzeit passende Liebscher & Bracht Übungen® anwenden. Für Sie ist damit ein neuer Umgang mit Ihren Schmerzen möglich, der Sie unabhängiger und selbstbestimmter werden lässt – und mit dem Sie große Chancen haben, sich bei Rückenbeschwerden erfolgreich selbst zu helfen. An dieser Stelle fassen wir noch einmal zusammen, wie Sie vorgehen können, um das Wissen aus diesem Buch bestmöglich für sich zu nutzen – und wir geben Ihnen wichtige Tipps, worauf Sie bei der Umsetzung besonders achten sollten. Bitte denken Sie daran, von Beginn an die kostenfreien Mitmachvideos von den Übungen, der Osteopressur und der Faszien-Rollmassage zu nutzen, die Sie auf *www.liebscher-bracht.com/dr* finden.

Wie Sie Ihr neues Wissen bestmöglich für sich nutzen können

Sie können das Buch wie eine Gebrauchsanweisung nutzen. Immer wenn Sie mehr Motivation brauchen, wenn Sie bestimmte Zusammenhänge noch einmal nachlesen wollen, wenn Sie andere Varianten Ihres Übungsprogrammes nutzen möchten, dann greifen Sie zu diesem Buch und holen sich, was Ihnen fehlt. Arbeiten Sie damit, machen Sie sich am Rand Notizen mit eigenen Ideen oder vertiefenden Fragen und werden Sie immer sicherer im Umgang mit Ihren Rückenschmerzen und beim Üben selbst. Je mehr Sie den Hintergrund und dessen Anwendung verinnerlichen, desto eher können Sie ein Stück weit Ihr eigener Schmerzspezialist werden.

Sie kennen jetzt viele Möglichkeiten zur Selbsthilfe – legen Sie los.

Übungen, Osteopressur, Faszien-Rollmassage – fangen Sie heute an

Fühlen Sie in sich hinein: Was entspricht Ihnen am meisten?

Wir möchten Sie ermutigen: Fangen Sie frühzeitig damit an, das, was Sie gelesen haben, umzusetzen – falls Sie es nicht sowieso schon längst getan haben. Starten Sie innerhalb der kommenden 72 Stunden. Kennen Sie diese Regel? Wenn man länger als drei Tage damit wartet, etwas Neues umzusetzen, sinken die Chancen deutlich, dass man es jemals tut. Also, worauf warten Sie?

Planen Sie: Wie könnte ein kleines Anfangsprogramm aussehen? Die Betonung liegt auf *klein*. Denn statt alles auf einmal zu tun, ist es viel wichtiger, mit einem kleinen Programm anzufangen und das regelmäßig an sechs Tagen die Woche durchzuführen. Der Sonntag ist frei. Entscheidend ist, eine Routine aufzubauen. Dadurch fällt es Ihnen immer leichter, sich regelmäßig und mit Spaß um sich selbst zu kümmern. Es dauert etwa zwei bis vier Wochen, bis sich neue Verhaltensweisen so festgesetzt haben, dass es leichter fällt, dranzubleiben, und sie sich als neue Gewohnheiten etablieren.

Unsere Übungen – die Grundlage Ihrer Selbsthilfe

Wenn Sie mit den Übungen beginnen möchten, planen Sie zunächst nicht mehr als zwei am Tag. Am besten wäre es, wenn Sie alle Grundübungen und sämtliche Varianten einfach mal ausprobieren. Entscheiden Sie dann körperlich, nicht nur mental, weil Sie denken: »Das kann ich sowieso nicht!« Machen Sie sich Notizen im Buch, damit Sie rasch einen Überblick bekommen.

Die Osteopressur

Die Osteopressur – das Drücken – können Sie unabhängig von den Übungen machen, Sie können sie aber auch mit den Übungen oder mit der Faszien-Rollmassage kombinieren. Falsch gibt es dabei nicht, egal wie Sie Ihr Programm zusammenstellen. Auch die Osteopressur sollten Sie zunächst in allen Varianten probieren, um die geeigneten für sich herauszufinden.

Die Faszien-Rollmassage

Die Faszien-Rollmassage ist der Begleiter der Übungen, sie entspannt, räumt immer wieder im Gewebe auf und eignet sich hervorragend für den Abend. Wir empfehlen unseren Patienten, nach dem Abendessen auf die Matte oder den Teppich zu gehen und dort beim Gespräch oder Fernsehen in aller Ruhe ausgiebig zu rollen. Machen Sie auch hier zunächst alle Varianten, um sich einen Überblick zu verschaffen.

Legen Sie eine Mindestzeit fest

Morgens 15 Minuten üben und abends nebenbei rollen – diese Aufteilung hat sich bewährt.

Bitte planen Sie ab sofort einen festen Zeitraum für Ihr Programm ein, den Sie in den ersten zwei Wochen Ihres Trainings gut einhalten können. Mit welchen unserer Inhalte Sie diese Zeit füllen, ist zunächst nicht so entscheidend – aber die Übungen sollten den größten Teil ausmachen. Das Wichtigste ist, dass Sie den Plan konsequent durchführen. 15 Minuten an sechs Tagen in der Woche sollten es in jedem Falle sein. Wir empfehlen Ihnen, diese 15 Minuten direkt nach dem Aufstehen zu absolvieren. Stehen Sie dafür vielleicht einfach 15 Minuten früher auf, wenn Sie möchten.

Wir wissen nicht, was Sie am Abend machen, aber wenn Sie zuhause sind, unterhalten Sie sich womöglich mit Ihrem Partner oder schauen einen Film. In beiden Fällen können Sie die Faszien-Rollmassage parallel dazu machen, ohne zusätzliche Zeit dafür aufwenden zu müssen.

Machen Sie morgens die Übungen und abends die Faszien-Rollmassage – diese Aufteilung hat sich über die Jahre bewährt. Das Drücken ergänzen Sie nach Bedarf.

Diese Bereiche sollten Sie bei einer Übung drücken oder rollen

So kombinieren Sie Übungen, Osteopressur und Faszien-Rollmassage.

Falls Sie sich Ihren Tag einteilen können und insgesamt genügend Zeit haben, gibt es natürlich viele andere Möglichkeiten, die drei Techniken zu kombinieren. Sie können zum Beispiel die einzelnen Übungen direkt mit der Osteopressur und der Faszien-Rollmassage verbinden.

Welche Möglichkeiten es hierfür gibt, zeigen wir Ihnen in der folgenden Aufstellung. Am besten drücken Sie zuerst, machen dann die Übung und rollen anschließend. Wenn Sie mehrere Übungen mit dem jeweils angegebenen Rollen und Drücken machen, lassen Sie die, die sich wiederholen, einfach weg.

Hängende Leiste	Drücken: 2, 3	Rollen: 2, 3
Fuß am Gesäß	Drücken: 4	Rollen: 3
Ausrichtung Wirbelsäule	Drücken: 1	Rollen: 1
Gedrehte Wirbelsäule	Drücken: 1, 2, 3	Rollen: 1, 2, 5
Befreiung von Gesäß und Lende	Drücken: 2, 5	Rollen: 4, 5
Befreiung des Brustkorbes	Drücken: 6	Rollen: 6

Weitere Hilfen zur Selbsthilfe bei Schmerzen

Die wichtigste kostenfreie Erweiterung der in diesem Buch beschriebenen Vorgehensweisen ist der exklusiv für Sie als Leser eingerichtete Video-Übungsbereich für die Übungen, die Osteopressur und die Faszien-Rollmassage auf: *www.liebscher-bracht.com/dhr*

Darüber hinaus haben wir noch weitere Angebote entwickelt, die Sie bei Ihrer Selbsthilfe gegen Schmerzen unterstützen können. Die für Sie wichtigsten führen wir hier auf.

Unsere kostenfreien YouTube-Kanäle

Liebscher & Bracht im Internet

Unser YouTube-Kanal mit weit über 1000 Videos ist der größte Gesundheitskanal in Deutschland. Mehr als 2 Millionen (Stand: Februar 2024) Menschen folgen uns, viele davon üben jeden Tag gemeinsam mit Roland. Alle Übungen, Hintergrundinformationen und Tipps stehen dort kostenfrei zur Verfügung. Die Übungen sind, genau wie in diesem Buch, bewusst einfach gehalten, sodass jeder sie schnell nachvollziehen und probieren kann und direkt fühlen kann, was sie bewirken: *www.youtube.com/@liebscher.bracht*

Aktuell (Februar 2024) stehen Ihnen auch auf dem YouTube-Kanal von Dr. Petra Bracht knapp 1000 Videos zur Ernährung und zu

allen Fragen der Gesundheit zur Verfügung. Dort können Sie sich Zusatzinformationen holen, die Ihnen bei der Umsetzung eines gesünderen Lebensstils helfen:
www.youtube.com/@Dr.PetraBracht

Hilfe bei Zertifizierten Liebscher & Bracht-Therapeuten

Wenn Sie anfangs unsicher sind, ob Sie Ihrem Körper die Übungen zumuten dürfen, oder wenn die Übungen keine Besserung bringen, gehen Sie zu einem unserer zertifizierten Therapeuten. Sie finden Adressen in Ihrer Nähe über den Therapeuten-Finder auf unserer Website: *www.liebscher-bracht.com/schmerztherapeuten-finden/*

Holen Sie sich durch eine Osteopressurbehandlung noch mehr Motivation und Zuversicht. Reduziert der Therapeut Ihre Schmerzen, spricht sehr viel dafür, dass Sie Ihre Schmerzen mit den Liebscher & Bracht Übungen® in den Griff bekommen können, wenn Sie sie regelmäßig und auf Dauer machen.

Viele unserer zertifizierten Therapeuten bieten auch sogenannte Liebscher & Bracht Übungsgruppen an. Robert können Sie unter der Anleitung eines erfahrenen Therapeuten die Übungen zusammen mit anderen trainieren, sich korrigieren lassen und Fragen stellen.

Die Liebscher & Bracht App

Für volle Motivation und Genauigkeit bei den Liebscher & Bracht Übungen® empfehlen wir Ihnen von Herzen unsere App. Roland leitet Sie dort persönlich an, damit Sie schneller in Ihre eigene Übungsroutine kommen – beispielsweise über das 7-Minuten-Training montags bis samstags oder die 30-minütige Ganzkörper-Routine jeden Sonntag. Besonders wenn Sie neben dem Rücken noch weitere Schmerzbereiche haben oder sich nicht selbstständig Ihr individuelles Übungsprogramm zusammenstellen möchten, macht Ihnen unsere App das Leben leicht. Das gemeinsame Trainingsziel besteht darin, dass wir alle erreichen möchten, je älter wir werden, desto schmerzfreier und beweglicher zu sein. Wir möchten im allerhöchsten Alter mit den

Enkelinnen tanzen und Fußball spielen können. Für eine kostenfreie Probezeit von dreißig Tagen können Sie die App mit all ihren Funktionen testen. So können Sie ausprobieren und selbst beurteilen, ob Sie unser gemeinsames Ziel – »endlich frei von Rückenschmerzen« – damit erreichen: *https://lie-br.com/app*

Unsere Ausbildungen

Sind Sie Arzt, Physiotherapeut, Heilpraktiker oder Gesundheits-Coach? Dann erweitern Sie Ihr Behandlungsspektrum, indem Sie sich zum Zertifizierten Liebscher & Bracht-Therapeuten ausbilden lassen. Therapieren Sie damit Schmerzen am Bewegungsapparat zuverlässig und nachhaltig an ihrer häufigsten Ursache: präventiv, akut und postakut.

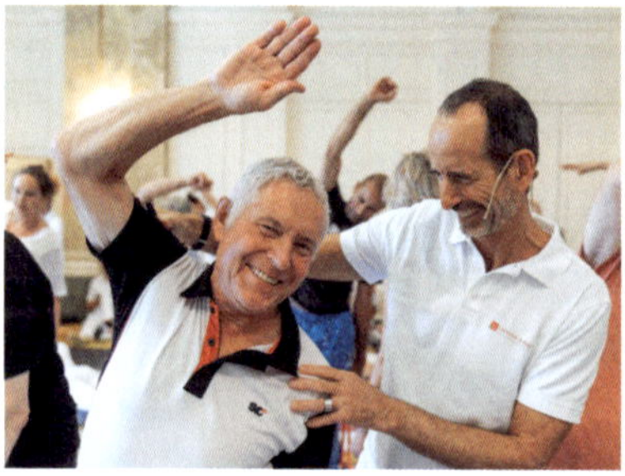

Sie haben keinen heilberuflichen Hintergrund, möchten aber selbst zum Übungsprofi werden oder auch andere in die Selbsthilfe begleiten? Dann machen Sie unsere Ausbildung zum Zertifizierten Liebscher & Bracht Bewegungslehrer. Damit geben Sie Menschen Hilfe zur Selbsthilfe bei Schmerzen am Bewegungsapparat und leiten sie in den Übungen gekonnt an. Alle Infos zu beiden Ausbildungen finden Sie auf: *www.liebscher-bracht.com/ausbildungen/*

Autoren und Experten, die Sie weiterbringen

Die Zeiten ändern sich. Statt Ihnen eine lange Titelliste vorzulegen, nennen wir Ihnen einfach die Autoren und Experten auf ihrem Gebiet, deren Bücher wir Ihnen empfehlen können. Gehen Sie bitte ins Internet oder den Buchhandel und schauen Sie, was diese Autoren veröffentlicht haben. Sie sind teilweise für Meilensteine unserer Erkenntnisse mitverantwortlich.

Prof. Dr. Robert O. Becker – Körperelektrizität

Prof. Dr. Colin Campbell – Geeignete Ernährung

Prof. Dr. Gerald Hüther – Neurobiologie und Gehirnforschung

Prof. Dr. Keith Ronald Kernspecht – Philosophie, Psychologie und Technik der Kampfkunst

Prof. Dr. Claus Leitzmann – Ernährungswissenschaften, Ernährungsökologie

Prof. Dr. Vladimir Nazarow – Bewegung/Stoffwechsel

Prof. Dr. Alfred Pischinger – Zwischenzellraum

Dr. Max Bircher-Benner – Rohkosternährung

Dr. Norman Doidge – Gehirn und Neuroplastizität

Dr. Michael Greger – Krankheiten und Ernährung

Tom Meyers und Dr. Robert Schleip – Faszienforschung

Dr. Werner Kollath – Vorreiter pflanzliche Ernährung

Mag. Norbert Fuchs – Nährstoffmedizin

Swami Sivananda – Yoga

Hier finden Sie uns

Liebscher & Bracht Gesundheitszentrum
Kisseleffstraße 10
D-61348 Bad Homburg
+49 (0) 6172 – 17 10 50
info@gesundheitszentrum-bad-homburg.de

Liebscher & Bracht
Büro/Verwaltung
Kaiser-Friedrich-Promenade 111
D-61348 Bad Homburg
+49 (0) 6172 – 139 59 89
service@liebscher-bracht.com

Liebscher & Bracht Ausbildungszentrum
Schaberweg 7
D-61348 Bad Homburg
+49 (0) 6172 – 139 59 49
ausbildung@liebscher-bracht.com

Websites
www.liebscher-bracht.com
www.drpetrabracht.de

Kostenfreie Übungen & Tipps
www.youtube.com/@liebscher.bracht
www.youtube.com/@dr.petrabracht
www.youtube.com/@Liebscher.Bracht_EN
www.instagram.com/liebscher.bracht
www.facebook.com/Schmerzspezialisten
www.pinterest.de/liebscherbracht
www.tiktok.com/@liebscher.bracht

Die Liebscher & Bracht App
www.lie-br.com/app

Bezugsquelle

shop.liebscher-bracht.com

Hier können Sie unsere Hilfsmittel und Bücher bestellen.

Danke von Herzen

An die vielen, nicht alle beim Namen zu nennenden Helferinnen und Helfer, ohne die dieses Buch nie hätte entstehen können und von denen wir viel lernen durften. Allen voran an unsere Patientinnen und Patienten, an die Teilnehmerinnen und Teilnehmer an unseren Liebscher & Bracht Übungsgruppen und den Ausbildungen.

Danke an die Partnerinnen und Partner unseres Therapeuten-Netzwerkes, an unsere Dozentinnen und Dozenten, die mit vollem Einsatz unsere Inhalte lehren, an unsere vielen engagierten Mitarbeiterinnen und Mitarbeiter in der Liebscher-&-Bracht-Zentrale in Bad Homburg, die unsere Ideenflut immer wieder aushalten und umsetzen, sowie an unsere Dienstleisterinnen und Dienstleister aus den unterschiedlichsten Fachgebieten. Ohne sie alle und ihr Engagement für eine schmerzfreie, gesunde Welt in Bewegung, ohne ihr Spezialwissen und ihren unermüdlichen Einsatz könnten wir das alles nicht auf die Beine stellen und immer weiterentwickeln.

Danke an diese Autoren, Forscher und Repräsentanten eigener Bewegungs- und Therapiesysteme, deren Modelle und Techniken uns inspirierten: Mantak Chia, Moshe Feldenkrais, Max Gerson, Carlos Castaneda, Johanna Budwig, Max Bircher-Benner, Alois Brügger, Dieter Dorn, Walter Packi, Walter Willet, Peter Egoscue, Inga Rolf, Thomas Myers, Robert Schleip, Josef Pilates, Coldwell Esselstyn, Colin Campbell und viele mehr, die uns nicht mehr gegenwärtig sind.

Danke auch an die hier namentlich nicht genannten Forscherinnen und Forscher im Bereich Schmerzen, Gehirn, Faszien, Muskeln und Stammzellen für ihre nie endenden, stetig weitergehenden neuen Erkenntnisse, durch die wir immer besser verstehen, was wir tun.

Danke an unsere persönlichen Lehrer und Mentoren Prof. Dr. Keith Kernspecht und Prof. Dr. Claus Leitzmann, die wegweisend für unsere Arbeit waren und sind.

Danke an Penguin Random House/Mosaik für die erneut vertrauensvolle Zusammenarbeit bei dieser Neuausgabe und für die fürsorgliche und superkompetente Betreuung durch die Verlagsleitung Stephanie Taverna, Johannes Engelke und Karin Weber, unsere nun langjährigen Begleiter, mit denen die Zusammenarbeit viel Spaß macht, weil alles möglich ist, sowie an Frau Gillich-Beltz, unsere Redakteurin, deren wertvolle Kürzungen unser ausuferndes Informationsbedürfnis wunderbar kanalisieren.

Größter Dank an unseren Sohn Raoul, Geschäftsführer von Liebscher & Bracht, der in seinen jungen Jahren wahre Welten bewegt, um uns in unserem Tun zu unterstützen. Ohne den Rücken durch ihn frei zu haben – wobei ihm unser bester Freund Peter Hoenderop tatkräftig zur Seite steht –, hätten wir keine Chance.

Und alles Danke nach oben, denn ohne diese Unterstützung könnte das alles nicht sein – nicht in der Vergangenheit, nicht heute und nicht in der Zukunft.

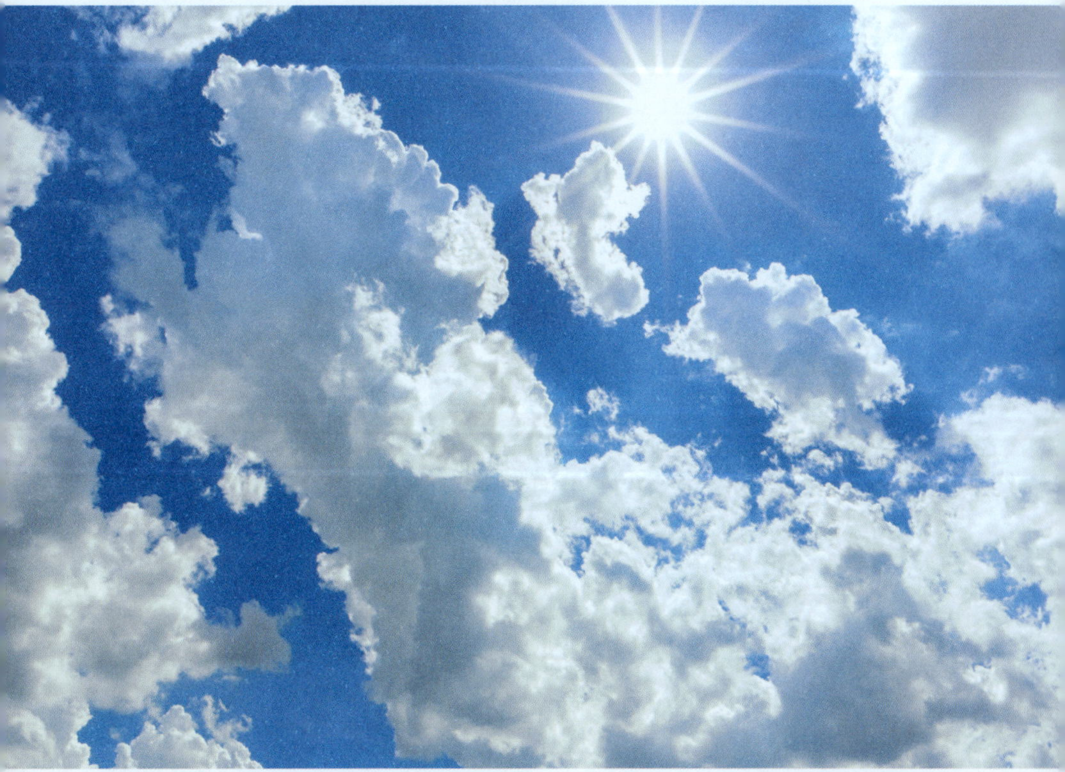

Anhang

Quellenverweise

1 Überall MA, Müller-Schwefe GH, Nolte T, et al. Chronische Rückenschmerzen: operieren oder nicht? *Schmerzmedizin*. 2020;36:52 – 6. | Bundesärztekammer (BÄK), Kassenärztliche Bundesvereinigung (KBV), Arbeitsgemeinschaft der Wissenschaftlichen Medizinischen Fachgesellschaften (AWMF). Nationale VersorgungsLeitlinie Nicht-spezifischer Kreuzschmerz – Langfassung, 2. Auflage. Version 1. 2017. [Verfügbar unter: www.kreuzschmerz.versorgungsleitlinien.de; zuletzt abgerufen am: 02.02.2024]. | Sachverständigenrat zur Begutachtung der Entwicklung im Gesundheitswesen: Band III – 3. Bedarf, bedarfsgerechte Versorgung, Über-, Unter- und Fehlversorgung.

2 Schmidt CO, Raspe H, Pfingsten M, et al. Back pain in the German adult population: prevalence, severity, and sociodemographic correlates in a multiregional survey. *Spine* (Phila Pa 1976). 2007;32(18):2005 – 11.

3 von der Lippe E, Krause L, Porst M, et al. Prävalenz von Rücken- und Nackenschmerzen in Deutschland. Ergebnisse der Krankheitslast-Studie BURDEN 2020. *Journal of Health Monitoring.* 2021;6(S3):2 – 14.

4 Marschall J, Hildebrandt S, Zich K, et al. DAK-Gesundheitsreport 2018. Hamburg: DAK 2018. [Verfügbar unter: www.dak.de/dak/bundesthemen/gesundheitsreport-2018-2108874.html#/; zuletzt abgerufen am: 15.01.2024].

5 von der Lippe E, Krause L, Porst M, et al. Prävalenz von Rücken- und Nackenschmerzen in Deutschland. Ergebnisse der Krankheitslast-Studie BURDEN 2020. *Journal of Health Monitoring.* 2021;6(S3):2 – 14.

6 Schmidt CO, Chenot JF, Kohlmann T. Epidemiologie und gesundheitsökonomische Aspekte des chronischen Schmerzes. In: Kröner-Herwig B, Frettlöh J, Klinger R, Nilges P (Hrsg.). *Schmerzpsychotherapie. Grundlagen – Diagnostik – Krankheitsbilder – Behandlung*. Berlin, Heidelberg, Springer 2017;17 – 29. | Damm O, Bowles D, Greiner W. Gesundheitsökonomische Aspekte von Rückenschmerzen. In: *Rückenschmerzen und Nackenschmerzen: Interdisziplinäre Diagnostik und Therapie, Versorgungspfade, Patientenedukation, Begutachtung, Langzeitbetreuung*. Berlin, Heidelberg, Springer 2016;44. | Wenig CM, Schmidt CO, Kohlmann T, et al. Costs of back pain in Germany. *European Journal of Pain*. 2009;13(3):280 – 6.

7 Hoy D, Bain C, Williams G, et al. A systematic review of the global prevalence of low back pain. *Arthritis & Rheumatology*. 2012;64:2028 – 37. | Kamper SJ, Henschke N, Hestbaek L, et al. Musculoskeletal pain in children and adolescents. *Brazilian Journal of Physical Therapy*. 2016;20(3):275 – 84.

8 Calvo-Muñoz I, Gómez-Conesa A, Sánchez-Meca J. Prevalence of low back pain in children and adolescents: a meta-analysis. *BMC Pediatrics*. 2013;13:14.

9 Freburger JK, Holmes GM, Agans RP, et al. The rising prevalence of chronic low back pain. *Archives of Internal Medicine*. 2009;169(3):251 – 8.

10 GBD 2015 DALYs and HALE Collaborators. Global, regional, and national disability-adjusted life-years (DALYs) for 315 diseases and injuries and healthy life expectancy (HALE), 1990 – 2015: a systematic analysis for the Global Burden of Disease Study 2015. *Lancet*. 2016;388(10053):1603 – 58.

11 Bevan S, Quadrello T, McGee R, et al. *Fit for work? Musculoskeletal disorders in the European workforce*. The Work Foundation; 2009.

12 The Lancet Rheumatology. Editorial: The global epidemic of low back pain. *The Lancet Rheumatology*. 2023;5:e205.

13 Straube S, Harden M, Schröder H, et al. Back schools for the treatment of chronic low back pain: possibility of benefit but no convincing evidence after 47 years of research-systematic review and meta-analysis. *Pain*. 2016;157(10):2160–72.

14 Maher C, Underwood M, Buchbinder R. Non-specific low back pain. *Lancet*. 2017;389:736–47.

15 Foster NE, Anema JR, Cherkin D, et al. Prevention and treatment of low back pain: evidence, challenges, and promising directions. *Lancet*. 2018;391(10137):2368–83.

16 Überall M, Küster M. (2022). Zweitmeinung vor schmerzbedingten Wirbelsäulenoperationen einholen. *Schmerzmedizin*. 2022;38(2):10–1.

17 Ilgen MA, Kleinberg F, Ignacio RV, et al. Noncancer pain conditions and risk of suicide. *JAMA Psychiatry*. 2013;70(7):692–7.

18 Hartvigsen J, Hancock MJ, Kongsted A, et al. What low back pain is and why we need to pay attention. *Lancet*. 2018;391(10137):2356–67.

19 Maher C, Underwood M, Buchbinder R. Non-specific low back pain. *Lancet*. 2017;389:736–47. | Lemeunier N, Leboeuf-Yde C, Gagey O. The natural course of low back pain: a systematic critical literature review. *Chiropractic & Manual Therapies. 2012;20(1):33*.

20 Leinmüller R. Rückenschmerzen: Der größte Teil ist myofaszial bedingt. *Deutsches Ärzteblatt*. 2008;105(31–32): A-1657 / B-1430 / C-1397.

21 www.liebscher-bracht.com/forschung-und-studien/studien/unterer-ruecken-studie-2023/ [zuletzt abgerufen am 15.01.2024].

22 Grubišić F. Is Exercise Beneficial in Patients with Low Back Pain? – A Cochrane Review Summary with Commentary. *Journal of Rehabilitation Medicine*. 2022;54:jrm00341.

23 Bundesärztekammer (BÄK), Kassenärztliche Bundesvereinigung (KBV), Arbeitsgemeinschaft der Wissenschaftlichen Medizinischen Fachgesellschaften (AWMF). Nationale VersorgungsLeitlinie Nicht-spezifischer Kreuzschmerz – Langfassung, 2. Auflage. Version 1. 2017 [Verfügbar unter: www.kreuzschmerz.versorgungsleitlinien.de; zuletzt abgerufen am: 02.02.2024].

24 Corp N, Mansell G, Stynes S, et al. Evidence-based treatment recommendations for neck and low back pain across Europe: A systematic review of guidelines. *European Journal of Pain*. 2021;25(2):275–95. | National Guideline Centre (UK). Low Back Pain and Sciatica in Over 16s: Assessment and Management. London: National Institute for Health and Care Excellence (NICE); 2016.

25 Hayden JA, Ellis J, Ogilvie R, et al. Some types of exercise are more effective than others in people with chronic low back pain: a network meta-analysis. *Journal of Physiotherapy*. 2021;67(4):252–62.

26 Bozorgmehr A, Zahednejad S, Salehi R, et al. Relationships between muscular impairments, pain, and disability in patients with chronic nonspecific low back pain: a cross sectional study. *Journal of Exercise Rehabilitation*. 2018;14(6):1041–47. | Owen PJ, Miller CT, Mundell NL, et al. Which specific modes of exercise training are most effective for treating low back pain? Network meta-analysis. *British journal of sports medicine*. 2020;54(21):1279–87.

27 Hayden JA, Ellis J, Ogilvie R, et al. Some types of exercise are more effective than others in people with chronic low back pain: a network meta-analysis. *Journal of Physiotherapy*. 2021;67(4):252–62.

28 Tagliaferri SD, Miller CT, Owen PJ, et al. Domains of Chronic Low Back Pain and Assessing Treatment Effectiveness: A Clinical Perspective. *Pain practice*. 2020;20(2):211–25. | Weeth A, Mühlberger A, Shiban Y. Was it less painful for knights? Influence of appearance on pain perception. *European Journal of Pain*. 2017;21(10):1756–62.

29 WHO. Global action plan on physical activity 2018–2030: more active people for a healthier world. https://apps.who.int/iris/bitstream/handle/10665/272722/9789241514187-eng.pdf?sequence=1&isAllowed=y [zuletzt abgerufen am: 29.01.2024]. | WHO. Global Action Plan for the Prevention and Control of noncommunicable Diseases 2013–2020. www.who.int/publications/i/item/9789241506236 [zuletzt abgerufen am: 18.02.2024].

30 ACPA & Stanford Medicine. ACPA and Stanford Resource Guide to Chronic Pain Management. www.acpanow.com/uploads/9/9/8/3/99838302/2021-acpa-resource-guide-to-chronic-pain-management-v3.pdf [zuletzt abgerufen am: 18.02.2024]. | NAM. Chronic Pain Journey Map. https://nam.edu/programs/action-collaborative-on-countering-the-u-s-opioid-epidemic/chronic-pain-journey-map/ [zuletzt abgerufen am: 29.01.2024].

31 NAM. The Culture of Health Program. https://nam.edu/programs/culture-of-health/ [zuletzt abgerufen am: 29.01.2024]. | WHO. Primary health care: closing the gap between public health and primary care through integration. www.who.int/publications/i/item/primary-health-care-closing-the-gap-between-public-health-and-primary-care-through-integration [zuletzt abgerufen am: 29.01.2024].

32 Hoy D, Bain C, Williams G, et al. A systematic review of the global prevalence of low back pain. *Arthritis & Rheumatology*. 2012;64:2028–37.

33 Maher C, Underwood M, Buchbinder R. Non-specific low back pain. *Lancet*. 2017;389:736–47. | Lemeunier N, Leboeuf-Yde C, Gagey O. The natural course of low back pain: a systematic critical literature review. *Chiropractic & Manual Therapies*. 2012;20(1):33

34 Marschall J, Hildebrandt S, Zich K, et al. DAK-Gesundheitsreport 2018. Hamburg: DAK 2018. [Verfügbar unter: www.dak.de/dak/bundesthemen/gesundheitsreport-2018-2108874.html#/; zuletzt abgerufen am: 15.01.2024].

35 Bundesärztekammer (BÄK), Kassenärztliche Bundesvereinigung (KBV), Arbeitsgemeinschaft der Wissenschaftlichen Medizinischen Fachgesellschaften (AWMF). Nationale VersorgungsLeitlinie Nicht-spezifischer Kreuzschmerz – Langfassung, 2. Auflage. Version 1. 2017. [Verfügbar unter: www.kreuzschmerz.versorgungsleitlinien.de; zuletzt abgerufen am: 02.02.2024].

36 Zich K, Tisch T. *Faktencheck Rücken: Rückenschmerzbedingte Krankenhausaufenthalte und operative Eingriffe*. Gütersloh: Bertelsmann Stiftung 2017. www.bertelsmann-stiftung.de/fileadmin/files/BSt/Publikationen/GrauePublikationen/VV_FC_Rueckenoperationen_Studie_dt_final.pdf [zuletzt abgerufen am: 09.01.2024].

37 Bundesärztekammer (BÄK), Kassenärztliche Bundesvereinigung (KBV), Arbeitsgemeinschaft der Wissenschaftlichen Medizinischen Fachgesellschaften (AWMF). Nationale VersorgungsLeitlinie Nicht-spezifischer Kreuzschmerz – Langfassung, 2. Auflage. Version 1. 2017. [Verfügbar unter: www.kreuzschmerz.versorgungsleitlinien.de; zuletzt abgerufen am: 02.02.2024].

38 www.praxisladen.de/magazin/153-lange-wartezeiten-auf-termine-beim-physiotherapeuten [zuletzt abgerufen am: 09.01.2014].

39 Zich K, Tisch T. *Faktencheck Rücken: Rückenschmerzbedingte Krankenhausaufenthalte und operative Eingriffe*. Gütersloh: Bertelsmann Stiftung 2017. www.bertelsmann-stiftung.de/fileadmin/files/BSt/Publikationen/GrauePublikationen/VV_FC_Rueckenoperationen_Studie_dt_final.pdf [zuletzt abgerufen am: 09.01.2024].

40 Zich K, Tisch T. *Faktencheck Rücken: Rückenschmerzbedingte Krankenhausaufenthalte und operative Eingriffe*. Gütersloh: Bertelsmann Stiftung 2017. www.bertelsmann-stiftung.de/fileadmin/files/BSt/Publikationen/GrauePublikationen/VV_FC_Rueckenoperationen_Studie_dt_final.pdf [zuletzt abgerufen am: 09.01.2024].

41 Brinjikji W, Luetmer PH, Comstock B, et al. Systematic literature review of imaging features of spinal degeneration in asymptomatic populations. *American Journal of Neuroradiology*. 2015;36(4):811–6.

42 Modic MT, Obuchowski NA, Ross JS, et al. Acute low back pain and radiculopathy: MR imaging findings and their prognostic role and effect on outcome. *Radiology*. 2005;237:597–604.

43 Jarvik JG, Gold LS, Comstock BA, et al. Association of early imaging for back pain with clinical outcomes in older adults. *Journal of the American Medical Association*. 2015;313:1143–53.

44 Carlisle E, Luna M, Tsou PM, et al. Percent spinal canal compromise on MRI utilized for predicting the need for surgical treatment in single-level lumbar intervertebral disc herniation. *Spine Journal*. 2005;5:608–14. | Lurie JD, Moses RA, Tosteson AN, et al. Magnetic resonance imaging predictors of surgical outcome in patients with lumbar intervertebral disc herniation. *Spine* (Phila Pa 1976). 2013;38:1216–25.

45 Yen D. Effect of increased MRI and CT scan utilization on clinical decision-making in patients referred to a surgical clinic for back pain. *Canadian Journal of Surgery*. 2011;54:128–32.

46 Deyo RA, Mirza SK, Turner JA, et al. Overtreating chronic back pain: time to back off? *Journal of the American Board of Family Medicine*. 2009;22(1):62–8. | Baras JD, Baker LC. Magnetic resonance imaging and low back pain care for Medicare patients. *Health affairs (Project Hope)*. 2009;28(6): w1133–w1140.

47 Arnold B, Brinkschmidt T, Casser HR, et al. (2009): Multimodale Schmerztherapie. Konzepte und Indikation. *Schmerz*. 2009;23:112–20.

48 Guzman J, Esmail R, Karjalainen K, et al. Multidisciplinary rehabilitation for chronic low back pain: systematic review. *The BMJ*. 2001;322:1511–16. | Jensen IB, Bergström G, Ljungquist T, et al. A 3-year follow-up of a multidisciplinary rehabilitation program for back and neck pain. *Pain*. 2005;115:273–83.

49 https://lie-br.com/untersuchungsbericht [zuletzt abgerufen am: 09.01.2024].

50 https://lie-br.com/biometrischer-bericht [zuletzt abgerufen am: 09.01.2024].

51 https://lie-br.com/untersuchung-sportler [zuletzt abgerufen am: 09.01.2024].

52 Ritter E, Voelckel W, Schmelz, A, et al.: Alternatives Schmerzmodell auf dem Prüfstand. *Schmerznachrichten*. 2021;21(4):39–41.

53 https://lie-br.com/rueckenstudie [zuletzt abgerufen am: 09.01.2024].

54 https://lie-br.com/literaturstudie [zuletzt abgerufen am: 09.01.2024].

55 Henschke N, Maher CG, Refshauge KM, et al. Prevalence of and screening for serious spinal pathology in patients presenting to primary care settings with acute low back pain. *Arthritis Rheumatology*. 2009;60(10):3072–80. | Maher C, Underwood M, Buchbinder R. Non-specific low back pain. *Lancet*. 2017;389:736–47. | Lemeunier N, Leboeuf-Yde C, Gagey O. The natural course of low back pain: a systematic critical literature review. *Chiropractic & Manual Therapies. 2012;20(1):33.*

56 Shiri R, Karppinen J, Leino-Arjas P, et al. The association between smoking and low back pain: a meta-analysis. *The American Journal of Medicine*. 2010;123:87.

57 Ferreira PH, Beckenkamp P, Maher CG, et al. Nature or nurture in low back pain? Results of a systematic review of studies based on twin samples. *European Journal of Pain*. 2013;17:957–71.

58 Power C, Frank J, Hertzman C, et al. Predictors of low back pain onset in a prospective British study. *American Journal of Public Health*. 2001;91:1671–78. | Currie SR, Wang J. More data on major depression as an antecedent risk factor for first onset of chronic back pain. *Psychological Medicine*. 2005;35:1275–82.

59 Hartvigsen J, Natvig B, Ferreira M. Is it all about a pain in the back? *Best Practice & Research Clinical Rheumatology*. 2013;27:613–23.

60 Shiri R, Falah-Hassani K. Does leisure time physical activity protect against low back pain? Systematic review and meta-analysis of 36 prospective cohort studies. *British Journal of Sports Medicine*. 2017;51:1410–18.

61 Ferreira PH, Beckenkamp P, Maher CG, et al. Nature or nurture in low back pain? Results of a systematic review of studies based on twin samples. *European Journal of Pain*. 2013;17:957–71.

62 Hartvigsen J, Nielsen J, Kyvik KO, et al. Heritability of spinal pain and consequences of spinal pain: a comprehensive genetic epidemiologic analysis using a population-based sample of 15,328 twins ages 20–71 years. *Arthritis & Rheumatology*. 2009;61:1343–51.

63 Rando TA, Chang, HY. Aging, rejuvenation, and epigenetic reprogramming: resetting the aging clock. *Cell*. 2009;148(1–2):46–57.

64 Altaf F, Heran MK, Wilson LF. Back pain in children and adolescents. *The Bone & Joint Journal*. 2014;96(6):717–23.

65 Calvo-Muñoz I, Gómez-Conesa A, Sánchez-Meca J. Prevalence of low back pain in children and adolescents: a meta-analysis. *BMC Pediatrics*. 2013;13:14.

66 Zhang TT, Liu Z, Liu YL, et al. Obesity as a risk factor for low back pain: a meta-analysis. *Clinical Spine Surgery*. 2016;31:22–7.

67 Marschall J, Hildebrandt S, Zich K, et al. *DAK-Gesundheitsreport 2018*. Hamburg: DAK 2018. [Verfügbar unter: www.dak.de/dak/bundesthemen/gesundheitsreport-2018-2108874.html#/; zuletzt abgerufen am: 15.01.2024].

68 Überall MA, Müller-Schwefe GH, Nolte T, et al. Chronische Rückenschmerzen: operieren oder nicht? *Schmerzmedizin*. 2020;36:52–6.

69 Jensen MC, Brant-Zawadzki MN, Obuchowski N, et al. Magnetic resonance imaging of the lumbar spine in people without back pain. *The New England Journal of Medicine*. 1994;331(2):69–73.

70 Study of Health in Pomerania (SHIP): Kasch R, Truthmann J, Hancock MJ, et al. Association of Lumbar MRI Findings with Current and Future Back Pain in a Population-based Cohort Study. *Spine* (Phila Pa 1976). 2022;47(3):201–11. | Carragee E, Alamin T, Cheng I, et al. Are first-time episodes of serious LBP associated with new MRI findings? *Spine Journal*. 2006;6(6):624–35. | Berg L, Hellum C, Gjertsen O, et al. Do more MRI findings imply worse disability or more intense low back pain? A cross-sectional study of candidates for lumbar disc prosthesis. *Skeletal Radiology*. 2013;42:1593–602. | Kalichman L, Kim DH, Li L, et al. Computed tomography-evaluated features of spinal degeneration: prevalence, intercorrelation, and association with self-reported low back pain. *Spine Journal*. 2010;10:200–8.

71 Hartvigsen J, Hancock MJ, Kongsted A, et al. What low back pain is and why we need to pay attention. *Lancet*. 2018;391(10137):2356–67. | Knezevic NN, Candido KD, Vlaeyen JWS, et al. Low back pain. *Lancet*. 2021;398(10294):78–92.

72 Hancock MJ, Maher CG, Latimer J, et al. Systematic review of tests to identify the disc, SIJ or facet joint as the source of low back pain. *European Spine Journal*. 2007;16:1539–50.

73 Kalichman L, Li L, Kim DH, et al. Facet joint osteoarthritis and low back pain in the community-based population. *Spine*. 2008;33:2560–65.

74 Deyo RA, Rainville J, Kent DL. What Can the History and Physical Examination Tell Us About Low Back Pain? *JAMA*. 1992;268(6):760–7.

75 Chiu CC, Chuang TY, Chang KH, et al. The probability of spontaneous regression of lumbar herniated disc: a systematic review. *Clinical Rehabilitation*. 2015;29:184–95.

76 Hoy D, March L, Brooks P, et al. Measuring the global burden of low back pain. *Best Practice & Research Clinical Rheumatology*. 2010;24(2):155–65

77 Kumar MN, Baklanov A, Chopin D. Correlation between sagittal plane changes and adjacent segment degeneration following lumbar spine fusion. *European Spine Journal*. 2001;10:314–19.

78 Daniell JR, Osti OL. Failed Back Surgery Syndrome: A Review Article. *Asian Spine Journal*. 2018;12(2):372–9. | Lahoud A, Rizkallah MJ, Kreichati M, et al. Etiology, Evaluation, and Treatment of Failed Back Surgery Syndrome. *Asian Spine Journal*. 2018;12(3):574–85. | Thomson S. Failed back surgery syndrome – definition, epidemiology and demographics. *British Journal of Pain*. 2013;7(1):56–9.

79 Willems PC, Staal JB, Walenkamp GH, et al. Spinal fusion for chronic low back pain: systematic review on the accuracy of tests for patient selection. *Spine Journal*. 2013;13(2):99–109.

80 Krankenhausaufenthalte und operative Eingriffe. Gütersloh: Bertelsmann Stiftung 2017. www.bertelsmann-stiftung.de/fileadmin/files/BSt/Publikationen/GrauePublikationen/VV_FC_Rueckenoperationen_Studie_dt_final.pdf [zuletzt abgerufen am: 09.01.2024].

81 Nachemson AL. Evaluation of results in lumbar spine surgery. *Acta Orthopaedica Scandinavica, Supplement*. 1993;251:130–3.

82 Biebl J, Lüke, P, Azad SC. Chronische muskuloskelettale Schmerzen bei Älteren. *MMW – Fortschritte der Medizin*. 2013;165(7):60–8.

83 BÄK – Bundesärztekammer (2022). *Dauerhaft starke Schmerzen – Wann helfen Opioide?* Informationsbroschüre der Bundesärztekammer. AWMF-Register-Nr. 145–003. www.bundesaerztekammer.de/fileadmin/user_upload/BAEK/Patienten/Patienteninformationen/opiode-kip.pdf [zuletzt abgerufen am: 18.12.2023].

84 Geneen LJ, Moore RA, Clarke C, et al. Physical activity and exercise for chronic pain in adults: an overview of Cochrane Reviews. *Cochrane Database of Systematic Reviews*. 2017;4(4):CD011279.

85 Blom AW, Donovan RL, Beswick AD, et al. Common elective orthopaedic procedures and their clinical effectiveness: umbrella review of level 1 evidence. *The BMJ*. 2021;374:n1511.

86 Fisher E, Law E, Dudeney J, et al. Psychological therapies for the management of chronic and recurrent pain in children and adolescents. *Cochrane Database of Systematic Reviews*. 2018;9(9):CD003968.

87 Morone NE, Greco CM, Weiner DK. Mindfulness meditation for the treatment of chronic low back pain in older adults: a randomized controlled pilot study. *Pain*. 2008;134:310–9.

88 Grewe BF, Gründemann J, Kitch LJ, et al. Neural ensemble dynamics underlying a long-term associative memory. *Nature*. 2017;543(7647):670–5. | Whitlock J, Heynen A, Shuler M, et al. Learning induces long-term potentiation in the hippocampus. *Science*. 2006;313(5790):1093–7 | Pastalkova E, Serrano P, Pinkhasova D, et al. Storage of spatial information by the maintenance mechanism of LTP. *Science*. 2006;313(5790):1141–4. | Nijs J, George S, Clauw D, et al. Central sensitisation in chronic pain conditions: latest discoveries and their potential for precision medicine. *The Lancet Rheumatology*. 2021;3:e383–e392.

89 Turvey MT, Fonseca ST. The medium of haptic perception: a tensegrity hypothesis. *Journal of Motor Behavior*. 2014;46(3):143–87. | Ingber DE. Tensegrity and mechanotransduction. *Journal of Bodywork and Movement Therapies*. 2008;12(3):198–200. | Ingber DE, Wang N, Stamenovic D. Tensegrity, cellular biophysics, and the mechanics of living systems. *Reports on Progress in Physics*. 2014;77(4):046603.

90 Bordoni B. The Shape and Function of Solid Fascias Depend on the Presence of Liquid Fascias. *Cureus*. 2020;12(2):e6939.

91 Lundon K, Bolton K. Structure and function of the lumbar intervertebral disk in health, aging, and pathologic conditions. *Journal of Orthopaedic & Sports Physical Therapy*. 2001;31(6):291–303. | Wong J, Sampson SL, Bell-Briones H, et al. Nutrient supply and nucleus pulposus cell function: effects of the transport properties of the cartilage endplate and potential implications for intradiscal biologic therapy. *Osteoarthritis and Cartilage*. 2019;27(6):956–64

92 Ofner M, Kastner A, Schwarzl G., et al. RegentK and Physiotherapy Support Knee Function after Anterior Cruciate Ligament Rupture without Surgery after 1 Year: A Randomized Controlled Trial. *Complementary Medicine Research*. 2018;25(1): 30–7.

93 Tyrovola JB. The »Mechanostat Theory« of Frost and the OPG/RANKL/RANK System. *Journal of Cellular Biochemistry*. 2015;116(12): 2724–29.

94 Amlacher S. Inaktivitätsosteoporose – Liegen schafft Leiden. *Österreichische Ärztezeitung*. Nr. 22, 2010. https://aerztezeitung.at/2010/oaz-artikel/medizin/inaktivitaetsosteoporose/ [zuletzt abgerufen am: 11.01.2014].

95 Klingler W, Jäger H, Pedro M, et al. Faszien als Ursache von Schmerzsyndromen. *Aktuelle Schmerzmedizin*. 2014;4:1–7. | Weiss K, Kalichman L. Deep fascia as a potential source of pain: A narrative review. *Journal of bodywork and movement therapies*. 2021;28:82–6. | Suarez-Rodriguez V, Fede C, Pirri C, et al. Fascial Innervation: A Systematic Review of the Literature. *International Journal of Molecular Sciences*, 2002;23(10):5674.

96 Schleip R. Faszien und Nervensystem. *Osteopathische Medizin*. 2003;4(1):20–8. | Bordoni B, Marelli F, Morabito B, et al. The indeterminable resilience of the fascial system. *Journal of Integrative Medicine*. 2017;15(5):337–43.

97 Yang C, Du YK, Wu JB, et al. Fascia and Primo Vascular System. *Evidence-based Complementary and Alternative Medicine*. 2015;303769.

98 Cowman MK, Schmidt TA, Raghavan P, et al. Viscoelastic Properties of Hyaluronan in Physiological Conditions. *F1000Research*. 2015;4:622. | Stecco C, Stern R, Porzionato A, et al. Hyaluronan within fascia in the etiology of myofascial pain. *Surgical and Radiologic Anatomy*. 2011;33(10):891–6.

99 Slimani L, Micol D, Amat J, et al. The worsening of tibialis anterior muscle atrophy during recovery post-immobilization correlates with enhanced connective tissue area, proteolysis, and apoptosis. *American Journal of Physiology-Endocrinology and Metabolism*. 2013;303(11):E1335–E1347S. | Schleip R, Zorn A, Lehmann-Horn F, et al. The fascial network: an exploration of its load bearing capacity and its potential role as a pain generator. In: Worldcongress LBP Foundation. *Proceedings of the 7th Interdisciplinary World Congress on Low Back & Pelvic Pain*. Los Angeles 2010, 215–18. | Schleip R, Duerselen L, Vleeming A, et al. Strain hardening of fascia: static stretching of dense fibrous connective tissues can induce a temporary stiffness increase accompanied by enhanced matrix hydration. *Journal of Bodywork and Movement Therapies*. 2012;16(1):94–100.

100 Grinnell F. Fibroblast mechanics in three-dimensional collagen matrices. *Journal of Bodywork and Movement Therapies*. 2008;12(3):191–3.

101 www.youtube.com/watch?v=eWOIvOVKDxE [zuletzt abgerufen am: 11.01.2024].

102 López-Valenciano A, Mayo X, Liguori G, et al. Changes in sedentary behaviour in European Union adults between 2002 and 2017. *BMC Public Health*. 2020;20(1):1206.

103 van Sluijs EMF, Ekelund U, Crochemore-Silva I, et al. Physical activity behaviours in adolescence: current evidence and opportunities for intervention. *Lancet*. 2021;398(10298):429–42.

104 Hochheim M, Ramm P, Wunderlich M, et al. Association between chronic low back pain and regular exercise, sedentary behaviour and mental health before and during COVID-19 pandemic: insights from a large-scale cross-sectional study in Germany. *BMC Musculoskeletal Disorders*. 2022;23(1):860.

105 Marschall J, Hildebrandt S, Zich K, et al. *DAK-Gesundheitsreport 2018*. Hamburg: DAK 2018. [Verfügbar unter: www.dak.de/dak/bundesthemen/gesundheitsreport-2018-2108874.html#/; zuletzt abgerufen am: 15.01.2024].

106 Techniker Krankenkasse (Hg.). *Beweg dich, Deutschland! TK-Bewegungsstudie 2022*. Hamburg: Techniker Krankenkasse 2022. [Verfügbar unter: www.tk.de/presse/themen/praevention/gesundheitsstudien/tk-studie-2022-beweg-dich-deutschland-2137706; zuletzt abgerufen am: 21.01.2024].

107 Baradaran Mahdavi S, Riahi R, Vahdatpour B, et al. Association between sedentary behavior and low back pain; A systematic review and meta-analysis. *Health Promotion Perspectives*. 2021;11(4):393–410. | Gupta N, Christiansen CS, Hallman DM, et al. Is objectively measured sitting time associated with low back pain? A cross-sectional investigation in the NOMAD study. *PLOS One*. 2015;10(3):e0121159. | Lis AM, Black KM, Korn H, et al. Association between sitting and occupational LBP. *European Spine Journal*. 2007;16(2):283–98.

108 Alzahrani H, Alshehri MA, Alzhrani M, et al. The association between sedentary behavior and low back pain in adults: a systematic review and meta-analysis of longitudinal studies. *Peer J*. 2022;10:e13127.

109 Hochheim M, Ramm P, Wunderlich M, et al. Association between chronic low back pain and regular exercise, sedentary behaviour and mental health before and during COVID-19 pandemic: insights from a large-scale cross-sectional study in Germany. *BMC Musculoskeletal Disorders*. 2022;23(1):860. | Lemes ÍR, Oliveira CB, Silva G, et al. Association of sedentary behavior and early engagement in physical activity with low back pain in adolescents: a cross-sectional epidemiological study. *European Spine Journal*. 2022;31:152–8.

110 Dzakpasu FQS, Carver A, Brakenridge CJ, et al. Musculoskeletal pain and sedentary behaviour in occupational and non-occupational settings: a systematic review with meta-analysis. *International Journal of Behavioral Nutrition and Physical Activity*. 2021;18(1):159.

111 Überall MA, Müller-Schwefe GH, Nolte T, et al. Chronische Rückenschmerzen: operieren oder nicht? *Schmerzmedizin*. 2020;36:55.

112 Malik KM, Nelson AM, Chiang T, et al. The Specifics of Non-specific Low Back Pain: Re-evaluating the Current Paradigm to Improve Patient Outcomes. *Anesthesia and Pain Medicine*. 2022;12(4):e131499.

113 Brinjikji W, Luetmer PH, Comstock B, et al. Systematic literature review of imaging features of spinal degeneration in asymptomatic populations. *American Journal of Neuroradiology*. 2015;36(4):811–6.

114 Janicki JA, Alman B. Scoliosis: Review of diagnosis and treatment. *Paediatrics & Child Health*. 2007;12(9):771–6.

115 Baranowska J, Baranowska A, Baranowski P, et al. Surgical treatment of thoracic disc herniation. *Polish Medical Journal*. 2020;49(286):267–70.

116 Gosch M, Lanza C, Bonkowsky V, et al. Schwindelabklärung im Alter: Interdisziplinärer diagnostischer Prozess. *Zeitschrift für Gerontologie und Geriatrie*. 2020;6:583.

117 S2k-Leitlinie zur Leitlinie zur konservativen, operativen und rehabilitativen Versorgung bei Bandscheibenvorfällen mit radikulärer Symptomatik; AWMF-Nr. 033–048. Version vom 31.07.2020. [Verfügbar unter: https://register.awmf.org/de/leitlinien/detail/187-057; zuletzt abgerufen am: 02.02.2024].

118 Ropper AH, Zafonte RD. Sciatica. *The New England Journal of Medicine*. 2015;372(13):1240–8.

119 Fernandez M, Hartvigsen J, Ferreira ML, et al. Advice to Stay Active or Structured Exercise in the Management of Sciatica: A Systematic Review and Meta-analysis. *Spine*. 2015; 40(18):1457–66.

120 Chiu CC, Chuang TY, Chang KH, et al. The probability of spontaneous regression of lumbar herniated disc: a systematic review. *Clinical Rehabilitation*. 2015;29:184–95.

121 Glocker F, et al. Lumbale Radikulopathie, S2k-Leitlinie, 2018; in: Deutsche Gesellschaft für Neurologie (Hrsg.), *Leitlinien für Diagnostik und Therapie in der Neurologie*. [Verfügbar unter: www.dgn.org/leitlinien; zuletzt abgerufen am: 02.02.2024].

122 Cosamalón-Gan I, Cosamalón-Gan T, Mattos-Piaggio G, et al. Inflammation in the intervertebral disc herniation. *Neurocirugia (Astur)*. 2021;32(1):21–35. | Dudli S, Fields AJ, Samartzis D, et al. Pathobiology of Modic changes. *European Spine Journal*. 2016;25:3723–34.

123 Gupta A, Upadhyaya S, Yeung CM, et al. Does Size Matter? An Analysis of the Effect of Lumbar Disc Herniation Size on the Success of Nonoperative Treatment. *Global Spine Journal*. 2020;10(7):881–7.

124 Müller PE, Güleçyüz MF. Das Schulter-Arm-Syndrom: meist myofasziale Ursachen: Beratungsanlass [The shoulder-arm syndrome]. *MMW – Fortschritte der Medizin*. 2020;162(11):44–7.

125 Miltner O. Osteitis pubis. Docortho. Praxis für ganzheitliche Orthopädie und Unfallchirurgie. [Verfügbar unter: https://docortho.de/wp-content/uploads/2017/11/docortho-schambeinastentzuendung-opt.pdf; zuletzt abgerufen am: 21.01.2024].

126 Herren C, Dienstknecht T, Siewe J. Die chronische Symphyseninstabilität: Ätiologie, Diagnostik und Behandlungsmanagement. *Der Unfallchirurg*. 2016;5:43.

127 Janka M, Füssel S, Unterpainter I, et al. Übeltäter Iliosakralgelenk häufig übersehen. *MMW – Fortschritte der Medizin*. 2017;159(2):49–52. | Weksler N, Velan GJ, Semionov M, et al. The role of sacroiliac joint dysfunction in the genesis of low back pain: the obvious is not always right. *Archives of Orthopaedic and Trauma Surgery*. 2007;127(10):885–8.

128 Poilliot AJ, Zwirner J, Doyle T, et al. A Systematic Review of the Normal Sacroiliac Joint Anatomy and Adjacent Tissues for Pain Physicians. *Pain physician*. 2019;22(4):E247–E274.

129 Calvo-Muñoz I, Gómez-Conesa A, Sánchez-Meca J. Prevalence of low back pain in children and adolescents: a meta-analysis. *BMC Pediatrics*. 2013;13:14. | Ellert U, Neuhauser H, Roth-Isigkeit A. Pain in children and adolescents in Germany: the prevalence and usage of medical services. Results of the German Health Interview and Examination Survey for Children and Adolescents (KiGGS). *Bundesgesundheitsblatt Gesundheitsforschung Gesundheitsschutz*. 2007;50(5–6):711–7. | Krause L, Mauz E. Headache, abdominal pain, and back pain in children and adolescents in Thuringia: Representative results of a regional module study in KiGGS wave 1. *Schmerz*. 2018;32(2):105–14. | Hochheim M, Ramm P, Wunderlich M, et al. Association between chronic low back pain and regular exercise, sedentary behaviour and mental health before and during COVID-19 pandemic: insights from a large-scale cross-sectional study in Germany. *BMC Musculoskeletal Disorders*. 2022;23(1):860.

130 www.euractiv.de/section/gesundheit/news/eu-strategie-zur-psychischen-gesundheit-muss-schmerztherapien-einbeziehen/ [zuletzt abgerufen am: 21.01.2024]. | Roughan WH, Campos AI, García-Marín LM, et al. Comorbid Chronic Pain and Depression: Shared Risk Factors and Differential Antidepressant Effectiveness. *Frontiers in Psychiatry*. 2021;12:643609.

131 OECD/European Union. *Health at a Glance: Europe 2022*. Paris: OECD Publishing. https://doi.org/10.1787/507433b0-en.

132 Hooten WM. Chronic pain and mental health disorders: shared neural mechanisms, epidemiology, and treatment. *Mayo Clinic Proceedings*. 2016;91:955–70.

133 Breivik H, Eisenberg E, O'Brien T; OPENMinds. The individual and societal burden of chronic pain in Europe: the case for strategic prioritisation and action to improve knowledge and availability of appropriate care. *BMC Public Health*. 2013;13:1229.

134 www.euractiv.de/section/gesundheit/news/eu-strategie-zur-psychischen-gesundheit-muss-schmerztherapien-einbeziehen/ [zuletzt abgerufen am: 21.01.2024].

135 Zhaoyang R, Martire LM, Darnall BD. Daily pain catastrophizing predicts less physical activity and more sedentary behavior in older adults with osteoarthritis. *Pain*. 2020;161(11):2603–10.

136 Kaiser U, Williams A, Kappesser J. The Biopsychosocial Understanding of Pain and Chronicity: History and Implications. 10.1016/B978–0–12–809324–5.24247–8.

137 Wong JJ, Tricco AC, Côté P, et al. Association Between Depressive Symptoms or Depression and Health Outcomes for Low Back Pain: a Systematic Review and Meta-analysis. *Journal of General Internal Medicine*. 2022;37(5):1233–46. | Young CC, Greenberg MA, Nicassio PM, et al. Transition from acute to chronic pain and disability: a model including cognitive, affective, and trauma factors. *Pain*. 2008;134:69–79.

138 Schleip R, Findley TW, Chaitow L, et al. *Faszien: Das Spannungsnetzwerk des menschlichen Körpers*. London: Churchill Livingstone/Elsevier 2012.

139 Olausson HW, Cole J, Vallbo A, et al. Unmyelinated tactile afferents have opposite effects on insular and somatosensory cortical processing. *Neuroscience Letters*. 2008;436:128–32.

140 Breivik H, Collett B, Ventafridda V, et al. Survey of chronic pain in Europe: prevalence, impact on daily life, and treatment. *European Journal of Pain*. 2006;10(4):287–333. | Breivik H, Eisenberg E, O'Brien T; OPENMinds. The individual and societal burden of chronic pain in Europe: the case for strategic prioritisation and action to improve knowledge and availability of appropriate care. *BMC Public Health*. 2013;13:1229.

141 Penn TM, Overstreet DS, Aroke EN, et al. Perceived Injustice Helps Explain the Association Between Chronic Pain Stigma and Movement-Evoked Pain in Adults with Nonspecific Chronic Low Back Pain. *Pain Medicine*. 2020;21(11):3161–71.

142 Perugino F, De Angelis V, Pompili M, et al. Stigma and Chronic Pain. *Pain and Therapy*. 2022;11(4):1085–94.

143 Tang NK, Crane C. Suicidality in chronic pain: a review of the prevalence, risk factors and psychological links. *Psychological Medicine*. 2006;36(5):575–86.

144 Blumenthal JA, Babyak MA, Moore KA, et al. Effects of exercise training on older patients with major depression. *Archives of Internal Medicine*. 1999;159:2349–56.

145 Lucas M, Mekary R, Pan A, et al. Relation between clinical depression risk and physical activity and time spent watching television in older women: a 10-year prospective follow-up study. *American Journal of Epidemiology*. 2011;174:1017–27.

146 Barsotti N, Chiera M, Lanaro D, et al. Impact of stress, immunity, and signals from endocrine and nervous system on fascia. *Frontiers in bioscience (Elite edition)*. 2021;13(1):1–36.

147 Ambrose KR, Golightly YM. Physical exercise as non-pharmacological treatment of chronic pain: Why and when. *Best Practice & Research Clinical Rheumatology*. 2015;29(1):120–30.

148 Izquierdo-Alventosa R, Inglés M, Cortés-Amador S, et al. Low-Intensity Physical Exercise Improves Pain Catastrophizing and Other Psychological and Physical Aspects in Women with Fibromyalgia: A Randomized Controlled Trial. *International Journal of Environmental Research and Public Health*. 2020;17(10):3634. | Zhaoyang R, Martire LM, Darnall BD.

Daily pain catastrophizing predicts less physical activity and more sedentary behavior in older adults with osteoarthritis. *Pain*. 2020;161(11):2603–10.

149 Olugbade T, Bianchi-Berthouze N, Williams ACC. The relationship between guarding, pain, and emotion. *Pain Reports*. 2019;4(4):e770.

150 Mead GE, Morley W, Campbell P, et al. Exercise for depression. *Cochrane Database of Systematic Reviews*. 2009;(3):CD004366. | Teychenne M, Ball K, Salmon J. Physical activity and likelihood of depression in adults: a review. *Preventive Medicine*. 2008;46:397–411.

151 Fernández-Pérez AM, Peralta-Ramírez MI, Pilat A, et al. Effects of myofascial induction techniques on physiologic and psychologic parameters: a randomized controlled trial. *Journal of Alternative and Complementary Medicine*. 2008;14:807–11. | Ferrell-Torry AT, Glick OJ: The use of therapeutic massage as a nursing intervention to modify anxiety and the perception of cancer pain. *Cancer Nursing*. 1993;16:93–101. | Bordoni B, Marelli F. [Emotions in Motion: Myofascial Interoception]. *Complementary Medicine Research*. 2017;24(2):110–3. | Domschke K, Stevens S, Pfleiderer B, et al. Interoceptive sensitivity in anxiety and anxiety disorders: an overview and integration of neurobiological findings. *Clinical Psychology Review*. 2010;30:1–11.

152 Schreiner S, Klingler W. Fascia Is Able to Actively Contract and May Thereby Influence Musculoskeletal Dynamics: A Histochemical and Mechanographic Investigation. *Frontiers in Physiology*. 2019;10:336.

153 Klingler W, Velders M, Hoppe K, et al. Clinical Relevance of Fascial Tissue and Dysfunctions. *Current Pain and Headache Reports*. 2014;18:439.

154 Burns JW, Gerhart JI, Bruehl S, et al. Anger arousal and behavioral anger regulation in everyday life among patients with chronic low back pain: Relationships to patient pain and function. *Health Psychology*. 2015;34(5):547–55.

155 Ocañez KL, McHugh RK, Otto MW. A meta-analytic review of the association between anxiety sensitivity and pain. *Depression and Anxiety*. 2010;27(8):760–7. | Hirsch O, Strauch K, Held H, et al. Low back pain patient subgroups in primary care: pain characteristics, psychosocial determinants, and health care utilization. *The Clinical Journal of Pain*. 2014;30(12):1023–32. | Voerman JS, Vogel I, de Waart F, et al. Bullying, abuse and family conflict as risk factors for chronic pain among Dutch adolescents. *European Journal of Pain*. 2015;19(10):1544–51. | Thompson T, Keogh E, French CC, et al. Anxiety sensitivity and pain: generalisability across noxious stimuli. *Pain*. 2008;134(1–2):187–96.

156 Pieh C, Popp R, Geisler P. Sleep and pain: a bi-directional relation? *Psychiatrische Praxis*. 2011;38(4):166–70. | Harrison L, Wilson S, Munafò MR. Exploring the associations between sleep problems and chronic musculoskeletal pain in adolescents: a prospective cohort study. *Pain Research & Management*. 2014;19(5):139–45.

157 Hoffman K, Lorenzo A, Butt CM, et al. Exposure to flame retardant chemicals and occurrence and severity of papillary thyroid cancer: A case-control study. *Environment International*. 2017;107:235–42.

158 Börner F, Brüggemeyer H, Eggert S, et al. *Elektromagnetische Felder am Arbeitsplatz – Ein neuer wissenschaftlicher Ansatz für die Sicherheit und den Gesundheitsschutz der Beschäftigten*. Abschlussbericht, BMAS, Fb 400, ISSN 0174–4992. 2011.

159 Hausner H, Olsen A, Møller P. Mere exposure and flavour-flavour learning increase 2–3 year-old children's acceptance of a novel vegetable. *Appetite*. 2012;58(3):1152–9.

160 Stadler G, Oettingen G, Gollwitzer PM. Intervention effects of information and self-regulation on eating fruits and vegetables over two years. *Health Psychology*. 2010;29(3):274–83.

161 Jacka FN, Berk M. Depression, diet and exercise. *The Medical Journal of Australia*. 2013;199(S6):21–3.

162 Pollan M. *In Defense of Food: An Eater's Manifesto*. New York: Penguin Books 2009.

163 Elma Ö, Yilmaz ST, Deliens T, et al. Do Nutritional Factors Interact with Chronic Musculoskeletal Pain? A Systematic Review. *Journal of Clinical Medicine*. 2020;9:207.

164 Innes JK, Calder PC. Omega-6 fatty acids and inflammation. *Prostaglandins, Leukotrienes and Essential Fatty Acids*. 2018;132:41–8.

165 Moore WJ, McGrievy ME, Turner-McGrievy GM. Dietary adherence and acceptability of five different diets, including vegan and vegetarian diets, for weight loss: The New DIETs study. *Eating Behaviors*. 2015;19:33–8.

166 Sanchez-Villegas A, Delgado-Rodriguez M, Alonso A, et al. Association of the Mediterranean dietary pattern with the incidence of depression: the Seguimiento Universidad de Navarra/University of Navarra follow-up (SUN) cohort. *Archives Of General Psychiatry*. 2009;66:1090–8.

167 Marx W, Lane M, Hockey M, et al. Diet and depression: exploring the biological mechanisms of action. *Molecular Psychiatry*. 2021;26(1):134–50.

168 Zhu X, Sakamoto S, Ishii C, et al. Dectin-1 signaling on colonic γδ T cells promotes psychosocial stress responses. *Nature Immunology*. 2023;24(4):625–36.

169 Guo R, Chen LH, Xing C, et al. Pain regulation by gut microbiota: molecular mechanisms and therapeutic potential. *British Journal of Anaesthesia*. 2019;123(5):637–54.

170 Larrick JW, Mendelsohn AR, Larrick JW. Beneficial Gut Microbiome Remodeled During Intermittent Fasting in Humans. *Rejuvenation Research*. 2021;24(3):234–7. | Maifeld A, Bartolomaeus H, Löber U, et al. Fasting alters the gut microbiome reducing blood pressure and body weight in metabolic syndrome patients. *Nature Communications*. 2021;12(1):1970.

171 de Cabo R, Mattson M. Effects of Intermittent Fasting on Health, Aging, and Disease. *The New England Journal of Medicine*. 2019;381:2541–51.| Yue Y, Hur J, Cao Y, et al. Prospective evaluation of dietary and lifestyle pattern indices with risk of colorectal cancer in a cohort of younger women. *Annals of Oncology*. 2021;32(6):778–86.

172 Melnik CB. Acne Vulgaris. Der Einfluss westlicher Ernährung. *Der Deutsche Dermatologe*. 2019;56:362–9. | Kendall J, Sabatini DM. Nutrient regulation of mTORC1 at a glance. *Journal of Cell Science*. 2019;132(21):jcs222570.

173 Freeman CR, Zehra A, Ramirez V, et al. Impact of sugar on the body, brain, and behavior. *Frontiers in Bioscience-Landmark*. 2018;23(12):2255–66.

174 Gold J. Erythritol may reduce dental caries in high-risk school children. *Journal of Evidence-Based Dental Practice*. 2014;14(4):185–7. | den Hartog GJ, Boots AW, Adam-Perrot A, et al. Erythritol is a sweet antioxidant. *Nutrition*. 2010;26(4):449–58.

175 Bundesärztekammer (BÄK), Kassenärztliche Bundesvereinigung (KBV), Arbeitsgemeinschaft der Wissenschaftlichen Medizinischen Fachgesellschaften (AWMF). Nationale VersorgungsLeitlinie Nicht-spezifischer Kreuzschmerz – Langfassung, 2. Auflage. Version 1. 2017. [Verfügbar unter: www.kreuzschmerz.versorgungsleitlinien.de; zuletzt abgerufen am: 02.02.2024].

176 Roelofs PD, Deyo RA, Koes BW, et al. Non-steroidal anti-inflammatory drugs for low back pain. *Cochrane Database of Systematic Reviews*. 2008;(1):CD000396. | Kuijpers T, van Middelkoop M, Rubinstein SM, et al. A systematic review on the effectiveness of pharmacological interventions for chronic non-specific low-back pain. *European Spine Journal*. 2011;20(1):40–50.

177 Bhala N, Emberson J, Merhi A, et al. Vascular and upper gastrointestinal effects of non-steroidal anti-inflammatory drugs: meta-analyses of individual participant data from randomised trials. *Lancet*. 2013;382(9894):769–79. | Machado GC, Abdel-Shaheed C,

Underwood M, et al. Non-steroidal anti-inflammatory drugs (NSAIDs) for musculoskeletal pain. *The BMJ*. 2021; 372:n104. | Martín Arias LH, Martín Gonzalez A, Sanz Fadrique R, et al. Cardiovascular Risk of Nonsteroidal Anti-inflammatory Drugs and Classical and Selective Cyclooxygenase-2 Inhibitors: A Meta-analysis of Observational Studies. *Journal of Clinical Pharmacology*. 2019;59(1): 55–73. | McGettigan P, Henry D. Cardiovascular risk with non-steroidal anti-inflammatory drugs: systematic review of population-based controlled observational studies. *PLOS Medicine*. 2011;8(9):e1001098.

178 Deutsche Gesellschaft für Allgemeinmedizin und Familienmedizin (DEGAM) (Hrsg.). *Schutz vor Über- und Unterversorgung – gemeinsam entscheiden S2e-Leitlinie Living Guideline*. AWMF-Register-Nr. 053–045. DEGAM-Leitlinie Nr. 21. [Verfügbar unter: https://register.awmf.org/assets/guidelines/053-045LGI_S3_LG_Schutz_vor_Ueber_und_Unterversorgung_2022-04.pdf; zuletzt abgerufen am: 21.01.2024].

179 Balagué F, Piguet V, Dudler J. Steroids for LBP – from rationale to inconvenient truth. *Swiss Medical Weekly*. 2012;142:w13566.

180 Tan KR, Brown M, Labouebe G, et al. Neural bases for addictive properties of benzodiazepines. *Nature*. 2010;463(7282):769–74.

181 van Tulder MW, Touray T, Furlan AD, et al. Muscle relaxants for non-specific low back pain. *Cochrane Database of Systematic Reviews*. 2003;(2):CD004252.

182 Bundesärztekammer (BÄK), Kassenärztliche Bundesvereinigung (KBV), Arbeitsgemeinschaft der Wissenschaftlichen Medizinischen Fachgesellschaften (AWMF). Nationale VersorgungsLeitlinie Nicht-spezifischer Kreuzschmerz – Langfassung, 2. Auflage. Version 1. 2017: 58. [Verfügbar unter: www.kreuzschmerz.versorgungsleitlinien.de; zuletzt abgerufen am: 02.02.2024].

183 Furlan AD, Giraldo M, Baskwill A, et al. Massage for low-back pain. *Cochrane Database of Systematic Reviews*. 2015;9:CD001929.

184 Glocker FX, et al.; Deutsche Gesellschaft für Neurologie: S2k-Leitlinie Lumbale Radikulopathie. 2017; AWMF-Registernummer: 030/058. https://register.awmf.org/assets/guidelines/030-058I_S2k_Lumbale_Radikulopathie_2018-04.pdf [zuletzt abgerufen am: 19.01.2024].

185 »Zehn Prozent haben Schmerzen nach einer Rücken-OP.« Verfügbar unter: www.sbk.org/fileadmin/user_upload/11_Dokumente/PMs/SBK_PM_Postdiskektomie-Syndrom.pdf [zuletzt abgerufen am: 19.01.2024].

186 Thomson S, Jacques L. Demographic characteristics of patients with severe neuropathic pain secondary to failed back surgery syndrome. *Pain Practice*. 2009;9:206–15.

187 Lazennec JY, Ramare S, Arafati N, et al. Sagittal alignment in lumbosacral fusion: relations between radiological parameters and pain. *European Spine Journal*. 2000;9:47–55.

188 Kumra MN, Baklanov A, Chopin D. Correlation between sagittal plane changes and adjacent segment degeneration following lumbar spine fusion. *European Spine Journal*. 2001;10:314–9.

189 Saltychev M, Eskola M, Laimi K. Lumbar fusion compared with conservative treatment in patients with chronic low back pain: a meta-analysis. *International Journal of Rehabilitation Research*. 2014;37(1):2–8.

190 Fisher C, Noonan V, Bishop P, et al. Outcome evaluation of the operative management of lumbar disc herniation causing sciatica. *Journal of Neurosurgery*. 2004;100(4 Suppl Spine):317–24. | Rothoerl RD, Woertgen C, Brawanski A. When should conservative treatment for lumbar disc herniation be ceased and surgery considered? *Neurosurgical Review*. 2002;25:162–5.

191 Deyo RA, Mirza SK. Herniated lumbar intervertebral disk. *The New England Journal of Medicine*. 2016;374:1763–72. | Peul WC, van Houwelingen HC, van den Hout WB, et al. Surgery versus prolonged conservative treatment for sciatica. *The New England Journal of Medicine*. 2007;356:2245–56. | Weinstein JN, Lurie JD, Tosteson TD, et al. Surgical vs nonoperative treatment for lumbar disk herniation: the Spine Patient Outcomes Research Trial (SPORT) observational cohort. *Jama*. 2006;296: 2451–9. | Jacobs WC, van Tulder M, Arts M, et al. Surgery versus conservative management of sciatica due to a lumbar herniated disc: a systematic review. *European Spine Journal*. 2011;20:513–22.

192 Gibson JN, Waddell G. Surgical interventions for lumbar disc prolapse: updated Cochrane Review. *Spine* (Phila Pa 1976). 2007;32:1735–47.

193 Abdu WA, Pearson AM, Zhao W, et al. Reoperation for Recurrent Intervertebral Disc Herniation in the Spine Patient Outcomes Research Trial: Analysis of Rate, Risk Factors, and Outcome. *Spine* (Phila Pa 1976). 2017;42:1106–14. | Evaniew N, Khan M, Drew B, et al. Minimally invasive versus open surgery for cervical and lumbar discectomy: a systematic review and meta-analysis. *CMAJ Open*. 2014;2:E295–305.

194 Carragee EJ, Han MY, Suen PW, et al. Clinical outcomes after lumbar discectomy for sciatica: the effects of fragment type and anular competence. *The Journal of Bone and Joint Surgery*. 2003;85-A:102–8. | Leven D, Passias PG, Errico TJ, et al. Risk Factors for Reoperation in Patients Treated Surgically for Intervertebral Disc Herniation: A Subanalysis of Eight-Year SPORT Data. *The Journal of Bone and Joint Surgery*. 2015;97:1316–25.

195 Abdu WA, Pearson AM, Zhao W, et al. Reoperation for Recurrent Intervertebral Disc Herniation in the Spine Patient Outcomes Research Trial: Analysis of Rate, Risk Factors, and Outcome. *Spine* (Phila Pa 1976). 2017;42:1106–14. | Heindel P, Tuchman A, Hsieh PC, et al. Reoperation Rates After Single-level Lumbar Discectomy. *Spine* (Phila Pa 1976). 2017;42:E496–E501.

196 Malik KM, Nelson AM, Chiang T, et al. The Specifics of Non-specific Low Back Pain: Re-evaluating the Current Paradigm to Improve Patient Outcomes. *Anesthesia and Pain Medicine*. 2022;12(4):e131499. | Chou R, Loeser JD, Owens DK. Interventional therapies, surgery, and interdisciplinary rehabilitation for low back pain: an evidence-based clinical practice guideline from the American Pain Society. *Spine* (Phila Pa 1976). 2009;34(10):1066–77.

197 Malik KM, Nelson AM, Chiang T, et al. The Specifics of Non-specific Low Back Pain: Re-evaluating the Current Paradigm to Improve Patient Outcomes. *Anesthesia and Pain Medicine*. 2022;12(4):e131499.

198 Glocker FX, et al.; Deutsche Gesellschaft für Neurologie: S2k-Leitlinie Lumbale Radikulopathie. 2017; AWMF-Registernummer: 030/058. https://register.awmf.org/assets/guidelines/030-058l_S2k_Lumbale_Radikulopathie_2018-04.pdf [zuletzt abgerufen am: 19.01.2024]. | Zaina F, Tomkins-Lane C, Carragee E, et al. Surgical versus non-surgical treatment for lumbar spinal stenosis. *Cochrane Database of Systematic Reviews*. 2016; 2016(1):CD010264.

199 Weinstein JN, Tosteson TD, Lurie JD, et al. Surgical versus nonoperative treatment for lumbar spinal stenosis four-year results of the Spine Patient Outcomes Research Trial. *Spine* (Phila Pa 1976).2010;35(14):1329–38.

200 Heuch I, Foss IS. Acute low back usually resolves quickly but persistent low back pain often persists. *Journal of Physiotherapy*. 2013;59(2):127.

201 Überall M, Küster M. Zweitmeinung vor schmerzbedingten Wirbelsäulenoperationen einholen. *Schmerzmedizin*. 2022;38:10–1.

202 Hassmen P, Koivula N, Uutela A. Physical exercise and psychological well-being: a population study in Finland. *Preventive Medicine*. 2000;30:17–25. | Dunn AL, Trivedi MH, O'Neil HA. Physical actvitiy dose-response effects on outcomes of depression and anxiety. *Medicine & Science in Sports & Exercise*. 2001;33(6): 587–97. | Ekkekakis P, Hall EE,

VanLanduyt, LM, et al. Walking in (affective) circles: can short walks enhance affect? *Journal of Behavioral Medicine*. 2000;23(3): 245–75. | Schuch FB, Vancampfort D, Firth J, et al. Physical Activity and Incident Depression: A Meta-Analysis of Prospective Cohort Studies. *American Journal of Psychiatry*. 2018;175(7):631–48.

203 Langevin HM, Stevens-Tuttle D, Fox JR, et al. Ultrasound evidence of altered lumbar connective tissue structure in human subjects with chronic low back pain. *BMC musculoskeletal disorders*. 2009;10:151.

204 Langevin HM, Fox JR, Koptiuch C, et al. Reduced thoracolumbar fascia shear strain in human chronic low back pain. *BMC musculoskeletal disorders*. 2011;12:203.

205 Casato G, Stecco C, Busin R. Role of Fasciae in Nonspecific Low Back Pain. *European Journal of Translational Myology*. 2019:29:8330. | Weiss K, Kalichman L. Deep fascia as a potential source of pain: A narrative review. *Journal of Bodywork and Movement Therapies*. 2021;28:82–6.

206 Schleip R. Fascial plasticity – a new neurobiological explanation: Part 1. *Journal of Bodywork and Movement Therapies*. 2003;7: 11–9. | Fede C, Petrelli L, Guidolin D, et al. Evidence of a new hidden neural network into deep fasciae. *Scientific Reports*. 2021;11:12623.

207 Marpalli S, Mohandas Rao KG, Venkatesan P, et al. The morphological and microscopical characteristics of posterior layer of human thoracolumbar fascia; A potential source of low back pain. *Morphologie: bulletin de l'Association des anatomistes*. 2021;105(351):308–15. | Suarez-Rodriguez V, Fede C, Pirri C, et al. Fascial Innervation: A Systematic Review of the Literature. *International Journal of Molecular Sciences*. 2022;23(10):5674.

208 Stecco C, Stern R, Porzionato A, et al. Hyaluronan within Fascia in the Etiology of Myofascial Pain. *Surgical and Radiologic Anatomy*. 2011;33:891–6. | Stecco A, Gesi M, Stecco C, et al. Fascial components of the myofascial pain syndrome. *Current Pain and Headache Reports*. 2013;17(8):352. | Langevin HM. Fascia Mobility, Proprioception, and Myofascial Pain. *Life*. 2021;11:668.

209 Lightfoot AP, Cooper RG. The role of myokines in muscle health and disease. *Current Opinion in Rheumatology*. 2016;28(6):661–6. | Pedersen BK, Akerström TC, Nielsen AR, et al. Role of myokines in exercise and metabolism. *Journal of Applied Physiology. (1985)*. 2007;103(3):1093–8.

210 Ryan EE, Rossi MD, Lopez R. The Effects of the Contract-Relax-Antagonist-Contract Form of Proprioceptive Neuromuscular Facilitation Stretching on Postural Stability. *Journal of Strength and Conditioning Research*. 2010;24(7): 1888–94.| Szafraniec R, Chromik K, Poborska A, et al. Acute effects of contract-relax proprioceptive neuromuscular facilitation stretching of hip abductors and adductors on dynamic balance. *PeerJ*. 2018;6:e610.

211 Straube S, Harden M, Schröder H, et al. (2016). Back schools for the treatment of chronic low back pain: possibility of benefit but no convincing evidence after 47 years of research – systematic review and meta-analysis. *Pain*, 157(10):2160–72.

212 Poquet N, Lin CW, Heymans MW, et al. Back schools for acute and subacute non-specific low-back pain. *The Cochrane database of systematic reviews*. 2016;4:CD008325. | Parreira P, Heymans MW, van Tulder MW, et al. Back Schools for chronic non-specific low back pain. *The Cochrane Database of Systematic Reviews*. 2017;8:CD011674.

213 Sharma M. Yoga as an Alternative and Complementary Approach for Stress Management: A Systematic Review. *Evidence-Based Complementary and Alternative Medicine*. 2014;19(1):59–67.

214 Büssing A, Michalsen A, Khalsa SBS, et al. Effects of Yoga on Mental and Physical Health: A Short Summary of Reviews. *Evidence-Based Complementary and Alternative Medicine*. 2012;2012:1–7.

215 Michalsen A, Grossman P, Acil A, et al. Rapid stress reduction and anxiolysis among distressed women as a consequence of a three-month intensive yoga program. *Medical Science Monitor.* 2005;11(12):CR555–561. | Büssing A, Michalsen A, Khalsa SBS, et al. Effects of Yoga on Mental and Physical Health: A Short Summary of Reviews. *Evidence-Based Complementary and Alternative Medicine.* 2012;2012:1–7.

216 Caggiari G, Talesa GR, Toro G, et al. What type of mattress should be chosen to avoid back pain and improve sleep quality? Review of the literature. *Journal of Orthopaedic Trauma.* 2021;22(1):51.

217 *Schlaf gut, Deutschland.* TK-Schlafstudie 2017. Hamburg: Techniker Krankenkasse 2017. [Verfügbar unter: www.tk.de/resource/blob/2033604/118707bfcdd95b0b1ccdaf-06b30226ea/schlaf-gut-deutschland-data.pdf; zuletzt abgerufen am: 25.01.2024].

218 Watson NF, Badr MS, Belenky G, et al. Recommended Amount of Sleep for a Healthy Adult: A Joint Consensus Statement of the American Academy of Sleep Medicine and Sleep Research Society. *Sleep.* 2015;38(6):843–4.

219 Finan PH, Goodin BR, Smith MT. The association of sleep and pain: an update and a path forward. *The Journal of Pain.* 2013;14(12):1539–52.

220 Edwards RR, Almeida DM, Klick B, et al. Duration of sleep contributes to next-day pain report in the general population. *Pain.* 2008;137(1):202–7. | Nitter AK, Pripp AH, Forseth KØ. Are sleep problems and non-specific health complaints risk factors for chronic pain? A prospective population-based study with 17 year follow-up. *Scandinavian Journal of Pain.* 2012;3(4):210–7.

221 Harrison L, Wilson S, Munafò MR. Exploring the associations between sleep problems and chronic musculoskeletal pain in adolescents: a prospective cohort study. *Pain Research and Management.* 2014;19(5):e139–45.

222 Zhang Y, Xiao A, Zheng T, et al. The Relationship between Sleeping Position and Sleep Quality: A Flexible Sensor-Based Study. *Sensors* (Basel). 2022;22(16):6220.

223 Zhang Y, Xiao A, Zheng T, et al. The Relationship between Sleeping Position and Sleep Quality: A Flexible Sensor-Based Study. *Sensors* (Basel). 2022;22(16):6220.

224 Murayama R, Kubota T, Kogure T, et al. The effects of instruction regarding sleep posture on the postural changes and sleep quality among middle-aged and elderly men: a preliminary study. *BioScience Trends.* 2011;5:111–9.

225 Gordon SJ, Trott P, Grimmer KA. Waking cervical pain and stiffness, headache, scapular or arm pain: gender and age effects. *Australian Journal of Physiotherapy.* 2002;48:9–15. | Cary D, Jacques A, Briffa K. Examining relationships between sleep posture, waking spinal symptoms and quality of sleep: A cross sectional study. *PLOS One.* 2021;16(11):e0260582.

226 Gracovetsky SA. The resting spine. A conceptual approach to the avoidance of spinal reinjury during rest. *Physical Therapy.* 1987;67:549–53.

227 Cary D, Briffa K, McKenna L. Identifying relationships between sleep posture and non-specific spinal symptoms in adults: A scoping review. *BMJ Open.* 2019;9(6):e027633.

228 Caggiari G, Talesa GR, Toro G, et al. What type of mattress should be chosen to avoid back pain and improve sleep quality? Review of the literature. *Journal of Orthopaedic Trauma.* 2021;22(1):51.

229 Kovacs FM, Abraira V, Peña A, et al. Effect of firmness of mattress on chronic non-specific low-back pain: randomised, double-blind, controlled, multicentre trial. *Lancet.* 2003;362(9396):1599–604.

230 Henschke N, Maher CG, Refshauge KM, et al. Prevalence of and screening for serious spinal pathology in patients presenting to primary care settings with acute low back pain.

Arthritis Rheumatology. 2009;60(10):3072–80. | Maher C, Underwood M, Buchbinder R. Non-specific low back pain. *Lancet*. 2017;389:736–47. | Lemeunier N, Leboeuf-Yde C, Gagey O. The natural course of low back pain: a systematic critical literature review. *Chiropractic & Manual Therapies. 2012;20(1):33.*

231 Leinmüller R. Rückenschmerzen: Der größte Teil ist myofaszial bedingt. *Deutsches Ärzteblatt*. 2008;105(31–32):A-1657 / B-1430 / C-1397.

232 Jensen MC, Brant-Zawadzki MN, Obuchowski N, et al. Magnetic resonance imaging of the lumbar spine in people without back pain. *The New England Journal of Medicine*. 1994;331(2):69–73.

233 von der Lippe E, Krause L, Porst M, et al. Prävalenz von Rücken- und Nackenschmerzen in Deutschland. Ergebnisse der Krankheitslast-Studie BURDEN 2020. *Journal of Health Monitoring*. 2021;6(S3):2–14.

234 Calvo-Muñoz I, Gómez-Conesa A, Sánchez-Meca J. Prevalence of low back pain in children and adolescents: a meta-analysis. *BMC Pediatrics*. 2013;13:14. | Krause L, Mauz E. Headache, abdominal pain, and back pain in children and adolescents in Thuringia: Representative results of a regional module study in KiGGS wave 1. *Schmerz*. 2018;32(2):105–14.

235 Hochheim M, Ramm P, Wunderlich M, et al. Association between chronic low back pain and regular exercise, sedentary behaviour and mental health before and during COVID-19 pandemic: insights from a large-scale cross-sectional study in Germany. *BMC Musculoskeletal Disorders*. 2022;23(1):860.

236 Fontana L, Eagon JC, Trujillo ME, et al. Visceral fat adipokine secretion is associated with systemic inflammation in obese humans. *Diabetes*. 2007;56(4):1010–3.

237 Zhang TT, Liu Z, Liu YL, et al. Obesity as a risk factor for low back pain: a meta-analysis. *Clinical Spine Surgery*. 2016;31:22–7.

238 Jansen MP, Besselink NJ, van Heerwaarden RJ, et al. Knee Joint Distraction Compared with High Tibial Osteotomy and Total Knee Arthroplasty: Two-Year Clinical, Radiographic, and Biochemical Marker Outcomes of Two Randomized Controlled Trials. *Cartilage*. 2021;12(2):181–91. | Takahashi T, Baboolal TG, Lamb J, et al. Is Knee Joint Distraction a Viable Treatment Option for Knee OA? A Literature Review and Meta-Analysis. *The Journal of Knee Surgery*. 2019;32(8):788–95. | Jansen MP, Boymans TAEJ, Custers RJH, et al. Knee Joint Distraction as Treatment for Osteoarthritis Results in Clinical and Structural Benefit: A Systematic Review and Meta-Analysis of the Limited Number of Studies and Patients Available. *Cartilage*. 2021;13(1_suppl):1113S–1123S. | Hsueh MF, Önnerfjord P, Bolognesi MP, et al. Analysis of »old« proteins unmasks dynamic gradient of cartilage turnover in human limbs. *Science Advances*. 2019;5(10):eaax3203.

239 Guo R, Chen LH, Xing C, et al. Pain regulation by gut microbiota: molecular mechanisms and therapeutic potential. *British Journal of Anaesthesia*. 2019;123(5):637–54.

240 Bandy WD, Irion JM, Briggler M. The effect of time and frequency of static stretching on flexibility of the hamstring muscles. *Physical Therapy*. 1997;77(10):1090–6. | Ryan ED, Herda TJ, Costa PB, et al. Determining the minimum number of passive stretches necessary to alter musculotendinous stiffness. *Journal of Sports Sciences*. 2009;27(9):957–61. | Feland JB, Myrer JW, Schulthies SS, et al. The effect of duration of stretching of the hamstring muscle group for increasing range of motion in people aged 65 years or older. *Physical Therapy*. 2001;81(5):1110–7. | Behm DG, Blazevich AJ, Kay AD, et al. Acute effects of muscle stretching on physical performance, range of motion, and injury incidence in healthy active individuals: a systematic review. *Applied Physiology, Nutrition, and Metabolism*. 2016;41(1):1–11.

241 Lightfoot AP, Cooper RG. The role of myokines in muscle health and disease. *Current Opinion in Rheumatology*. 2016;28(6):661–6. | Pedersen BK, Akerström TC, Nielsen AR, et al. Role of myokines in exercise and metabolism. *Journal of Applied Physiology. (1985)*. 2007;103(3):1093–8.

242 Bouvard V, Loomis D, Guyton KZ, et al. International Agency for Research on Cancer Monograph Working Group. Carcinogenicity of consumption of red and processed meat. *Lancet Oncology*. 2015;16(16):1599–600. | Turesky RJ. Mechanistic Evidence for Red Meat and Processed Meat Intake and Cancer Risk: A Follow-up on the International Agency for Research on Cancer Evaluation of 2015. *Chimia*. 2018;72(10):718–24.

243 Innes JK, Calder PC. Omega-6 fatty acids and inflammation. *Prostaglandins, Leukotrienes and Essential Fatty Acids*. 2018;132:41–8.

244 Melnik CB: Acne Vulgaris. Der Einfluss westlicher Ernährung. *Der Deutsche Dermatologe*. 2019;56:362–69. | Kendall J, Sabatini DM. Nutrient regulation of mTORC1 at a glance. *Journal of Cell Science*. 132(21):jcs222570.

245 Ganmaa D, Sato A. The possible role of female sex hormones in milk from pregnant cows in the development of breast, ovarian and corpus uteri cancers. *Medical Hypotheses*. 2005; 65(6):1028–37. | Qin LQ, Wang PY, Kaneko T, et al. Estrogen: one of the risk factors in milk for prostate cancer. *Medical Hypotheses*. 2004;62(1):133–42. | zur Hausen H, de Villiers EM. Dairy cattle serum and milk factors contributing to the risk of colon and breast cancers. *International Journal of Cancer*. 2015;137(4):959–67.

246 Kothari S, Kruse D, Karimi R, et al. High mercury seafood consumption associated with fatigue at specialty medical clinics on Long Island, NY. *Preventive Medicine Reports*. 2015;2:798–802. | Balshaw S, Edwards J, Daughtry B, et al Mercury in seafood: mechanisms of accumulation and consequences for consumer health. *Reviews on Environmental Health*. 2007;22:91–113. | Masley SC, Masley LV, Gualtieri CT. Effect of mercury levels and seafood intake on cognitive function in middle-aged adults. *Journal of Integrative Medicine*. 2012;11:32–9.

247 Bellavia A, Stilling F, Wolk A. High red meat intake and all-cause cardiovascular and cancer mortality: is the risk modified by fruit and vegetable intake? *The American Journal of Clinical Nutrition*. 2016;104(4):1137–43. | Li H, Liu W, Xie J. Circulating interleukin-6 levels and cardiovascular and all-cause mortality in the elderly population: A meta-analysis. *Archives of Gerontology and Geriatrics*. 2017;73:257–62.

248 Lempainen J, Tauriainen S, Vaarala O, et al. Interaction of enterovirus infection and cow's milk-based formula nutrition in type 1 diabetes-associated autoimmunity. *Diabetes/Metabolism Research and Reviews*. 2012;28(2):177–85. | Hofe CR, Feng L, Zephyr D, et al. Fruit and vegetable intake, as reflected by serum carotenoid concentrations, predicts reduced probability of polychlorinated biphenyl-associated risk for type 2 diabetes: National Health and Nutrition Examination Survey 2003–2004. *Nutrition Research*. 2014;34(4):285–93. | Ley SH, Hamdy O, Mohan V, et al. Prevention and management of type 2 diabetes: dietary components and nutritional strategies. *Lancet*. 2014;383(9933): 1999–2007.

249 Lauer K. Diet and multiple sclerosis. *Neurology*. 1997;49(2 Suppl 2):S55–61. | Malosse D, Perron H, Sasco A, et al. Correlation between milk and dairy product consumption and multiple sclerosis prevalence: a worldwide study. *Neuroepidemiology*. 1992;11(4–6):304–12.| Katz Sand I, Benn EKT, Fabian M, Fitzgerald KC, Digga E, Deshpande R, et al. Randomized-controlled trial of a modified Mediterranean dietary program for multiple sclerosis: A pilot study. *Multiple Sclerosis and Related Disorders*. 2019;36:101403. | Bahr LS, Bock M,

Liebscher D, et al. Ketogenic diet and fasting diet as Nutritional Approaches in Multiple Sclerosis (NAMS): protocol of a randomized controlled study. *Trials*. 2020;21(1):3.

250 Mitchell PD, Dittmar JM, Mulder B, et al. The prevalence of cancer in Britain before industrialization. *Cancer*. 2021;127(17):3054–59. | Bördlein I. Onkologie: Wie chronische Entzündungen zu Krebserkrankungen führen. *Deutsches Ärzteblatt International*. 2006;103(10):A-592/B-512/C-492. | Rohrmann S, Linseisen J, Nöthlings U, et al. Meat and fish consumption and risk of pancreatic cancer: results from the European Prospective Investigation into Cancer and Nutrition. *International Journal of Cancer*. 2013;132(3):617–24. | De Ceglie A, Fisher DA, Filiberti R, et al. Barrett's esophagus, esophageal and esophagogastric junction adenocarcinomas: the role of diet. *Clinics and Research in Hepatology and Gastroenterology*. 2011;35(1):7–16.

251 Grant WB. Using Multicountry Ecological and Observational Studies to Determine Dietary Risk Factors for Alzheimer's Disease. *Journal of the American College of Nutrition*. 2016;35(5):476–89. | Abate G, Marziano M, Rungratanawanich W, et al. Nutrition and AGE-ing: Focusing on Alzheimer's Disease. *Oxidative Medicine and Cellular Longevity*. 2017;2017:7039816. | Agarwal P, Leurgans SE, Agrawal S, et al. Association of Mediterranean-DASH Intervention for Neurodegenerative Delay and Mediterranean Diets With Alzheimer Disease Pathology. *Neurology*. 2023;100(22):e2259–e2268. | Xu Lou I, Ali K, Chen Q. Effect of nutrition in Alzheimer's disease: A systematic review. *Frontiers in Neuroscience*. 2023;17:1147177.

252 Tsigos C, Hainer V, Basdevant A, et al. Obesity Management Task Force of the European Association for the Study of Obesity. Management of obesity in adults: European clinical practice guidelines. *Obesity Facts*. 2008;1(2):106–16.

253 Fontana L, Eagon JC, et al. Visceral fat adipokine secretion is associated with systemic inflammation in obese humans. *Diabetes*. 2007;56(4):1010–13.

254 Nair AR, Mariappan N, Stull AJ, et al. Blueberry supplementation attenuates oxidative stress within monocytes and modulates immune cell levels in adults with metabolic syndrome: a randomized, double-blind, placebo-controlled trial. *Food & Function journal*. 2017;8(11):4118–28. | Cassidy A, Rogers G, Peterson JJ, et al. Higher dietary anthocyanin and flavonol intakes are associated with anti-inflammatory effects in a population of US adults. *The American Journal of Clinical Nutrition*. 2015;102(1):172–81. | Fallah AA, Sarmast E, Fatehi P, et al. Impact of dietary anthocyanins on systemic and vascular inflammation: Systematic review and meta-analysis on randomised clinical trials. *Food and Chemical Toxicology*. 2020;135:110922.

255 Olsson ME, Andersson CS, Oredsson S, et al. Antioxidant levels and inhibition of cancer cell proliferation in vitro by extracts from organically and conventionally cultivated strawberries. *Journal of Agricultural and Food Chemistry*. 2006;54(4):1248–55. | Wang LS, Burke CA, Hasson H, et al. A phase Ib study of the effects of black raspberries on rectal polyps in patients with familial adenomatous polyposis. *Cancer Prevention Research* (Phila). 2014;7(7):666–74.

256 de Vogel J, Jonker-Termont DS, van Lieshout EM, et al. Green vegetables, red meat and colon cancer: chlorophyll prevents the cytotoxic and hyperproliferative effects of haem in rat colon. *Carcinogenesis*. 2005;26(2):387–93.

257 Saidane O, Semerano L, Sellam J. Could omega-3 fatty acids prevent rheumatoid arthritis? *Joint Bone Spine*. 2019;86(1):9–12. | Labrousse VF, Leyrolle Q, Amadieu C, et al. Dietary omega-3 deficiency exacerbates inflammation and reveals spatial memory deficits in mice exposed to lipopolysaccharide during gestation. *Brain, Behaviour and Immunity*. 2018;73:427–40.

258 Coleman HG, Murray LJ, Hicks B, et al. Dietary fiber and the risk of precancerous lesions and cancer of the esophagus: a systematic review and meta-analysis. *Nutrition Reviews*. 2013;71(7):474–82. | Ness-Jensen E, Hveem K, El-Serag H, et al. Lifestyle Intervention in Gastroesophageal Reflux Disease. *Clinical Gastroenterology and Hepatology*. 2016;14(2):175–82.e1–3. | Reynolds A, Mann J, Cummings J, et al. Carbohydrate quality and human health: a series of systematic reviews and meta-analyses. *Lancet*. 2019;393(10170):434–45.

259 Schleip R, Zorn A, Klingler W. Biomechanical Properties of Fascial Tissues and Their Role as Pain Generators. *Journal of Musculoskeletal Pain*. 2010;18(4):393–95.

260 de Cabo R, Mattson MP. Effects of Intermittent Fasting on Health, Aging, and Disease. *The New England Journal of Medicine*. 2019;381(26):2541–51. | Yue Y, Hur J, Cao Y, et al. Prospective evaluation of dietary and lifestyle pattern indices with risk of colorectal cancer in a cohort of younger women. *Annals of Oncology*. 2021;32(6):778–86.

261 Livesey G, Taylor R, Livesey H, et al. Is there a dose-response relation of dietary glycemic load to risk of type 2 diabetes? Meta-analysis of prospective cohort studies. *The American Journal of Clinical Nutrition*. 2013;97:584–96.

262 Larrick JW, Mendelsohn AR, Larrick JW. Beneficial Gut Microbiome Remodeled During Intermittent Fasting in Humans. *Rejuvenation Research*. 2021;24(3):234–7. | Maifeld A, Bartolomaeus H, Löber U, et al. Fasting alters the gut microbiome reducing blood pressure and body weight in metabolic syndrome patients. *Nature Communications*. 2021;12(1):1970.

263 Huether G, Schmidt S, Rüther E. Essen, Serotonin und Psyche. *Deutsches Ärzteblatt*. 1998;95(9): 477–79. | Michalsen A. Prolonged Fasting as a Method of Mood Enhancement in Chronic Pain Syndromes: A Review of Clinical Evidence and Mechanisms. *Current Pain and Headache Reports*. 2010;14(2):80–7.

264 Rodgers MA, Bowman JW, Liang Q, et al. Regulation where autophagy intersects the inflammasome. *Antioxidants & Redox Signaling*. 2014;20(3):495–506.

265 Wegman MP, Guo MH, Bennion DM, et al. Practicality of intermittent fasting in humans and its effect on oxidative stress and genes related to aging and metabolism. *Rejuvenation Research*. 2015;18(2):162–72. | Zhu Y, Yan Y, Gius DR, et al. Metabolic regulation of Sirtuins upon fasting and the implication for cancer. *Current Opinion in Oncology*. 2013;25(6):630–6.

266 Raffaghello L, Safdie F, Bianchi G, et al. Fasting and differential chemotherapy protection in patients. *Cell Cycle*. 2010;9(22):4474–6. | Dorff TB, Groshen S, Garcia A, et al. Safety and feasibility of fasting in combination with platinum-based chemotherapy. *BMC Cancer*. 2016;16:360. | Safdie FM, Dorff T, Quinn D, et al. Fasting and cancer treatment in humans: A case series report. *Aging*. 2009;1(12):988–1007.

267 www.emf-portal.org/de [zuletzt abgerufen am 15.01.2024].

268 Morgan LL, Miller AB, Sasco A, et al. Mobile phone radiation causes brain tumors and should be classified as a probable human carcinogen (2A) (review). *International Journal of Oncology*. 2015;46(5):1865–71. | Hardell L, Carlberg M, Söderqvist F, et al. Case-control study of the association between malignant brain tumours diagnosed between 2007 and 2009 and mobile and cordless phone use. *International Journal of Oncology*. 2013;43(6):1833–45. | Hardell L, Carlberg M, Söderqvist F, et al. Long-term use of cellular phones and brain tumours: increased risk associated with use for > or =10 years. *Occupational and Environmental Medicine*. 2007;64(9):626–32.

Glossar

Als kleine Hilfe finden Sie hier die wichtigsten Fachbegriffe kurz erklärt und zusammengestellt. Dazu ein Hinweis: Diese Definitionen geben die Sichtweisen und Erfahrungen von Liebscher & Bracht wieder. Einige sind bereits gut durch Studien untermauert, andere müssen noch näher wissenschaftlich untersucht werden. Ein Teil der Erklärungen ist außerdem stark vereinfacht, damit die wichtigsten Zusammenhänge leicht verständlich nachzuvollziehen sind.

Alarmschmerz: Durch Liebscher & Bracht eingeführte Bezeichnung für die Schmerzen, die durch die zu hohen Spannungen der Muskeln und Faszien entstehen. Sie sind weitgehend unabhängig vom Zustand der Struktur (Bandscheibenvorfall, Gleitwirbel, Facettengelenksarthrose) zu sehen. Sie können zwar zeitgleich zu diesen auftreten, stellen aber eine eigenständige Schmerzquelle dar.

Anamnese: Erfassung der Informationen durch Arzt oder Therapeut, die den Zustand, die Schmerzen oder die Krankheit des Patienten betreffen.

Ansteuerung/Ansteuerungsprogramme: Die Ansteuerung der Muskeln durch das Gehirn. Je öfter Bewegungen trainiert oder geübt werden, desto klarer und stärker werden diese Programme. Die Hirnforschung spricht von Autobahnen. Neue Bewegungsmuster sind zunächst Trampelpfade, die mit zunehmender Nutzung immer besser ausgebaut werden.

Axialer Druck/axiale Kraft: Er entsteht, wenn die Kraft in Richtung der Mittellinie eines Knochens verläuft. Querkräfte verlaufen im rechten Winkel dazu.

Bandscheibenvorfall und -vorwölbung: Wenn die Belastung einer Bandscheibe zu hoch ist, wird deren Seitenwand so gedehnt, dass sie sich vorwölbt oder sogar reißt. Dies passiert vor allem bei schnell stark ansteigenden Krafteinwirkungen (z. B. ruckartiges Heben einer Last aus dem Kofferraum des Autos).

Chronifizierung: Sie tritt ein, wenn Schmerzen dauerhaft werden. Sie halten auch deshalb so lange an, weil sie oft nicht ursächlich behandelt werden. Nimmt man die zu hohen Spannungen der Muskeln und Faszien therapeutisch gezielt in den Blick, besteht die Chance, auch chronische Schmerzen zuverlässig in den Griff zu bekommen.

Computertomografie/CT: Ein bildgebendes Verfahren der Radiologie. Dabei wird ein Computer genutzt, um Schnittbilder von Gewebeschichten zu erzeugen, die durch Röntgen gewonnen werden konnten. Dabei ist die Strahlendosis höher als bei konventionellen Röntgenaufnahmen.

Facettengelenke: Sie verbinden die Wirbelkörper der Wirbelsäule miteinander. Es sind deswegen Führungsgelenke, keine tragenden Gelenke. Sie übernehmen also bei der gesunden, physiologischen Belastung der Wirbelsäule keine oder nur minimale axiale Kräfte in Richtung der Längslinie.

Facettengelenksentzündung: Im Fall der zu starken Hohlkreuzbildung werden die Facettengelenke immer mehr mit axialen Kräften belastet. Dies führt zu einer Belastung der Gelenkflächen, die nicht vorgesehen ist. Dadurch verschleißt der Gelenkknorpel. Der Körper möchte ihn reparieren, deswegen entstehen entzündliche Heilungsprozesse. Diese Reparaturen können aber meist nicht abgeschlossen werden, da die Fehlbelastung bestehen bleibt. Dadurch werden sie »chronisch«. Normalisiert man die Hohlkreuzbildung, sinkt die Fehlbelastung, und die Entzündung kann verschwinden, das heißt, die Reparatur kann abgeschlossen werden.

Faszien: Vereinfacht gesagt bilden Faszien einen Teil des Bindegewebes, das elastische Eigenschaften aufweist. Faszien verbinden alle unserer etwa 100 Billionen Zellen miteinander. Sie geben dem Körper seine Struktur, stabilisieren und haben wichtige Aufgaben bei der Kraftübertragung. Auch an der Schmerzmessung und -wahrnehmung sind sie nach neueren Erkenntnissen beteiligt.

Fibroblasten: Zellen, die ein Hauptbestandteil des Bindegewebes sind. Die Fibroblasten bauen das Fasziennetz permanent um, indem sie auf Bewegungssignale reagieren. Deswegen ist das Fasziennetzwerk das Abbild unserer Bewegungsgewohnheiten.

Gleitwirbel: Ein Gleitwirbel im Bereich der Lendenwirbelsäule kann entstehen, wenn Muskeln und Faszien so starke Zugspannungen aufbauen, dass Wirbel aus ihrer normalen Position gebracht werden. Bei der Lendenwirbelsäule addieren sich dabei zwei Effekte. Einerseits können unterschiedliche Schichten des Hüftbeugers einzelne Wirbelkörper der Lendenwirbelsäule nach vorne in Richtung Bauchhöhle ziehen. Andererseits erzeugt dieser Zug nach vorne Gegenspannungen in den Rückenstreckern, die das Hohlkreuz noch verstärken. Dies erzeugt eine Keilwirkung, die die Lendenwirbelkörper zusätzlich von hinten in Richtung der Bauchhöhle drückt. In leichteren Fällen besteht die Chance, dass der Gleitwirbel sich wieder reponiert, also zurück in seine Normalposition »wandert«, wenn die zu hohen Spannungen dauerhaft gemindert werden.

Hartspann, auch Muskelhartspann: So nennt man Muskeln, die so überfordert sind, dass sie dauerkontrahieren, also permanent anspannen. Im Bereich Rücken sind das meist die Strecker, vor allem im Bereich der Lendenwirbelsäule.

Hyperkyphose: Der sogenannte Rundrücken, der meist dadurch entsteht, dass Muskeln und Faszien an der Vorderseite des Rumpfes zu starke Zugspannung haben, also so stark ziehen, dass die Strecker an der Rückseite nicht gegenhalten können.

Iliosakralgelenk (ISG): Das Gelenk zwischen Kreuzbein und Becken. Es lässt nur kleine Bewegungen im Vergleich zu anderen Gelenken zu, ist aber gleich aufgebaut.

Ischialgie/Ischiasnerv: Dieser Nerv, der hinten durch das Becken, durchs Gesäß und dann hinten am Bein entlang verläuft, ist deshalb so bekannt, weil er für Schmerzen im unteren Rücken, dem Gesäß, in den Beinen bis hinunter zu den Füßen verantwortlich sein kann. Die Schmerzen können dadurch entstehen, dass der Ischias zum Beispiel durch einen Bandscheibenvorfall an einer seiner Wurzeln abgedrückt wird. Viel häufiger scheinen jedoch zu hohe Muskelspannungen und zu feste Faszien meist im Bereich des Gesäßes zu den typischen Beschwerden zu führen. Dies hat brennende Schmerzen zur Folge. Beseitigt man diese zu hohen Spannungen der Muskeln und Faszien, können die Schmerzen abnehmen oder ganz abklingen.

Osteopressur: Die Osteopressur ist eine manuelle Technik nach Liebscher & Bracht, die als »Akutmaßnahme« die muskulär-faszialen Spannungen normalisieren und dadurch zur vorübergehenden Linderung oder Beseitigung von Schmerzen führen kann. Die in diesem Buch erstmals vorgestellte Form der Osteopressur ist eine zur Selbsthilfe entwickelte Anwendung, bei welcher der speziell dafür entwickelte »Drücker« eingesetzt wird. Drei verschiedene Formen in drei Härtegraden stellen sicher, dass jeder Punkt gut mit Druck versehen werden kann. Da die Osteopressur den Knochen zum Ziel hat, müssen die Aufsätze weich genug sein, um Reizungen zu vermeiden.

Lordose: Das natürliche Hohlkreuz. Es ist in seiner physiologischen Krümmung nicht zu flach und nicht zu gebogen.

Lumbago: Schmerzen im Bereich der Lendenwirbelsäule, auch Hexenschuss genannt.

Lumboischialgie: Schmerzen im Bereich der Lendenwirbelsäule, die aber auch ins Gesäß und in die Beine strahlen. Eine Einklemmung an einer der Nervenwurzeln des Ischias kann ebenso ursächlich sein wie zu hohe Spannungen vor allem im Bereich des Gesäßes.

Magnetresonanztomografie (MRT): Ein bildgebendes Verfahren, das auch Kernspintomografie genannt wird. Es kann Schnittbilder der menschlichen Gewebe erzeugen.

Myofibroblasten: Eine Art »Super-Fibroblasten«. Sie können große Mengen Kollagen bilden und besitzen kontraktile Eigenschaften, können sich also zusammenziehen. Das Wort »Myo« steht für Muskel.

Myokine: Hormonähnliche Botenstoffe, die bei der Kontraktion, also der Muskelarbeit, gebildet werden (Muskelhormone). Seitdem sie 2007 entdeckt wurden, weiß man, dass Muskeln regelrechte Hormonfabriken sind, aber nur wenn sie benutzt werden. Mittlerweile sind über 600 unterschiedliche bekannt.

Opioide: Sie sind Arzneimittel gegen starke Schmerzen. Bei längerem Gebrauch können sie süchtig machen.

Protrusion/inkompletter Prolaps: Vorwölbung der Seitenwand der Bandscheibe durch zu hohen Druck, unter anderem ausgelöst durch zu hohe Zugspannungen von Muskeln und Faszien.

Psychosomatik: Eine ganzheitliche Betrachtungsweise von Krankheiten, in der die Psyche als Einflussfaktor berücksichtigt wird.

Rezeptoren: Die Enden von Nervenfasern oder spezielle Zellen, die Informationen aufnehmen und weiterleiten. Es sind biologische Meldeeinheiten, die dem Körper alle Informationen verfügbar machen, um sich entsprechend steuern zu können.

Schmerzgedächtnis: Ein mittlerweile gut untersuchtes Modell, wonach sich das Nervensystem und einige Gehirnstrukturen entsprechend ihrer Nutzung an Schmerzen gewöhnen. Bei langjährigen Schmerzpatienten hatte man Veränderungen im Gehirn sowie am Nervensystem festgestellt und als Grund für die Chronifizierung der Schmerzen erkannt. Demnach hinterlassen lang anhaltende Schmerzreize dort ihre Spuren. Auf gleiche Weise sollten sich dieselben Strukturen aber auch wieder »entwöhnen« können, wenn die zugrundeliegende Ursache der Schmerzen behoben ist und keine Schmerzsignale mehr gesendet werden.

Schmerzsee: Eine Metapher, um optisch nachvollziehbar zu machen, wie zu hohe Spannungen der Muskeln und Faszien ab einer bestimmten Intensität zu Schmerzen führen.

Schwammeffekt: Eine Metapher, um zu erklären, wie Bandscheiben oder Gelenkknorpel ernährt werden. Wird ein schmutziger Schwamm ausgedrückt, geht der Schmutz hinaus. Wird er im frischen Wasser wieder losgelassen, saugt er sich voll. Ähnlich gilt es für Bandscheiben, Knorpel oder auch das Fasziengeflecht.

Skoliose: Darunter versteht man eine seitliche Abweichung der Wirbelsäule mit Verdrehung der Wirbel.

Spinalkanal/Spinalkanalstenose: Im Spinalkanal der Wirbelsäule verläuft das empfindliche Rückenmark. Eine Stenose ist eine Verengung dieses Kanals. Solche Verengungen können zu Rückenschmerzen führen, sind aber nicht zwingend damit verknüpft. Auch zu hohe Spannungen der Muskeln und Faszien, die gleichzeitig bestehen, können die Schmerzen auslösen oder daran beteiligt sein.

Superfoods: Darunter versteht man Lebensmittel mit besonders großen gesundheitlichen Vorteilen. Meist handelt es sich bei ihnen um Obst und Gemüse, also pflanzliche Lebensmittel.

Tensegrity-Modell: Ein ursprünglich aus der Architektur stammendes Modell, das als Biotensegrität und später als »fascintegrative model« auf den menschlichen Körper übertragen wurde. Es geht davon aus, dass Spannungen im Körper sich über größere Entfernungen verbreiten und vom Gesamtsystem aufgefangen werden. Bei diesem Modell spielen die faszialen Netzwerke eine große Rolle.

Triggerpunkte: Spannungsknoten in den Muskeln, die durch örtliche Überforderung entstehen.

Zwischenzellraum: Der Raum zwischen den Zellen, ausgefüllt vom Netzwerk der Faszien und der Zwischenzellflüssigkeit. In ihr werden Nährstoffe und Sauerstoff zu den Zellen transportiert und Stoffwechselabfallprodukte der Zelle aufgenommen und dann entsorgt.

Register

55 Seiten

978-3-442-31993-0